Dictionnaire de diététique et de nutrition

DOCTEUR PIERRE DUKAN

DICTIONNAIRE DE DIÉTÉTIQUE ET DE NUTRITION

le cherche midi éditeur

Remerciements à tous ceux qui ont participé à l'élaboration de cet ouvrage, et plus particulièrement à Jean-Marc Natel qui m'a incité à livrer au public le fruit de trente ans d'expérience professionnelle.

ISBN : 978-2-253-16567-5 – 1re publication LGF

Préface

Aujourd'hui, face à la pléthore de publications destinées au grand public et consacrées aux régimes, à la diététique et à la nutrition en général, il est légitime de s'interroger sur les raisons qui peuvent encore tenter un auteur de porter à son éditeur un nouvel ouvrage consacré aux aliments et à la manière de se nourrir, et cet éditeur de l'accepter.

La première de ces raisons est que l'auteur pour une fois est médecin, qu'il pratique professionnellement la nutrition depuis trente ans, constate chaque jour combien la manière de se nourrir peut influencer la vie, la résistance, la performance intellectuelle et sportive, la beauté et surtout la santé et la longévité. Mais il vérifie aussi chaque jour sur le terrain que, si le public manifeste un intérêt grandissant pour cette discipline, rares sont ceux qui en tirent leçon et profit, en raison même de l'excès d'informations parfois contradictoires qui les sollicitent, les empêchent d'utiliser leur instinct ou leur bon sens, les paralysent et finissent ainsi par les désinformer.

Un exemple parmi d'autres, mineur mais très éclairant, est fourni par le problème de la place du fruit par rapport aux repas. Il suffit qu'un auteur en mal d'originalité décrète avec aplomb que le fruit doit être consommé loin des repas, que la presse reprenne cette proposition insolite, pour que le trouble s'installe dans l'esprit du consommateur et mette en question un acquis traditionnel séculaire.

Le fruit est un mélange d'eau et de sucres rapides. L'un des premiers commandements de la nutrition impose de ne jamais laisser ces sucres très pénétrants voyager seuls dans l'organisme, mais de les lester avec d'autres nutriments moins volatils comme les protéines, les graisses et les fibres, et les transformer en sucres lents.

La deuxième raison, qui parut décisive à l'éditeur, est que, aussi paradoxal et étrange que cela puisse paraître, un dictionnaire de diététique et de nutrition, l'équivalent d'un « Larousse médical des sciences de la bouche », n'existe encore nulle part.

Il existe bien sûr des tables de compositions savantes et des manuels techniques destinés aux nutritionnistes et aux professionnels de l'alimentaire.

Pour le grand public, il en existe bien davantage encore détaillant des secteurs ponctuels de la nutrition, en particulier dans le domaine séduisant de la minceur, chacun proposant son propre régime, ou dans le secteur inquiétant du cholestérol ou du cancer ; ces ouvrages, quels que soient leurs qualités ou leurs défauts, sont toujours trop légers pour des professionnels et trop lourds et indigestes pour le grand public qui achète plus souvent qu'il ne lit tous ces livres, prouvant par là à la fois son intérêt et son essoufflement légitime devant l'amoncellement de la chose écrite.

La conception de ce dictionnaire a souffert dès la naissance d'un péché d'ambition en s'adressant à deux publics que tout semblait séparer : la mère de famille et le professionnel de santé. Ce choix, guidé par la recherche du plus large auditoire, obligeait l'auteur à cheminer sur une ligne de crête inconfortable, l'exposant sans cesse à basculer dans le simplisme ou le technique. Exercice en définitive salutaire qui l'a contraint à parler simplement à ses confrères et sérieusement à son plus large public.

Le professionnel de santé, qu'il soit médecin, pharmacien, dentiste ou infirmier, est bien plus familier des concepts théoriques de la nutrition que de ses applications pratiques.

Nombreux, par exemple, sont encore les médecins qui continuent de déconseiller les poissons gras ou les oléagineux au sujet à risque cardiovasculaire ou les pâtes aux diabétiques, qui ignorent les différences entre les diverses huiles de table, l'ambiguïté des margarines, l'ambivalence des boissons light, les multiples ressources des fibres et les différences pourtant essentielles entre les fibres solubles (pectine de pomme) et les fibres insolubles (son de blé), l'action de prévention quasi médicinale du vin, de la tomate, du chou, de l'ail, de l'oignon, des aromates, du foie, de la carotte sur des problèmes aussi préoccupants que les maladies cardiovasculaires, le cancer et le vieillissement prématuré.

La mère de famille est la deuxième cible maîtresse de cet ouvrage. Celle-ci doit à tout moment pouvoir être assurée des gestes qui vont la conduire à nourrir tous les membres de sa famille. Il lui est ici proposé un outil de consultation simple, pratique et immédiat, où elle puisse à tout moment tout trouver, tout comprendre, tout croire et, surtout, traduire cette information en gestes concrets et rassurants.

Pour cela, ce dictionnaire, comme tous les dictionnaires, est d'abord structuré sur le mode alphabétique : il est donc facile à consulter. Il a, de plus, cherché, malgré l'étendue du champ à couvrir, à être aussi complet que possible.

Il a aussi tenu à retrouver le langage et le questionnement du patient qui interroge son médecin et attend de lui une réponse tout à la fois documentée, immédiatement utile, pratique, et surtout compréhensible quel que soit son niveau culturel.

Enfin, il a pris le risque d'être directif et, en ce qui concerne la mère de famille, de ne pas se contenter de l'informer, mais de la conduire à prendre une décision face à la plupart des situations concernant l'un des éventuels membres de sa famille.

– Que ce soit pour son nouveau-né, pour lequel mille interrogations se posent au sujet du biberon ou du sein, des carences en fer, en calcium, en vitamines, l'introduction des premiers aliments, les positions de sommeil, l'avenir de la dentition ; tous registres où les menaces sont beaucoup plus souvent évoquées que les solutions.

– Que ce soit pour elle-même, pour conserver sa ligne après grossesse ou prise de pilule, pour la beauté de sa peau ou de ses cheveux, pour le maintien de sa santé physique ou mentale, son dynamisme, il est fondamental qu'elle sache sans ambiguïté ce qu'elle peut ou doit mettre en bouche.

– Que ce soit pour son mari, dont elle a toujours l'extravagante responsabilité de remplir l'assiette, et qui, passé cinquante ans, a une chance sur deux, tabagisme inclus, de mourir un jour de ses inconséquences de bouche. Cet homme au cœur et aux artères plus vulnérables que les siens, plus souvent sujet à l'hypertension et à l'excès de cholestérol, buvant français, c'est-à-dire plus que nulle part ailleurs, mais mangeant français, c'est-à-dire mieux que nulle part ailleurs.

Cet homme qui, par ses soins, est encore l'un des derniers Occidentaux de la planète à avoir conservé les repères d'une alimentation familiale et traditionnelle est aussi, probablement pour cette raison, l'un de ceux qui a la plus longue espérance de vie ; expliquant ainsi, mieux que par l'invocation du vin ou de l'huile d'olive, ce que les Américains, exaspérés de ne pouvoir en faire autant, appellent ironiquement le paradoxe français.

– Que ce soit pour nourrir de grands enfants ou surtout ces adolescents aux besoins multipliés par les contraintes de la croissance et d'une formation intellectuelle ou technique toujours plus exigeante, mais travaillés par des modes alimentaires consuméristes, des angoisses nouvelles de génération et un besoin de s'affirmer jusque dans la manière de se nourrir.

Toute mère soucieuse de la santé de ses enfants a donc, aujourd'hui plus qu'hier, besoin d'aide.

Besoin de savoir des choses simples et indiscutables, comme par exemple l'invraisemblable fréquence des carences en fer des adolescentes et des grands enfants, le besoin crucial en sucres lents de ces lycéens et étudiants qui tombent régulièrement en panne de carburant au moment où l'attention devrait être la plus soutenue, victimes d'un petit déjeuner déséquilibré ou inexistant.

Besoin d'être guidée dans le dédale des nouveaux aliments que l'industrie agroalimentaire met sans cesse à la disposition de ces jeunes bouches gourmandes, aliments de séduction, de jeu, de compensation, qui expliquent en partie l'irrésistible envolée des courbes de l'obésité juvénile, de la boulimie des adolescentes et aussi de l'anorexie, tout comme cette mode importée du fast-food, pratique, certes, économique, sans doute, signal de reconnaissance et d'appartenance, bien plus ludique que nutritionnelle, mais qu'il suffit parfois de quelques modifications mineures pour rendre équilibrée et plus acceptable.

– Que ce soit enfin pour avoir une idée claire de ce qu'il convient de mettre ou de ne pas mettre dans l'assiette de ses propres parents, génération affaiblie par l'âge et que l'espérance de vie croissante rend de plus en plus sensible aux erreurs diététiques.

Génération de femmes âgées au squelette déminéralisé, ayant subi la ménopause sans le recours à la substitution hormonale, et en grand manque de calcium et de vitamines de fixation.

Génération aux dents affaiblies se détournant de la

viande et des sources classiques de protéines et qu'il est souvent urgent de réorienter vers des végétaux ou des laitages de compensation.

Ce dictionnaire conçu comme un ouvrage à consulter passe donc en revue alphabétique tous les aliments, usuels, occasionnels ou rares, susceptibles de concerner tout autant la mère de famille que son médecin et, par extension, l'ensemble des professions de santé, en commençant par « Abats » et « Abricot » pour finir à « Yaourt » et « Zinc ».

À chacun de ces aliments, on trouvera la proportion des nutriments, des graisses, sucres et protéines, la valeur calorique pour 100 g ou à l'unité, la teneur en sels minéraux, vitamines et oligoéléments, l'intérêt nutritionnel, les intolérances, les allergies connues, les risques potentiels en cas d'abus, des conseils d'achat, des recettes culinaires gourmandes ou adaptées à certains types de régimes.

Ainsi, en consultant « Endive », un lecteur pourra apprendre, s'il est sujet aux calculs rénaux, qu'il a tout intérêt à éviter l'abus de cette chicorée d'origine belge beaucoup trop riche pour lui en calcium. À « Kiwi », il découvrira que ce fruit d'origine chinoise, adopté par les Australiens, est l'aliment le plus riche en vitamine C de la Création. Savoureux et peu calorique, ce fruit est parfois responsable d'allergies le plus souvent bénignes mais qu'il ne faut jamais négliger, car elles présentent le risque de s'aggraver en se répétant, certains cas d'issue fatale ayant même été recensés.

Le même lecteur, tenté par la mode et la démocratisation du saumon, sera surpris d'apprendre que le saumon fumé est moins gras qu'un jambon ordinaire et que sa graisse de poisson des mers froides en fait l'un des aliments les plus recommandables pour le sujet à risque cardiovasculaire. Mais il y apprendra aussi qu'il est indispensable, avant consommation, de retirer soigneusement la fine particule de fumaison qui l'entoure, dont la prise répétée peut se révéler cancérigène.

En plus des aliments traditionnels, on y trouvera des aliments nouveaux conçus par les professionnels de l'agroalimentaire, comme l'immense registre des aliments allégés avec ses charcuteries, ses confiseries, ses laitages, les boissons light, les édulcorants de synthèse, les barres de céréales ou chocolatées, devant lesquels toute mère de bonne volonté et les professionnels de santé eux-mêmes sont facilement désorientés. Mais aussi des aliments en provenance d'autres cultures, comme les corn-flakes américains, le surimi, les laitages de soja, les steaks végétaux, les algues japonaises, les aliments et condiments asiatiques, le couscous, la pizza, etc.

Outre les aliments, ce dictionnaire passe en revue chacune des vitamines, détaillant leurs besoins, leurs sources, leurs effets de carence, mais aussi tous les corps minéraux, calcium, magnésium, potassium, fer, et tous les oligoéléments tels le zinc, le cuivre ou l'iode dont on parle tant aujourd'hui.

Enfin, toutes les maladies ou les terrains nécessitant une attitude nutritionnelle particulière y sont aussi répertoriés à l'appel de leur nom.

– C'est, bien sûr, le cas du diabète débutant, désormais si fréquent, si lourd de menaces, et dont l'évolution peut être radicalement modifiée par de nouveaux choix de bouche.

– C'est aussi le cas des sujets à risque cardiovasculaire, des hypertendus, des coronariens, aux artères encrassées, pour lesquels une simple redistribution du choix des graisses, une supplémentation en certaines vitamines antioxydantes et un rééquilibrage en fibres alimentaires peuvent réduire de moitié le risque d'accident mortel.

– C'est si souvent encore le cas des obèses et de tous ceux qui s'estiment gros ou tiennent simplement à conserver leur ligne et qui, moins que tous les autres, savent ce qu'il convient de faire ou de ne pas faire pour y parvenir.

Essayant sporadiquement des régimes à la mode qui fonctionnent le temps où ils sont suivis, ou des régimes classiques qui s'épuisent en de fastidieux décomptes de calories, nombreux sont ceux qui, par désespoir ou crédulité, tombent dans le piège des substituts de repas et acceptent de se nourrir artificiellement de poudres dont l'usage prolongé induit des rebonds de poids et des revanches boulimiques déstabilisantes.

Dans cette perspective, une mère, attentive aux effets de l'hérédité et préoccupée par les formes et le poids menaçants de sa fille en pleine puberté, apprendra au mot « Adolescent » que, dans cette période critique, les cinq derniers jours du cycle sont ceux où l'éclairage hormonal est à la fois le plus intense et le plus déséquilibré. Elle aura alors des arguments simples et forts pour lui faire comprendre que toute graisse stockée pendant ces cinq jours se transformera en cellulite, et que cette affection inclassable non seulement ne l'abandonnera plus, mais s'aggravera régulièrement de vergetures et de ramollissement de la peau.

– Et c'est aussi le cas du cancer qui, chaque jour, fait davantage la preuve de sa responsabilité alimentaire. Comment en plein XXe siècle ignorer qu'une huile de friture profonde mal choisie et qui a fumé une seule fois, que des viandes cuites à la flamme du barbecue, qu'une pomme mal lavée ou piquée, que des aliments en passe de moisir, la plupart des poissons ou viandes fumés, et même dans certains cas le simple abus régulier de corps gras peuvent se révéler cancérigènes, mais que, en revanche, fruits et légumes, fibres, vitamines et agents antioxydants sont, à ce jour, les seuls antidotes connus, si agréables et faciles à incorporer à une alimentation ordinaire.

– Enfin, il y a tous ceux qui peuvent faire leur miel d'un

bon conseil nutritionnel comme les goutteux, les rhumatisants, les constipés, les diarrhéiques, les anémiques, les fatigués, les sportifs, les maigres, les insomniaques, les allergiques, les ulcéreux, les migraineux, les hépatiques, les thyroïdiens, la liste est longue.

Dans un ouvrage de cette dimension, il y aura toujours une omission, des aliments ou des affections insuffisamment explorés, de nouvelles rubriques à introduire, c'est le rôle du lecteur de le faire savoir à l'auteur qui lui en est d'avance reconnaissant et ne manquera pas d'en tenir compte dans la mise à jour des prochaines éditions.

Un dernier conseil : ne mettez pas ce dictionnaire dans la bibliothèque, placez-le sur la table de la salle à manger ou sur une étagère de cuisine, tout à côté des livres de recettes, c'est là qu'il vous servira le mieux.

A

Abats

Les abats sont les organes comestibles, autres que la viande, des animaux de boucherie.

• Le bœuf fournit le foie, dit de génisse, le cœur, la langue, les rognons, la cervelle et l'amourette, mais aussi la joue, le museau, la queue, la tétine et les quatre parties de l'estomac destinées à la confection des tripes et du gras-double.

• Le veau possède les abats les plus fins, dont ses précieux foie et rognons et sa célèbre tête de veau entière ou roulée. Sa fraise entre dans la composition de certaines andouillettes et des fameux tripous.

• Le mouton et l'agneau fournissent, outre les abats classiques, leurs pansettes pour la confection des tripous et les pieds et paquets, spécialités régionales réputées.

Valeur nutritionnelle générale

Les caractéristiques nutritionnelles des abats varient peu avec l'animal considéré (bœuf, veau, mouton). Ainsi, à l'exception du prix, du goût et de quelques différences de teneurs en fer et en vitamine A, le foie de veau, par exemple, est assez comparable à celui du bœuf. Néanmoins, les abats se distinguent entre eux par leur apport calorique, leur concentration en cholestérol et en fer.

• *Aliments « minceur » :*

Les abats sont des aliments très peu caloriques. 100 g d'abats, excepté la langue, représentent moins de 200 cal. De plus, ils sont riches en protéines très complètes, et donc de haute valeur biologique. Le rapport protéines/lipides est élevé, souvent largement supérieur à 1,5, allant jusqu'à 9 pour les tripes cuisinées à la mode de Caen.

Enfin, leur texture très dense (tripes, cœur, pieds, rognons et langue) en fait des aliments extrêmement rassasiants.

Ils sont donc particulièrement recommandés dans les régimes minceur où leur apport sélectif en protéines limite la fonte musculaire, l'un des aléas les plus fréquents d'un amaigrissement mal conduit.

• *Grands fournisseurs de fer :*

Le foie, les rognons, la langue, le cœur et la cervelle figurent parmi les aliments les plus riches en fer héminique, forme sous laquelle le fer est le mieux assimilé par l'organisme. Ils sont donc conseillés aux catégories les plus exposées aux carences, en tout premier lieu les adolescentes aux règles anarchiques et abondantes, les enfants en croissance et les femmes enceintes.

• *Gisements de vitamines :*

Cette richesse est l'un de leurs meilleurs atouts. Ainsi, le foie est l'aliment le plus riche en vitamine B_2 dont la carence est fréquente chez l'alcoolique. Le foie et les rognons sont les meilleurs fournisseurs de vitamine PP, de vitamine B_5 et de vitamine B_6. La vitamine B_{12} antianémique et absente du monde végétal est, là encore, très bien représentée dans le cœur, les ris de veau, la langue, mais surtout dans le foie et les rognons qui en détiennent la palme. Enfin, les abats sont de très bons fournisseurs de vitamine D, vitamine protectrice de l'ossification, et surtout de vitamine A, antioxydant majeur dont l'action protectrice sur le risque cardiovasculaire et le cancer n'est plus contestée.

• *Très bonne teneur en zinc*, précieux oligoélément dont les déficiences sont fréquentes et responsables de retard de croissance chez l'enfant et de baisse d'immunité chez l'adulte, avec sensibilité accrue aux infections. La queue de bœuf, le foie de veau, les rognons et la langue en sont les mieux pourvus.

Caractéristiques particulières

• La cervelle est, de tous les aliments, le plus riche en cholestérol (2 400 mg/100 g). De plus, depuis la crise de la vache folle, cervelle et amourette (moelle) provenant de bovins de plus de 6 mois et d'ovins de plus de 12 mois sont considérées comme impropres à la consommation.

• Le ris de veau ou d'agneau est riche en purines et déconseillé aux goutteux et aux porteurs de calculs rénaux uriques. Il est, de plus, l'abat le moins pourvu en fer.

• Le foie est particulièrement riche en protéines, peu gras, peu calorique, très riche en fer (10 à 15 mg/100 g) ; de plus il détient la meilleure teneur en vitamines A, B_2, B_5, B_6, PP et l'une des meilleures en vitamine D. Enfin, le foie de veau regorge de zinc. C'est donc un aliment excessivement intéressant mais, hélas, riche en acide urique et en cholestérol (veau : 400 mg, porc : 340 mg, bœuf : 265 mg/100 g).

• Les rognons sont très maigres et assez riches en fer (7 mg/100 g), mais ils regorgent aussi de cholestérol (de 360 à 436 mg/100 g selon l'animal) et davantage encore d'acide urique.

• La tête de veau ou de porc est, contrairement à l'idée reçue, un morceau maigre et très riche en protéines.

• La langue a une composition voisine, c'est l'abat le plus pauvre en cholestérol mais, hélas, pratiquement dépourvu de fer.

• Les tripes sont de loin les abats les moins gras, les plus protéinés et les moins caloriques.

• La queue de bœuf est l'abat le plus riche en zinc et, avec la langue, le plus pauvre en cholestérol.

En conclusion, les abats sont des aliments qui, compte tenu de leur richesse en cholestérol et en acide urique, sont condamnés à rester des aliments de consommation occasionnelle, et doivent être impérativement écartés de la table des sujets à risque cardiovasculaire, et déconseillés aux goutteux surchargés en acide urique. Mais ce sont des aliments de choix et surtout de diversification pour tous ceux qui, épargnés par cet encrassement, surveillent leur ligne et recherchent une recharge en fer ou en vitamines.

Achat

• On distingue souvent les abats rouges qui qualifient les abats vendus tels quels, comme le foie ou le rognon, et les abats blancs comme la tête de veau, échaudés et blanchis, ce qui leur donne leur couleur blanc ivoire.

• Les abats ne demandent aucune préparation particulière, ils sont toujours préalablement parés et nettoyés et prêts à être consommés.

Préparation

• Le foie en tranche est ordinairement poêlé, arrosé d'un beurre noisette et d'un filet de vinaigre, mais peut se préparer à l'anglaise au bacon, à l'espagnole avec tomate et oignons revenus à l'huile d'olive, ou à la lyonnaise avec une fondue d'oignons. Pour rester tendre, le foie ne doit être ni saisi trop vivement ni trop cuit, mais dégusté rosé (2 à 3 minutes par face). Par contre, les foies de bœuf et de mouton, plus résistants, sont à braiser longtemps.

• Les rognons sont à cuire avec prudence pour éviter l'excès de cuisson qui les rend durs et caoutchouteux. Quelques minutes suffisent pour saisir l'extérieur et garder l'intérieur rosé et moelleux, mais non saignant. Les rognons d'agneau se cuisent au gril, maintenus ouverts en deux. Les rognons de veau gagnent à être poêlés, mais un rognon de veau rôti entier dans sa gangue de graisse est un grand classique.

• Les langues peuvent être bouillies ou braisées. La plus appréciée est celle du veau qui se prépare comme la tête de veau et se sert chaude ou froide avec une sauce (gribiche ou ravigote). Celle d'agneau est meilleure braisée et servie en aiguillettes avec une sauce relevée. La langue écarlate, de teinte rouge brique, est une charcuterie de forte saveur qui se consomme froide.

Conservation

Les abats sont plus fragiles que les viandes et doivent être particulièrement frais et consommés dans les vingt-quatre heures, conservés dans la partie la plus froide du réfrigérateur. Bien que meilleurs frais, ils peuvent être congelés. Pour cela, il est nécessaire d'abaisser préalablement la température du congélateur six heures avant l'introduction et de procéder par petites quantités, sans oublier d'étiqueter les produits emballés (contenu, date, poids et portions).

Abricot

L'abricotier qui donne ses fruits de la mi-juillet à la mi-septembre est originaire de Chine où il pousse à l'état sauvage autour de Pékin. Introduit en Europe par Alexandre le Grand, il n'a été utilisé que très tard en France, car il fut longtemps réputé, à tort, dangereux.

Variétés

Nombreuses, dont trois principales :

• le rouge de Roussillon, le plus petit, orangé à points rouges, c'est le meilleur pour la table ;

• l'orangé de Provence ou polonais, plus gros et plus ferme, c'est celui des confitures et des fruits au sirop ;

• le bergeron, plus coloré, avec une face rouge vif, c'est le plus juteux et le meilleur pour les pâtisseries (tartes).

Achat

L'abricot doit être acheté mûr, souple au doigt et sans taches, car il cesse de mûrir après la cueillette et s'abîme en quelques jours. Il se conserve de préférence dans la partie basse du réfrigérateur.

Composition pour 100 g

Calories 49	Potassium 300 mg
Glucides 11 g	Magnésium 11 mg
Protides 0,8 g	Sodium 1 mg
Lipides 0,1 g	Vitamine C 10 mg
Eau 84 g	Vitamine A 800 U.I.
Fibres 3 g	

Intérêt nutritionnel

• Fruit moyennement sucré, 11 g/100 g de glucides, et moyennement énergétique, 49 calories, sa consommation doit rester modérée chez le diabétique et déconseillée dans les régimes amaigrissants.

• Très riche en vitamine A, et d'autant plus qu'il est mûr et coloré, il peut être utilisé pour faciliter le bronzage ou améliorer la vision nocturne, mais surtout, en tant qu'antioxydant, son action est reconnue dans la prévention des maladies cardiovasculaires et du cancer.

• Sa bonne teneur en potassium

peut être utile aux personnes usant des diurétiques au long cours.

• Riche en fibres, il facilite le transit intestinal.

• L'abricot en conserve est très riche en sucre. De plus, il a perdu une grande partie de ses vitamines A et C, et la cuisson a dénaturé ses fibres.

• L'abricot sec est d'une extrême richesse en vitamine A, dont le taux atteint 7 500 U.I., et en potassium, 1 500 mg, mais aussi, hélas, en calories. C'est un des aliments de prédilection du sportif de compétition en action.

Additifs alimentaires

Les additifs représentent tout ce que l'on ajoute intentionnellement aux aliments pour les rendre plus agréables à voir (colorants), à goûter et à sentir (arômes, édulcorants [▶ Édulcorants], exhausteurs du goût), plus faciles à conserver et, depuis peu, pour les alléger.

Ces additifs sont nombreux et d'un usage technique qui dépasse les compétences d'un utilisateur moyen. Cependant, il existe aujourd'hui dans le public un climat de suspicion né de la confrontation de deux langages antagonistes : celui des industriels de l'agroalimentaire, qui tendent à rassurer, en mettant l'accent sur la nécessité d'une alimentation protégée, stérile et séduisante, et celui des écologistes et des professionnels de la défense du consommateur, qui rêvent d'une alimentation idéale, aussi naturelle que possible.

Rôle et usage

• Les colorants majorent l'effet visuel et le maquillage des aliments. Malgré une réputation d'innocuité, certains ont dû être retirés en raison d'une toxicité antérieurement méconnue. Douze seulement sont naturels, tels le rouge de betterave (E 162) du caviar, le vert de chlorophylle du potage, l'orange de carotte (E 160) de la moutarde, et le rouge de fruit (E 161) des crevettes et des laits aromatisés.

• Les renforçateurs du goût dont le plus connu est le glutamate (E 621), responsable occasionnel du syndrome du restaurant chinois.

• Les antioxydants telles la vitamine E qui protège les huiles du rancissement et la vitamine C qui protège les végétaux des flétrissures.

• Les émulsifiants qui autorisent le mariage de l'eau et du gras. Les lécithines (E 322) qui, en quantité excessive, peuvent faciliter l'absorption de certains métaux lourds dangereux.

• Les conservateurs qui s'opposent à l'infestation des aliments et dont les plus connus sont l'anhydride sulfurique du vin, les nitrites (E 230) des charcuteries, l'acide acétique (E 260) des salaisons.

• Les agents de texture dont les plus courants sont la gélatine, le caroube des sauces, le guar des plats cuisinés, la pectine des confiseries, la gomme arabique des glaces, qui, selon les besoins, épaississent, lient ou gélifient.

• Enfin, les édulcorants qui ont depuis peu envahi le marché de la confiserie, de la pâtisserie et des sodas, dont les plus utilisés sont la saccharine, l'aspartame et le sorbitol.

Intérêt

Il faut savoir que, sans ces additifs, la plupart des aliments ne seraient ni conservables ni appétissants.

De plus, il existe en France une étroite surveillance administrative. Ainsi, pour être autorisé, un additif doit être passé au crible par les experts du Conseil supérieur d'hygiène publique et de l'Académie nationale de médecine, et il faut que son intérêt et sa non-toxicité soient reconnus et prouvés, ce qui est loin d'être négligeable.

Inconvénients et dangers

L'intensification actuelle de leur usage pour des raisons de marketing et de présentation, l'artificialisation des aliments nouveaux ou reconstitués et l'invasion des aliments allégés ou prêts à l'emploi posent le problème de l'accumulation des apports et de l'atteinte de doses non prévues et donc d'effets imprévisibles.

De plus, certains de ces additifs sont aujourd'hui contestés et, la loi imposant leur mention exacte sur l'emballage, il peut être utile de s'y référer pour tenter d'en limiter l'ingestion en sachant que :

- Les nitrates (E 251-E 252) sont des conservateurs de charcuterie et de conserverie, peu toxiques par eux-mêmes mais qui, chez certains sujets porteurs d'affections persistantes de l'estomac ou de diarrhées chroniques, peuvent se transformer en nitrosamines et devenir agressifs pour les globules rouges, voire cancérigènes.
- Le glutamate (E 621), renforçateur du goût, responsable du syndrome du restaurant chinois, entraîne des manifestations bruyantes et inquiétantes mais très vite réversibles.
- Les sulfites, facilitant la conservation de nombreux vins, provoquent des allergies chez certaines personnes sensibles.
- Les galates (E 310 à E 312), utilisés dans la plupart des chewing-gums, peuvent se révéler agressifs pour les estomacs sensibles.
- Certains antioxydants (E 320 et E 321) utilisés dans les purées en flocons sont suspectés d'être cancérigènes. Réglementairement mentionnés, ils sont faciles à éviter.
- L'érythrosine (E 127), colorant utilisé en charcuterie, pourrait interagir avec d'autres substances et devenir cancérigène.

En conclusion, sur les 200 additifs autorisés en France, très peu nombreux sont ceux qui, dans certaines conditions assez rares, peuvent se révéler dangereux. Mais l'augmentation régulière de leur emploi et des quantités utilisées génère un cumul et l'apparition de risques non prévus et non maîtrisables.

Ce risque peut être réduit en diversifiant l'alimentation et en apprenant à reconnaître par leur nom de code les additifs suspectés pour en éviter les prises répétées. Ce d'autant que certains industriels, conscients d'une demande écologique, réduisent leur utilisation et proposent ainsi des produits sans colorants et des emballages sous vide, nécessitant beaucoup moins de conservateurs.

Adolescent
(Alimentation de l')

L'adolescence est une période d'intense construction au cours de laquelle la croissance s'accélère et où le poids du corps double entre 13 et 17 ans. Mais c'est aussi le temps d'une formidable mue affective et d'une désinvolture de principe face aux critères traditionnels d'alimentation. Repas déstructurés, grignotage, alimentation ludique et fast-food combinent parfois leurs effets pour engendrer des déficiences nutritionnelles préjudiciables.

Intensification de tous les besoins

- *Besoins en énergie*. C'est la période de la vie où l'on peut et doit manger le plus. Un adolescent actif ou sportif peut ingérer plus de 3 000 cal/jour, et une adolescente de 2 500 à 3 000 calories, selon l'activité. La majoration de ses besoins d'énergie permet à l'adolescent de se nourrir aussi spontanément qu'il le désire. Cette totale liberté, qu'il ne retrouvera plus jamais, doit être contrôlée dès la fin de la croissance, tout particulièrement chez la fille qui cesse de grandir deux ans avant le garçon.

• *Besoins en protéines*. La croissance accélérée nécessite un apport accru en matériaux de construction dont les protéines sont l'élément de base et dont les besoins passent de 1 à 2 g/kg.

• *Besoins en calcium*. L'adolescent a besoin de 1 g de calcium/jour pour assurer son intense croissance osseuse. Ces besoins sont couverts par les laitages et les fromages, sauf dans les cas rares d'intolérance ou d'aversion où il faut s'appuyer sur certains végétaux bien pourvus (légumes secs, épinards, chou, cresson) et choisir des eaux minérales très calciques.

• *Besoins en fer*. La masse sanguine augmente très rapidement chez l'adolescent dont les besoins en fer peuvent atteindre 20 mg/jour surtout chez l'adolescente, en raison des pertes liées aux règles. Il semble que ces besoins sont loin d'être toujours comblés. Ainsi, de larges enquêtes statistiques ont révélé que 30 % des enfants français (jusqu'à 2 ans), 15 % des enfants plus âgés et 10 % des femmes réglées souffraient d'une carence en fer responsable d'une réduction de leurs performances intellectuelles et d'infections à répétition.

• *Besoins vitaminiques*. L'adolescence nécessite un apport accru de la plupart des vitamines et de la vitamine A indispensable à la croissance et dont l'apport quotidien de 2 500 U.I. peut être fourni soit par les produits d'origine animale : viande, notamment le foie de veau, poisson, le foie de morue, œufs et lait, soit par les produits végétaux : carottes, épinards... Les besoins en vitamine C, 100 mg/jour, sont facilement comblés par les légumes courants et les agrumes.

Points faibles de l'alimentation de l'adolescent

• L'adolescent conserve de l'enfance un goût encore marqué pour les produits sucrés : pâtisseries, sodas, barres chocolatées et nouvelles gammes de corn-flakes trop sucrées. Il a, de plus, tendance à grignoter devant la télévision.

• Il consomme trop de graisses animales : charcuterie, hamburger gras de fast-food, frites et graisses cachées des pâtisseries.

• Il néglige trop souvent les légumes verts, les légumineuses, les fruits frais et les céréales.

• Il ne boit pas assez d'eau mais consomme trop de sodas sucrés.

• Son petit déjeuner et son déjeuner sont en général insuffisants, ce qui l'oblige à grignoter tout le reste de la journée.

Alimentation conseillée de l'adolescent

• De la viande ou du poisson ou des œufs à chaque repas principal.

• Une portion de fromage frais ou affiné à chaque repas.

• 250 g de légumes verts par repas.

• Une portion par jour de féculents, principalement des pâtes, du riz ou des pommes de terre, ou des grains de blé entiers, de la polenta ou du couscous, plus originaux et qui peuvent l'amuser.

• 300 g de pain par jour.

• Un dessert par jour, deux c'est trop.

Guide des quatre repas quotidiens

• *Le petit déjeuner* (▶ Petit déjeuner). La nuit a épuisé les réserves énergétiques de l'adolescent. Il doit les renouveler avant de commencer sa journée pour éviter la panne de carburant responsable des baisses de rendement et de concentration de milieu de matinée. Le petit déjeuner idéal doit apporter :

– des sucres rapides : pain blanc, sucre, confiture ou miel, à absorption et usage immédiats, dont les calories libérées, combinées à l'effet tonique de la vitamine C, relancent très vite la machine ;

– des sucres lents comme le pain ou les céréales complets dont l'absorption et l'utilisation progressives couvrent les besoins du reste de la matinée ;

– des protéines et des graisses, matériaux de construction et de réserve fournis principalement par le lait demi-écrémé, les laitages et le beurre ;

– des liquides : eau, thé ou café, modérément sucrés.

• *Le déjeuner.* La plupart des adolescents déjeunent mal, fuient les cantines lorsqu'ils le peuvent, abusent du fast-food (trop de graisses, de sel et de sucres, et pas de légumes ni de fruits). En cas d'impossibilité d'accéder à un repas structuré et équilibré, la meilleure solution est encore le sandwich au pain complet avec fromage ou jambon, faiblement beurré, le tout associé à un fruit frais.

• *Le goûter.* C'est l'occasion de compenser les erreurs diététiques du déjeuner et de trouver une détente nécessaire après le travail scolaire de la journée.

– Si la demande est sucrée, un jus de fruits associé à du pain et du chocolat sera le bienvenu.

– Si la demande est salée, elle sera comblée par un sandwich au poulet ou au jambon.

– Penser toujours à s'hydrater à ce moment favorable de la journée, surtout en hiver dans les maisons chauffées.

• *Le dîner.* C'est souvent le seul repas pris ensemble de la journée, au cours duquel la mère peut user de son influence pour faire accepter les légumes verts en salade ou cuits, indispensables à l'adolescent. C'est alors l'heure des pâtes, aliment par excellence de l'adolescent, que l'on peut améliorer avec un peu de gruyère et de beurre, et associer à un œuf ou une portion de viande rouge, de volaille ou de poisson.

Le dessert sera choisi en fonction des sucreries déjà consommées dans la journée. Ce peut être une pâtisserie franche si la journée a été sobre, ou un dessert léger de type flan, ou seulement un fruit dans le cas contraire.

Cas particuliers de l'adolescente

• *Tendance à l'embonpoint :*

De nombreuses adolescentes, ayant une puberté d'installation chaotique, avec cycles irréguliers, ont une facilité particulière à retenir l'eau, à profiter de l'aliment, et donc à grossir. En réaction, peut apparaître une tendance au découragement boulimique ou, à l'opposé, une culpabilisation anorexique, accompagnée de régimes inadaptés. Ces régimes sont le plus souvent inutiles, voire nuisibles, dans la mesure où, rarement soutenus très longtemps, ils induisent des reprises de poids très rapides avec surprime et dépassement du poids initial.

Important : une consigne à garder précieusement en mémoire pour toute adolescente au poids instable : ne jamais faire d'excès alimentaire au cours des cinq jours qui précèdent les règles, car c'est la période où l'éclairage hormonal est le plus fort et où toute prise de poids se transforme en cellulite et infiltre de préférence la face extérieure des cuisses, des genoux et parfois même des chevilles. Cette cellulite, une fois installée, devient inaccessible à tout régime.

• *Carence en fer :*

Le grignotage, le goût de l'aliment sucré et ludique déséquilibrent l'alimentation de nombreux adolescents et induisent de fréquentes carences en fer, aggravées chez la fille en raison des pertes menstruelles et d'une surveillance trop sévère et mal équilibrée de sa ligne.

Agneau (▶ Viandes)

Ail

L'ail est une plante aromatique caractéristique de la cuisine française, d'un très grand intérêt nutritionnel s'il est consommé régulièrement et tout spécialement cru. Son bulbe, tête d'ail, est utilisé comme condiment pour sa saveur et son odeur fortes qui s'allient très bien avec les viandes. Produit surtout dans le Sud-Ouest et le Sud-Est, chaque Français en consomme 800 g par an en moyenne.

Composition pour 100 g

Calories 135	Soufre 200 mg
Glucides 27 g	Zinc 1 mg
Protides 6 g	Manganèse 0,46 mg
Lipides 0,1 g	Cuivre 0,26 mg
Fibres 0,9 g	Nickel 0,01 mg
Sodium 19 mg	Iode 0,003 mg
Potassium 515 mg	Sélénium 0,02 mg
Fer 1,4 mg	

Intérêt nutritionnel

• L'ail protège le cœur et les vaisseaux. C'est, avec l'huile d'olive, la tomate et le vin, l'un des éléments explicatifs de l'effet protecteur du régime méditerranéen. En effet :

- l'ail réduit la tension artérielle grâce à une substance réputée hypotensive, la prostaglandine PGA1 ;
- l'ail réduit le taux de cholestérol. Une gousse d'ail cru par jour (3 g) réduirait de 20 % le taux de cholestérol sanguin, et le mauvais cholestérol LDL ;
- l'ail fluidifie le sang en réduisant la tendance des plaquettes à s'agglutiner en caillots ;
- enfin, par sa bonne et rare teneur en sélénium, l'ail a une action antioxydante qui protège l'organisme des radicaux libres impliqués dans la genèse des maladies cardiovasculaires et du cancer.

• L'ail a une action diurétique traditionnellement admise.

• L'ail a une légère action antibactérienne due à la présence d'allicine facilitant la désinfection des poumons et des voies urinaires.

• L'ail aurait une action antitumorale protégeant du cancer, renforçant les défenses immunitaires, et luttant contre le vieillissement cellulaire prématuré.

• Deux inconvénients limitent toutefois son usage régulier :

- L'ail, consommé avec son germe, peut être indigeste. Pour parer à cet inconvénient, il suffit de le conserver à l'abri de la lumière pour l'empêcher de germer, ou d'ôter son germe avant de le consommer.
- L'ail affecte l'haleine, mais une pastille de menthe forte ou un grain de café y remédient facilement.

Algues marines

Les algues sont des aliments traditionnels de la cuisine japonaise qui commencent à intéresser l'Occident par leurs qualités nutritionnelles et l'étendue de leurs réserves marines.

Intérêt nutritionnel

• Les algues sont riches en protéines de bonne qualité, et très pauvres en graisses (2 % du poids sec) et en sucres assimilables. Elles sont de ce fait très peu caloriques.

• Elles sont surtout très riches en sels minéraux et en oligoéléments marins. Ainsi 100 g d'algues sèches procurent du fer (300 % de nos besoins quotidiens), du calcium (500 % de ces mêmes besoins), de l'iode, parfois trop, du cuivre, du zinc et de nombreuses vitamines du groupe B, de la vitamine C et du carotène en quantité importante.

• Enfin, les algues sont très riches en fibres, celluloses et mucilages qui gonflent dans l'estomac et ne sont pas assimilés par l'intestin, ce qui leur confère un rôle intéressant de coupe-faim doublé d'effet laxatif.

Présentation

On trouve les algues assez facilement dans la plupart des grandes surfaces ou dans les magasins de produits asiatiques. Elles se présentent sous diverses formes :

• Les algues séchées, présentées en barquettes, sont utilisées comme condiment pour parfumer des plats de poisson ou de fruits de mer. On peut les réhydrater en les laissant quelques secondes dans de l'eau pour en faire des salades.

• Les algues fraîches s'utilisent comme de la laitue ou des haricots verts ou comme garniture d'un plat de poisson (papillote). Des plats préparés aux algues commencent à être proposés, tels le thon aux algues, les croquettes de poisson à la laitue de mer.

• Certains extraits d'algues, comme les carraghénates, l'agar-agar ou les alginates, sont utilisés comme additifs alimentaires pour épaissir ou gélifier de nombreux entremets ou flans. Leur texture et leur richesse en protéines sont aussi très utiles dans la confection de produits allégés (saucisse, andouille et même chocolat aux algues). On les trouve aussi en pharmacie, vendues comme mucilages intestinaux ou pansements protecteurs de l'estomac.

Les algues sont donc des aliments d'avenir, très originaux par leur concentration en protéines, en minéraux et en fibres. Il reste à leur imaginer un devenir culinaire adapté aux goûts occidentaux.

Allaitement (Alimentation de l')

Allaitement, grossesse et prise de poids

On a longtemps pensé que, pour sécréter trois quarts de litre de lait tétés par le bébé, la mère devait se nourrir davantage et consommer 500 calories supplémentaires par jour. Aujourd'hui, on estime que ce supplément calorique n'est plus nécessaire pour deux raisons :

• Une femme qui allaite a un rendement alimentaire élevé, ce qui signifie que la nature a prévu qu'au cours de l'allaitement, la femme profite davantage des aliments qu'elle consomme.

• De plus, au cours de l'allaitement, la mère dispose de 3 à 4 kg de graisses de réserve qu'elle a stockés tout au long de la grossesse. Ces graisses de précaution ont pour fonction d'assurer la sécurité de l'allaitement quelles que soient les circonstances. C'est donc l'occasion idéale de perdre ce poids localisé aux hanches et aux cuisses qui, passé l'allaitement, sera bien plus difficile à mobiliser (cellulite).

Besoins nutritionnels du nourrisson et de sa mère

On considère aujourd'hui que l'allaitement se différencie peu de la situation de fin de grossesse, et que la ration alimentaire doit y rester la même : 2 200 à 2 300 cal/jour, avec toujours la même consigne : alimentation enrichie en protéines, en calcium, en fer, en vitamine A, en magnésium et en acide folique (vitamine B_9).

• En effet, le corps du nourrisson qui grandit est composé en grande partie de protéines que sa mère ne sait pas synthétiser. Elle doit donc les trouver dans son alimentation ou les prélever sur ses propres réserves musculaires qu'il lui sera très difficile de restaurer ultérieurement. Ainsi, si les besoins en protéines d'une femme ordinaire sont de 1 g/kg, soit 60 g/jour, ils passent à 70 g pendant la grossesse et à 80 g au cours de l'allaitement.

• La calcification progressive de l'ossature du nourrisson nécessite aussi un apport grandissant de calcium, et le lait de la mère doit lui en fournir près de 300 mg/jour. Ainsi, si les besoins habituels d'une femme sont de 900 mg/jour, ils passent à 1 200 mg au cours de l'allaitement. Ne pas oublier le dicton populaire : « Un enfant égale une dent. » C'est hélas encore vrai pour celles qui négligent le lait et ses dérivés. Cinq portions de laitage par jour assurent ces besoins : une portion équivaut à 1 verre de lait ou 1 yaourt, 30 g de camembert ou 2 petits-suisses.

• Le système nerveux du nourrisson, qui s'élabore encore plus vite, crée un besoin particulièrement important en graisses, qu'une mère allaitante ne doit pas entraver en tentant prématurément de reperdre son poids de grossesse. De l'huile végétale d'assaisonnement (noix, soja, colza), quelques fruits secs (noisettes) et du poisson gras suffisent en général à combler ces besoins.

• De plus, pour fabriquer ses globules et ses muscles, le bébé a besoin de fer. Si les besoins ordinaires d'une femme sont de 18 mg/jour, ils s'élèvent tout au long de la grossesse, pouvant atteindre 40 à 50 mg à l'allaitement si ses réserves en fer sont épuisées. Très fréquemment, les gynécologues préfèrent complémenter avec des produits pharmaceutiques. Le foie de veau est l'aliment qui en fournit le plus et peut, s'il est apprécié, combler à lui seul ces besoins.

• Enfin, le bébé et sa mère ont des besoins accrus en acide folique (ou vitamine B_9) dont les études prouvent qu'une majorité de femmes allaitantes en est carencée. Il en va de même de la vitamine D que les médecins préfèrent complémenter sur prescription.

Ration alimentaire de la femme allaitante

Au cours de l'allaitement, une ration alimentaire équilibrée doit donc fournir à la mère une moyenne de 2 250 calories ainsi réparties :

- 175 g de viande, poisson ou œufs ;
- 200 g de pain, soit 4/5 de baguette
  - ou 150 g de biscottes (7 ou 8)
  - ou 150 g de céréales ;
- 250 g de pommes de terre, ou 65 g de pâtes ou riz ou 80 g de légumes secs (pois crus) ;
- 1/2 litre de lait ou 1/4 de litre + 2 yaourts ;
- 50 g de fromage affiné ;
- 350 g ou plus de légumes à répartir

également entre crudités et légumes cuits ;
- 300 g de fruits, soit 2 fruits dont 1 agrume ;
- 30 g de sucre (6 morceaux) ;
- 25 g de beurre (2 noix + 1 noisette).

Précautions particulières

Une mère qui allaite :
- doit boire entre 1,5 et 2 l d'eau/jour ;
- doit éviter les excitants (alcool, café, thé, bière) ;
- doit éviter toute prise médicamenteuse sans avis médical ;
- les aliments qui donnent du goût (chou, ail, oignon, asperge, gibier, etc.) ont longtemps été proscrits. Ils sont aujourd'hui conseillés pour habituer très tôt le bébé à la variété des goûts.

Avantages de l'allaitement maternel

Malgré les indéniables progrès réalisés dans la conception et la fabrication des laits maternisés, l'allaitement au sein reste, pour la majorité des pédiatres, le mode de nourrissage le mieux adapté aux besoins du nourrisson.

En dehors de ses évidentes qualités nutritionnelles, il fournit à l'enfant des facteurs de défense anti-infectieux et joue un rôle majeur tant sur le développement psychoaffectif du bébé que sur l'épanouissement, voire la santé mentale, de la mère.

Malgré ces évidences, 36 % seulement des mères nourrissent complètement au sein leur enfant. 60 % de ces mères sont des femmes de milieux favorisés et 29 % seulement, des femmes de milieu ouvrier.

• *Avantages nutritionnels, digestifs et immunitaires :*

- Des protéines ciblées :

Si, quantitativement, le lait de vache est globalement plus riche en protéines que le lait humain, ce dernier lui est, sur le plan qualitatif, dix fois supérieur. Ainsi, peptides, acides aminés libres, sucres et alcools rares, nucléotides, carnitine et taurine, éléments indispensables au développement du nourrisson, représentent près du quart des protéines du lait maternel et seulement 3 à 5 % de celles des laits artificiels actuels.

De plus, le lait de mère regorge de « protéines sophistiquées » tels les facteurs de croissance, les globulines d'immunité, enzymes et lactoferrine qui protègent spécifiquement le nouveau-né.

- Des protéines mieux digérées et mieux éliminées par le rein.
- Une composition « intelligente » dont les composants s'adaptent à l'évolution des besoins du bébé, telle la teneur en acides gras indispensables à la construction harmonieuse du cerveau, et qui s'enrichit avec les semaines et au cours même de la tétée, s'élevant nettement en fin de séance.
- Le lait humain, aliment de référence du nourrisson de moins de six mois, doit cependant être complémenté en vitamine D à la dose de 100 U.I./jour ou de 100 000 U.I. par trimestre, en vitamine K_1 à la dose de 2 mg par semaine et en fluor avec 0,25 mg par jour.

• *Avantages psychoaffectifs :*

L'allaitement au sein scelle une empreinte et approfondit le lien unique qui relie la mère à son enfant. Il crée une communication instinctive tissée dans l'échange des odeurs réciproques, de la chaleur et du moelleux des contacts de peau, des premiers sourires et regards échangés.

L'importance de ces premières empreintes sur le développement de l'affect et du psychisme de l'enfant et sur l'évolution ultérieure de sa personnalité a conduit de nombreux pédopsychiatres à penser que l'allaitement maternel pouvait tout simplement « créer un autre type d'homme mieux armé pour résister aux bouleversements de la modernité, tant sur le plan de son rapport archaïque à l'aliment que sur celui du lien affectif qui fonde à la fois le sexe, le couple et la famille ».

La majorité des pédiatres affirme que l'allaitement est extrêmement bénéfique pour l'enfant en raison d'un apport optimal en protéines, en lipides, en sels minéraux, en globulines d'immunité, en fer et en vitamines.

L'Organisation mondiale de la santé ajoute qu'il « permet de nouer des liens physiques et émotionnels uniques, bénéfiques pour la santé à la fois de la mère et de l'enfant ».

Allégés

Un aliment allégé est un aliment que l'on a appauvri en calories en réduisant un ou plusieurs de ses nutriments (soit graisse, soit sucre, soit alcool).

Le problème majeur soulevé par l'allégement est de savoir si l'organisme est réellement trompé sur la saveur et la consistance de l'aliment allégé ou si, à la manière de l'organisme du fumeur, il compense la perte de récolte de sensations en augmentant les quantités ingérées. Les études actuelles ont prouvé que si l'organisme se laissait tromper par l'allégement en graisse, l'effet de leurre était bien moins net pour l'allégement en sucre. Quelle que soit l'opinion des spécialistes, le public a fait son choix et l'allégement des aliments est désormais un fait de société incontournable qui répond de manière logique à l'invasion des aliments et de leurs calories.

Allégement en matières grasses

Cet allégement est pleinement justifié sur le plan médical, à condition de réduire de préférence les graisses saturées réputées dangereuses pour le cœur et les vaisseaux, en tentant de préserver les graisses insaturées bénéfiques pour le cœur.

• Le beurre allégé contient 41 % de matières grasses au lieu de 82 %. La différence est comblée par de l'eau et des amidons qui s'évaporent ou se dénaturent à la cuisson.

• Les margarines, les crèmes fraîches, les sauces et les vinaigrettes sont allégées selon le même principe, avec une perte de 30 à 45 % de calories par rapport au produit normal.

• Les fromages frais allégés sont des fromages blancs confectionnés avec des laits plus ou moins écrémés :

– le normal est à 40 % MG et procure 110 cal/100 g ;

– la version à 20 % MG fournit 80 calories (Jockey, Calin, Rians, Cottage, etc.) ;

– la version 0 % MG apporte 45 calories (Taillefine, Silhouette, Sveltesse, Rians). Elle est réservée à l'adulte ou aux enfants en surpoids ;

– les petits-suisses existent en 40, 30, 20 et 10 % MG.

• Les fromages affinés. Les allégés contiennent autant de protéines, un peu plus de calcium et un peu moins de vitamines A, D, E :

– à pâte molle : ils se situent à 25-30 % MG au lieu des 45 % du camembert traditionnel. L'allégé classique est le Sylphide.

– à pâte cuite : type tomme ou gruyère dont les originaux sont à 40 % MG. Il existe des allégés à 30, 25, 20, 15 et même 5 %. Le classique est la tomme de Savoie qui, seule, existe en 5 %.

• Les Bifidus et Ophilius ne sont pas

des yaourts mais des laits fermentés. Ils ont une teneur en MG voisine des yaourts au lait entier (80 cal/pot), mais existent en maigre (Biolight).

Fjord et Ophilius double douceur annoncent un taux de 10 % MG, mais ce taux est calculé par rapport au poids total, eau comprise. En fait, ces laitages ne sont pas allégés mais faits avec du lait entier enrichi en crème : si l'on gardait les normes de calcul des fromages frais, ils devraient afficher un taux voisin de 55 % MG.

GAINS PROCURÉS PAR L'ALLÉGEMENT
(en calories pour 100 g)

	NORMAL	ALLÉGÉ
Margarine	758	450
Beurre	755	450
Emmenthal	400	216
Tomme	324	10 % 235
Camembert	283	236
Vache qui rit	280	Sylphide 147
Saint-Moret	240	Léger de St-Moret 142
Ail et fines herbes	396	170
Yaourt entier pot de 125 g	90	yaourt 0 % 45
Vinaigrette	658	323
Sauce béarnaise	449	413
Mayonnaise	710	396

• Charcuteries allégées :

– On allège une charcuterie de trois manières :

– soit en utilisant des viandes plus maigres que le porc (saucisse de volaille, jambon de dinde, pâté de poisson ou de lapin) ;

– soit en substituant du maigre à du gras de porc, ce qui élève le prix de revient ;

– soit en substituant au gras un bouillon de fécule épicé et aromatisé qui imite son côté onctueux.

– Traditionnellement, une charcuterie, surtout de terroir et artisanale, est toujours plus grasse et plus salée que les viandes les plus grasses. Elle contient ainsi davantage de calories provenant des graisses (lipides) que du muscle (protides).

Pour juger d'une charcuterie allégée, il ne faut pas se contenter d'une appellation de type « réduite en matières grasses », ou « minceur », mais lire très simplement l'étiquette : est réellement allégée une charcuterie qui fournit autant ou surtout moins de lipides que de protides (plus musclée que grasse).

L'industrie alimentaire y est aujourd'hui parvenue. Certaines charcuteries sont ainsi parfois bien plus maigres que les viandes les plus maigres. Il existe des jambons de porc à 2 et même 1 % MG. Il faut cependant garder en mémoire qu'une charcuterie est, à l'origine, un aliment de plaisir, et que ce plaisir, en apparence immatériel et impalpable, peut dépasser en importance nutritionnelle le seul décompte calorique. Aussi, mis à part les obèses et les sujets à risque cardiovasculaire, il peut être tout aussi efficace d'instituer un autre type d'allégement qui conserve l'intégralité du message sensoriel et du plaisir pris en acceptant une réduction modérée des quantités ingérées.

GAINS PROCURÉS PAR L'ALLÉGEMENT
(en calories pour 100 g)

	NORMAL	ALLÉGÉ
Jambon	169	110
Lardons	280	261
Pâté	332	224
Saucisson	384	225

Allégement en sucre

• L'allégement en sucre se réalise de trois manières :

– soit en réduisant la quantité de sucre ajoutée ;

– soit en remplaçant une partie ou la totalité de ce sucre par un édulcorant intense, l'aspartame ou la saccharine, dont la valeur calorique est

négligeable. L'aspartame, par ses extraordinaires qualités, a conquis une grande part du marché de l'allégement. Son innocuité a été démontrée jusque chez la femme enceinte. Il reste cependant déconseillé au très jeune enfant. Son défaut majeur est de perdre son pouvoir sucrant à la cuisson. Il résiste toutefois à 80 °C pendant 30 minutes, ce qui permet la confection d'entremets ;
– soit en remplaçant tout ou partie du sucre par un édulcorant de masse comme le sorbitol. Ce dernier, de même valeur calorique que le vrai sucre, présente sur lui l'avantage de ne pas élever la glycémie du diabétique et de ne pas favoriser la carie chez l'enfant. Le sorbitol est hélas mal supporté par les intestins sensibles qu'il ballonne douloureusement.

• Les premières boissons allégées apportaient en moyenne 2 % de glucides, soit 10 cal/100 g au lieu de 40 pour les normales. Elles sont aujourd'hui supplantées par la génération des « light », sodas ou limonades ne contenant plus qu'une calorie par verre, valeur énergétique voisine de celle de l'eau. C'est le classique Coca light qui existe aussi sans caféine, le Pepsi max light, l'Orangina light, le Schweppes light, etc. Chez l'obèse adulte en cours d'amaigrissement, un verre de ces sodas très toniques, sucrés, pétillants, colorés, frais et assorti d'une tranche de citron, offre une variété de sensations bienvenues et une pose joyeuse dans des parcours alimentaires arides et monotones.

• Bonbons et chewing-gums allégés :
– un bonbon normal contient de 80 à 95 % de glucides ;
– un bonbon allégé doit en contenir moins de 70 %, ce qui est encore beaucoup pour les diabétiques ou les obèses ;
– les bonbons ou chewing-gums aux polyols ou aux édulcorants de synthèse sont vendus comme étant « sans sucre » mais contiennent fréquemment presque autant de calories que les autres, ballonnements douloureux en prime. Ils n'ont donc d'intérêt que chez le diabétique ou les enfants de plus de 3 ans sujets aux caries ;
– les bonbons et chewing-gums réellement allégés (moins de 50 % de calories) sont édulcorés à l'aspartame, tels Solens light ou analogues pour les bonbons ou fluogum ou analogues pour les chewing-gums. Eux seuls ont donc un intérêt réel chez l'obèse en cure ou lors d'un sevrage tabagique.

• Le chocolat light est allégé en sucre mais plus riche en graisses. L'économie calorique globale est de 14 %, mais le plaisir pris est très amoindri et tout spécialement chez le grignoteur gourmand et sensoriel ; il est bien plus profitable de consommer du vrai chocolat en en mangeant 14 % de moins.

Chocolat noir : 525 calories.

Chocolat light : 413 calories.

• Confitures allégées. Une confiture normale contient environ 70 % de glucides (sucre) et 30 % d'eau.

Il existe aujourd'hui de très nombreuses confitures allégées. La seule manière de les situer efficacement est de rechercher sur l'étiquette le taux de glucides qui varie de 50 % (Confipote de Lanzbourg) à 12 % (Prunoconfiture). La mention « sans sucre ajouté » ne garantit pas l'allégement, car une cuisson très poussée peut concentrer les sucres du fruit dont la teneur finale peut atteindre celle des confitures ordinaires. Toute confiture allégée doit être conservée au réfrigérateur après ouverture.

• Biscuits allégés. Un biscuit normal contient 75 % de glucides, l'allégé est limité à 54 %. On obtient cet allégement en augmentant les protéines et parfois aussi les lipides ou en remplaçant le sucre par du fructose dont le pouvoir sucrant plus élevé permet de réduire les quantités.

• Entremets allégés. Un entremets classique contient 95 % de glucides, certains allégés du commerce n'en contiennent que 60 % (Régidia). Vichy et Alsa proposent des flans à base d'algues, non sucrés et très peu caloriques, qu'il est possible de préparer avec du lait écrémé et un édulcorant non calorique.

Intérêt des aliments allégés

La grande presse s'est souvent fait l'écho de réserves émises par certains scientifiques sur l'intérêt de l'allégement, notamment en ce qui concerne les aliments sucrés. Si le consensus ne règne pas encore au sein des nutritionnistes, le marché ne semble guère s'en préoccuper et tant la production que la consommation progressent régulièrement. Que faut-il, en pratique, en penser ?

• Personne aujourd'hui ne conteste l'intérêt de l'allégement en matières grasses, dont on a prouvé clairement qu'il n'était pas compensé par une surconsommation.

À deux réserves près cependant :

– il faut s'assurer que l'allégement porte surtout sur les mauvaises graisses saturées et respecte autant que cela est possible les bonnes ;

– il faut aussi savoir que l'allégement ne supprime pas, mais atténue seulement, et parfois de manière très modeste, la richesse ou le danger potentiel de certains aliments dont il convient de toujours se méfier ;

– dans la pratique, les aliments qui ont le plus profité de l'allégement sont le lait demi-écrémé avec lequel on nourrit systématiquement aujourd'hui le bébé et l'enfant, les fromages blancs et les yaourts, dont le « nature », le plus vendu, est déjà un demi-écrémé. Les autres allégés intéressent plutôt les candidats au régime restrictif et les sujets à risque cardiovasculaire (beurre, fromages, sauces, charcuteries) et la prévention de certains cancers (sein, côlon, prostate, pancréas, ovaire) pour lesquels l'excès de gras semblerait être un facteur favorisant.

• En ce qui concerne l'allégement en sucre, l'intérêt est moins net. Il semble que les faux sucres soient partiellement détectés par l'organisme qui compense en consommant davantage, et que le goût du sucré reste entretenu, voire stimulé. Il est cependant prouvé que la compensation n'est jamais totale et, surtout, s'atténue progressivement à l'usage, notamment chez l'adulte.

L'aspartame, les sodas light, les vrais chewing-gums sans sucre et les flans sont les aliments qui présentent aujourd'hui le plus d'intérêt chez l'obèse et le diabétique.

En dehors de ces cas particuliers, l'allégement, quel que soit le type d'aliment, s'adresse bien davantage à ceux qui désirent ne pas grossir qu'à ceux qui tentent de maigrir, c'est-à-dire en fait à la grande majorité de la population française.

Allergie alimentaire

L'allergie alimentaire est une réaction d'intolérance de l'organisme à l'ingestion d'un aliment habituellement bien supporté par la majorité. Ces manifestations, parfois violentes, surviennent généralement sur un terrain familial propice à l'eczéma, au rhume des foins ou à l'asthme.

Manifestations

• Les manifestations cutanées sont les plus fréquentes : rougeur du visage, démangeaison, urticaire, gonflement diffus du visage et des lèvres, pouvant même s'étendre au larynx, gêner la respiration avec sensation de malaise ou même perte de connaissance.

• Les manifestations digestives simulent souvent une gastroentérite avec nausées, vomissements et diarrhées, mais leur nature allergique est suspectée par d'irritantes démangeaisons cutanées autour de l'anus.

• L'allergie peut être aiguë et suivre immédiatement la prise de l'aliment déclencheur, ce qui facilite le diagnostic. Mais elle peut être retardée, méconnue et devenir chronique en passant longtemps, voire toute une vie, pour une colite, si l'allergie est digestive, ou pour un eczéma ou une urticaire lorsqu'elle est cutanée.

Aliments responsables

• Le jeune enfant, de la naissance à quatre ans, qui fait ses premières rencontres alimentaires, est très exposé à l'allergie, en tout premier lieu au moment du sevrage, avec les protéines du lait de vache, et plus tard avec le gluten de la farine.

• Après quatre ans, la fréquence de ces allergies diminue, mais le nombre des aliments allergisants augmente régulièrement. Si bien que tout aliment peut ainsi être mis en cause. Toutefois, un certain nombre d'aliments sont bien plus fréquemment retrouvés : en tout premier lieu, l'œuf, les poissons, les crustacés et les mollusques, l'arachide, les fromages fermentés, le chocolat, la moutarde, les fraises. Avec une fréquence moindre, on recense aussi la banane, les agrumes, les fruits exotiques (kiwi), le pois et le chou.

• Le syndrome du restaurant chinois est considéré comme une fausse allergie, mais il mérite d'être connu pour orienter le diagnostic et éviter bien des frayeurs. Il est très fréquent (15 % de la population générale). Il survient dans les trois heures qui suivent un repas parfumé au glutamate, un renforçateur du goût responsable de la crise. Tout commence par un malaise inquiétant par sa brutalité, associé à une rougeur intense du visage, des palpitations et une urticaire étendue. Le tout cède cependant assez vite sans complications.

Diagnostic et traitement

Le diagnostic impose une enquête qui peut être simple, la plupart des allergiques connaissant parfaitement leurs aliments déclencheurs. Mais l'enquête erre souvent et impose des tests qui dessinent le profil de l'allergie.

• S'il s'agit d'un aliment occasionnel ou facile à éviter comme la cacahuète ou le kiwi ou même la fraise, la suppression pure et simple réglera le problème. S'il s'agit d'un aliment majeur comme le poisson, l'œuf ou le fromage, sa réintroduction progressive sera tentée et, en cas d'échec, imposera une désensibilisation préalable.

• Le traitement médicamenteux de la crise repose sur les antihistaminiques en première intention et, en cas d'échec, sur les corticoïdes.

Aluminium

L'aluminium est un métal extrêmement répandu dans la nature, que l'on retrouve donc dans la plupart des végétaux, comme l'oignon, la laitue et dans la pomme de terre, et qui, pour l'essentiel, n'est pas absorbé par l'organisme. C'était donc un élément considéré comme inerte et inoffensif et qui n'intéressait pas les nutritionnistes.

1972 fut l'année charnière où le doute s'installa dans l'esprit des médecins. Des cas de démences directement associés aux sels d'aluminium (pansement gastrique, eau de dialyse des insuffisants rénaux) ont conduit certains chercheurs à accuser l'aluminium d'avoir une responsabilité dans la genèse de la maladie d'Alzheimer.

Pour l'instant, cette hypothèse n'est pas confirmée, mais, tant qu'elle n'est pas officiellement démentie, il est bon de savoir que, chaque jour, l'alimentation ordinaire nous procure 10 à 20 mg d'aluminium, des centaines en provenance des récipients de cuisson et des emballages métalliques, et des milliers pour ceux qui sucent des pastilles ou des gels à base d'aluminium pour calmer leurs brûlures d'estomac.

Amande séchée

Fruit oléagineux de l'amandier, consommé en général séché. Elle est utilisée salée, associée à l'apéritif, ou en pâtisserie, pour la fabrication de gâteaux, de dragées, de pralines et de sirop d'orgeat.

Composition pour 100 g

Calories 620	Magnésium 254 mg
Protides 20 g	Potassium 800 mg
Lipides 55 g	Phosphore 470 mg
Glucides 17 g	Calcium 254 mg
Fibres 2,6 g	Fer 4,4 mg

Il faut savoir qu'une belle amande pèse 10 g.

Intérêt nutritionnel

- L'amande sèche est très grasse et très calorique : 620 cal/100 g. De plus, comme la plupart des oléagineux grillés et salés, l'amande est un aliment de grignotage, consommé de manière automatique, sans réelle conscience des quantités ingérées, le plus souvent au moment de l'apéritif, associé à une boisson alcoolisée. L'ensemble peut générer une prise calorique voisine de celle d'un repas ordinaire. C'est dire que l'amande est à proscrire de tout régime minceur, mais à inclure, comme la plupart des oléagineux, dans l'alimentation quotidienne des maigres.
- L'amande présente cependant l'avantage d'une grande richesse en acides gras mono-insaturés réputés bénéfiques pour le cœur. On y trouve 75 % d'acide oléique, presque autant que dans l'huile d'olive. Aussi, après avoir longtemps été déconseillée au sujet à risque cardiovasculaire, l'amande lui est aujourd'hui conseillée, à l'exemple des Crétois, peuple du monde le mieux protégé de l'infarctus, consommant quotidiennement et abondamment amandes et olives de son environnement.
- De plus, l'amande est bourrée de magnésium (254 mg/100 g). Cette haute teneur sert d'ailleurs souvent d'alibi aux spasmophiles gourmands et stressés qui se plaisent à voir dans le chocolat et les amandes un remède souverain et naturel à leurs troubles.
- Enfin, l'amande est riche en potassium (800 mg/100 g), en phosphore (470 mg) et en calcium (254 mg), ainsi qu'en oligoéléments et en vitamines aux vertus tonifiantes et défatigantes (vitamines PP, B_1, B_2).

Ananas

Fruit d'une plante herbacée cultivée dans les régions chaudes.

L'ananas, découvert par Christophe Colomb dans les Caraïbes, puis produit en serres comme une rareté exotique, est aujourd'hui, en France, un fruit essentiellement exotique, importé pour 90 % de Côte-d'Ivoire.

Achat

L'ananas doit être lourd, de couleur uniforme, sans taches, et de feuillage vert sombre.

Il doit, surtout, être odorant, car son arôme, qui se développe dans les deux ou trois dernières semaines, en même temps que la saveur sucrée, est le meilleur signe extérieur de sa maturité.

Composition pour 100 g net

(Partie comestible : 53 % du poids total)

Calories 52	Potassium 250 mg
Protides 0,5 g	Magnésium 11 mg
Lipides 0,2 g	Fer 0,4 mg
Glucides 12 g	Vitamine C 25 mg
Eau 84,8 g	Carotène 0,13 mg
Fibres 1,2 g	

Intérêt nutritionnel

- L'ananas est un fruit très savoureux et parfumé qui présente le grand avantage d'être disponible tout au long de l'année.
- L'ananas est un fruit modérément énergétique (voisin de la pomme) dont l'essentiel de l'apport calorique (90 %) est fourni par des glucides. La moitié de ses sucres sont synthétisés en fin de maturation et offrent la particularité de se concentrer sous l'écorce. Aussi, il suffira au candidat à la minceur de choisir son ananas légèrement acidulé et de découper généreusement son écorce pour réduire sa teneur calorique de moitié.
- L'ananas offre une recharge minérale et vitaminique équilibrée : une teneur appréciable en potassium et en magnésium, du carotène toujours bienvenu et, surtout, de la vitamine C, une portion couvrant la moitié des apports quotidiens recommandés.
- La broméline de l'ananas fait-elle maigrir ? Par sa richesse en broméline, une enzyme rare qui dénature les protéines, et son acidité naturelle qui stimule les sécrétions digestives, l'ananas facilite la digestion, rien de plus.

La broméline a été commercialement exploitée et présentée au public comme un « mangeur de graisse » indiqué dans le traitement de la cellulite. Cette réputation qui persiste malgré les réfutations est usurpée. La broméline attaque effectivement les protéines mais n'a aucune action sur les graisses.

Anchois

Poisson de mer, rarement consommé frais mais conservé salé, au naturel ou à l'huile, ou transformé industriellement en pâte, en crème ou en beurre.

Composition pour 100 g

Calories 160	Lipides 10 g
Protides 20 g	Glucides 0,6 g
Fer 0,9 mg	Vitamine PP 2,60 mg

Intérêt nutritionnel

- L'anchois est un poisson moyennement gras, mais très riche en acides gras insaturés bénéfiques pour le cœur et les vaisseaux.
- En conserve, tel qu'il est le plus souvent consommé, l'anchois est extrêmement salé, ce qui l'exclut de tout régime sans sel, notamment de l'hypertendu.

• L'anchois est, avec le thon et l'anguille, l'un des trois poissons les plus riches en vitamine A, un antioxydant dont l'action de prévention de l'infarctus est régulièrement confirmée.
• Enfin, l'anchois a une teneur intéressante en fer (0,9 mg/100 g) et en vitamine PP (2,60 mg/100 g).

Utilisation

Dans le Midi et tout le long des côtes du Bassin méditerranéen, l'anchois est préparé et conservé en terrine dans de l'huile d'olive, entassé par couches séparées d'un tapis de persil et d'ail. Ces quatre aliments, pour des raisons diverses, ont tous un effet cardioprotecteur. Leur regroupement dans une préparation familiale confirme l'intérêt et l'exemplarité du régime méditerranéen pour le sujet à risque cardiovasculaire.

Andouille et Andouillette

Andouille

L'andouille est l'une des charcuteries traditionnelles les plus maigres.
• L'andouille est préparée avec un mélange d'estomac (17 %) et d'intestin de porc (83 %), sans ajout de corps gras ni de liant. Le mélange est simplement poivré puis épicé. C'est, comme l'a bien défini Raymond Buren, « du boyau fourré dans du boyau ». Après salage, le mélange est embossé dans du boyau naturel. L'andouille subit alors une fumaison qui lui confère sa saveur et sa coloration sombre. Elle est enfin fixée par cuisson dans un bouillon aromatisé.
Les plus connues sont l'andouille normande de Vire et la bretonne de Guémené.

Composition pour 100 g :

Calories 100 Glucides 1 g
Protides 18 g Fer 1,6 mg
Lipides 2 g Phosphore 130 mg

• L'intérêt nutritionnel majeur de l'andouille est de combiner les avantages d'une charcuterie savoureuse et festive à une extrême faiblesse calorique. C'est l'image rare d'un aliment qui peut donner un air de fête à tout régime restrictif. Il est seulement contre-indiqué, comme la plupart des charcuteries, dans les régimes où le sel est exclu, notamment celui de l'hypertendu.

Andouillette

Apparentée à l'andouille, l'andouillette s'en différencie par sa taille et sa teneur en graisses.
• Dans sa composition entrent de nombreux morceaux qui varient selon les traditions régionales mais dont le plus constant est la fraise de veau à laquelle on associe de l'estomac ou du chaudin (gros intestin de porc) ou même de la panse de veau ou de mouton.
Les andouillettes de Troyes sont classiquement de pur porc. Les andouillettes de Cambrai sont de pur veau. Les autres sont, pour la plupart, des mélanges de porc et de veau.
• La préparation est aussi différente. Ici les morceaux ne sont pas salés mais marinés et cuits dans un bouillon ou dans du lait avant d'être embossés dans du chaudin de couleur blanche.

Composition pour 100 g :

Calories 320 Lipides 24,5 g
Protides 22,7 g Glucides 0,8 g

• Sur le plan nutritionnel, l'andouillette, beaucoup plus grasse et plus calorique, s'apparente davantage à la charcuterie que l'andouille, elle-même plus proche des tripes. Elle est donc à éviter dans le régime minceur et celui du sujet à risque cardiovasculaire.

Aneth (▶ Fenouil)

Anguille

Poisson d'eau de mer et d'eau douce, l'anguille est le plus riche et le plus gras de tous les poissons.

L'anguille est un serpent de mer et d'eau douce qui rappelle la murène et dont la peau visqueuse et glissante varie du vert sombre au jaune ocre. L'anguille ordinaire mesure près d'un mètre et pèse de 1 à 6 kg selon l'âge et l'origine. L'anguille se reproduit en mer dans les grands fonds et remonte les rivières à l'âge d'un an où elle vit alors dans des eaux saumâtres ou dormantes.

L'anguille se pêche à la ligne, à la nasse ou au filet et parfois même à la main. Les lagunes de Comacchio, en Italie, qui en regorgent, sont connues pour le spectacle de leur pêche bisannuelle.

Composition pour 100 g

Calories 260	Lipides 20 g
Protides 17 g	Glucides 0 g
Fer 1 mg	

Intérêt nutritionnel

• L'anguille est très grasse (20 g/100 g) mais riche en acides gras insaturés (acide oléique) réputés cardioprotecteurs.

• L'anguille est, avec le thon et l'anchois, l'un des poissons les plus riches en vitamine A (2 000 U.I. et 2 500 U.I. pour l'anguille fumée), un antioxydant dont l'action de prévention de l'infarctus est avérée. Elle est donc doublement recommandée au sujet à risque cardiovasculaire auquel elle a été longtemps interdite.

• Riche en fer (1 mg/100 g), l'anguille est recommandée aux enfants, aux adolescents, aux femmes aux règles abondantes ou enceintes qui en sont tous souvent carencés. Elle offre aussi un apport intéressant en deux oligoéléments rares : le zinc (3 mg/100 g), dont les déficiences sont fréquentes et responsables de sensibilité marquée aux infections, et l'iode (0,01 mg).

• Le sang de l'anguille contient une toxine violente détruite par la cuisson et l'acidité de l'estomac. La consommation de sa chair crue ou le simple contact de son sang avec une écorchure en la vidant peut entraîner une paralysie respiratoire.

• L'anguille fumée, encore plus grasse que la fraîche, est difficile à digérer. Sa consommation répétée ou excessive est à déconseiller au candidat à la minceur.

Préparation

La chair fine de l'anguille est très recherchée et se prépare de multiples façons :

- l'anguille minute, bouillie et présentée sur une sauce maître d'hôtel ;
- l'anguille à la broche, marinée puis grillée avec une sauce poivrade ;
- l'anguille frite, cuite dans du vin blanc puis enfarinée et frite, et servie avec mie de pain et jaune d'œuf sur une sauce tomate ;
- l'anguille à la sauvage, hachée et incorporée à un mélange d'oignon, carotte, ail, thym, laurier, clou de girofle, jaune d'œuf, vinaigre et câpres ;
- enfin, l'anguille fumée, réputée mais grasse et coûteuse.

Anorexie

L'anorexie est un trouble profond du comportement alimentaire qui peut, en l'absence de dépistage et de traitement précoces, dévaster la vie psychoaffective, relationnelle et sociale, le corps et parfois la vie elle-même.

Description

L'anorexie touche principalement l'adolescente de 12 à 18 ans, intelligente, hyperactive, de milieu favorisé et compétitif.

Elle commence souvent par un banal régime, rarement justifié, et qui, hélas, ne cessera plus. Les repas sont remplacés par un « vagabondage alimentaire » portant habituellement sur les laitages maigres, les fruits secs et les sucreries, aliments censés éviter le travail intestinal, et conserver le corps pur.

La hantise de grossir crée une culpabilisation latente qui utilise le vomissement pour nettoyer le moindre écart, et instaure l'emploi préventif de laxatifs, de diurétiques et les exercices physiques excessifs. La famille réagit souvent tardivement et maladroitement, soit avec un excès de gentillesse, soit par la menace et la contrainte. À ce stade, le recours au psychothérapeute est déjà une urgence.

Évolution

• L'image du corps est alors profondément modifiée et angoissante, la sexualité est refusée, la fatigue niée au profit d'une activité débordante, et les règles disparaissent. Surviennent enfin la dénutrition, les œdèmes, la chute des cheveux et des dents. L'anorexie chronique et la mort sont les issues les plus dramatiques.

• Dans 75 % des cas, l'issue est plus favorable. Détectée tôt, aidée par une prise en charge psychothérapique, favorisée par un changement d'attitude familiale ou une rencontre heureuse, l'anorexique peut guérir, mais conservera de nombreuses séquelles, difficultés sexuelles, troubles du caractère et un comportement alimentaire toujours excessif où, sur un fond de restriction permanente, surgiront d'irrésistibles tentations boulimiques.

Arachide (ou Cacahuète)

L'arachide est une plante tropicale dont la cacahuète est la graine oléagineuse. La cacahuète peut se consommer entière en graine fraîche, mais bien plus souvent en amuse-gueule, séchée, grillée et salée. On en fait aussi du beurre ou de la pâte. Enfin, pressée, on en extrait l'huile d'arachide.

Composition pour 100 g de cacahuètes grillées

Calories 600	Magnésium 180 mg
Protides 27 g	Calcium 62 mg
Lipides 44 g	Phosphore 387 mg
Glucides 23 g	Fer 2,2 mg
Potassium 632 mg	

Intérêt nutritionnel

• La cacahuète est extrêmement grasse et calorique (600 cal/100 g). De plus, comme la plupart des oléagineux grillés et salés, c'est un aliment de grignotage consommé en dehors des repas, de manière machinale, sans conscience exacte des quantités ingérées. Il faut savoir que 6 cacahuètes contiennent 72 calories, l'équivalent d'un œuf, et qu'un grignoteur qui s'ennuie peut facilement en consommer une centaine en quelques minutes, soit près de 600 calories, sans compter l'apéritif alcoolisé qui, bien souvent, l'accompagne.

La cacahuète est donc à exclure formellement de tout régime minceur, mais à inclure, comme la plupart des oléagineux, dans l'alimentation quotidienne des maigres.

• La cacahuète est riche en acides gras non saturés réputés favorables au cœur, représentés par près de 60 % d'acide oléique. Aussi, après avoir été longtemps déconseillée au sujet à risque cardiovasculaire, la cacahuète, autorisée, lui est aujourd'hui rendue.

• De plus, la cacahuète, comme de nombreux oléagineux, est très riche en magnésium (180 mg/100 g), servant souvent d'alibi aux spasmophiles stressés qui en sont habituellement déficients.

• Enfin, la cacahuète est bien pourvue en potassium (632 mg/100 g), en fer (2,2 mg), en phosphore (387 mg) et en vitamines aux vertus tonifiantes (vitamines B_1, B_2, PP).

L'huile d'arachide (▶ Huile)

• Extraite des graines, l'huile d'arachide est appréciée pour sa saveur douce et son odeur neutre. Comme toutes les huiles, elle contient 9 cal/g.

• La répartition très équilibrée de ses acides gras (80 % insaturés, 20 % saturés) est compatible avec tout type de régime, y compris celui du sujet à risque cardiovasculaire.

• L'huile d'arachide est, réglementairement, une huile mixte pour friture et assaisonnement. Mais, si de nombreuses huiles de consommation courante peuvent être utilisées pour des fritures légères en poêle plate, l'huile d'arachide, particulièrement résistante à l'oxydation et aux températures élevées, est la mieux adaptée aux bains de friture profonde.

Artériosclérose

(Cœur, vaisseaux et alimentation)

L'artériosclérose est un processus d'encrassement et de sclérose progressif des artères par des dépôts de graisse du sang dont les plus connus du public sont le cholestérol et les triglycérides.

L'artériosclérose est responsable de la plupart des maladies cardiovasculaires, tels l'infarctus, l'angine de poitrine, les accidents vasculaires cérébraux, l'hypertension artérielle, l'artérite des membres inférieurs, mais aussi de l'impuissance et même de la cécité. C'est, avec le cancer, la cause la plus fréquente de mort et de handicap lourd, touchant des sujets de plus en plus jeunes qu'une connaissance élémentaire de la nutrition aurait pu préserver.

Processus de vieillissement naturel des artères, l'artériosclérose ne devient pathologique que si elle est prématurée ou excessive. Cette accélération peut être d'origine génétique (familles à risques) ou alimentaire. Elle commence souvent très tôt, à bas bruit, et n'est révélée que par la brutalité d'un accident cardiaque ou cérébral.

Dépistage

Le moyen le plus simple et le plus efficace de suivre la progression de cet encrassement est de contrôler périodiquement la richesse en graisses du sang. Sur un bilan sanguin, le cholestérol HDL représente le bon cholestérol, le LDL, le mauvais cholestérol, et le cholestérol total, la somme des deux.

- Lorsque le cholestérol total ne dépasse pas 2 g, tout est normal.
- À partir de 2,5 g pour un homme et de 3 g pour une femme non ménopausée, il existe un risque qu'il convient de corriger.
- Entre 2,2 et 2,5 g chez l'homme et 2,5 et 3 g chez la femme, tout dépend de l'âge et surtout de l'importance relative du bon cholestérol HDL. Si sa teneur est suffisante (supérieure à 0,40 g pour un homme et 0,50 g pour une femme), le risque

est faible et n'impose aucune mesure particulière.

Facteurs favorisants

• *Le facteur génétique :*
On ne peut aujourd'hui que constater l'existence de familles à risques. D'ici peu, on saura certainement détecter très tôt ces risques par lecture du code génétique, et peut-être même un jour rectifier la défaillance des gènes en cause.

• *Le facteur alimentaire :*
C'est globalement le résultat d'un mauvais choix des graisses lié aux goûts et aux cultures, responsable d'une consommation excessive de graisses animales trop saturées et riches en cholestérol, au détriment des graisses végétales dénuées de cholestérol, ou de poisson riche en graisses protectrices.

• *L'hypertension artérielle :*
C'est un facteur de risque cardiovasculaire majeur, qui, au-delà de 14 pour la maxima et surtout de 9 pour la minima, perturbe et fragilise le cœur et les artères. Ce risque est d'autant plus important à détecter tôt qu'il en existe aujourd'hui une réponse médicale simple et efficace.

• *Le diabète :*
Incapacité progressive à gérer les sucres, affection mi-génétique mi-alimentaire, le diabète aggrave considérablement l'artériosclérose, surtout lorsqu'il est associé à une obésité. Ici aussi, la détection précoce des familles à risque, le régime et surtout le traitement médicamenteux peuvent prévenir les complications les plus redoutables (infarctus).

• *Le tabagisme :*
La toxicité propre du tabac renforce considérablement les autres facteurs de risque comme l'excès de cholestérol ou l'hypertension. Ainsi la plupart des hommes artéritiques sont de gros fumeurs diabétiques.

• *Le contraceptif oral (pilule) :*
La grande majorité des contraceptifs élève le mauvais cholestérol et abaisse le bon, et leur association au tabac, surtout aux approches de la quarantaine, représente une combinaison particulièrement dangereuse pour les artères féminines.

• *La ménopause :*
Tout au long de sa vie, la femme est protégée par ses hormones. À la ménopause, cette protection s'éteint, sauf lorsqu'un traitement hormonal de substitution a été institué, dont l'expérience des vingt dernières années a démontré qu'il ne comportait aucun risque de cancérisation.

• *La sédentarité :*
De très nombreuses enquêtes internationales prouvent aujourd'hui de manière formelle que, quel que soit l'âge, l'exercice régulier et soutenu réduit de moitié le risque cardiovasculaire.

Alimentation et risque cardiovasculaire

Il est classique d'admettre qu'il existe des sujets à risque cardiovasculaire et des sujets protégés. Néanmoins, quelle que soit la nature de cette prédisposition, il existe une manière de se nourrir qui peut exagérer ou même inverser cette tendance. Il est aujourd'hui prouvé qu'une diététique appropriée (de type régime crétois) est capable de réduire assez vite la plaque d'athérome, réduction confirmée visuellement en artériographie.

Pour un sujet à risque cardiovasculaire, il existe deux grandes catégories d'aliments à très bien connaître pour fréquenter les uns avec assiduité et redouter légitimement les autres.

• *Aliments cardio-agresseurs :*
Les plus menaçants sont ceux qui fournissent le cholestérol et les

graisses saturées du sang circulant. Ces dernières sont composées d'acides gras dont toutes les liaisons sont occupées, ce qui facilite leur agglutination sur la paroi de l'artère qu'ils finissent par obstruer.

– Les graisses saturées proviennent essentiellement du règne animal : lait entier, fromages entiers, charcuteries, crème fraîche, saindoux et gras de viande, ainsi que tous les plats cuisinés et les pâtisseries préparées avec ces ingrédients.

– Le cholestérol alimentaire provient, lui aussi, exclusivement de l'animal, principalement des œufs, des abats (cervelle, rognons, foie) et du beurre.

• *Aliments cardioprotecteurs :*

– Les graisses poly-insaturées. Elles sont composées d'acides gras dont la plupart des liaisons sont libres, et proviennent principalement d'aliments d'origine végétale ou marine :

– huile de tournesol, de maïs, de pépins de raisin ;

– poissons gras (saumon, thon, sardine, maquereau), foie de morue, de flétan ainsi que les fruits de mer dont on s'est longtemps méfié à tort.

– Les graisses mono-insaturées. Elles sont composées d'acides gras ne possédant qu'une seule liaison libre, et proviennent tout autant du végétal que de l'animal.

– C'est surtout l'huile d'olive et sa haute teneur en acide oléique, aliment culte et noyau dur du régime méditerranéen au pouvoir protecteur unanimement reconnu, ainsi que l'huile d'arachide, qui en est aussi bien pourvue.

– La graisse de volaille, de poulet mais aussi, et plus surprenant, celles d'oie et de canard, longtemps interdites et récemment réhabilitées par diverses études, prouvent que les départements du Sud-Ouest, grands producteurs et consommateurs de ce type de volailles, sont ceux où l'infarctus est le moins meurtrier.

– Les fibres alimentaires. Leur présence en quantité suffisante dans l'intestin grêle perturbe et réduit l'absorption des graisses et du cholestérol. Les fibres insolubles des céréales, des légumes et des légumineuses sont très répandues, mais nettement moins protectrices que les fibres solubles. Ces dernières, telle la pectine de pomme ou de courgette, gélifient dans l'intestin et développent un gigantesque filet enserrant dans ses mailles sels biliaires et cholestérol qu'il entraîne avec lui dans les selles.

– Le vin. Consommé à doses modérées (2 à 3 verres par jour) et régulières, il protège la paroi de l'artère, et, grâce à ses tanins, fluidifie le sang et réduit la tendance au caillot. Cette protection explique peut-être en partie ce fameux « paradoxe français » qui exaspère tant les Américains dont le taux de cholestérol, bien que ramené au niveau de celui des Français, ne les empêche toujours pas de mourir davantage du cœur.

• *Régime du sujet à risque cardiovasculaire :*

– Première règle : un sujet à risque cardiovasculaire en surpoids doit commencer par maigrir. Mais il doit éviter les nombreux régimes aberrants qui ne limitent pas les matières grasses, tel le régime Atkins, qui mérite en cela sa dénomination de « passeport pour l'infarctus », et, à un degré moindre, le régime Montignac, encore trop permissif avec les corps gras.

– Deuxième règle : l'ensemble des graisses consommées, toutes catégories confondues, doit être limité à 30 % de la ration calorique. Ainsi, un adulte à risque consommant 2 500 calories pourra en accepter 750 en provenance des corps gras, et une moyenne de 300 mg de cholestérol alimentaire quotidien, sachant que 100 g de rognons en fournissent 400 mg, 2 œufs, 300 mg, et un steak ordinaire, 150 mg.

TENEUR MOYENNE EN CHOLESTÉROL (en mg/100 g) :

Cervelle 2 000	Fromage 100
Jaune d'œuf 1 500	Charcuterie 100
Caviar, foie 440	Viande, poisson 70
Rognons 400	Lait entier 10
Œuf entier 270	Lait demi-écrémé 6
Beurre 260	Blanc d'œuf 0
Huîtres 200	Lait écrémé 0
Crème 110	

– Troisième règle : l'alimentation du sujet à risque ne doit exclure aucune catégorie de graisses, mais doit les intégrer en respectant les proportions suivantes :

– 25 % de graisses saturées : lait entier, fromage, charcuterie, matières grasses type beurre, crème fraîche ;

– 50 % de graisses mono-insaturées : huile d'olive, huile d'arachide, gras de volaille. D'où l'intérêt de salades et de vinaigrettes ;

– 25 % de graisses poly-insaturées : huile de tournesol, de maïs, de pépins de raisin ;

– poissons gras, fruits de mer.

• Aliments autorisés sans limitation
– en l'absence d'excès pondéral : pain, féculents, légumes, fruits
– poissons, coquillages, crustacés (sans tête ni corail)
– viandes maigres et volailles.

• Aliments à consommation limitée
– Œufs : 2 par semaine
– Fromages affinés : 1 portion/jour
– Abats : 2 ou 3 fois/mois
– Charcuterie : 2 ou 3 fois/mois
– Beurre : 5 à 10 g/jour
– Lait entier : à éviter
– 2 verres de vin/jour.

Artichaut

Légume cultivé dont on ne consomme que la partie charnue de la fleur. Originaire du Bassin méditerranéen, l'artichaut a été domestiqué à partir d'un chardon sauvage. Ses croisements et améliorations successifs ont abouti au gros camus de Bretagne, le plus consommé aujourd'hui en France, et fourni essentiellement par le Finistère et les Côtes-d'Armor.

Composition pour 100 g

Calories 40	Phosphore 90 mg
Glucides 7,6 g	Calcium 50 mg
Protides 2,1 g	Magnésium 26 mg
Lipides 0,1 g	Fer 1 mg
Eau 85 g	Vitamine C 8 mg
Fibres 2 g	Vitamine B_1 0,14 mg
Potassium 350 mg	Vitamine B_6 0,07 mg

Intérêt nutritionnel

• L'artichaut est l'un des meilleurs aliments de la minceur. En effet :
– Il est modérément calorique (80 calories pour un bel artichaut de 200 g).
– La moitié des glucides de l'artichaut sont constitués d'inuline, un sucre rare que l'on retrouve aussi dans le salsifis et le topinambour, et qui présente la particularité d'être mal assimilé, ce qui réduit beaucoup sa valeur calorique.
– L'artichaut est l'un des légumes frais les plus riches en protéines, qui augmentent sa densité nutritionnelle et son pouvoir rassasiant.
– Enfin, l'artichaut, lorsqu'il est consommé feuille à feuille, oblige à prendre son temps et favorise la survenue de la satiété.

• L'artichaut fournit une intéressante recharge minérale :
– Sa richesse en potassium et en

phosphore en fait un aliment de drainage légèrement diurétique.

– Bien pourvu en magnésium (26 mg/ 100 g), il dispose d'une teneur en calcium supérieure à la plupart des autres légumes verts (50 mg).

– Enfin, sa bonne teneur en fer (1 mg/ 100 g) le recommande aux enfants, aux adolescents et aux femmes aux règles abondantes ou enceintes qui en sont souvent déficients.

• L'artichaut est bien pourvu en vitamines tonifiantes et défatigantes (vitamine C et vitamine B_1) et, comme tous les légumes à feuilles, en acide folique (vitamine B_9) fort utile aux femmes enceintes.

• L'artichaut est souvent mal toléré par les intestins. Ses fibres sont dures (cellulose et traces de lignine) et, même attendries par la cuisson, résistent encore aux sucs digestifs. De plus, l'inuline, mal assimilée, stagne dans les intestins où elle produit des gaz. L'ensemble limite la tolérance de l'artichaut dont la consommation excessive provoque des flatulences et des ballonnements douloureux.

Préparation

• À l'achat, l'artichaut frais doit être lourd, avec des feuilles bien serrées, et ne présenter aucune tache de dessèchement sur les pointes.

• En raison de l'extrême résistance ligneuse de ses fibres, l'artichaut gagne, tant sur le plan du goût que sur celui du confort intestinal, à être consommé après une longue cuisson à la vapeur.

Important : l'artichaut ne se conserve pas. Après cuisson il s'oxyde vite, donne naissance à des corps nocifs très indigestes. Éviter de consommer un artichaut cuit après 24 heures de conservation, même en milieu réfrigéré.

Aspartame

L'aspartame est un édulcorant intense ou « faux sucre » découvert par hasard en 1965 et dont l'intérêt est de pouvoir tromper l'organisme en lui donnant la saveur mais pas les calories du sucre.

Propriétés

Le pouvoir sucrant de l'aspartame est 150 fois supérieur à celui du vrai sucre de table (saccharose). Sa saveur en est très proche, mais nombreux sont ceux qui lui trouvent un goût distinct et souvent même un arrière-goût, notamment dans le café. Stable dans les produits secs (chewing-gums, desserts en poudre), il vieillit mal en solution (soda, jus de fruits, yaourt). L'aspartame est altéré par la chaleur et son goût disparaît en cuisson longue ou supérieure à 120 °C, ce qui réduit son emploi en pâtisserie.

Intérêt nutritionnel

• L'aspartame est une découverte majeure qui oppose une ébauche de résistance à l'irrésistible montée en puissance du sucré dans l'alimentation occidentale moderne. Il fait aujourd'hui partie intégrante de l'alimentation humaine universelle, et les grands sodas sucrés se vendent aujourd'hui à parité avec leur version light.

• Depuis 1988, la France, reconnaissant l'innocuité absolue de l'aspartame, a rejoint la législation européenne et autorise son usage de substitution dans la plupart des aliments et boissons sucrés de la grande distribution. La seule contre-indication concerne les enfants atteints d'une maladie rarissime, la phénylcétonurie. L'emploi chez l'enfant de moins de 3 ans

est déconseillé, précaution mentionnée sur l'étiquetage.
Des études récentes ont prouvé que l'aspartame pouvait être utilisé sans inconvénient au cours de la grossesse, levant ainsi la dernière incertitude d'usage.
• À ce beau consensus, une note discordante cependant. Des réserves sont parfois émises sur l'intérêt réel du concept même d'édulcorant. Certains nutritionnistes redoutent que cette liberté d'usage n'entretienne le goût et le besoin du sucre. L'effet de leurre lui-même a pu être contesté. Trompé sur la saveur, l'organisme ne le serait pas sur la valeur nutritive et compenserait en en consommant davantage.
Les derniers travaux actuels ont introduit un peu de subtilité et de clarté dans le débat. Il est ainsi prouvé que l'allégement en sucre, s'il est compensé, ne l'est que partiellement, et dépend surtout de l'âge du sujet, mais aussi de son adiposité et de son activité physique. Ainsi, l'organisme de l'enfant se laisse moins tromper et compense davantage le manque calorique que celui de l'adulte.
• La conclusion est donc très simple. L'usage des édulcorants, et tout particulièrement de l'aspartame qui domine le marché, devrait être réservé à ceux qui en ont réellement besoin : les diabétiques et les obèses, et peut-être davantage encore ceux qui présentent le risque de le devenir.
Cependant, le marché, qui donne le ton, et le public, qui le suit, semblent en avoir décidé autrement, négligeant ces conseils de bon sens.
Il reste cependant à rappeler que l'usage de faux sucre chez l'enfant de 4 à 12 ans doit être encadré, car il présente le risque d'un usage essentiellement sensoriel, indépendant de tout aspect nutritionnel. Manger, ou surtout boire, pour le seul plaisir, sans faim ni soif, peut instaurer une dépendance de bouche au sucré, non préoccupante en soi tant qu'il existera des édulcorants, mais qui peut ouvrir la voie à d'autres dépendances ultérieures bien plus préoccupantes.

Asperge

Plante potagère cueillie et consommée à l'état de pousse jeune, l'asperge se consomme fraîche au printemps ou conservée en boîte ou congelée.

Achat

Il existe trois variétés principales d'asperges : la blanche, charnue et relativement douce, la violette et la verte, la plus courante.
Une asperge fraîche doit avoir la tige ferme et la pointe fermée.

Conservation

On trouve toute l'année l'asperge en boîte qui y perd de sa finesse et de sa subtilité, mais qui est plus tendre et moins fibreuse.
Les asperges peuvent aussi être congelées. Elles doivent être très fraîches, préalablement pelées et blanchies trois minutes dans de l'eau bouillante non salée. La cuisson définitive sera achevée après décongélation.

Préparation

Pelées, lavées et mises en bottes, les asperges peuvent être pochées pendant cinq minutes dans de l'eau salée et citronnée. Pour bénéficier à plein de leurs propriétés nutritionnelles, il est préférable de les cuire rapidement à la vapeur.

Composition pour 100 g

Calories 25	Carotène 0,6 mg
Protides 1,89 g	Acide oxalique 5,2 mg

Lipides 0,2 g	Phosphore 65 mg
Glucides 4 g	Calcium 20 mg
Eau 91 g	Acide urique 50 mg
Fibres 2 g	Vitamine C 14 mg
Potassium 200 mg	Vitamine A 900 U.I.
Fer 0,9 mg	

Intérêt nutritionnel

• L'asperge, pauvre en sucre et en graisse, est l'un des légumes les moins caloriques. La finesse de son goût et le moelleux de sa consistance en font un aliment de fête et de diversité à introduire dans les régimes minceur qui en manquent souvent.

• L'asperge est riche en vitamine C et en vitamine A (900 U.I.) dont les teneurs sont hélas réduites par la cuisson, la conservation et le maintien au chaud.

• L'asperge rend l'urine agressive et odorante. Par sa richesse en potassium, l'asperge est un légume légèrement diurétique qui active le travail du rein.

Elle présente aussi la particularité de contenir un dérivé protéique, l'asparagine, qui irrite le rein et la vessie, donne une odeur très forte aux urines, et facilite les cystites.

De plus, l'asperge, riche en phosphore, en calcium, en acide urique et oxalique, favorise la formation de calculs chez les sujets prédisposés, notamment les goutteux qui, par expérience, s'en écartent.

• L'asperge est riche en fibres bien tolérées. La longueur et la résistance de ses fibres peuvent s'avérer providentielles lors de l'absorption accidentelle chez l'enfant d'un objet agressif risquant de léser les parois digestives. L'agglutination des fibres autour de l'objet estompe ses aspérités ou son tranchant et facilite sa récupération heureuse dans les selles.

Aubergine

Légume-fruit très répandu en climat tempéré et consommé exclusivement cuit. C'est un des aliments les plus représentatifs de la diète méditerranéenne.

Plante originaire de l'Inde dont la culture a été introduite en Europe, au Moyen Âge, par les Arabes. Son fruit, une grosse baie oblongue, d'un violet profond, est surtout produit en Provence et dans le Sud-Ouest.

Les variétés les plus connues et les plus vendues sont la violette de Toulouse et la barbentane, violette et allongée, ainsi que la ronde de Valence plus globuleuse.

Achat

L'aubergine est en France un légume de plein été, mais les importations italiennes et espagnoles la rendent disponible tout l'été.

• L'aubergine fraîche se reconnaît à sa consistance ferme et à sa peau intacte, tendue, brillante et de couleur uniforme.

• Elle doit être choisie petite et jeune pour être pauvre en pépins et sans amertume. Les grosses aubergines doivent être mises à dégorger au sel.

Préparation

• Deux précautions :

– riche en pectine, l'aubergine doit être cuite avec le moins possible de matières grasses, car sa chair spongieuse en absorbe toujours trop ;

– en cours de cuisson, l'aubergine se dilate et doit être piquée pour éviter son éclatement disgracieux.

• L'aubergine se prépare de multiples manières :

– nature, soit grillée, soit cuite à la vapeur ou à l'étuvée après l'avoir détaillée en tranches (3 mn en autocuiseur) ;

– revenue dans l'huile, nature, ou après l'avoir passée dans la pâte à beignet ;
– en caviar d'aubergine. La peau est flambée puis retirée. La chair est alors écrasée avec de l'huile d'olive, du sel gris et des petits oignons ;
– en ratatouille, ou sous forme d'aubergine farcie.

Composition pour 100 g

Calories 22	Fibres 2,5 g
Protides 0,9 g	Potassium 240 mg
Lipides traces	Magnésium 16 mg
Glucides 4,5 g	Fer 0,4 mg
Eau 91,2 g	

Intérêt nutritionnel

• L'aubergine est l'un des légumes les moins caloriques (22 cal/100 g), se situant au même niveau que le haricot vert ou la laitue mais avec un pouvoir rassasiant bien supérieur (pectines). Elle est donc particulièrement recommandée au candidat à la minceur qui l'appréciera farcie à la viande maigre ou grillée, prenant alors un petit goût de fumée, ou en ratatouille, chaude l'hiver, ou froide l'été.

• Riche en potassium (240 mg), l'aubergine est légèrement diurétique.

• Enfin et surtout, l'aubergine, comme la pomme, est riche en pectines qui gélifient dans l'intestin, ce qui leur donne l'étonnant pouvoir de retarder l'absorption des sucres, de capturer les molécules de cholestérol, et de réduire l'absorption des calories, régulant en prime et en douceur le transit intestinal.

L'aubergine est donc un légume hautement protecteur pour le sujet à risque cardiovasculaire, recommandé aussi au diabétique, toujours menacé par la vitesse de pénétration des sucres, à l'obèse, trop performant dans l'absorption des calories, et enfin au constipé chronique.

Avocat

Fruit frais oléagineux originaire des forêts tropicales du Mexique, et actuellement cultivé dans les nombreuses régions chaudes (Israël, Afrique du Sud, Antilles).

Les variétés les plus appréciées sont la haas à peau granuleuse brun foncé, et la fuente à peau fine et verte en forme de poire.

Achat

L'avocat offre l'avantage d'être présent toute l'année sur les marchés. Pour être consommé à point et mûr, l'avocat doit être tendre sous le doigt. Il supporte cependant quelques jours au réfrigérateur. Pour le conserver plus longtemps, il convient de le choisir ferme et de le laisser mûrir à température ambiante dans un papier journal.

Préparation

• Soit en hors-d'œuvre, en évitant l'assaisonnement gras (mayonnaise ou même vinaigrette) qui double inutilement l'apport calorique. Préférer le citron ou, mieux, le vinaigre de Modane.

• Soit émincé dans une salade composée.

Composition pour 100 g

Calories 138	Cuivre 0,24 mg
Glucides 0,8 g	Zinc 0,6 mg
Protides 1,8 g	Manganèse 0,19 mg
Lipides 14,2 g	Vitamine C 11 mg
Eau 76,4 g	Provitamine A 0,18 mg
Fibres 3 g	Vitamine B_1 0,07 mg
Potassium 522 mg	Vitamine B_5 0,8 mg
Magnésium 33 mg	Vitamine B_6 0,28 mg
Phosphore 44 mg	Vitamine E 1,85 mg
Fer 1 mg	

Intérêt nutritionnel

• L'avocat protège le cœur :
– en raison de sa richesse en acides gras insaturés, notamment en acide oléique, 8 g/100 g, qui élève le taux

de bon cholestérol HDL hautement protecteur ;

– grâce à sa teneur élevée en acide linoléique qui réduit le mauvais cholestérol ;

– et enfin, par sa richesse en vitamine E, un antioxydant dont l'action protectrice, régulièrement confirmée par de nombreux travaux internationaux, l'apparente à une médication de prévention de l'infarctus.

• L'avocat est un aliment très calorique. Il est à exclure de tout régime minceur, mais à privilégier chez l'adolescent, le sportif, le travailleur de force, l'enfant en croissance et surtout le maigre dont les besoins caloriques sont élevés.

• L'avocat est une précieuse source concentrée de la plupart des vitamines et de nombreux sels minéraux. Notamment de vitamine C (un demi-avocat procurant 15 % des besoins quotidiens), de la plupart des vitamines B (de 10 à 20 % des besoins), de provitamine A ou carotène (10 % des besoins), et surtout de vitamine E (15 % des besoins).

• L'avocat facilite la recharge de l'organisme en potassium (effet bénéfique sur la tension artérielle), en magnésium (dont l'alimentation couvre rarement les besoins), mais aussi en fer (utile à l'enfant, l'adolescent et la femme enceinte), et en oligoéléments beaucoup plus rares et précieux comme le zinc, le cuivre et le manganèse.

• Enfin, l'avocat est un aliment savoureux et festif, que sa texture et son onctuosité rendent particulièrement digeste et apprécié.

Avoine

Céréale vivace peu panifiable, longtemps considérée comme la céréale du pauvre ou de l'animal. Elle est surtout cultivée dans les pays froids où le froment mûrit difficilement.

Elle est aujourd'hui utilisée sous forme de farine ou de flocons, en alimentation infantile ou animale ou en diététique.

À l'état naturel, l'avoine se présente comme une fleur, aux grains très allongés entourés d'une enveloppe fibreuse et odorante, la balle, très difficile à éliminer, et qui servait autrefois à confectionner le matelas des bébés.

Utilisation

L'avoine est utilisée sous quatre formes :

– en grains pelés cuisinés à la manière du riz ;

– en farine d'avoine servant à la fabrication de nombreuses farines infantiles ;

– en flocons d'avoine utilisés traditionnellement pour préparer le célèbre porridge écossais. Les flocons entrent dans la composition de nombreux mélanges de céréales prêts à l'emploi, utilisés dans du lait pour le petit déjeuner et dont la consommation a décuplé ces dix dernières années ;

– sous forme de son d'avoine, riche en précieuses fibres solubles.

Intérêt nutritionnel

• L'avoine est la céréale la plus riche en protéines (13 g/100 g) ainsi qu'en matières grasses (6 g/100 g), soit cinq fois plus que le blé.

Sa richesse calorique et la bonne valeur biologique de ses protéines en font un aliment particulièrement adapté aux organismes en croissance, enfants et adolescents, mais à éviter dans les régimes hypocaloriques.

• L'avoine est très bien pourvue en vitamine B, en minéraux (soufre, magnésium, phosphore), mais aussi en acide phytique qui présente l'inconvénient de freiner l'absorption du calcium. Sa consommation doit donc être limitée chez les spasmophiles et la femme ménopausée souvent menacée d'ostéoporose.

• L'avoine est riche en fibres solubles très utilisées dans les pays anglo-saxons chez le cardiaque pour réduire son taux de cholestérol et de triglycérides, ainsi que chez le diabétique pour retarder et étaler l'absorption des sucres.

On trouve en France, dans les magasins diététiques, du son d'avoine d'utilisation très agréable dans un yaourt, qui permet de bénéficier des avantages de ses précieuses fibres sans subir sa richesse calorique.

• Une recette précieuse : la crêpe au son d'avoine. C'est une préparation simple et délicieuse que je conseille dans les régimes hypocaloriques, chez le diabétique, le sujet à risque cardiovasculaire et le constipé. Pour la confectionner, mêler deux cuillères à soupe de son d'avoine à un blanc d'œuf et ajouter une cuillère à soupe bombée de fromage blanc maigre. Saler légèrement et déposer le tout sur une poêle frottée avec un Sopalin huilé. Aplatir la mixture à la spatule et laisser cuire à feu doux quelques minutes de chaque côté. Commencer chaque repas principal par une telle crêpe associée à un grand verre de liquide.

B

Badoit (Eau de)

La source de l'eau de Badoit jaillit à Saint-Galmier, dans la région de la Loire où les Romains, qui l'appréciaient déjà, avaient installé des thermes au lieu même de sa source actuelle.

Composition en mg/litre

Minéralisation totale 1 367 mg	Chlorures 64 mg
Calcium 200 mg	Sulfates 48 mg
Magnésium 100 mg	Nitrates 5,3 mg
Potassium 10,9 mg	Fluor 1,5 mg
Sodium 171 mg	pH 6,10
Bicarbonates 1 420 mg	

Intérêt nutritionnel

L'eau de Badoit est une eau gazeuse dans laquelle les bicarbonates sont liés à du magnésium, du calcium et du sodium. Elle est principalement consommée pour sa pétillance, sa légèreté et sa saveur carbonatée très typée à laquelle ses consommateurs habituels sont très attachés.

• Badoit est une eau conseillée au jeune enfant en croissance dont les apports minéraux doivent faire face aux besoins de l'édification du squelette et de la prévention de la carie dentaire.

• Elle peut aussi être utile à la femme enceinte ou allaitante dont les besoins en calcium, magnésium et potassium sont fortement accrus, à la condition toutefois que la présence notable de sel ne soit pas contre-indiquée par une insuffisance rénale ou une tendance à l'œdème par rétention d'eau. En début de grossesse, elle peut, par sa pétillance, faciliter la maîtrise d'éventuelles nausées.

• La consommation d'eau de Badoit, par sa teneur élevée en sodium, doit être restreinte dans les régimes pauvres en sel, en cas de rétention d'eau ou d'hypertension artérielle, et interdite en cas d'insuffisance rénale ou cardiaque sévère.

• Pour les mêmes raisons, l'eau de Badoit est déconseillée lors des régimes amaigrissants, car sa teneur en sel excite habituellement l'appétit et peut freiner l'élimination des déchets uriques et cétoniques et réduire le drainage général de l'organisme.

Banane

Fruit tropical de forme et de couleur caractéristiques, très énergétique et disponible toute l'année. Le Français en consomme en moyenne 7 kg par an.

Histoire

Originaire d'Indochine, le plantain, par un long chemin de greffes et de bouturages, est à l'origine des innombrables espèces de bananiers qui poussent aujourd'hui dans n'importe quelle région tropicale de la planète.

La banane a été découverte par Marco Polo en Chine qui la dénomma « fruit de paradis ». Introduite en Égypte par les Arabes, elle envahit l'Afrique puis l'Amérique et les Antilles.

Elle n'arrive en Europe qu'au XVIIIe siècle, mais c'est encore une curiosité. Son importation commerciale ne commence qu'au début du XXe siècle, et ne se généralise qu'avec les bateaux bananiers et les « mûrisseries », établissements où les bananes cueillies vertes finissent, sous surveillance, leur maturation.

Achat - Conservation

La banane doit s'acheter ferme et, pour être mûre, doit être uniformément jaune. À ce stade, tout l'amidon de la banane verte s'est transformé en sucre soluble, bien plus facile à digérer.

La banane ne se conserve qu'entre 15 et 20 °C. Au-dessus de 21 °C, elle ramollit et vieillit très rapidement. En dessous de 12 °C, elle noircit et perd son goût. Les bananes ne doivent jamais être conservées au réfrigérateur.

Composition pour 100 g (de fruit épluché)

Calories 90	Fibres 2 g
Protides 1,5 g	Potassium 310 g
Lipides 0,2 g	Magnésium 32 mg
Glucides 20,5 g	Fer 1,2 mg
Eau 75,5 g	

Intérêts nutritionnel et diététique

• Fruit très calorique, une banane moyenne de 100 g fournit 90 calories. De plus, lorsqu'elle est mûre, sa teneur en glucides est l'une des plus élevées parmi les fruits frais. Au cours de la maturation, ses amidons se transforment progressivement en sucres simples d'assimilation très rapide. La banane est donc un fruit déconseillé au candidat à la minceur, ainsi qu'au diabétique qui doit choisir ses bananes, comme les pâtes, « al dente », bien fermes et jamais trop mûres.

• La banane se révèle utile dans quatre indications :

– chez le bébé, c'est l'un des premiers aliments de diversification, au début pochée puis mixée ou simplement écrasée ;

– chez l'enfant, pour améliorer le petit déjeuner des écoliers qui manquent d'appétit (une banane équivaut à 40 g de pain) ;

– chez le sportif, pour sa richesse en glucides, en potassium, en magnésium (nécessaires à de bonnes performances musculaires) ;

– chez le travailleur de force et l'adulte très actif ayant besoin d'énergie facile à digérer (la banane est digérée en 1 h 45, l'orange en 2 h 45 et la pomme de terre en 3 h 30).

Basilic

Petite plante verte aromatique qui pousse dans le Midi où elle porte aussi le nom de pistou. La légende affirme que le basilic entourait le tombeau du Christ, et les orthodoxes l'utilisent pour confectionner l'eau bénite.

Variétés

Il en existe de nombreuses variétés, mais la plus connue est le grand basilic, qui atteint 50 cm de haut et pousse dans les climats doux. À grandes ou petites feuilles, le parfum intense du basilic rappelle celui de l'anis ou de la girofle. Le basilic fin vert, plus petit, se cultive en pot. C'est à la fois une plante d'agrément et un condiment aromatique. Le basilic doit être utilisé frais, car il perd une bonne partie de son arôme en séchant. En revanche, il se congèle très facilement, surtout si on a pris la précaution de l'enduire d'huile d'olive qui lui permet de conserver sa belle couleur vert brillant.

Utilisation

• Pour la célèbre soupe au pistou et l'escalope de veau au basilic, on pile les feuilles avec quelques gouttes d'huile d'olive.

• Pour la salade de tomates à la mozzarelle, on pose une feuille sur chaque tomate. Les vrais amateurs font leur sauce en réduisant de moitié la quantité d'huile qu'ils remplacent par autant de basilic pilé. Sa saveur acidulée permet même de se passer de vinaigre.

Enfin, il faut savoir que le basilic peut parfois, chez certains dyspeptiques, être mal toléré et gêner la digestion.

• En infusion, il est utilisé le soir, au coucher, pour faciliter le sommeil.

Beaufort

Fromage au lait de vache cru et entier de la famille des gruyères, le beaufort est l'un des 33 prestigieux fromages français à appellation d'origine contrôlée (AOC). Après affinage, la pâte est souple et consistante et sa croûte lisse et solide, de couleur moutarde ocre clair.

• Le beaufort se présente sous la forme d'une meule aplatie à tranche concave de 35 à 75 cm de diamètre et de 11 à 16 cm d'épaisseur pouvant peser jusqu'à 70 kg. Sur sa tranche, son sigle et son nom ainsi que le numéro d'atelier de fabrication sont apposés à la caséine bleue.

Le beaufort est vendu nu.

• Son territoire de production est centré sur la Savoie, débordant légèrement sur la Haute-Savoie adjacente, plus particulièrement dans les régions du Beaufortin, de la Tarentaise et de la Maurienne.

Origine

Apparenté aux gruyères, le beaufort est un fromage produit depuis très longtemps dans les régions alpines de la Savoie. Il est traditionnellement confectionné avec du lait de vaches de races tarine et d'abondance dont la richesse de l'arôme provient de la flore sauvage des pâturages d'altitude. Ces alpages de montagne, situés entre 1 000 et 2 500 m, enneigés toute l'année, se découvrent quatre mois par an, de juin à septembre, offrant aux troupeaux des pâturages gras et gorgés de sève.

Fabrication

Fabriqué de manière artisanale dans de petites fromageries de vallée et parfois même encore de nos jours directement dans des chalets d'alpage, le beaufort parvient souvent à conserver ses règles strictes de fabrication traditionnelle.

Le lait cru, fraîchement prélevé, « encore chaud », est emprésuré et travaillé au « tranche-caillé ». Après repos, il est brassé « sur le feu » et coulé dans des moules circulaires de bois de hêtre après enveloppement dans un linge de toile. Il est ensuite pressé pendant 24 heures.

Salé par immersion dans la saumure, son affinage s'effectue en cave pendant plus de 6 mois au cours desquels se développent son onctuosité et le foisonnement subtil de ses saveurs.

Composition pour 100 g

Calories 391	Calcium 900 mg
Protides 30 g	Sodium 780 mg
Lipides 30 g	Phosphore 600 mg
Glucides 1,5 g	Cholestérol 90 mg
Eau 34 g	

Intérêt nutritionnel

• Aliment de terroir et de qualité fixé dans ses règles de fabrication par son appellation contrôlée, le beaufort est un aliment de plaisir et de récompense qui doit rester occasionnel.

• Riche et calorique, le beaufort est à éviter dans les régimes minceur. À 391 cal/100 g, il fait partie des AOC les plus énergétiques, très proche des bleus, 400 cal, mais bien loin devant les chèvres et le pont-l'évêque, 300 cal, ou le reblochon, 322 cal.

• Très gras, 45 % de la partie sèche, à teneur notable en acides gras saturés et pourvu en cholestérol, le beaufort est déconseillé au sujet à risque cardiovasculaire.

• Riche en calcium et en protéines de qualité et dépourvu d'odeur et de saveur corsées, il peut être très utile à l'enfant en croissance, à l'adolescent, à la femme enceinte ou allaitante et à la femme ménopausée, tous les cinq de poids normal et non soumis à un régime sans sel.

• Enfin, très salé comme la plupart des fromages affinés, il est à exclure de tous les régimes pauvres en sel, notamment de l'insuffisant cardiaque ou rénal et de l'hypertendu.

Choix et dégustation

• Un beaufort se choisit avec une pâte à la fois souple et ferme, presque sans trous mais avec de fines « lénures ».

• Légèrement pasteurisé, le beaufort a conservé une odeur plus soutenue et plus fruitée que celle du comté, et sa saveur lactée est enluminée par une palette très subtile d'arômes floraux et végétaux.

• Disponible toute l'année, ses meilleures saisons sont l'hiver, le printemps et l'été. Il est habituellement dégusté en fin de repas mais parfois en en-cas. Il sert aussi à préparer la fondue savoyarde ou des gratins, des tartes et des croûtes.

• Il se marie très bien à tous les vins blancs fruités de Savoie comme l'apremont, l'abymes et le chignin, ou à des vins rouges fruités de même terroir.

Betterave rouge

Légume-racine disponible toute l'année, ordinairement consommé en hors-d'œuvre.

La betterave est en général vendue précuite, car sa cuisson est très longue (7 à 8 heures au four). Mais la betterave peut aussi être consommée crue, râpée en salade.

Sa couleur rouge foncé est due à la présence d'un colorant, la bétaïne, qui peut, en cas de consommation importante, colorer l'urine et les selles, et conduire, par méconnaissance, à consulter inutilement un médecin.

Composition pour 100 g

Calories 40	Eau 87 g
Protides 0,6 g	Fibres 1 g
Lipides 0,1 g	Acide oxalique 338 mg
Glucides 8 g	

Intérêt nutritionnel

• La betterave est essentiellement composée de glucides responsables de son goût sucré. Le diabétique doit la distinguer, au même titre que la carotte, des autres légumes verts.

• Très riche en acide oxalique, la betterave est déconseillée en cas d'antécédents de calculs urinaires oxaliques.

Bettes (ou Blettes)

Légume-tige de la même famille que la betterave, mais dont on ne consomme que les feuilles. Pour être de bonne qualité, les bettes doivent porter des nervures ou cardes fermes, blanches et croquantes.

Composition pour 100 g

Calories 21	Calcium 80 mg
Protides 2 g	Phosphore 41 mg
Lipides 0,4 g	Vitamine C 38 mg
Glucides 2 g	Carotène 2 mg
Sodium 170 mg	Vitamine A 650 U.I.
Fer 3,2 mg	

Intérêt nutritionnel

• Légume très peu calorique et peu sucré, les bettes conviennent parfaitement au candidat à la minceur et au diabétique.

• C'est aussi l'un des légumes les plus riches en sel caché, qui peut déséquilibrer un régime sans sel, autrement bien conduit (cardiaque et hypertendu).

• Bien pourvues en fibres très résistantes, les bettes facilitent le transit du constipé mais sont à éviter par le colopathe et tous les intestins sensibles.

• Les bettes sont très riches en fer, certes végétal et moins disponible que le fer animal, mais utile à ceux, si nombreux, qui en sont déficients : l'enfant, l'adolescent, la femme enceinte ou allaitante.

• Les bettes possèdent aussi une teneur élevée en calcium, en potassium, inscrite dans un bon rapport calcium/potassium, ce qui est une bonne nouvelle pour la femme enceinte ou allaitante, et surtout pour la femme ménopausée, si souvent sujette à l'ostéoporose.

• Enfin, les bettes sont aussi riches en vitamine C, ainsi qu'en carotène et en vitamine A, deux antioxydants majeurs fournissant une action de protection avérée contre le risque cardiovasculaire, certains cancers et le vieillissement prématuré. De plus, la vitamine C améliore l'absorption du fer végétal.

Préparation

• Ce légume, hautement nutritif et peu calorique, a un défaut majeur, il est fade, c'est dire l'intérêt de sa préparation.

• Les bettes peuvent se préparer à la vapeur et persillées, ou s'introduire dans un potage avec leurs feuilles, mais c'est surtout en gratin qu'elles peuvent devenir séduisantes et intéresser l'enfant par l'introduction de lait, de gruyère râpé et de farine pour rendre le tout consistant.

Beurre

Le beurre est le corps gras animal de référence, tout comme l'huile est celui du végétal.

Origine

La légende veut que le beurre ait été inventé en Inde par les pasteurs aryens de troupeaux de yacks. La recette, transmise aux Vikings, aurait été conservée et perfectionnée après l'invasion de la Normandie. C'est là que la légende devient histoire, et la Normandie, une région d'élevage et de production laitière ininterrompue.

Fabrication

La crème du lait est prélevée par centrifugation. Le barattage la condense en agglutinant ses globules de matières grasses. Il suffit alors de laver la pâte recueillie, de la malaxer et de conditionner le beurre obtenu.

Le beurre est dit fermier ou laitier selon qu'il provient de la ferme ou de l'usine.

Il est soit cru et a beaucoup d'arôme et se conserve mal, soit pasteurisé, moins goûteux mais de qualité plus constante et durable.

Il est dit demi-sel avec 5 % de sel, et beurre salé à 10 %.

Composition pour 100 g de beurre cru

Calories 755	Cholestérol 260 mg
Protides 1 g	Sodium 10 mg
Glucides 1 g	Vitamine A 1 mg
Lipides 83 g dont	Vitamine E 2 mg
– saturés 52,6 g	Vitamine D 100 U.I.
– insaturés 23,5 g	Eau 15 g
– poly-insaturés 2 g	

Intérêt nutritionnel

• Le beurre est l'une des meilleures sources de vitamine A dont on connaît depuis longtemps le rôle sur la vision, la qualité et la beauté de la peau et la résistance à l'infection. Mais on sait depuis peu que la vitamine A exerce une action de prévention sur le développement de certains cancers (notamment liés au tabac et à la pollution des villes).

Il faut savoir que les déficiences légères en vitamine A sont encore fréquentes en Occident, tout spécialement chez la femme enceinte ou allaitante, en raison d'une méfiance, non justifiée chez la femme jeune, à l'égard du beurre, réputé dangereux pour la ligne et le cœur.

• Le beurre, très riche en acides gras saturés et en cholestérol, est, en revanche, déconseillé au sujet à risque cardiovasculaire ou à taux de cholestérol anormal. Cependant, en dehors de ces cas bien précis, cette consigne restrictive n'a aucune raison de s'adresser au reste de la population. La mode du « sans cholestérol » qui sévit sans discernement aux USA a entraîné une ruée sur les margarines végétales dont on n'est pas assuré qu'elles améliorent la santé, ni même que leur utilisation excessive et prolongée ne puisse être nocive.

• Le beurre est l'un des aliments les plus caloriques. Il est, de ce fait, régulièrement exclu de la plupart des régimes amaigrissants. Mais de nombreux consommateurs mal informés contournent de bonne foi cette consigne en remplaçant le beurre par des margarines végétales. S'il est vrai que les margarines végétales sont des graisses très insaturées et dépourvues de cholestérol, elles sont tout aussi caloriques et il faut éviter le piège dans lequel tombent trop d'obèses qui passent du beurre à la margarine en s'imaginant « faire du régime ».

• *Le beurre et l'enfant :*

Le beurre ayant été systématiquement exclu de l'alimentation de nombreuses familles, les enfants peuvent aussi en être privés. Or, le jeune enfant, jusqu'à la fin de son plein développement, a un besoin crucial de certains acides gras saturés pour assurer le développement complet et harmonieux de son cerveau.

• *Danger du beurre cuit :*

La cuisson rend le beurre indigeste et détruit une bonne part de sa vitamine A.

Au-delà de 120 °C, c'est-à-dire assez rapidement au contact direct de la poêle, le beurre s'oxyde et libère des substances agressives pour l'estomac, l'œsophage et l'intestin. Ces substances sont cancérigènes et il suffit de faire sauter des oignons ou de cuire des œufs au plat sur une poêle trop chaude pour en produire. La loi interdit aujourd'hui aux restaurants les préparations au « beurre noir », traditionnellement associé à la cuisine de la raie et de la truite.

• *Conservation :*

Le beurre, contrairement au lait pasteurisé, n'est pas stérile. Il doit être conservé au réfrigérateur ou au congélateur. Mais pour éviter son oxydation à l'air ou à la lumière qui le rancit, il doit être conservé en boîte opaque mais aussi hermétique, car le beurre fixe les odeurs ambiantes (poisson, fromage, melon, etc.).

• *Les beurres allégés :*

Ces beurres ont été créés pour pallier la richesse du beurre en calories, en graisses saturées et en cholestérol, et pour répondre à la concurrence de la margarine que son origine végétale préserve de certains de ces inconvénients. Pour mériter l'appellation de « beurre allégé », le produit doit être exclusivement d'origine laitière et son taux de lipides compris entre 41 et 65 %. En dessous de 41 %, il s'agit de « spécialités laitières à tartiner ». Et si le produit allégé est d'origine végétale, ce n'est plus qu'une simple « pâte à tartiner ».

Les beurres allégés à 60 ou 65 % présentent peu d'intérêt, car l'économie est minime pour un goût lui aussi très allégé. Les beurres à 41 % (Elle & Vire, Bridel allégé, etc.) ont, eux, un réel intérêt pour le consommateur régulier, à condition d'éviter leur cuisson qui, les déshydratant, en fait à nouveau de vrais beurres mais deux fois plus coûteux.

Bière

La bière est une boisson fermentée, alcoolisée et gazeuse, à base d'orge et de houblon.

Catégories

Il existe en France différentes catégories de bières que l'on peut classer en fonction de leur teneur en alcool exprimée en degrés Régie, à ne pas confondre avec les degrés centigrades du vin et de l'alcool :

- Les petites bières inférieures à 2 °R.
- Les bières de table entre 2 et 2,2 °R.
- Les bières « bock », de 3,3 à 3,9 °R.
- Les bières de luxe, de 4,4 à 6 °R.
- Certaines « Export » pouvant même atteindre 8 °R.

Constitution et saveurs

La matière première de la bière est l'orge, transformée en malt. Le houblon qui lui est associé donne à la bière son goût et son caractère ainsi que son effet apaisant.

Une bonne bière doit être un mariage réussi entre :

- le goût amer du houblon ;
- le goût sucré du malt d'orge ;
- le goût acide du gaz carbonique ;
- la consistance d'une mousse dense et stable.

Composition pour 1 l de bière de luxe

Calories 440	Alcool 40 g
Glucides 35 g	Vitamine B_2 0,3 à 1 mg
Protides 4 g	Vitamine B_6 0,4 à 1,7 g
Potassium 230-240 mg	

Intérêt nutritionnel

- La bière est une boisson désaltérante et agréable mais riche (440 cal/l) et sucrée. Elle est à éviter dans tous les régimes minceur et contre-indiquée chez l'obèse. Elle est aussi déconseillée aux diabétiques et plus particulièrement bue à jeun ou loin des repas.
- Moyennement alcoolisée, elle peut, en cas de consommation massive, devenir toxique et entraîner une dépendance alcoolique.
- On trouve dans la bière des quantités non négligeables de potassium (230 à 240 mg/l), responsable de son effet diurétique, ainsi que de magnésium (50 à 90 ml), légèrement sédatif et utile aux spasmophiles. Elle contient aussi du sodium, ce qui limite son emploi dans les régimes sans sel.
- Pétillante et mousseuse, la bière est fortement déconseillée en cas de reflux gastro-œsophagien, et, comme toutes les boissons alcoolisées, interdite en cas d'ulcère gastro-duodénal.

La bière est particulièrement riche en vitamines du groupe B (B_1, B_2, B_6 et B_{12}). La vitamine B_{12} est un facteur antianémique présent dans très peu d'aliments et dont la bière est abondamment pourvue (1,2 µg/l). On y trouve aussi une teneur élevée en vitamine PP qui a permis de comprendre pourquoi, lors des épidémies de pellagre, seules les femmes ne buvant pas de bière étaient atteintes.

La bière « sans alcool » ne doit pas dépasser 1 °R d'alcool. Son intérêt est très limité, car son goût mièvre intéresse peu l'alcoolique et encore moins le candidat à la minceur qui la trouve souvent plus sucrée que la vraie bière.

Bigorneau noir

Le bigorneau noir est un coquillage vivant accroché sur des rochers en bordure d'océan.

Composition pour 100 g

Calories 101 Glucides traces
Protides 20 g Iode traces
Lipides 2 g

Intérêt nutritionnel

• Aliment original au goût relevé et poivré, très maigre, extrêmement pauvre en calories et riche en protides, se consommant de manière ludique, pouvant accompagner une collation ou un apéritif.

• Le bigorneau est à recommander à tous les publics, y compris les enfants, et tout spécialement aux obèses et aux diabétiques ainsi qu'aux sujets à risque cardiovasculaire, dont l'alimentation souffre d'une cruelle absence de fantaisie et de variété.

Chez eux, il remplacera avantageusement tous les amuse-gueules d'apéritif, notamment tous les oléagineux (cacahuètes, pistaches...) et les crackers salés et gras qui se consomment de manière compulsive et automatique et peuvent engendrer des factures caloriques impressionnantes.

Biscotte

La biscotte a été inventée par un boulanger français ingénieux, Heudebert, qui, pour éviter de perdre son pain brioché invendu, eut l'idée de le faire cuire en tranches une deuxième fois 24 h plus tard, d'où son nom de biscotte. Pendant la Première Guerre mondiale la biscotte eut son heure de gloire, car, se conservant mieux que le pain, elle était envoyée aux prisonniers en Allemagne qui la consommaient trempée dans leur soupe.

Composition pour 100 g

	Biscotte	Pain
Calories	400	250
Protides	11 g	7 g
Lipides	6 g	1,5 g
Glucides	75 g	55 g
Eau	5 à 6 g	35 g

Une biscotte pèse 8 g et fournit 32 calories.

Intérêt nutritionnel

• Contrairement à sa légende, la biscotte n'est pas un aliment de régime ni un pain allégé, c'est un pain enrichi en sucre et en matières grasses qui peut, plus encore que le pain, faire grossir.

• La bonne digestibilité est l'atout majeur de la biscotte. Croquante et friable, elle est agréable à mastiquer, ce qui l'imprègne de salive et la rend plus vulnérable aux sucs digestifs et plus digeste. Elle est donc particulièrement indiquée aux dyspeptiques et à tous les estomacs délicats.

• Enfin, sa conservation facile et prolongée lui confère une disponibilité dont le pain, tenu d'être consommé frais, ne dispose pas. Ce qui lui permet d'être un aliment de réserve, de secours, voire de grignotage pour éviter le pire (friandises).

Biscottes allégées

Il en existe quatre sortes :

• Des biscottes à teneur réduite en sucre qui, pour mériter cette appellation, ne doivent pas dépasser le taux de 50 % de glucides (au lieu de 75 %). Exemples : biscottes hypoglucidiques de Céréal (45 %), biscottes « spécial diabétique » de Heudebert (42 %).

• Des biscottes sans sel ajouté pour régime sans sel dont l'apport en sodium ne doit pas dépasser 20 mg/100 g. Exemples : Heudebert et Brusson (20 mg), Céréal (10 mg).

• Des biscottes au gluten, plus riches en protéines et donc moins sucrées et plus rassasiantes. Elles conviennent surtout aux diabétiques et aux grignoteurs repentis.

• Biscottes enrichies en fibres (son) conseillées aux constipés mais tout aussi caloriques, sinon plus.

Produits dérivés

• Le pain grillé donne des tranches plus larges et plus lourdes qui pèsent 20 g et fournissent 80 calories.

• Le pain braisé de dimensions et de composition voisines (80 calories).

• Les grillés suédois cuits par cuisson-extrusion. Ils sont plus croquants, blonds, petits et compacts mais ont une composition très voisine. Chaque petit grillé pèse 5 g et fournit 20 calories. Ils existent en deux versions : l'une blonde au froment, l'autre brune au blé complet, moins tendre, moins séduisante et parfois même plus riche (lire toujours l'étiquette).

Biscuits

Très longtemps préparés sur un mode familial puis artisanal, les biscuits sont devenus le fleuron d'une large gamme de produits industriels de grignotage, un marché convoité par des producteurs qui rivalisent d'inventivité et de communication pour séduire un public d'enfants gourmands et d'adultes grignoteurs.

Ingrédients

Quel que soit le mode de préparation, les biscuits sont tous confectionnés avec un mélange de farine blanche, d'œufs et de levure, fortement sucrés pour exalter leur goût et enrichis en matières grasses pour les rendre onctueux.

À ces matériaux de base viennent s'ajouter des appoints de raffinement, tels les fruits secs (raisins, noisettes, amandes), la confiture, le chocolat fondu ou en pépites, le miel, l'alcool, les épices, les fruits et de nombreux parfums.

Composition pour 100 g

Chaque recette de biscuits est un mélange particulier d'ingrédients dont l'étiquette révèle la composition exacte et les informations nutritionnelles.

Calories 430 (de 360 à 450)
Glucides 80 g (de 65 à 85)
Lipides 10 g (mais pouvant atteindre 24 g)
Eau 3 %
Sodium 400 mg
Protides 6 g

Un simple gâteau sec apporte environ 50 calories, et un paquet ordinaire de 250 g, plus de 1 000 calories.

Selon la composition, on distingue trois catégories de biscuits :

- les biscuits riches en glucides complexes, comme les goûters secs type petit-beurre ;
- les biscuits riches en glucides simples, biscuits à la confiture, boudoirs, pain d'épice ;
- les biscuits riches en lipides comme les cookies, les biscuits chocolatés ;
- les biscuits salés d'apéritif sont moins sucrés, mais bien plus gras, encore plus caloriques et surtout extrêmement salés : 1 000 à 1 500 mg/ 100 g. Consommés machinalement avec des cacahuètes et une boisson alcoolisée, ils peuvent fournir, en toute inconscience, des apports caloriques faramineux.

Intérêt nutritionnel

• Les biscuits sont donc, prioritairement, des aliments gourmands ou de récompense dont la finalité est de fournir très facilement du plaisir mais qui, hélas, véhiculent, sous un faible volume, une forte charge calorique. Ils sont donc à écarter résolument de tout régime minceur.

• Riches en sucres simples et rapides, ils sont à limiter chez le diabétique qui ne devrait les consommer qu'à la fin d'un repas complet, en quantité modérée, et les choisir parmi les biscuits secs à index glycémiques les moins élevés.

• Riches en graisses animales (lait, beurre, crème, œufs), ils sont déconseillés aux sujets à risque cardiovasculaire, à plus d'un titre, s'ils sont, comme c'est souvent le cas, diabétiques et hypertendus (au régime sans sel).

• En revanche, leur richesse calorique immédiatement disponible sous un faible volume peut les rendre très utiles chez le sportif ou le travailleur de force qui produisent des efforts musculaires très élevés.

• Paradoxalement, c'est chez la personne âgée que le biscuit trouve sa meilleure indication. Aujourd'hui, plus de 40 % des vieillards de 75 ans sont insuffisamment nourris et ne couvrent plus leurs besoins en vitamines, minéraux et oligoéléments. Les biscuits présentent l'avantage d'une utilisation facile, ne nécessitant aucune préparation et se conservant parfaitement. De plus, leur richesse en sucres simples et complexes ne doit pas faire oublier leur teneur en protéines fournies par les œufs, le lait et les céréales. Les vieillards, même dénutris, conservent très longtemps une faiblesse pour la « petite douceur » peu coûteuse, qu'ils peuvent croquer sans mastiquer et grâce à laquelle il est possible d'améliorer leur équilibre nutritionnel. Le seul inconvénient est leur teneur en sel incompatible avec l'insuffisance cardiaque ou rénale et l'hypertension artérielle, affections fréquentes du sujet âgé.

• Enfin, le biscuit peut, pour les mêmes raisons, se révéler tout aussi utile chez l'enfant sans faim et le maigre constitutionnel.

Biscuits allégés

• *Biscuits allégés en sucre :*

Un biscuit à teneur réduite en sucre (hypoglucidique) contient réglementairement moins de 54 % de glucides (au lieu de 75 %).

Ces biscuits sont obtenus en élevant l'apport de protides (œufs, lait) et surtout en remplaçant le sucre blanc par du fructose. Vérifier à l'achat que cet allégement en sucre n'est pas compensé par un enrichissement en graisses.

On trouve ainsi des gaufrettes de Céréal (44 % de glucides), des biscuits Gerblé (46 %) et des sablés chocolat ou noisette Vivis (49 %).

• *Biscuits allégés en sel :*

Ils sont essentiellement destinés aux personnes qui évitent le sel et n'ont aucun intérêt dans la surveillance du poids ou du diabète.

Important : l'apport en sel peut se révéler dangereux pour une personne au régime sans sel. Les mentions « diététique », « sans ajout de sel » ou « sans sel ajouté » n'ont aucune valeur réglementaire et peuvent camoufler un apport non désiré en sodium. Seules les mentions « teneur en sodium réduite » ou « très réduite » fournissent toute sécurité.

Exemples : Galette sodium 20 mg, Nini ni sel ni sucre, Nissel pour apéritif de Céréal, le Petit Tournesol sodium 40 mg de Liga, Doubiscuit sodium très réduit de Régidia.

Bleu d'Auvergne

Fromage au lait de vache entier, le bleu d'Auvergne est l'un des 33 prestigieux fromages français à appellation d'origine contrôlée (AOC).

• Moulé en forme de cylindre plat, il existe en plusieurs formats : le grand bleu d'Auvergne a un diamètre de 20 cm sur 10 cm d'épaisseur et pèse de 2 à 3 kg. Les petits formats n'ont que 10 cm de diamètre et pèsent 350 g, 500 g ou 1 kg. Ils sont tous enveloppés dans du papier d'aluminium.

• Son territoire de production est centré sur les départements du Cantal et du Puy-de-Dôme et déborde sur la Haute-Loire, l'Aveyron, la Corrèze, le Lot et la Lozère.

Histoire

Tardif, le bleu d'Auvergne est né au XIXe siècle. Vers 1845, un paysan auvergnat, ayant goûté par inadvertance et apprécié la saveur de son fromage moisi sur une tartine de pain de seigle, eut l'idée d'ensemencer son caillé avec cette moisissure bleue et de le percer à l'aiguille pour obtenir une colonisation homogène du fromage.

Son procédé fut rapidement adopté par de nombreux autres fromagers auvergnats qui le figèrent très tôt dans la tradition.

Fabrication

Obtenu par emprésurage, le caillé est émietté puis brassé et mis en moule. Après égouttage, il est salé et retourné. Il est alors ensemencé au pénicillium puis piqué à l'aiguille pour créer des chemins d'aération dans lesquels l'air humide et frais des caves facilite la diffusion du bleu.

En trois semaines, pour les pièces de moins de 1 kg, le corps du fromage est uniformément veiné et persillé. Pour les fromages dépassant le kilo, l'affinage dure plus d'un mois.

Composition pour 100 g

Calories 398	Eau 41 g
Protéines 22 g	Sodium 720 mg
Lipides 34 g	Calcium 722 mg
Glucides 1 g	Magnésium 27 mg

Intérêt nutritionnel

• Perle de la tradition fromagère française de terroir dont le mode de fabrication et le message gustatif sont définitivement fixés par les normes de son appellation contrôlée, le bleu d'Auvergne est un aliment de plaisir et de récompense qui doit rester occasionnel.

• Riche et très calorique, le bleu d'Auvergne est à écarter de tout régime minceur. À près de 400 cal/100 g, il est l'un des fromages les plus énergétiques de la liste des nombreuses autres AOC de même réputation (pont-l'évêque 300 cal, reblochon 322, roquefort 370, cantal 387).

• Très gras, plus de 50 % de la partie sèche, riche en acides gras saturés, et doté en cholestérol, le bleu d'Auvergne est déconseillé au sujet à risque cardiovasculaire.

• Riche en calcium et en protéines de bonne qualité, il est recommandé occasionnellement à l'enfant en croissance, à l'adolescente, à la femme enceinte ou allaitante et à la femme ménopausée, tous les cinq de poids équilibré et non soumis à un régime sans sel.

• Enfin, très salé comme la plupart des fromages affinés, sa consommation n'est pas compatible avec le régime pauvre en sel de l'insuffisant cardiaque ou rénal et celui de l'hypertension.

Choix et dégustation

• Le bleu d'Auvergne se choisit avec un persillage plus marqué que le bleu des Causses, de vert foncé à bleu selon l'intensité de la saveur recherchée, avec une pâte liée et régulière et une croûte brossée à fleur naturelle piquetée de vert et de brun.

La pâte doit être ferme au toucher mais onctueuse en bouche et d'odeur et de saveur bien plus corsées que celles du bleu des Causses.

• Disponible toute l'année, il se déguste en fin de repas, mais peut donner de l'originalité et de la vivacité à des sauces de salades, relever le goût de tartes salées, de crêpes, de soufflés ou de pâtes. Travaillé avec du beurre, il peut garnir des canapés en amuse-gueules d'apéritif.

• Il s'allie parfaitement à des vins rouges vigoureux tels les madiran, gaillac ou cahors, mais aussi à des bourgognes ou des côtes-du-rhône.

Bleu des Causses

Fromage au lait de vache entier, le bleu des Causses est l'un des 33 prestigieux fromages français à appellation d'origine contrôlée (AOC).

• Bien affiné, sa pâte est persillée et sa croûte fleurie. Il se présente comme un cylindre de 20 cm de diamètre, 9 cm d'épaisseur, pesant 2,3 à 3 kg. Il est vendu présenté sous papier d'aluminium.

• Son territoire de production est réparti sur un certain nombre de petites communes qui chevauchent les cinq départements de l'Aveyron, du Lot, de la Lozère, du Gard et de l'Hérault.

Histoire

Dès le Moyen Âge, on retrouve dans les Causses l'existence de petites laiteries familiales produisant des fromages persillés. La saveur caractéristique du bleu des Causses est liée à la richesse des laits d'origine en arômes des plantes sauvages qui poussent sur ce pays de rocailles et de landes. L'affinage est réalisé dans des caves naturelles creusées de galeries calcaires exposées au nord dont la fraîcheur et l'humidité font « monter la fleur » du fromage et sa saveur « à la fois douce et ardente ».

La plupart de ces caves sont situées dans l'Aveyron.

Fabrication

Préparé de manière traditionnelle, le bleu des Causses est emprésuré à chaud, morcelé, malaxé et mis en moules d'égouttage.

Le fromage est alors ensemencé au pénicillium. Il est piqué à l'aiguille pour créer des cheminées d'aération dans lesquelles l'air humide et frais des caves s'insinue pour faciliter le développement du bleu.

En trois semaines, le corps des fromages de moins de 1 kg est uniformément veiné et persillé.

Les plus gros fromages nécessitent souvent plus d'un mois.

Composition pour 100 g

Calories 405	Eau 40 g
Protéines 23 g	Sodium 720 mg
Lipides 34 g	Calcium 722 mg
Glucides 1 g	Magnésium 30 mg

Intérêt nutritionnel

• Perle de la tradition fromagère française de terroir dont le mode de fabrication et le message gustatif sont définitivement fixés par les normes de son appellation contrôlée, le bleu des Causses est un aliment de plaisir et de récompense qui doit rester occasionnel.

• Riche et très calorique, le bleu des Causses est à écarter de tout régime minceur. À plus de 400 cal/100 g, il est l'un des fromages les plus énergétiques de la liste des nombreuses autres AOC de même réputation (pont-l'évêque 300 cal, reblochon 322, roquefort 370, cantal 387).

• Très gras, plus de 50 % de la partie sèche, riche en acides gras saturés, et doté en cholestérol, le bleu des Causses est déconseillé au sujet à risque cardiovasculaire.

• Riche en calcium et en protéines de bonne qualité, il est recommandé occasionnellement à l'enfant en croissance, à l'adolescente, à la femme enceinte ou allaitante et à la femme ménopausée, tous les cinq de poids équilibré et non soumis à un régime sans sel.

• Enfin, très salé comme la plupart des fromages affinés, sa consommation n'est pas compatible avec le régime pauvre en sel de l'insuffisant cardiaque ou rénal et celui de l'hypertension.

Choix et dégustation

• Le bleu des Causses, contrairement au roquefort, se choisit moyennement veiné de bleu, une surface jaune ivoire et luisante dans les mois d'été, plus claire et moins humide en hiver.

Au toucher, il doit être ferme, sa pâte onctueuse et grasse. Son odeur ne doit pas être forte, son goût doit être soutenu mais agréable.

• Consommé toute l'année, il se déguste essentiellement en fin de repas mais il peut remplacer le roquefort dans les sauces.

De nombreux chefs s'en servent pour « fourrer » les omelettes ou les crêpes, relever les pâtes ou les pommes de terre, lier un jus de viande ou confectionner une sauce pour viande grillée, rôti ou filet de bœuf.

• Il s'allie très bien à des vins rouges concentrés dont le plus adéquat est le cornas.

Bœuf

Consommation

La viande de bœuf est la plus courante des viandes rouges et l'une des meilleures sources de protéines (20 g/100 g). L'élevage a permis, dès l'origine de la civilisation, de disposer d'une double source intarissable de protéines indispensables et de fer associé. Mais la rançon de l'élevage est d'avoir sédentarisé à l'excès ces animaux jadis sauvages et maigres qui produisent désormais presque autant de gras que de muscles. Proportion ayant une responsabilité dans l'encrassement artériel et les troubles cardiovasculaires du civilisé actuel.

La tendance est donc de produire des animaux de moins en moins gras, de privilégier les morceaux les plus maigres et de les préparer plus fréquemment en grillade que par le passé. Malgré ces adaptations, la consommation de bœuf a pourtant décru au cours de ces vingt dernières années. En France, elle est estimée à 18,5 kg par an et par habitant, soit un steak tous les trois jours (INSEE).

Provenances

La viande de bœuf provient d'animaux de races et d'origines variables, entraînant de grandes différences de goût, de tendreté et de prix.

• Le baby-beef est un bœuf très jeune, d'environ un an et demi, dont la viande est tendre mais sans goût car très peu infiltrée et dépourvue des arômes que contient le gras.

• Le bœuf engraissé pendant près de quatre ans sur des races sélectionnées (limousine, charolaise), animal de luxe, de grande qualité, mais de très haut prix.

• La vache de réforme (50 % de la production), abattue après avoir produit plusieurs veaux et dont la qualité est liée à l'âge et à l'engraissement.

Les différents morceaux

Le temps imparti à la cuisine s'étant considérablement réduit, les morceaux à griller ou à rôtir sont très souvent préférés aux morceaux à braiser ou à bouillir.

• *Viandes à griller ou à rôtir.* Ce sont les moins caloriques (150 à 200 cal/100 g) et les moins grasses.

– Le FILET est le morceau le plus tendre et le plus cher. Particulièrement maigre et fade, il convient aux petits appétits et aux mauvaises dents. Il gagne à être cuit poêlé pour relever son faible goût.

– Le FAUX-FILET, un peu plus gras et plus goûteux, c'est un morceau moins coûteux. Son épaisseur idéale en cuisson est celle d'un doigt. Éviter le gril qui le dessèche et préférer la poêle qui lui conserve son onctuosité.

– L'ENTRECÔTE. Persillé et donc plus gras, c'est le morceau le plus savoureux du bœuf, surtout lorsqu'il est cuit au gril. L'entrecôte perd beaucoup de son goût lorsqu'elle est taillée trop mince. Son épaisseur idéale est celle d'un gros doigt.

– La CÔTE DE BŒUF est une entrecôte avec son os, bien plus épaisse et beaucoup plus grasse autour de l'os. Elle atteint souvent le kilo et convient alors à trois personnes en appétit.

– Le RUMSTECK est un morceau maigre qui a cependant du goût, tout particulièrement l'aiguillette. C'est le même morceau qui, découpé en cubes, est utilisé pour la fondue bourguignonne.

– La CUISSE est la partie qui fournit la viande à biftecks et à rôtis. Morceaux tendres et goûteux, oignons et échalotes poêlés raffinent encore leur goût.

– Les MORCEAUX DU BOUCHER. L'araignée, la poire, le merlan sont des morceaux rares, précieux, extrêmement goûteux, maigres et sans déchets, mais de médiocre présentation.

Un conseil : ne jamais piquer une viande grillée sous peine de voir son jus s'échapper, de l'assécher et de lui faire perdre une partie de son goût et de son onctuosité.

• *Viandes à braiser à la cocotte.* C'est le classique bœuf mode aux carottes. Les morceaux proviennent de la culotte et de la macreuse, morceaux très rouges et très riches en trame conjonctive qu'il convient de cuire longtemps pour les attendrir.

• *Le pot-au-feu* est indiqué dans le régime minceur à condition d'en avoir dégraissé le bouillon après refroidissement. Malgré la simplicité de sa préparation, son temps de cuisson décourage bien des ménagères pressées. Les morceaux les plus utilisés sont le jarret, le collet et tout spécialement le paleron, qui a l'avantage d'être riche en protéines (18 g/100 g) et moyennement riche en lipides (15 g/100 g).

Composition pour 100 g

• Calories :

– 150 à 200 calories pour les viandes à griller ou à rôtir (steak, filet) ;

– 250 calories pour les viandes à braiser (macreuse, jumeau, paleron) ;

– 350 à 400 calories pour les viandes à bouillir (paleron, jarret, collet).

• Protides :

– 17 à 22 g pour les viandes à rôtir ;

– 20 g pour les viandes à braiser ;

– 18 g pour les viandes à bouillir.

• Lipides : la teneur, très variable selon le morceau, peut atteindre 25 g pour le plat de côte et certains morceaux à bouillir et tomber à

3,5 g pour le rumsteck et la tranche. À noter les steaks hachés allégés à 5 % MG.

• Les autres composants varient peu avec le type de viande. Pour 100 g de viande, on retrouve toujours 60 g d'eau, des traces de sucres (0,5 g de glucides), 300 mg de potassium, 70 mg de sodium, 200 mg de phosphore et 67 mg de cholestérol.

Intérêt nutritionnel

• *Avantages :*

– La viande de bœuf est très riche en protéines et fournit les 10 acides aminés indispensables à la vie que l'homme ne sait pas synthétiser.

De nombreux consommateurs confondent à tort viande et protéines. Un steak de 100 g ne contient que 20 g de protéines. Ils oublient le gras et l'eau. Le besoin en protéines est d'environ 1 g par kg, soit 70 g pour un adulte.

– Le bœuf est une bonne source de fer : 3 mg/100 g, fer héminique bien mieux assimilé que le fer d'origine végétale. Ainsi, un steak de 100 g fournit, après assimilation, autant de fer que 2 kg d'épinards. Il faut savoir que le fer est mieux assimilé en présence de lactose, de sucre et de vitamine C, d'où l'intérêt pour la femme enceinte ou allaitante de finir un repas avec un laitage légèrement sucré et un fruit riche en vitamine C.

– La viande de bœuf est riche en vitamines B, notamment en vitamine B_{12}, antianémique, présente dans très peu d'aliments.

• *Inconvénients :*

– La viande de bœuf est en général grasse, riche en acides gras saturés et en cholestérol propices à l'encrassement artériel et tout particulièrement à l'infarctus. Cet inconvénient majeur peut pourtant être atténué en choisissant des morceaux maigres, en pratiquant une cuisson qui élimine une partie de cette graisse et surtout en évitant les graisses de cuisson, et le beurre en particulier. À ces conditions, même les sujets à risque peuvent continuer à consommer de la viande, de préférence un jour sur deux.

– Le bœuf, très riche en protéines, est à éviter chez les insuffisants rénaux qui en concentrent l'urée, ainsi que chez les goutteux et les sujets prédisposés aux calculs rénaux, très vite saturés d'acide urique, produit de dégradation de la viande qu'ils éliminent mal.

– Enfin, la viande de bœuf, ne contenant pas de fibres alimentaires, peut favoriser la constipation. D'autant que la stagnation de graisses cuites de viande dans des intestins paresseux est un facteur favorisant le cancer du côlon. Ce risque est fortement majoré lorsque les viandes grasses sont cuites au barbecue au contact de la flamme.

Boissons sucrées

(▶ Sodas)

Riches en sucres, en fruits, en arômes, ou gazéifiées, ces boissons sont des aliments de gratification. Le goût sucré étant réduit par le froid, ces boissons, conservées toujours glacées et n'induisant aucune satiété, peuvent conduire à des consommations excessives de sucres rapides et difficilement contrôlables, surtout chez l'enfant et l'adolescent sensibles aux sollicitations publicitaires.

Jus de fruits et boissons aux fruits

• Le jus de fruits (exemples : Tropicana, Joker) ; cette dénomination est réservée au produit naturel pur, sans aucune adjonction d'eau, de sucre ou d'additif, et non fermenté, c'est-à-dire sans alcool. Sa valeur nutritionnelle et calorique est celle du fruit d'origine.

Valeur calorique pour 100 ml de jus de fruits : raisin 76, ananas 54, pomme 52, orange 49, pamplemousse 52, cassis 18, tomate 16, citron 8.

On distingue aujourd'hui les jus de fruits « frais », non pasteurisés, qui ne se conservent pas et doivent être bus rapidement, et les jus de fruits « purs », filtrés et pasteurisés, qui se conservent beaucoup mieux.

• Les nectars : ils contiennent 50 % de jus pur et 50 % d'eau (Pampam, Cidou).

• Les boissons au jus de fruits : elles ne contiennent que 20 % de jus de fruits, de l'eau sucrée et des additifs (Oasis).

• Les boissons aux fruits : elles ne contiennent que 12 % de jus de fruits, de l'eau, du sucre, des acides citrique et ascorbique, de la pulpe et des arômes. Elles sont souvent gazéifiées au gaz carbonique.

• Sur le plan nutritionnel, la teneur moyenne en sucre est de 12 g/100 ml (celui du fruit ou d'ajout). Ainsi, dans un verre de jus de fruits, quelle que soit sa dilution, on trouve 18 g de sucre (soit 3 morceaux).

Tous les jus de fruits (à l'exception des jus de cassis, de citron et de tomate) sont contre-indiqués dans les régimes hypocaloriques et chez le diabétique en dehors des malaises hypoglycémiques.

Sodas, limonades, colas, bitters

• Toutes ces boissons ne représentent en fait que de l'eau pétillante sucrée et parfumée.

– La limonade est la moins sucrée et ne contient ni colorant ni additif.

– Les bitters sont amers (extraits de quinquina), mais les plus sucrées de toutes les boissons douces.

– Les colas sont riches en caféine et doivent être évités chez les enfants jeunes et les insomniaques pour lesquels il existe maintenant des versions sans caféine.

• Sur le plan nutritionnel, ces boissons ne représentent que du sucre. Elles sont présentées en canettes, en bouteilles de 1,5 l et en modèle familial de 2 l. Il faut éviter de les stocker, et surtout de les laisser à la disposition des enfants qui finissent souvent les bouteilles ouvertes sans bien réaliser les quantités ingérées. De plus, consommer des boissons sucrées au cours des repas est un non-sens nutritionnel qui perturbe le fragile équilibre des goûts et des saveurs. Enfin, bien des enfants consomment ces boissons pétillantes et sucrées sans soif, pour la seule sensation « du sucre et des bulles », ce qui peut conduire à des accoutumances et ouvrir la porte à des dépendances ultérieures.

Sirops

Ce sont des solutions très concentrées de sucre, d'arômes et de colorants. La règle est de diluer au 1/8. L'intérêt est ici de pouvoir adapter la dilution, notamment pour réduire l'apport de sucre bien souvent inutile.

Les sirops à base de réglisse (antésite, coco) sont intéressants car rafraîchissants et sans sucre, mais à éviter chez les individus hypertendus (présence d'acide glycirrhizique).

Boissons allégées

(▶ Allégés)

Elles existent depuis 1989. Il faut bien distinguer les « boissons allégées » en sucre, qui sont souvent seulement des sirops dans lesquels le fructose (sucre de fruit) remplace le saccharose et permet quelques économies, et les boissons édulcorées, les « light », dans lesquelles le sucre est remplacé par un édulcorant (aspartame ou saccharine) qui offre le goût sans les calories, ce qui est d'un grand intérêt pour tous ceux qui surveillent leur poids, mais peut, chez l'enfant jeune, conforter l'habitude de boire pour le seul plaisir.

Boulimie

Trouble du comportement alimentaire caractérisé par un besoin incontrôlable d'ingérer de grandes quantités d'aliments.

La boulimie est aujourd'hui un terme banalisé, trop souvent assimilé à la fringale, faim excessive mais physiologique, et dont elle se distingue par le fait que c'est un trouble psychoaffectif sévère qui relève de la psychiatrie.

Description

L'accès boulimique franc est toujours précédé d'une sensation d'angoisse et se termine par une séance de vomissement qui, dans le même acte, évacue calories et culpabilité. L'usage des laxatifs, des diurétiques et des coupe-faim est très souvent associé à cette phobie de la prise de poids.

La boulimie touche essentiellement les adolescentes et plus rarement des femmes jeunes. Elle doit donc inciter les mères à être particulièrement vigilantes avec leurs filles au cours de la puberté et éviter certaines erreurs relationnelles et nutritionnelles.

Causes

• *Un conflit triangulaire :*

La boulimie est une affection complexe. C'est la rencontre d'une histoire personnelle, d'une relation familiale et d'un environnement culturel :

– sur le plan individuel préexistent toujours une vulnérabilité psychoaffective et une relation particulière à l'aliment fondée sur une dépendance de bouche très précoce ;

– sur le plan familial, on retrouve souvent une mère dépressive, des rivalités masquées et surtout une aspiration commune à se comporter comme une famille parfaitement conforme au modèle social ambiant ;

– sur le plan social et culturel, on trouve des normes esthétiques et des standards de poids féminins beaucoup trop stricts et souvent même inaccessibles à la majorité.

C'est ainsi qu'une adolescente ou une jeune femme fragile sur le plan émotionnel et psychique, vivant dans une famille attachée à calquer la norme ambiante, se heurte à un modèle culturel contre nature. Une étude américaine montre ainsi que 63 % des étudiantes suivent des régimes restrictifs et que 80 % des fillettes de 10 à 13 ans en ont déjà suivi au moins un.

• *Évolution d'une révolte alimentaire :*

Commencent alors les premiers régimes très durs qui entraînent une perte de poids excessive et les premières flambées boulimiques compensatrices qui ramènent très vite le poids perdu. C'est le classique phénomène de yo-yo et l'insatisfaction et la culpabilisation permanentes qui lui sont associées. Le conflit intérieur de la boulimique est lié à un besoin de plaisir et de sensations véhiculés par l'aliment pour faire face aux stress du quotidien, et à un refus des calories qui l'accompagnent. Plaisir de bouche et déplaisir lié à la culpabilité se neutralisant, la boulimique reste sur sa faim, les calories en plus. Il ne reste plus alors qu'à vomir pour revenir au point de départ avec un stress et une anxiété toujours présents et majorés par une pénible sensation de dévalorisation.

Critères de gravité

Une grande majorité de femmes boulimiques parviennent à vivre en s'adaptant à leur compulsion et à ses exigences et en conservant une vie professionnelle et privée acceptable. Tôt ou tard, et bien souvent avec l'aide d'un traitement, elles finissent par guérir. Dans certains cas, la boulimie se complique et devient plus menaçante, voire dramatique. Les critères de gravité sont liés à la fréquence des accès, à leur volume (certaines femmes peuvent ingérer jusqu'à 10 000 calories par accès), à l'importance des vomissements. Un poids instable et très fluctuant est un autre facteur de gravité. Enfin, la guérison est bien plus difficile à obtenir lorsque la boulimique est isolée, dépressive, violente, alcoolique ou toxicomane.

Traitement

Contrairement à l'opinion répandue, la boulimie est une affection qui, dans la plupart des cas, se traite, si elle n'est pas compliquée par d'autres troubles psychiatriques plus profonds.

• *Traitement médical :*

De nombreux antidépresseurs ont été proposés avec plus ou moins de bonheur, car l'amélioration des symptômes psychiques était souvent annulée par une prise de poids d'origine médicamenteuse. Il existe aujourd'hui un antidépresseur spécifique de la boulimie : la fluoxetine, qui détache lentement de la compulsion alimentaire sans induire de prise de poids médicamenteuse. Cependant, 50 % seulement des boulimiques traitées y réagissent.

• *Les psychothérapies :*

De nombreuses psychothérapies ont été utilisées. Il semble que la meilleure stratégie associe une approche familiale qui clarifie les rapports mère-fille et une thérapie de groupe, où plusieurs boulimiques s'expriment en dédramatisant leur expérience, en se réconfortant mutuellement, ce qui brise leur isolement et atténue leur sens aigu de la culpabilité. La découverte des errements d'autres boulimiques renforce leur motivation à guérir. Très souvent, l'association d'un traitement médicamenteux et d'une psychothérapie courte est suffisante pour réduire ou même faire disparaître les accès boulimiques.

En cas d'échec, il est alors nécessaire d'entreprendre une psychothérapie individuelle avec un praticien spécialisé dans les troubles sévères du comportement alimentaire.

Brie de Meaux – Brie de Melun

Le brie est un fromage produit dans le Bassin parisien sous deux appellations contrôlées, l'une de Meaux et l'autre de Melun.

• Tous deux sont des fromages au lait cru de vache, à pâte molle, à croûte fleurie, blanche pour le Meaux et tachetée de rouge pour le brie de Melun. Leur teneur en matières grasses est de 45 %. Ils se présentent sous la forme d'un cylindre plat : le brie de Meaux est plus large et plus lourd (37 cm et 2,6 kg) que celui de Melun (27 cm et 1,5 kg). Tous deux sont vendus nus sur paillon.

• C'est principalement le département de Seine-et-Marne et une partie des départements adjacents. Les provenances les plus réputées sont l'arrondissement de Meaux et la plaine autour de Melun.

Histoire

Le brie de Melun est probablement l'ancêtre de tous les bries. Autrefois, la préparation très délicate de ces fromages se faisait exclusivement à la ferme. Aujourd'hui, des laiteries artisanales ont pris le relais mais conservent les traditions de fabrication. Les bries furent très appréciés à la cour des rois de France. Henri IV le mangeait en tartine et Marie Leczinska l'incorporait dans ses fameuses bouchées à la reine.

Sa consécration eut lieu en 1814 à Vienne, où il fut couronné « roi des fromages » par Talleyrand.

Fabrication

Fromage à égouttage lent, les bries sont caillés à la présure. Le moulage est effectué manuellement à la pelle à brie. Le salage s'opère au sel sec exclusivement. L'affinage lent et régulier dure quatre semaines au minimum, au cours desquelles le fromage est retourné plusieurs fois à la main.

Composition pour 100 g

Calories 330	Glucides traces
Protides 20 g	Calcium 117 mg
Lipides 27 g	Sodium 800 mg

Intérêt nutritionnel

• Fromage raffiné et de très grande saveur, le brie est un aliment de plaisir et de récompense qui doit rester occasionnel.

• Très calorique, il est incompatible avec un régime minceur.

• Très gras, 45 % MG dont une majorité d'acides gras saturés, il est déconseillé au sujet à risque cardiovasculaire ou à taux de cholestérol élevé.

• Riche en protéines et bien pourvu en calcium (moins pourtant que la plupart des fromages), il est recommandé à l'enfant en croissance, à la femme enceinte ou allaitante et à la femme ménopausée, tous quatre de poids normal.

• Enfin, riche en sel, il est, comme tous les fromages affinés, exclu des régimes sans sel (hypertension artérielle).

Choix et dégustation

• Un brie se choisit à sa croûte épaisse, blanche et duveteuse pour le Meaux et parsemée de stries ou taches rouges ou brunes pour le Melun.

• La pâte est souple, élastique, mais sans mollesse, et la consistance onctueuse mais non coulante.

Le brie développe une forte odeur de terroir et sa saveur est fruitée avec un petit goût de noisette.

• Enfin, il s'allie parfaitement aux vins rouges nerveux et fruités de Bourgogne. Certains bordeaux comme le pomerol ou le saint-émilion conviennent très bien au brie de Meaux, et les vins plus corsés de la vallée du Rhône s'accordent parfaitement au brie de Melun.

Brochet

Poisson carnivore d'eau douce classé parmi les plus maigres.

Composition pour 100 g

Calories 87	Glucides 0
Protéines 18 g	Eau 80 g
Lipides 0,8 g	Purines 45 mg

Intérêt nutritionnel

• Poisson extrêmement maigre, de très bonne digestibilité mais garni d'arêtes et de chair souvent trop ferme, ce qui le réserve traditionnellement à la fabrication des quenelles.

• Il faut veiller à ne pas consommer sa laitance qui provoque des troubles digestifs spectaculaires heureusement rapidement régressifs.

• Le brochet doit toujours être consommé cuit, et même bien cuit, car il est souvent infesté d'un ver (bothriocéphale) voisin du ténia qui accapare la vitamine B_{12} et est responsable d'une anémie sérieuse.

• Enfin, la chair du brochet est riche en purines, ce qui le déconseille en cas de goutte ou de calculs rénaux d'acide urique.

Brocoli

Le brocoli est une espèce de chou-fleur créé au XVe siècle par les Italiens qui le promeuvent depuis.

Composition pour 100 g

Calories 34	Soufre 85 mg
Protides 2,5 g	Vitamine C 50 à 100 mg
Lipides 0,2 g	Acide urique 50 mg
Glucides 5,5 g	Fibres 1 à 2 g
Eau 90 g	

Intérêt nutritionnel

• Aliment maigre et peu glucidique, le chou est recommandé au candidat à la minceur et au diabétique.

• Très riche en vitamine C et en calcium (100 mg/100 g), c'est un légume à tenter de faire apprécier à l'adolescent et à maintenir le plus longtemps possible chez le vieillard, notamment la femme en perpétuelle menace d'ostéoporose.

• Moins riche en soufre que le chou-fleur, il est plus digeste.

• Bien pourvu en fibres, il est à éviter chez les colitiques.

• Le brocoli, ainsi que le chou de Bruxelles et la plupart des crucifères, consommé régulièrement, possède une action protectrice avérée sur le cancer. Cette action s'exerce non seulement sur les cancers digestifs par la simple action isolante de ses fibres, mais sur la plupart des cancers (poumon, côlon, prostate, estomac, utérus) qu'il contribue à prévenir par sa teneur en indoles et en composés soufrés, agents de détoxication de nombreuses substances étrangères induites par la pollution.

• Sa relative richesse en acide urique le contre-indique chez les goutteux et les porteurs de calculs rénaux d'acide urique.

Brugnon

Le brugnon tire son nom du latin *prunum* (prune), prononcé brugnoun en provençal. C'est, comme son nom l'indique, un hybride très ancien de pêche et de prune. Le résultat est une petite pêche à peau lisse qui convient à tous ceux, nombreux, que la peau de pêche horripile ainsi qu'aux maraîchers qui disposent d'un fruit plus juteux, bien moins fragile et plus résistant au transport.

Le brugnon a été très vite supplanté par la nectarine, une création américaine très voisine, mais qui présentait l'avantage, en apparence mineur mais décisif, de posséder un noyau se séparant plus facilement de la chair. Le mot brugnon reste souvent encore employé pour désigner la nectarine.

Achat

Le brugnon est un fruit juteux et acidulé qui doit impérativement être consommé à pleine maturité. Hélas, il est souvent conservé en hangars réfrigérés, ce qui interrompt sa maturation et réduit sa jutosité. De plus, le brugnon est un fruit passablement traité qui doit être pelé après lavage.

Composition pour 100 g

Calories 64	Sodium 9 mg
Protides 0,7 g	Magnésium 12 mg
Lipides 0,1 g	Fibres 0,4 g
Glucides 15 g	Vitamine C 24 mg
Eau 83 g	Carotène 2 mg
Potassium 268 mg	

Intérêt nutritionnel

• Brugnon et nectarine ont des compositions voisines de celle de la pêche. Tous trois sont des fruits relativement riches et sucrés, bien pourvus en vitamine A mais relativement pauvres en vitamine C.

• Le brugnon est plus calorique que la pêche (64 calories et 40 pour la pêche). Il est plus sucré qu'elle (15 g de glucides et 10 pour la pêche), bien plus salé (9 mg au lieu de 2), et contient plus de potassium (268 mg pour 230).

• Sa réelle particularité est une relative richesse en carotène, un antioxydant majeur, agent de protection avéré du risque cardiovasculaire, du vieillissement prématuré et de nombreux cancers.

C

Café

Fruit du caféier dont l'infusion produit une boisson universellement consommée.

L'origine du café remonte au Yémen du VIe siècle. Le premier café ouvre ses portes à La Mecque au XIIIe siècle. La boisson infusée parvient en Europe au XVIIIe siècle et devient universelle au XIXe siècle. Contrairement à la légende, ce n'est pas l'Italien mais le Scandinave qui en consomme le plus, 10 kg / personne / an, contre 5 kg pour la France, les États-Unis et l'Italie.

Fabrication

Le café provient de deux espèces de caféiers : l'arabica, à l'arôme très fort, mais à teneur modérée en caféine (1 %), et le robusta, au goût plus amer, mais plus riche en caféine (2 à 3 %).

Le grain vert (cerise) est torréfié pour développer l'arôme et devenir le grain de consommation.

Le café soluble est obtenu par déshydratation ou évaporation. Le café décaféiné est obtenu par traitement chimique. Il faut savoir que le café décaféiné contient encore 0,3 % de caféine, ainsi que d'autres excitants mineurs. Sa consommation intempestive peut encore perturber les personnes très sensibles.

Utilisation

• *Préparation :*

Le café doit être conservé au réfrigérateur dans une boîte étanche pour protéger son arôme.

Pour le puriste, l'idéal est d'acheter un café fraîchement torréfié et de le moudre au moment de l'emploi. Le café soluble perd l'essentiel de sa saveur et n'est qu'un simple vecteur de caféine.

L'eau d'infusion du café doit être une eau au goût très neutre telle la Volvic.

Bouillir ou même réchauffer un café lui fait perdre l'essentiel de son arôme.

• *Présentations régionales :*

- l'espresso est un café très concentré obtenu sous forte pression de vapeur ;
- le cappuccino est enrichi en lait battu et saupoudré de chocolat ;
- le café viennois est nappé de chantilly ;
- l'irish coffee est du café versé brûlant sur du whisky et nappé de crème fraîche ;
- le café turc est bouilli avec du sucre et bu après dépôt du marc.

Actions physiologiques et intérêt nutritionnel

• Le café non sucré a une valeur énergétique négligeable. Sa seule particularité nutritionnelle est d'être très riche en vitamine PP : trois tasses de café couvrent 25 % des besoins quotidiens.

• Action sur le cœur et les vaisseaux. Le café accélère le rythme cardiaque, et élève la tension artérielle. À dose élevée, il peut entraîner des tachycardies.

En raison de ses effets circulatoires, le café peut parfois améliorer, de manière quasi miraculeuse, la vie de personnes souffrant régulièrement de maux de tête dus à une tension artérielle trop basse (par baisse de tension du liquide céphalo-rachidien).

• Action sur le système nerveux. Le café est un excitant qui stimule les fonctions intellectuelles et facilite l'apprentissage et la remémoration des souvenirs (étudiants, écrivains). Il possède aussi un effet dopant et procure un « coup de fouet » pouvant augmenter de 20 % le rendement musculaire lors d'un effort (sportif).

À cet effet tonique fait suite une baisse de régime responsable de fatigue, voire de dépression et de céphalées, entraînant une dépendance progressive au café.

Au-delà de 600 mg (soit 4 tasses de robusta ou 10 d'arabica ou 8 tasses de thé), la caféine est responsable d'insomnie, de cauchemars, de tremblements et de perte d'appétit. Cette sensibilité à la caféine varie selon les individus.

• Le café, irritant pour l'estomac, est contre-indiqué en cas d'ulcère, de hernie hiatale ou de reflux gastro-œsophagien.

• Le café facilite l'amaigrissement. En effet, il réduit l'appétit et exerce une action diurétique. Stimulant, il favorise l'effort musculaire, réduit l'apathie, la somnolence et la sédentarité des obèses, ce qui les rend plus actifs et plus motivés. Enfin et surtout, le café facilite la combustion des graisses et a même été proposé en gel pour son action percutanée sur la cellulite.

Calamar

Le calamar, tout comme le poulpe et la sèche qui lui sont proches, est un céphalopode qui se distingue des autres mollusques par un certain nombre de caractéristiques propres.

• Le calamar est un mollusque sans coquille.

• Comme tous les céphalopodes, le calamar, à la différence des autres mollusques à coquille, est un aliment non pollué, ne faisant courir aucun risque d'intoxication bactérienne ou virale.

• Aliment peu calorique (89 cal/100 g), très maigre (moins de 1 g de lipides/100 g) et pauvre en glucides (2 g/100 g), il est tout indiqué pour l'obèse et le diabétique. C'est hélas un aliment souvent préparé frit ou accommodé de sauce relevant son goût fade. Les Espagnols prouvent cependant que le calamar « a la plancha », c'est-à-dire grillé à même la fonte, sur un lit d'oignons et quelques gouttes d'huile d'olive, peut être un régal facile à faire, savoureux, économique et très simple.

• Sa richesse en fer, en magnésium, en calcium intéressera tous ceux qui en manquent, mais sa forte teneur en sodium (250 mg/100 g) l'écartera des régimes sans sel, et son taux d'iode (0,04 mg) le fera éviter par les sujets, rares, qui lui sont intolérants.

Calcium

Rôle

Le corps d'un homme adulte contient 1,2 kg de calcium. C'est le minéral le plus abondant de l'organisme et le constituant de base du squelette. Il joue un rôle fondamental dans la régulation du rythme cardiaque et sur l'excitabilité neuromusculaire (palpitations, tétanie), ainsi que dans la coagulation du sang.

Besoins

- Enfant de 1 à 3 ans : 600 mg ;
- Enfant de 4 à 9 ans : 700 mg ;
- Enfant de 10 à 12 ans : 900 mg ;
- Femme enceinte : 1 100 mg ;
- Femme allaitante : 1 200 mg ;

– Femme ménopausée : 1 200 à 1 400 mg.

Ce sont surtout les grands enfants, n'aimant pas le lait ni les laitages et surtout le fromage, qui présentent les plus grands risques de carence et qui nécessitent même parfois une supplémentation extérieure.

Les besoins en calcium, rarement comblés, peuvent être encore augmentés en certaines circonstances. Ainsi, le stress et l'immobilisation prolongée occasionnent une fuite calcique. Un excès de transpiration ou l'usage régulier de diurétiques entraînent des pertes pouvant atteindre 300 à 400 mg/jour qui doivent être compensées.

Un excès de fibres céréalières (son), riches en acide phytique, des diarrhées chroniques ainsi que tous les régimes amaigrissants dépourvus de matières grasses, et donc de vitamine D, sont responsables d'une réduction de l'absorption du calcium.

Sources alimentaires

• Les laitages représentent la meilleure source de calcium, associé au phosphore dans une proportion très favorable à son absorption :

– les fromages à pâte dure comme le gruyère et le comté fournissent respectivement 1 010 et 952 mg de calcium/100 g (1 350 mg pour le parmesan) ;

– les fromages à pâte molle, comme le camembert, en fournissent beaucoup moins : 400 mg/100 g, coulommiers 205 mg ;

– les fromages blancs, yaourts et laits fermentés en apportent 140 à 160 mg ;

– le lait en fournit à peine moins et le lait écrémé tout autant que le lait entier (125 à 130 mg). Ces laitages frais présentent sur les fromages affinés l'avantage de ne pas avoir perdu leur lactose, sucre naturel du lait, qui favorise l'absorption du calcium par le tube digestif.

• Les eaux de boisson minérales constituent une autre source régulière de calcium.

Un litre de Vittel Hépar en apporte 555 mg et l'eau de Contrexéville 467 mg. La Badoit seulement 200 et le Perrier 140.

• Parmi les légumes, la palme est détenue par le persil, 200 mg, le cresson, 157 mg, et les épinards, 130 mg, mais les légumes secs en sont aussi bien pourvus : haricots, 112 mg, pois chiches, 60 mg.

• Enfin, les amandes sèches en sont très riches, 250 mg, ainsi que les figues sèches, mais tous deux sont des aliments trop riches pour constituer un apport régulier. Il en va de même du caviar, 137 mg, aussi onéreux que salé. Mieux vaut se tourner vers la sardine à l'huile dont 100 g fournissent près de la totalité des apports conseillés, ou une belle salade d'endives (80 mg/100 g).

TENEUR ALIMENTAIRE EN CALCIUM

	(en mg)
Produits laitiers	
Parmesan	1 350
Emmenthal	1 197
Beaufort	1 040
Cantal	1 022
Comté	952
Maroilles	800
Bleu	722
Pyrénées	640
Roquefort	600
Camembert	400
Fromage blanc à 0 % MG	126
Fromage blanc à 40 % MG et petit-suisse à 40 %	111
Légumes	
Persil	200
Pissenlit	165

Cresson	157
Brocoli cuit	100
Épinard cru	80
Bette et endive	80
Laitue :	feuilles 62 tête 32
Poireau cuit	48
Fruits	
Cassis	60
Figue fraîche	55
Framboise	41
Orange	40
Citron/fraise/kiwi/mandarine	25 à 40
Légumes et fruits secs	
Amande	250
Figue sèche	160 à 200
Haricot rouge	112
Abricot sec	80
Datte sèche	68 à 75
Cacahuète	62
Noix, kiwi	60
Pruneau sec	50
Céréales/riz complet cru	200
Divers	
Pain au lait	130
Pain de mie	80
Biscotte	42
Pain	24
Sardine à l'huile	400
Anchois (conserve)	210
Coquille St-Jacques cuite	120
Crevette rose cuite	115
Moule cuite	96
Croque-monsieur	270
Chocolat au lait	220
Pizza	150
Boissons	
Contrexéville	467
Vittel Hépar	555
Vittel Grande Source	202
Badoit	200
Perrier	147
Cidre	120
Bière	80
Vichy Célestin	78
Vin	70
Volvic	10
Charrier	1

Insuffisance d'apport : ostéoporose

Les carences calciques sont responsables de troubles osseux dont le plus fréquent et le plus préoccupant est l'ostéoporose.

Chez la femme ménopausée sans traitement de substitution hormonal, ayant une activité physique réduite par l'âge et s'exposant peu au soleil, apparaît une décalcification lente de la trame osseuse responsable d'une réduction de taille par tassement vertébral, et d'une élévation de fréquence des fractures du col du fémur.

Des travaux récents ont montré qu'une alimentation insuffisante en calcium au cours de l'adolescence facilitait la survenue d'une ostéoporose chez la femme ménopausée.

Les mères doivent donc être très attentives à l'alimentation de leurs filles au moment de la puberté et savoir que la nourriture des fast-foods est très pauvre en calcium, que le pain n'en contient que 25 mg/100 g, le hamburger steak 10 mg/100 g et les frites encore moins.

Excès d'apport : calculs urinaires

L'excès d'aliments riches en calcium associé à des traitements prolongés de vitamine D (spasmophilie) occasionne souvent des dépôts de cristaux de calcium et la formation de calculs urinaires pouvant altérer le fonctionnement du rein.

La vogue actuelle des régimes amaigrissants conduit ainsi souvent à abuser des laitages maigres au point d'en faire l'élément de base de l'alimentation.

De plus, ces régimes pauvres en graisse et en sucre sont mécaniquement trop riches en protéines (viande et laitages), ce qui intensifie encore la fuite de calcium. Il est donc important de leur adjoindre une ration d'eau de boisson suffisante (2 l) et si possible faiblement minéralisée et peu calcique (Volvic 9,9 mg/l et Charrier 1 mg/l).

Camembert

Fleuron de la gastronomie française, le camembert de Normandie au lait cru de vache est un fromage à pâte molle.

• Sa croûte fine est fleurie d'un duvet blanc à traces rouges. Il contient 45 % de matières grasses. Petit cylindre de 11 cm de diamètre et de 3 cm d'épaisseur, pesant 250 g environ et emballé dans sa célèbre boîte en bois mince.

• Son terroir est strictement limité aux départements normands : le Calvados, l'Eure, la Manche, l'Orne et la Seine-Maritime.

Histoire

Le premier camembert fut « créé » par Marie Harel sous la Révolution. Aidée des conseils d'un prêtre réfractaire qu'elle cachait dans sa ferme, cette jeune fermière mit au point en 1791 un fromage original qui tenait à la fois de l'ancien camembert et du fromage de brie.

Il fut présenté à Napoléon III lors de l'inauguration du premier train Paris-Granville.

L'ingénieur Ridel eut l'idée, en 1880, d'emballer le camembert dans une boîte en bois mince qui, depuis, fait partie intégrante de son image de marque.

Fabrication

Le camembert de Normandie est un fromage à égouttage spontané obtenu par caillage à la présure. Il est caillé à la louche puis salé exclusivement au sel sec et séché au hâloir. Il doit mûrir en cave où on le retourne trois fois par semaine. Son affinage dure au moins 21 jours dont 16 dans son ère de production. L'authentique camembert de Normandie est fait avec du lait cru mais la plupart des camemberts du commerce sont fabriqués industriellement avec du lait pasteurisé.

Composition pour 100 g et intérêt nutritionnel

• Le camembert apporte 18 g de protéines/100 g. Son taux de lipides varie selon les marques, entre 23 g/100 g qui est sa teneur minimale (soit 45 % MG) et 34 g/100 g (soit 60 % MG). Ce qui en fait un fromage riche (de 280 à 380 calories). Le camembert a un taux de calcium modéré (400 mg/100 g) mais il est très riche en sodium (près de 1 g/100 g).

• Comme tous les fromages de grande qualité, le camembert est d'abord un chef-d'œuvre gustatif qui associe, dans un mariage particulièrement heureux, des saveurs, des odeurs et une onctuosité qui lui sont propres.

De plus, c'est, comme tous les fromages, un excellent aliment bâtisseur facilitant la croissance et l'entretien de l'organisme grâce à ses protéines et son calcium. Mais, comme eux, il est trop gras et trop salé et se voit exclure de tout régime minceur.

• Pour les mêmes raisons, et du fait de sa richesse en acides gras saturés, il doit être évité par le sujet à risque cardiovasculaire, tout spécialement s'il est hypercholestérolémique et davantage encore hypertendu.

Achat

Un bon camembert pour être fait « à cœur » ne doit pas être plâtreux au centre, ce qui se reconnaît à la pression du doigt et à la couleur de sa croûte qui doit être blanche et duveteuse.

Dégustation

Sa meilleure saison est l'automne. Il se déguste en fin de repas et s'accorde bien avec les vins de Bourgogne, les bordeaux souples et les beaujolais fruités.

Canard

Animal de basse-cour ou sauvage, de chair très appréciée lorsque l'animal est jeune.

Variétés

Les canards d'élevage les plus consommés en France sont le canard nantais, assez gras mais de chair fine, et le canard de Barbarie, plus ferme, moins gras et au goût musqué.

Contrairement au poulet, le canard ne se prête pas à l'élevage intensif et bénéficie de conditions plus décentes, soit en ferme traditionnelle, soit en élevage de petites batteries. Le canard sauvage est presque toujours un colvert. C'est un gibier à plume dont la chair est maigre et musclée. Aujourd'hui, la plupart des chasses sont fournies en colverts d'élevage à chair plus tendre (surtout la femelle reconnaissable à son plumage plus terne). Dans le commerce, on trouve un canard de croisement obtenu en couplant canards domestique et sauvage.

Composition pour 100 g

	Canard d'élevage	Canard gibier
Calories	200	126
Protides	20 g	22g
Lipides	10 à 25 g	4g
Glucides	0,5 g	
Acide urique	100 mg	
Cholestérol	70 mg	

Intérêt nutritionnel

• Le canard d'élevage est une viande calorique qui doit rester occasionnelle dans les régimes minceur.

• C'est aussi une viande riche en graisse mais en grande partie située sous la peau et donc facile à retirer. De plus, contrairement à sa réputation, la graisse de canard, comme celle d'oie, est moins riche en acides gras saturés qu'on ne le pensait. Certaines statistiques récentes ont même révélé que les départements français où l'on cuisinait principalement à la graisse d'oie étaient ceux où l'on mourait le moins d'infarctus. Le canard reste donc une viande permise au sujet à risque cardiovasculaire, à condition d'en avoir préalablement retiré les graisses visibles.

• Enfin, sa richesse en acide urique contre-indique sa consommation en cas de goutte ou de calculs rénaux d'acide urique.

• Le canard sauvage est nettement moins gras (4 g/100 g au lieu de 15 à 25 g pour le canard volaille). Son goût est plus fort, sa chair plus ferme mais il se digère moins bien.

Préparation

• Le plus souvent, le canard d'élevage, assez gras, gagne à être rôti au four, lentement pour laisser la graisse couler dans la lèchefrite. Penser à retirer la peau dans l'assiette avant consommation.

• Le magret est le dos du mulard, un canard d'élevage engraissé dans le Sud-Ouest pour son foie gras. Équivalent du blanc de poulet, c'est la partie maigre de l'animal. On le prépare sous le gril du four après l'avoir débarrassé de sa peau et de sa graisse et on le sert découpé en tranches.

• Le canard d'élevage se marie parfaitement avec différentes purées de légumes tels le céleri ou la carotte, et la chair musquée du canard sauvage réalise une alliance originale avec divers fruits telles la pêche ou la pomme. Mais le légume le plus traditionnellement associé au canard est le navet. Cuit à l'eau pour attendrir ses fibres, il est ensuite doré en poêle avec un peu d'huile mais jamais dans le gras indigeste du canard.

Cancer et alimentation

Le cancer est encore en France la première cause de mortalité touchant chaque année 150 000 personnes dont plus de la moitié avant 74 ans.

L'étude comparée des statistiques du cancer en fonction de la répartition géographique et des habitudes alimentaires, corroborée par l'expérimentation animale, montre clairement que 40 % des cancers de l'homme et 60 % des cancers de la femme seraient d'origine alimentaire.

De plus, si de nombreuses études tentent de cerner la responsabilité de certains aliments et modes de préparation et de conservation, d'autres recherches révèlent régulièrement de nouvelles actions protectrices d'aliments appelées à devenir d'authentiques médecines alimentaires.

Pour le consommateur ordinaire, il s'agit donc surtout, par-delà la complexité des études en cours, de tirer quelques certitudes simples, pratiques et peu contraignantes sur la manière d'éviter les aliments ou les pratiques réputés cancérigènes tout en intensifiant la consommation d'aliments et l'utilisation de pratiques ayant une action de protection avérée sur le cancer.

Facteurs de risque alimentaire

• *Obésité et apport calorique :*

L'abus alimentaire et calorique, surtout lorsqu'il est associé à une réduction des dépenses physiques, est aujourd'hui considéré comme un facteur favorisant l'éclosion de certains cancers hormonaux (sein, utérus, prostate) ou digestifs (côlon).

L'obésité facilitera la sécrétion et l'accumulation d'hormones sexuelles dans le tissu adipeux. L'obésité abdominale encombrant la taille et les viscères est la plus fréquemment associée aux cancers du sein et de la prostate.

• *Excès de consommation de graisses :*

Générateur de prise de poids, l'abus régulier de graisses est difficile à dissocier du facteur de risque propre à l'obésité.

Il est admis aujourd'hui que les corps gras, surtout cuits à haute température, donnent naissance dans l'intestin à des produits de dégradation dont l'action de contact sur la muqueuse est cancérigène, surtout si cette stagnation est aggravée par une constipation chronique.

• *L'alcool :*

L'alcool, sous ses diverses présentations, est l'un des plus importants facteurs de risque alimentaires des cancers de l'œsophage et du larynx. Ce risque, fortement majoré chez le fumeur, peut pourtant être atténué en évitant de dépasser le seuil du demi-litre de vin et du demi-paquet de cigarettes par jour.

L'usage prolongé de l'alcool à doses élevées (alcoolisme) joue aussi un rôle favorisant dans l'apparition du cancer du foie.

Enfin, les cancers du sein et de l'utérus seraient plus fréquents chez les femmes ayant une consommation, même modérée, mais régulière d'alcool.

• *Excès de cuisson des aliments d'origine animale :*

Il est prouvé aujourd'hui que la cuisson de contact trop brutale des viandes, notamment au gril, au four, à la surface des grosses pièces (gigot), et surtout au barbecue, au contact direct de la flamme, génère des produits de pyrolyse cancérigènes.

Ce type de cuisson, habituellement réservé au saisissement des viandes, s'applique aussi parfois à d'autres produits animaux comme le poisson ou le fromage et même à des garnitures de légumes exagérément gratinées en surface ou caramélisées au contact du plat, tout aussi appétissants que dangereux.

• *Aliments de salage et de fumaison :*

La consommation régulière d'aliments fumés (viandes, volaille et poissons), ou conservés dans le sel ou la saumure, est responsable d'une production excessive de nitrosamines cancérigènes (cancer de l'estomac).

Ce même risque est souvent évoqué par les écologistes pour les nitrates présents dans l'eau ou les légumes provenant de région d'élevage intensif (porcin). Ces nitrates, par eux-mêmes stables et inoffensifs, sont capables de se transformer en nitrosamines chez des personnes présentant des affections chroniques de l'estomac ou de l'intestin (ulcère ou diarrhées chroniques).

Facteurs de protection alimentaire

• *Les vitamines :*

– Vitamine A et carotène. Que ce soit sous forme de vitamine A (rétinol), de carotène, son précurseur, ou de caroténoïdes, toutes ces substances apparentées possèdent une action reconnue de prévention du cancer. Cette protection s'exerce principalement sur les cancers du poumon, du larynx et de la vessie, trois types de cancer habituels du fumeur. Des traitements prolongés de vitamine A ont même pu faire régresser des lésions précancéreuses des bronches, de la bouche et de la peau.

La vitamine A, principalement d'origine animale, est surtout fournie par le foie de morue qui en détient la plus haute teneur, le foie de bovin, le jaune d'œuf, le lait entier et de nombreux poissons gras.

Le carotène est fourni par les végétaux les plus colorés, surtout en orange, jaune, rouge et vert. La teneur record est détenue par le pissenlit, la mangue et la carotte, qui lui a donné son nom, mais on en trouve aussi beaucoup dans la pêche, l'abricot, le melon, le potiron et la mâche, le cresson et l'épinard.

– Vitamine C. De nombreuses études ont montré qu'une consommation élevée et régulière de vitamine C réduisait de près de moitié la fréquence du cancer de l'estomac et de l'œsophage.

La vitamine C développe sa protection en s'opposant aux processus d'oxydation et en inhibant la transformation des nitrates en nitrosamines.

– Vitamine E. Associée au sélénium, la vitamine E représente le micronutriment de référence de la protection du risque cardiovasculaire, célébré par les cardiologues comme un authentique médicament de prévention de l'infarctus.

À un degré moindre, elle exercerait aussi un effet protecteur sur le cancer du poumon et certains cancers digestifs.

C'est dans les huiles que l'on en trouve les plus hautes teneurs, tout particulièrement l'huile de germe de blé, mais aussi dans des huiles de grande consommation comme l'huile de maïs, de tournesol ou de soja.

• *Substances végétales de protection :* Depuis quelques années, la recherche s'applique à confirmer le rôle de protection traditionnel de certains aliments végétaux. De nombreuses substances ont ainsi pu être isolées de certains fruits et légumes dont on a pu démontrer l'action anticancérigène, d'abord *in vitro* sur la cellule, puis sur l'animal, et aujourd'hui sur l'homme.

– Le brocoli et de nombreux autres crucifères comme le chou ou le navet sont riches en composés soufrés, notamment les indoles, dont l'action de protection sur le cancer s'exercerait en facilitant l'évacuation de substances étrangères (xénobiotiques) présentes dans l'alimentation.

– L'ail et l'oignon sont riches en sulfures d'allyle qui leur confèrent un effet anticancérigène traditionnellement utilisé par les phytothérapeutes.

– On trouve aussi dans le poireau, l'oignon, les haricots verts, le raisin, le thé, le café et le vin, des flavonoïdes et des tanins freinant le développement des tumeurs en inhibant la prolifération des cellules cancéreuses.

– On trouve dans le soja des isoflavones, hormones végétales capables d'entrer en concurrence avec les œstrogènes de la femme et de freiner l'apparition ou l'évolution des cancers féminins hormono-dépendants (sein et utérus) si fréquents en début de ménopause.

– Enfin, la découverte du lycopène, présent en grande quantité dans la tomate, a confirmé le très fort pouvoir de protection de ce légume hautement représentatif de la diète méditerranéenne.

• *Les fibres alimentaires :*

– Le rôle protecteur des fibres sur le cancer du côlon a été mis en évidence pour la première fois par Burkitt, intrigué par la protection naturelle des Africains, grands consommateurs de fibres céréalières. Depuis, ce rôle de prévention des fibres a été confirmé par d'innombrables études portant sur des consommations supérieures à 27 g de fibres par jour.

– Les fibres agiraient surtout en isolant l'intestin des substances cancérigènes qui le traversent et en réduisant leur temps de contact avec sa paroi muqueuse.

– De plus, bien qu'inassimilables, les fibres sont partiellement dégradées dans le gros intestin en produisant des acides gras volatils très protecteurs.

– Enfin, les fibres jouent encore un rôle de protection sur le cancer du sein en séquestrant et en entraînant avec elles dans les selles une certaine quantité d'œstrogènes, et en fournissant des hormones végétales qui réduisent encore l'impact des œstrogènes circulants.

– Ces données sont corroborées par le fait que les régimes méditerranéens, riches en fibres, céréales, légumes verts et légumineuses, sont connus pour réduire de manière significative les risques de cancer du sein en périménopause.

Cannelle

Épice fournie par l'impressionnant cannelier de Ceylan qui peut atteindre 15 m de haut et dont on ne récolte que l'écorce. Détachée avec précaution du tronc, elle sèche en s'enroulant sur elle-même et, sous cette forme, développe alors tout son parfum.

Achat

Les vrais amateurs de cannelle ne l'apprécient et ne l'achètent que sous la forme brute de petits tuyaux d'écorce et répugnent à utiliser les poudres du commerce provenant de débris dévalorisés.

Utilisation

La cannelle a une note douce et séduisante qui sied parfaitement à des préparations sucrées comme les biscuits, que les industriels oublient rarement de parfumer, mais aussi les gâteaux maison, le quatre-quarts, les crèmes, les crêpes et les gaufres. Elle aromatise traditionnellement le vin chaud sucré, la sangria espagnole et tous les punchs. On la retrouve encore dans les compotes dont elle relève le goût discret, ainsi que dans les entremets et les salades de fruits.

Mais elle peut aussi être utilisée dans des préparations salées pour modérer le goût faisandé du gibier, adoucir l'acidité de nombreux fruits ou atténuer la violence de certains mélanges d'épices comme le curry ou le cinq-épices.

Cannelle et minceur

Dans le cadre de la cuisine minceur, la douceur naturelle de la cannelle peut tout simplement remplacer le sucre dans les salades de fruits et donner de la saveur à des aliments qui en ont très peu comme les laitages maigres si souvent utilisés dans cette indication.

Cantal

Fromage au lait de vache à pâte demi-dure pressée et non cuite, le cantal est l'un des 33 fromages français à appellation d'origine contrôlée (AOC).

• Bien affiné, il a une croûte naturelle épaisse et sèche. Il se présente comme un cylindre massif et de forme trapue de 40 cm de diamètre sur 45 cm de hauteur et pesant près de 43 kg. Il existe aussi un petit cantal de 20 kg et même un de 10 kg. Chaque cantal est authentifié par une plaque d'aluminium qui certifie son origine et garantit son appellation.

Le cantal de qualité se vend habituellement à la coupe ou préemballé.

• Fromage d'Auvergne, le cantal est fabriqué dans la région dont il porte le nom et dans 41 petites communes de départements contigus : Aveyron, Corrèze, Haute-Loire et Puy-de-Dôme.

Histoire

Le cantal est l'un des plus vieux fromages français, déjà connu et apprécié des Romains et cité par Pline l'Ancien puis par Grégoire de Tours. Son terroir d'origine couvre le « pays vert » où les prairies et les pâturages qui ceinturent le massif volcanique de la haute Auvergne ont une altitude avoisinant les 1 000 m.

Fabrication

Comme tous les fromages à appellation contrôlée, le cantal artisanal respecte des règles de fabrication traditionnelle bien définies.

Le caillé obtenu après emprésurage est morcelé puis mis en cuve et pressé. Après maturation, le cantal est salé en cuve puis broyé, moulé et mis sous presse pendant deux jours. Après démoulage, les fourmes sont affinées en cave pendant 30 jours pour le cantal « doux » et jeune et 4 à 6 semaines pour les « entre-deux », plus vieux et nettement plus parfumés. C'est au cours de cet affinage que se développe la croûte plus ou moins épaisse selon l'âge.

Composition pour 100 g

Calories 387	Eau 37 g
Protides 23 g	Calcium 1 022 mg
Lipides 30 g	Sodium 1 000 mg
Glucides 5,8 g	Cholestérol 90 mg

Intérêt nutritionnel

• Aliment de terroir et de qualité fixé dans ses règles de fabrication artisanales par son appellation contrôlée, le cantal est un aliment de plaisir et de récompense qui doit rester occasionnel.

• Riche et calorique, le cantal est à éviter dans les régimes minceur. À 387 cal/100 g, il fait partie des AOC les plus énergétiques, bien loin devant les chèvres et le pont-l'évêque, 300 cal, ou le reblochon, 322 cal, mais se situe derrière les bleus, 400 cal.

• Très gras, 45 % de la partie sèche, à teneur notable en acides gras saturés et pourvu en cholestérol, le cantal est déconseillé au sujet à risque cardiovasculaire.

• Riche en calcium et en protéines de bonne qualité et dépourvu d'odeur et de saveur corsées, il peut être très utile à l'enfant en croissance, à l'adolescent, à la femme enceinte ou allaitante et à la femme ménopausée, tous les cinq de poids normal et non soumis à un régime sans sel.

• Enfin, très salé comme la plupart des fromages affinés, il est à exclure de tous les régimes pauvres en sel, notamment de l'insuffisant cardiaque ou rénal et de l'hypertendu.

Choix et dégustation

• Un cantal jeune se choisit avec une croûte gris clair, une consistance souple, une odeur et un goût légèrement lactés et une pâte ivoire. Un « entre-deux » se reconnaît à sa croûte ocre d'or, sa consistance plus ferme, son parfum de pâturage et son goût rappelant la noisette. Un cantal de caractère, encore plus vieux, montre une croûte plus épaisse, accidentée et recouverte d'une fleur orangée.

• Le cantal est un fromage de garde disponible toute l'année, de préférence en fin de repas mais assez souvent aussi en en-cas. Il s'associe très bien aux fruits, notamment la pomme et les fruits rouges ou le raisin qui mettent en valeur sa note fruitée et son subtil arrière-goût de noisette.

Dans son pays d'origine, il est souvent utilisé dans la confection de feuilletés et de crêpes.

• Enfin, le cantal s'allie à des vins légers mais fruités tels les côtes-d'auvergne, côtes-du-rhône, beaujolais et corbières.

Câpres

Bouton floral du câprier utilisé après macération dans le vinaigre.

• Accompagne classiquement la raie, la tête de veau, le tartare, les pizzas et l'assiette anglaise.

• L'usage immodéré des câpres, fortement salées et vinaigrées, est à éviter lors des régimes sans sel et à contrôler en cas d'affection acide de l'estomac (ulcère, gastrite, reflux gastro-œsophagien).

• La combinaison de sa saveur et de son acidité peut, à moindre coût calorique, faire accepter une réduction de l'onctuosité et des calories fournies par la mayonnaise d'accompagnement ou la sauce tartare (+ de 700 cal/100 g) et alléger d'autant la cuisine de l'obèse.

Cardamome

Épice exotique très utilisée aux Indes, pays dont elle est originaire. Les Arabes en firent très tôt le commerce et l'introduisirent en Europe avec le poivre et le gingembre. Les Indiens la croquent toujours en buvant leur thé ou leur café.

- En dehors de son destin d'épice, la cardamome a aussi été utilisée pour son parfum musqué avec l'ambre et le musc. En Indonésie, elle est mêlée avec le clou de girofle dans le tabac des cigarettes locales.
- La Suède est son premier consommateur européen, où elle est utilisée pour la fabrication des charcuteries, des liqueurs ou même des confiseries.
- Ses graines, que l'on trouve aujourd'hui dans n'importe quelle grande surface, doivent pour garder leur arôme être écrasées juste avant l'emploi. La cardamome est l'un des composants de base du curry indien qui a, depuis longtemps, grâce aux Anglais, trouvé sa place dans la gastronomie occidentale.
- On peut créer la surprise en l'introduisant à dose « occidentale » dans ses plats de viande et tout spécialement de volaille, ou même dans son riz, voire, comme il est de rigueur en Orient, dans les salades de fruits.

C'est un moyen ingénieux et efficace de cuisiner des plats en sauce en réduisant ou même en supprimant des matières grasses.

Enfin, la cardamome lutte efficacement contre la mauvaise haleine.

Carotte

Légume-racine sucré parmi les plus familiers et les plus consommés en France.

Composition pour 100 g

Calories 40	Calcium 41 mg
Glucides 8,70 g	Potassium 290 mg
Fibres 3,40 g	Carotène 12 mg
Fer 0,66 mg	Vitamine C 7,1 mg
Magnésium 18 mg	

Intérêt nutritionnel

- Modérément énergétique (40 cal/100 g), la carotte est, avec la betterave, le légume vert ayant l'une des plus hautes teneurs en glucides, ce qui explique sa saveur sucrée si prononcée. C'est aussi l'aliment usuel possédant l'index glycémique le plus élevé, pénétrant très vite dans le sang et élevant massivement la glycémie.

Bien que classée parmi les légumes verts, la carotte doit être consommée avec modération par le candidat à la minceur et le diabétique. Ce dernier aura tout intérêt à consommer les carottes au cours d'un repas complet pour les mêler à d'autres aliments plus lents et réduire leur vitesse de pénétration.

- La carotte est très riche en fibres de très bonne qualité. Ce qui lui permet :

– de régulariser efficacement le transit intestinal des constipés, mais aussi, paradoxalement, de lutter contre la diarrhée. Cette double action s'explique par le fort pouvoir de rétention d'eau de ses fibres qui améliore la consistance des selles ;

– la carotte exerce une action favorable sur le taux de cholestérol. Cette action s'explique par la forte teneur en pectines qui le séquestrent dans l'intestin et l'éliminent dans les selles.

- La carotte est, avec le foie, l'aliment le plus riche en carotène.

Par son action de précurseur de la vitamine A, le carotène a une action protectrice sur la peau et les muqueuses que l'on utilise fréquemment dans le traitement de l'acné. Il protège et améliore aussi la vision nocturne.

Le carotène est considéré aujourd'hui comme l'un des trois antioxydants majeurs. La carotte, qui en regorge, exerce donc une puissante action de protection de l'organisme dans les domaines où il est le plus menacé : prévention des maladies cardiovasculaires, du vieillissement prématuré des tissus (cataracte, Alzheimer, baisse d'immunité) et tout spécialement du cancer. Il a été prouvé qu'une consommation quotidienne de 100 g de carottes divisait par deux le risque de cancer du poumon. Un éditorialiste du *Lancet* sous-titrait en 1991 : « A carrot a day keeps cancer at bay. »

• Il faut savoir qu'avant l'âge de 4 mois, la carotte ne doit être utilisée qu'en petit pot spécialement conçu pour le nourrisson avec des carottes pauvres en nitrates (dangereux à cet âge).

• Enfin, lorsque la carotte est, comme c'est si souvent le cas, consommée râpée, il convient de la préparer peu de temps avant consommation pour éviter la destruction de la vitamine C par oxydation à l'air.

Carrelet (ou Plie)

Poisson de mer plat, maigre, peu coûteux et pauvre en calories.

Le carrelet est un poisson plat pêché sur le littoral atlantique, où il est connu sous le nom de plie, et méditerranéen, où il est souvent confondu avec la barbue.

On le reconnaît à sa forme en losange qui rappelle celle du turbot, à son flanc blanc et aveugle, et à son flanc supérieur gris tacheté d'orange sur lequel saillent ses deux yeux.

Achat

Le carrelet est un poisson de grande consommation, présent toute l'année à l'étal des poissonniers. Peu coûteux, il possède une tête pesante et de nombreux déchets qui obligent à des portions plus conséquentes (250 g minimum). Sa chair est appréciée, mais moins ferme et bien moins fine que celle de la sole ou du turbot.

Sa forte saveur iodée le fait souvent refuser par le jeune enfant. Aussi est-il préférable de retarder l'initiation pour éviter de le voir s'en écarter à vie. Le carrelet se prépare principalement entier, avec sa peau et à la poêle. Toute autre préparation, en filet ou en court-bouillon, prend le risque de le ramollir et de désagréger sa chair fragile.

Composition pour 100 g

Calories 65	Eau 80 g
Protides 15 g	Sodium 120 g
Lipides 0,6 g	Iode 0,05 g
Glucides 0,5 g	Fer 0,8 g

Intérêt nutritionnel

• Le carrelet est probablement le poisson courant le moins calorique des mers. C'est aussi l'un des plus maigres, et dont les graisses sont majoritairement insaturées et favorables au cœur. C'est donc un poisson idéal pour l'adepte des régimes minceur et le sujet à risque cardiovasculaire.

• Le carrelet est un bon fournisseur de protéines de haute valeur calorique, mais dont la teneur est cependant inférieure à celle de la moyenne des poissons.

• Il fournit aussi une quantité non négligeable de fer qui intéressera la femme enceinte ou allaitante.

• Enfin, c'est l'un des poissons de grande consommation les plus iodés, qu'il est préférable d'éviter en période de bilan thyroïdien.

Carvi et Cumin

Carvi et cumin sont deux épices dont l'origine géographique, l'arôme et l'usage sont très voisins. On les trouve tous deux en graines ou en poudre dans toutes les épiceries. Ces épices sont utilisées aussi bien dans le Nord, dans les pays scandinaves, que dans le Sud, dans les pays maghrébins.

Cuisine

En grains moulus, ces épices peuvent rendre savoureuse et originale une banale salade. Une petite cuillère à café pour quatre personnes permet de réduire notablement l'assaisonnement et l'apport d'huile si calorique.

• Elles servent aussi à parfumer toutes sortes de plats en sauce (ragoût), choucroute, pommes de terre et soupe, le pain ou les pâtisseries.

• Enfin, comme l'aneth, carvi et cumin se révèlent très précieux dans la préparation du poisson, relevant par exemple le goût des marinades ou parfumant ses beurres fondus d'accompagnement.

En phytothérapie

Le carvi est encore utilisé de nos jours pour réduire les flatulences. Ce qui explique pourquoi les Nordiques l'introduisent dans leur pain noir, les Maghrébins dans les pois chiches, ou autres légumes secs, et les Français dans des fromages aussi difficiles à digérer que le munster ou le maroilles.

Cassis

Baie noire proche de la groseille longtemps utilisée pour soigner les plaies et introduite dans le registre alimentaire par un liquoriste de Dijon qui confectionna la première crème de cassis.

Fruit d'été fragile et périssable, le cassis doit être consommé immédiatement.

• Très riche en glucides (14 g/100 g), en acide citrique (3 g/100 g) et en vitamine C, très acide (200 mg/100 g), c'est à la fois l'un des fruits les plus sucrés, les plus acidulés et les plus énergétiques (59 cal/100 g).

• Il est d'autre part riche en carotène (0,05 mg), un antioxydant majeur, précieux agent de prévention du risque cardiovasculaire, du cancer et du vieillissement prématuré.

• Enfin, il est bien pourvu en calcium (60 mg), riche en fer (1,3 mg) et en potassium (370 mg).

• Sa richesse en sucre et en fibres (cellulose), son acidité et surtout son prix limitent pourtant sa consommation.

Caviar

Aliment de très grand luxe et de haut prix, habituellement réservé aux fêtes ou aux grandes occasions.

Le caviar est obtenu à partir des œufs d'esturgeon, poisson assez répandu mais dont seules trois espèces sur vingt-quatre recensées fournissent une telle qualité d'œufs. De plus, pour porter ce nom, ces œufs ne doivent pas avoir été fécondés, ce qui modifie leur consistance et leur goût.

L'esturgeon est un poisson migrateur marin qui fraie dans les fleuves. On en trouve un peu partout et même encore en France dans la Garonne, mais tous les grands caviars proviennent de la mer Caspienne et sont exploités par ses deux riverains, l'Iran et la Russie.

Composition et valeur nutritionnelle

• Œufs de poisson, le caviar est très riche en protéines (26 g/100 g), plus encore que la viande (20-25 g).

• Son onctuosité s'explique par sa teneur élevée en lipides (17 g/100 g) et, comme tous les œufs, il contient beaucoup de cholestérol (440 mg/ 100 g), nettement moins pourtant que le jaune d'œuf de poule (1 500 mg/100 g). Son emploi fréquent et abondant, surtout présenté sur toasts beurrés, est déconseillé aux sujets à risque cardiovasculaire.

• Son extrême richesse en sel (1 900 mg de sodium, soit 5 g de sel/100 g) l'exclut de tous les régimes sans sel, notamment chez l'hypertendu.

• Le caviar est riche en purines et déconseillé aux goutteux et aux porteurs de calculs uriques.

• Cependant, le caviar n'est guère plus énergétique qu'une viande de bœuf (270 cal/100 g) et peut donc être inclus dans les régimes minceur pour les fêtes en association avec le saumon fumé.

Variétés et qualités

• Le sévruga : c'est le caviar de premier prix qui se vend même aujourd'hui en grande surface. Ses grains sont des « petits gris au goût noisette ». Il est souvent très salé.

• L'ossetra est un caviar supérieur, aux grains plus gros et bruns dont le goût marin et fruité est nettement plus fin.

• Le béluga : le plus cher des caviars. Son grain, encore plus gros, fond en bouche et sa saveur et sa consistance sont d'un extrême raffinement.

• Le caviar pressé permet d'avoir à moindre prix des saveurs similaires mais une consistance et une présentation très inférieures. Composé d'œufs trop mous ou déjà écrasés, il se présente comme un agrégat noir et très concentré dont 1 kg de pâte correspond à 4 kg d'œufs.

Consommation

• Le caviar se conserve un mois dans le haut du réfrigérateur à 0 °C. Ouvert, il doit être consommé dans la journée.

• La bonne portion de fête est de 50 g par personne. Il est traditionnellement présenté dans sa boîte sur de la glace pilée, agrémenté de citron s'il est trop gras, et servi sur du pain blanc légèrement beurré, accompagné de vodka ou de champagne brut.

• Les connaisseurs bannissent l'usage de couverts en argent qui dénaturent sa saveur et, à l'exemple des puristes iraniens, se servent de spatules en bois.

Céleri (céleri-rave et céleri en branches)

Céleri-rave et céleri en branches sont deux légumes provenant de la même plante potagère dont on consomme la racine du premier et les feuilles du second. Les grains sont utilisés pour la fabrication du sel de céleri.

Composition et intérêt nutritionnel

• Le céleri en feuilles est peu calorique (20 cal/100 g) et pauvre en glucides (3,7 g/100 g), alors que le céleri-rave est plus énergétique (44 cal) et plus riche en glucides (8,5 g).

• Mis à part leur richesse en potassium (290 et 300 mg) et en calcium (60 mg pour le céleri-rave), ils ne présentent que peu d'intérêt nutritionnel.

• Comme tous les légumes au goût fort et aux fibres dures, les céleris sont déconseillés aux dyspeptiques et aux intestins sensibles.

Présentation

Le céleri à côtes charnues, croquant et désaltérant, se consomme cru en salade à la vinaigrette.

Le céleri vert, plus fibreux, se prépare braisé ou à la vapeur et surtout en gratin, ce qui offre une petite chance de le faire accepter par l'enfant.

Le céleri-rave est souvent consommé

râpé « à la rémoulade », ou cuit en purée (congelée).
L'odeur prononcée du céleri se communique facilement aux autres aliments du réfrigérateur. Aussi est-il préférable de le conserver sous sac plastique alimentaire.

Céréales

Les céréales sont d'anciennes graminées sauvages dont la culture au néolithique a ouvert la voie de la civilisation.
Pour être consommées, les céréales doivent être écrasées, débarrassées de leur enveloppe de son, et cuites pour rendre l'amidon digestible.
Chaque espace culturel et géographique affectionne et cultive traditionnellement une céréale dominante. En Europe, c'est le blé, en Asie, le riz, et en Amérique, le maïs. Un peu partout, et de manière relativement uniforme, les céréales fournissent à l'homme près de la moitié de l'énergie qu'il utilise.

Composition et intérêt nutritionnel

• Les céréales apportent en moyenne 70 % de glucides, pour l'essentiel de l'amidon, un sucre que l'on dit complexe car composé d'un très grand nombre de molécules très solidement enchaînées les unes aux autres.
Contrairement aux sucres blancs (saccharose) qui n'en possèdent que deux, les longues chaînes d'amidon nécessitent un laborieux démantèlement et leur assimilation en est retardée d'autant. Les nutritionnistes mesurent cette difficulté de traversée avec un « indice glycémique », qui dans le cas de l'amidon est moins élevé que celui du sucre. La traduction vulgarisée de cette notion assez complexe a donné naissance aux concepts de « sucre rapide » et de « sucre lent », dont l'amidon est le premier représentant.
L'important est de savoir que l'amidon des céréales pénètre dans le sang progressivement en évitant les décharges réactionnelles brutales et massives d'insuline aujourd'hui tenues pour responsables de nombreuses pathologies : épuisement progressif du pancréas et déclenchement précoce du diabète chez les sujets prédisposés, obésité et aggravation du risque cardiovasculaire par facilitation de la synthèse et du dépôt des graisses.
• Les protéines des céréales, 10 % en moyenne, sont de moins bonne qualité que les protéines animales car incomplètes et dépourvues d'un acide aminé indispensable : la lysine. Ce manque peut facilement être compensé par une association à d'autres aliments qui en sont riches, tels les viandes ou les laitages. C'est le cas du mariage réussi du pain et du fromage dans le sandwich, des pâtes au gruyère et des corn-flakes au lait.
Lorsque les laitages ou les viandes font défaut, les légumes secs (lentilles, pois, soja) peuvent les remplacer en fournissant leur abondante lysine en échange de la méthionine qui leur manque et dont les céréales regorgent. C'est ainsi que les végétaliens très stricts, qui refusent jusqu'au lait, parviennent à complémenter leur alimentation avec du soja ou d'autres légumineuses.
De nombreuses populations ont pu ainsi, sans aucune connaissance nutritionnelle, forger des associations céréales-légumineuses qui leur sont propres. C'est le cas bien connu de la semoule et du pois chiche dans le couscous, du feijao sud-américain, du riz associé au soja en Chine.

• Les céréales contiennent 3 % de lipides concentrés dans le germe. Germe et lipides sont éliminés au cours des opérations de mouture afin d'éviter le rancissement ultérieur de la farine.

• Les fibres des céréales sont aussi des glucides, mais dont l'homme, contrairement au ruminant, ne peut profiter car dépourvu de l'enzyme d'assimilation.

Ces fibres ne sont donc apparemment que du lest qui entre et sort, mais dont les multiples intérêts se révèlent un peu plus chaque jour au nutritionniste (rôle dans la régulation du transit, étalement de l'absorption des sucres, du cholestérol, action sur la satiété et protection de la paroi intestinale) et qui en font un agent de prévention des maladies cardiovasculaires, du cancer du côlon, de la constipation et du diabète.

• Les sels minéraux, potassium, magnésium, fer, et les vitamines B et E sont concentrés dans l'enveloppe et le germe, et disparaissent donc de la farine blanche après mouture complète.

Important : le son de blé, présent dans le pain complet, contient du phosphore à l'état de phytate qui a la particularité de séquestrer le calcium. Pour cette raison, il faut éviter de donner du pain complet et encore moins du pain au son aux enfants qui ont un besoin crucial de calcium pour leur développement osseux.

La redécouverte des céréales

Les céréales ont toujours représenté partout dans le monde l'aliment de base de toute alimentation humaine. À partir des années 1960, dans les pays industrialisés, elles ont été tenues en méfiance par les propagandistes mal informés de la mode minceur.

Aujourd'hui, sous l'impulsion des nutritionnistes, elles reviennent en force avec un argument frontal incontournable : l'alimentation humaine provient globalement de deux sources principales, les glucides, dont les céréales sont les meilleurs fournisseurs, et l'association protides-lipides provenant des viandes, des laitages et des œufs. Or l'expérience prouve que cet apport binaire subit la loi des vases communicants et que réduire la consommation de céréales condamne mécaniquement à intensifier celle des protéines et des graisses. Ce qui élève, à moyen ou à long terme, la fréquence d'apparition des trois plus menaçantes maladies de civilisation : les affections cardiovasculaires et le cancer, par excès de matières grasses, et l'obésité, par augmentation de l'apport calorique.

Cerfeuil

Plante aromatique originaire de Russie qui pousse aujourd'hui dans tous les jardins. Au Moyen Âge, on le nommait « persil des riches », et on raconte que la célèbre Ninon de Lenclos conservait sa beauté en se lavant le visage avec une poignée de feuilles de cerfeuil dans un litre d'eau bouillante.

• Sa caractéristique nutritionnelle est d'être très riche en vitamine C et en carotène (provitamine A) qu'il perd, ainsi que tout son arôme, à la cuisson et à la dessiccation. Il se congèle très bien après avoir été lavé et séché.

• Le réel intérêt du cerfeuil est de parfumer les salades ainsi que les crudités. Associé à de la ciboule, des feuilles de menthe fraîche et du persil plat, il parfume agréablement une salade mêlée de feuilles de chêne et de roquette.

Le potage au cerfeuil est aussi réputé que la soupe au pistou (basilic).

• Enfin, le cerfeuil est le condiment idéal des poissons et des coquillages (citronnette de cerfeuil pour accompagner les huîtres).

Cerise

La cerise est un fruit très ancien, originaire du Moyen-Orient, retrouvé avec d'autres baies sauvages dans les cités lacustres de l'âge de pierre.

Les Grecs et les Romains se contentèrent longtemps des cerises sauvages du merisier et durent à leurs généraux vainqueurs les greffons domestiqués ramenés en butin des pays soumis.

Tout au long du Moyen Âge, la cerise fut considérée comme un fruit précieux et rare, et il fallut attendre Louis XV et sa passion des fruits rouges pour voir la cerise pénétrer dans les vergers de France.

Au début du XXe siècle, Montmorency était réputé pour la récolte publique de ses premières cerises qui attirait, dès les beaux jours, des foules de Parisiens.

Variétés

Il existe près de 200 variétés de cerises, mais une douzaine seulement est cultivée.

On distingue trois groupes de cerises :

• Les cerises acides (montmorency et griottes) principalement destinées à la préparation de cerises à l'eau-de-vie.

• Les cerises anglaises réservées à la fabrication des confitures.

• Les cerises douces, les plus fréquentes, bigarreaux et guignes.

Les cerises de table sont essentiellement des bigarreaux, sucrées, parfumées et savoureuses :

• La burlat fournit à elle seule 50 % de la production. C'est un gros fruit rouge et l'une des variétés les plus précoces (fin mai).

• Le reverchon, un peu plus tardif, est aussi une grosse cerise carmin, à chair ferme et rose.

• Le cœur-de-pigeon, plus tendre et d'un rouge sombre très soutenu.

• La napoléon (mi-juin) est une cerise carmin sur fond jaune pâle.

Achat

La cerise est un fruit de début de belle saison, de mi-mai à mi-juillet, dont la consommation moyenne est de 1 kg par an et par personne.

C'est un fruit délicat qui souffre des transports et des manipulations, et dont on reconnaît la fraîcheur à sa couleur vive, sa peau tendue et brillante, et surtout à son pédoncule très vert ou à la présence de feuilles bien vertes.

Utilisation

En fruit de table, choisir la burlat, le cœur-de-pigeon, le reverchon, la marmotte ou la napoléon. Pour les confitures, préférer la marmotte.

Pour la pâtisserie (clafoutis ou tartes), préférer les grosses burlats.

En accompagnement de gibier, choisir des griottes bien acidulées.

Pour les conserves, trouver des cerises anglaises.

Pour les cerises à l'eau-de-vie, adopter les cerises acides, griottes ou montmorency.

Enfin, le kirsch est fabriqué avec les guignes.

Composition pour 100 g

Calories 65	Calcium 18 mg
Protéines 1 g	Magnésium 12 mg
Glucides 14 g	Sodium 2 mg
Eau 82 g	Vitamine C 15 mg
Fibres 1,7 g	Carotène 0,4 mg
Potassium 250 mg	Fer 0,4 mg

Intérêts nutritionnel et diététique

• Riche en eau (82 %) et juteuse, la cerise est un fruit rafraîchissant.

• La cerise est le fruit rouge le plus riche en sucres, composés à parts égales de glucose et de fructose très rapidement assimilés et utilisables par l'organisme. Sa saveur douce est acidulée par la présence d'acides malique et succinique, mais aussi de tanins et d'huiles essentielles responsables de son arôme original. La consommation excessive de cerises est donc déconseillée au diabétique, surtout en dehors des repas.

• La cerise est aussi à exclure des régimes minceur, non seulement en raison de sa valeur calorique élevée (80 cal pour une portion ordinaire), mais bien davantage car c'est un fruit de grignotage et de consommation automatique et ludique dont les abus sont fréquents et difficilement contrôlés, surtout lorsqu'il est consommé à même l'arbre.

• La cerise est un bon fournisseur de vitamines et de sels minéraux.

Une portion de 125 g apporte le quart des besoins quotidiens en vitamine C, dont l'action est renforcée par une forte présence de pigments anthocyaniques, puissants protecteurs de la circulation veineuse et capillaire et responsables de la vive couleur pourpre du fruit.

La même portion couvre aussi le quart des besoins en carotène ou provitamine A, antioxydant dont l'action de prévention du risque cardiovasculaire et du cancer est aujourd'hui reconnue.

La cerise est aussi bien pourvue en potassium, en calcium, en fer et en cuivre.

• L'infusion de queues de cerises est traditionnellement utilisée pour ses effets diurétiques.

À un moindre degré, la forte hydratation de sa pulpe en eau, sa bonne teneur en potassium et la présence notable de sorbitol confèrent au fruit lui-même une intéressante action de drainage. Cette action est complétée par la production de composés alcalins qui corrigent la forte acidification de l'alimentation actuelle.

• Enfin, la cerise est parfois indigeste, notamment pour ses variétés à chair ferme, et mal tolérée par les intestins sensibles (fermentations ou ballonnements). Dans ces cas, il est préférable de la consommer cuite ou de la mastiquer suffisamment, et surtout d'éviter de boire en la consommant.

Chabichou du Poitou

Petit fromage au lait de chèvre entier, le chabichou du Poitou est l'un des 33 prestigieux fromages français à appellation d'origine contrôlée (AOC). À point et après un affinage bien conduit, il est recouvert d'une croûte naturelle fine et fleurie.

• Il ressemble à une petite tour en forme de tronc de cône, communément dénommée « bonde », de 6 cm de haut sur 5 à 6 cm de diamètre pesant environ 150 g.

Comme la plupart des fromages de chèvre, le chabichou est vendu nu.

• Son territoire de production est assez bien circonscrit au haut Poitou calcaire chevauchant une partie des départements de la Vienne, des Deux-Sèvres et de la Charente.

Histoire

Le chabichou du Poitou aurait été fabriqué par les Sarrasins installés dans la région du Sancerrois après la déroute de leurs armées, battues à Poitiers en 732 par Charles Martel.

Chabi, racine de chabichou, dériverait de *chebli* signifiant chèvre en arabe.

Lentement, sa réputation s'étendit à la région, puis à tout le territoire, et, en 1782, Charles de Cherge écrivait : « Les excellents fromages, connus du populaire sous le nom de Chabichou, jouissent d'une réputation justement méritée. »

Fabrication

Le chabichou du Poitou est fait uniquement avec du lait de chèvre entier emprésuré à chaud. Laissé à égoutter lentement sur toile, le caillé est mis en moule à la louche dans des faisselles coniques trouées portant l'inscription CDP (chabichou du Poitou) qui imprime sa marque sur le plateau supérieur du fromage. Démoulé et salé, le chabichou est réessuyé et mis à sécher en hâloir, où il est affiné pendant au moins dix jours.

Composition pour 100 g

Calories 340	Eau 44 g
Protides 20 g	Calcium 197 mg
Lipides 29 g	Sodium 540 mg
Glucides traces	Cholestérol 90 mg

Intérêt nutritionnel

• Aliment précieux et gastronomique, véritable œuvre d'art gustative inscrite dans une vieille tradition de terroir fixée par son appellation contrôlée, le chabichou du Poitou est un aliment de plaisir et de récompense qui doit rester occasionnel.

• Riche et calorique, le chabichou est à éviter dans les régimes minceur. À 340 cal/100 g, il occupe une position énergétique moyenne dans la liste des nombreuses AOC de même réputation, bien derrière les bleus, 400 cal, et le cantal, 387 cal, mais devant le reblochon, 322 cal, et le pont-l'évêque, 300 cal.

• Assez gras, 34 % de la partie sèche, à teneur notable en acides gras saturés et pourvu en cholestérol, le chabichou doit voir sa consommation restreinte chez le sujet à risque cardiovasculaire.

• Riche en calcium et en protéines de bonne qualité, il peut, lorsque son goût est accepté, être très utile à l'enfant en croissance, à l'adolescent, à la femme enceinte ou allaitante et à la femme ménopausée, tous les cinq de poids normal et non soumis à un régime sans sel.

• Enfin, très salé comme la plupart des fromages affinés, il est à exclure de tous les régimes pauvres en sel, notamment chez l'insuffisant cardiaque ou rénal et l'hypertendu.

Choix et dégustation

• Le chabichou du Poitou se choisit avec une fine croûte à fleur blanche pailletée de jaune et de bleu, une pâte ferme et cassante en cas de séchage poussé, une belle odeur de lait caprin et une saveur plus douce et onctueuse que relevée.

Recommandé surtout en été et en automne, il se déguste, comme la plupart des fromages, en fin de repas. Sa consistance allant du tendre humide au sec cassant en fonction de la durée de l'affinage, il peut ainsi convenir aux goûts d'un large public d'utilisateurs.

Il s'allie naturellement avec des vins de son propre terroir, notamment les vins du haut Poitou.

Champignons

Les champignons ne sont pas des végétaux ordinaires. Ils vivent sans chlorophylle, sans racines, et sans tige ni feuilles, ils sont même capables de fabriquer de la kératine semblable à celle des poils ou des ongles, et de la chitine comme les insectes et les crustacés.

Histoire et variétés

200 000 à 300 000 champignons sont répertoriés qui forment un règne intermédiaire entre le végétal et l'animal, dont le champignon de Paris est l'espèce la plus consommée au monde.

Connu et apprécié depuis l'Antiquité, le champignon de Paris a été introduit par les Toscans, développé par La Quintinie, jardinier de Louis XIV, mais c'est depuis Napoléon qu'il est produit massivement dans des carrières souterraines à Paris.

D'autres espèces comme les pleurotes, les girolles et les bolets poussent en semi-cultures mais pour l'instant avec infiniment plus de difficultés.

La truffe (▶ Truffe) ou « diamant noir » est un aliment de grand luxe auréolé de légende et d'étrangeté, vivant à 10 cm sous terre dans les racines de chêne et de noisetier. L'homme a souvent recours aux chiens et aux porcs truffiers pour les localiser. La truffe noire du Périgord et la blanche du Piémont sont les plus recherchées. À ce jour, les tentatives de cultures n'ont pas abouti à une production massive, et son prix est toujours loin d'être accessible à tous.

Intérêt nutritionnel

Les champignons sont des aliments peu caloriques (30 à 40 cal/100 g) et très riches en eau (90 %). En raison de leur texture, on les présente souvent comme une viande végétale. Il n'en est rien, car leur taux de protides est à peine supérieur (2,7 g/100 g) à la moyenne des légumes frais, et il faudrait 500 à 600 g de champignons pour égaler l'apport d'un petit steak de 100 g.

Comestibilité

Les champignons de Paris, le blanc comme le blond plus parfumé, sont cultivés industriellement. Les champignons sauvages comestibles comme les morilles, les cèpes, les chanterelles, sont des aliments très raffinés et recherchés mais que de plus en plus de spécialistes, alertés par leur toxicité potentielle, considèrent avec méfiance, s'interrogeant même sur leur statut d'aliment.

• *Comestibles mais pollués :*

En effet, la plupart des champignons comestibles synthétisent des substances toxiques pour les cellules, capables d'entraîner des mutations, de produire des antibiotiques et des substances cancérigènes, que l'on retrouve jusque dans les champignons de Paris (hydrazine). Et les girolles elles-mêmes, réputées inoffensives, entraînent lorsqu'elles sont consommées en quantité importante des intolérances dont on ne connaît pas l'origine. De plus, les champignons sont les végétaux les plus touchés par la pollution chimique des villes et des champs. Cultivés dans des champignonnières où les ordures ménagères entrent souvent dans la composition des engrais, ils sont capables de concentrer dans leur chair de nombreux produits chimiques et des métaux (mercure, cadmium) dangereux pour l'homme.

• *Vénéneux et souvent indécelables :*

Les champignons vénéneux sont nombreux et affaire de spécialistes très entraînés. Le plus dangereux est l'amanite phalloïde dont la consommation d'un seul pied est capable de tuer, et encore responsable de 97 % des intoxications mortelles en France. À ce sujet, il faut savoir qu'il n'existe aucune méthode sûre permettant de distinguer les champignons vénéneux et moins que toute autre celle qui affirme que, plongés ensemble dans de l'eau bouillante, un champignon vénéneux fait noircir une cuillère d'argent. De même, le séchage prolongé ou l'ébullition, contrairement à la croyance en vigueur, n'exercent aucune action neutralisante sur les poisons et n'ont jamais empêché les amanites de tuer. Pour toutes ces raisons, le nutritionniste tire un bilan négatif de la consommation de champignons et ne peut que conseiller la modération pour les champignons de culture et l'abstention pour la cueillette improvisée de champignons sauvages.

Chapon

Le chapon est un gros poulet castré très tôt pour accélérer son développement et sa prise de poids. La castration est responsable d'un engraissement particulier qui ne s'installe pas, comme à l'ordinaire, seulement en surface, mais aussi en profondeur, en persillant le muscle lui-même. Ce qui donne à la chair son moelleux et son onctuosité si recherchés.

Le chapon est un aliment de fête, vendu avec tête et pattes, et dont le poids varie entre 3 et 3,5 kg. Le seul moyen d'éliminer en partie cette graisse de persillage est de rôtir dans un premier temps le chapon sur une grille pour le dégraisser à chaud avant de passer à la préparation définitive. En période de fête, le raffinement suprême est de glisser sous la peau quelques lamelles de truffe.

De la même manière, en castrant très tôt une poulette et en l'engraissant activement, on obtient une poularde de bonne taille et d'un poids moyen de 2 kg.

Chapons et poulardes ont les mêmes caractéristiques que le poulet, mais ils contiennent d'importantes quantités de lipides que l'obèse et l'hypercholestérolémique ont tout intérêt à éviter en dehors des périodes de fête.

Chapons et poulardes bénéficient du label rouge décerné par le ministère de l'Agriculture, qui garantit une qualité supérieure, un nourrissage contrôlé (3/4 de céréales et ni farine ni matières grasses) et un élevage décent en plein air.

Charcuterie

La charcuterie est un vaste territoire alimentaire autrefois réservé au porc duquel tout se consommait, de la tête (hure) aux pieds (de cochon) en passant par le sang (boudin), la panne, la fraise (crépinettes) et même les boyaux pour mouler saucisses et boudin. Aujourd'hui, on y trouve aussi du bœuf, de la volaille, et il se vend même de la charcuterie de poisson.

Variétés

Il existe cinq grandes catégories de charcuterie.

• *Jambons :* cuits et crus
(▶ page 204).

• *Pâtés et terrines.* Ils sont préparés à partir d'une farce composée de viande et de graisse dont la texture, la composition et la teneur en matières grasses varient beaucoup selon les produits, pouvant atteindre 40 % pour les rillettes.

• *Boudins :*

- le noir est traditionnellement composé d'un tiers de sang, d'un tiers de gras découpé en carrés, et d'un tiers d'oignons, mais dans lequel chaque boudinier injecte sa propre innovation ;
- le blanc est un mélange de viandes blanches, de lait, d'œuf et de farine. La viande blanche peut aussi bien être du porc que de la volaille ou du veau, ce qui fait varier sa teneur en lipides de 14 à 30 %.

• *Saucisses et saucissons.* Grande famille jouant, là encore, sur les accords de saveur et de consistance d'un mélange de gras et de maigre.

– Les saucisses sont en général des produits frais à cuire qui se distinguent les uns des autres par le travail du hachoir, la couleur et la recette d'origine (Francfort, Strasbourg, Toulouse).

– Les saucissons sont traditionnellement composés de porc cru en salaison, haché, mêlé à du gras et des épices et mis en boyaux. Tout l'art du saucisson est dans le séchage dont on suit la progression grâce à la formation d'une moisissure, la fleur, qui témoigne de la qualité de sa maturation. Il existe de nombreux saucissons, mais les meilleurs sont faits avec du porc, dans des boyaux naturels, avec sa fleur naturelle apparente, sans farine ou cendre de camouflage, et modérément salés et épicés (un excès de ces ingrédients cache en général une insuffisance de qualité).

• *Andouilles et andouillettes* (▶ page 35) :

– L'andouille est préparée avec de l'estomac et de l'intestin de porc moulés dans du boyau, le tout fumé puis cuit dans un bouillon aromatisé.

– L'andouillette contient le plus souvent de la fraise de veau, le reste varie beaucoup selon la provenance et les coutumes artisanales.

Intérêt nutritionnel

• La charcuterie est en général grasse, calorique et riche en cholestérol. Sa teneur moyenne en matières grasses se situe entre 20 et 30 % et sa valeur calorique entre 200 et 300 cal/100 g.

• *Niveau de richesse en MG*

– Les charcuteries les plus grasses ont une teneur supérieure à 20 % et peuvent atteindre 45 %. On y trouve les pâtés de gibier à 22 %, les saucissons cuits, pâtés de campagne, boudins noirs avoisinant les 30 %. Les rillettes et le saucisson sec atteignent les 40 %, voire 45 % pour le chorizo et le foie gras. Ces produits fournissent entre 300 et 480 cal/100 g.

– Les charcuteries moyennement grasses se situent entre 10 et 20 %, fournissent entre 200 et 300 cal/100g, et sont représentées par le boudin blanc, l'andouillette et l'andouille, le jambon sec, le pâté et le fromage de tête.

– Les charcuteries peu grasses ont une teneur inférieure à 10 %, comme le jambonneau, le jambon cuit et le bacon en filet. Leur valeur calorique varie entre 200 et 300 cal/100 g.

– Les charcuteries maigres comme le jambon préparé et découenné et surtout le jambon allégé peuvent atteindre 2 à 3 % de MG et fournir à peine 115 cal/100 g.

• *Indications :*

– La charcuterie grasse et très calorique représente un des pires aliments pour l'obèse ou le simple candidat à la minceur. Tous deux pourront cependant se rabattre sur les jambons maigres ou certaines charcuteries allégées qui commencent à avoir de la saveur.

– Quant au sujet à risque cardiovasculaire, il faut savoir que les charcuteries, surtout lorsqu'elles sont grasses, sont aussi relativement riches en cholestérol. Cependant, cette richesse est tempérée par le fait que les graisses de charcuterie sont en majorité composées d'acides gras insaturés (50 % de mono et 10 % de poly-insaturés) dont on connaît l'effet bénéfique sur le cœur et les vaisseaux. Le sujet à risque cardiovasculaire n'a donc aucune raison d'être privé de charcuterie s'il la choisit peu grasse (entre 2 et 15 % de MG) et s'il n'en consomme pas à chaque repas.

• *Les charcuteries sont riches en protéines de bonne qualité.* Leur teneur en protéines est comprise entre 10 et 27 % selon le produit et peut même atteindre, voire dépasser, celle de la viande ou du poisson. Les teneurs les plus élevées sont atteintes par les jambons secs, 27 g/100 g, et les saucissons secs, 26 g/100 g. De plus, ces protéines ont une bonne valeur biologique. Tous les acides essentiels y sont représentés.

• *La charcuterie est très salée.*

– Teneur : le sel est à la fois un agent gustatif et un conservateur. La salaison est le procédé de base de la fabrication de la charcuterie. Les plus salés sont le jambon sec dégraissé, 6,5 g/100 g, les saucisses et saucissons secs, 5,5 g, le filet de bacon, le salami et le chorizo, 4 g. Les autres charcuteries ont une teneur en sel qui se situe entre 1 et 3 g/100 g.

– Contre-indications : compte tenu de cette forte teneur en sel, la charcuterie est à exclure des régimes sans sel stricts. Dans les régimes hyposodés et chez l'hypertendu, sa consommation doit être limitée et réservée aux spécialités à faible teneur en sel comme l'andouillette, le boudin blanc ou certaines saucisses.

• *La charcuterie est riche en additifs.* Pendant des siècles, le salpêtre a été utilisé comme conservateur lors du saumurage. Aujourd'hui, il est souvent remplacé par les nitrates. Sous cette forme chimique et aux doses utilisées, les nitrates ne sont pas dangereux, mais leur transformation en nitrites et en nitrosamines peut les rendre cancérigènes.

Cette transformation s'observe lorsque la charcuterie est mal conservée ou consommée trop tardivement. Ce qui peut très facilement se produire chez un consommateur peu attentif ou insouciant. Il est donc très important de respecter les dates limites de consommation des charcuteries préemballées et de ne pas laisser se dénaturer à bas bruit une charcuterie artisanale, au prétexte que son goût reste acceptable. De plus, les nitrates sont utilisés dans de nombreux autres secteurs de l'alimentation et peuvent se cumuler pour atteindre des doses excessives.

Il y a dans les charcuteries beaucoup d'autres additifs (conservateurs, antioxydants, stabilisateurs, gélifiants et colorants), mais tous ces additifs sont parfaitement contrôlés par un barrage groupé d'instances très attentives. Il faut savoir que cette surveillance et ce contrôle de qualité s'appliquent sans distinction à toutes les charcuteries, et que les charcuteries de libres-services, préemballées, ont rigoureusement la même composition et la même valeur nutritionnelle que les produits vendus à la coupe, seuls le goût et la présentation faisant la différence.

• *La charcuterie a une bonne teneur en fer héminique*. La charcuterie apporte en moyenne 2 mg/100 g de fer, un taux comparable à la plupart des viandes, un fer de qualité « héminique » infiniment plus assimilable que celui des végétaux. Le boudin noir détient le record absolu de la teneur en fer, 19 mg/100 g, les pâtés en fournissent entre 4 et 5 mg/100 g, distançant l'épinard qui n'en contient que 3 mg/100 g.

• *La charcuterie est riche en vitamines du groupe B.* La charcuterie, comme le porc en général, fournit des quantités appréciables de vitamine B_1 : 100 g de jambon couvrent 60 % de l'apport recommandé.

On y trouve aussi des vitamines B_2, PP et B_6, un trio très utile à la femme sous pilule contraceptive. Mais la charcuterie est surtout une précieuse source de vitamine B_{12}, la vitamine antianémique par excellence et rare dans l'alimentation : 100 g de saucisson sec comblent ainsi la totalité du besoin quotidien.

• La digestibilité des charcuteries. La richesse en graisses et en aromates allonge le temps de digestion et réduit la digestibilité des charcuteries. Toutefois, les charcuteries qui mûrissent en séchant, tel le saucisson sec, subissent une prédigestion qui les rend plus digestes que les produits frais comme le boudin noir.

• *La charcuterie est un aliment de plaisir.* Chaque grand produit de charcuterie est le fruit d'un vieux travail créatif, poli au fil du temps et fixé dans le savoir-faire traditionnel. L'andouillette de Troyes, les rillettes du Mans, le foie gras ou le boudin blanc sont, au même titre que le roquefort ou le millefeuille, d'authentiques œuvres d'art anonymes ayant débordé leur terroir d'origine pour envahir le monde et atteindre à l'universel. La charcuterie ne peut être analysée sur le seul registre nutritionnel et doit tenir compte du plaisir procuré. Appétissante, tout de suite prête à l'emploi et fournissant un choix étendu de saveurs régionales, la charcuterie, aliment festif et de plaisir, peut être incorporée à presque tous les régimes, si son emploi est contrôlé et reste occasionnel.

Châtaigne – Marron

Fruit amylacé du châtaignier, provenant principalement du Périgord et de l'Ardèche.

Marrons et châtaignes sont souvent confondus. Le marron est bien plus gros et ne contient qu'un fruit par coque. La châtaigne, bien que de plus petite taille, en contient cependant trois. Le marron ne doit pas être confondu avec le fruit non comestible du marronnier.

Composition pour 100 g

C'est un aliment relativement énergétique (200 cal/100 g). Très riche en glucides lents (90 g/100 g), il contient peu de protides (4 g/100 g) et encore moins de lipides (2,6 g/100 g) et 2 g de fibres, 40 mg de vitamine C et une teneur appréciable en vitamines B qui jouent un rôle important dans le métabolisme des glucides. C'est donc un aliment difficilement compatible avec un régime minceur, mais dont les glucides lents restent autorisés au diabétique non obèse.

Utilisations

- à l'ancienne : incisés puis grillés au four ;
- marinés dans du vin rouge pour servir de garniture aux volailles et aux viandes ;
- hachés pour composer des farces ;
- confits sous forme des classiques marrons glacés de Noël ;
- en crème de marron après avoir été pochés au lait vanillé.

Chayotte

Légume exotique encore peu connu du grand public mais qui commence à apparaître dans certains marchés et grandes surfaces.

D'origine tropicale, il est actuellement cultivé en Corse et en Espagne. La chayotte a la forme d'une grosse poire (atteignant souvent le kilo) et sa peau verte et craquelée est garnie d'épines souples.

Elle est pauvre en calories (16 cal/100 g) et en glucides (4 g).

Consommée cuite, elle rappelle le goût de la courgette et introduit de la variété, du changement et du voyage dans l'alimentation.

Cheval (▶ Viandes)

La France est l'un des rares pays consommateurs de viande de cheval. Le cheval a eu longtemps la réputation d'une viande plus saine, épargnée par la tuberculose et le ténia, tonifiante et forte, à l'image de l'animal qui la fournissait.

Cependant, les autres viandes étant devenues beaucoup plus sûres et la pression écologiste beaucoup plus forte, l'apparition successive de quelques foyers de trichinose (▶ Parasites alimentaires) importée, et ayant échappée aux contrôles vétérinaires, a progressivement réduit la consommation de cette viande aux grandes qualités nutritionnelles.

Composition pour 100 g

Calories 110-120	Glucides 0,9 g
Protéines 21 g	Sodium 21 mg
Lipides 2 g	

Intérêt nutritionnel

• La viande de cheval est la moins calorique des viandes. C'est aussi la plus maigre, 2 % de lipides, dont une forte proportion d'acides gras poly-insaturés (70 %).

• C'est une viande sucrée et très pauvre en sodium, donc assez douce. Elle gagne à être salée, poivrée, aillée et persillée.

• Le steak haché est souvent consommé cru, sous forme de tartare, avec un complément de moutarde, de sauce tomate et de câpres.

• Une viande saine et peu parasitée. La viande de cheval a longtemps été épargnée par les parasites habituels du porc et du bœuf (ténia, trichine), ce qui lui valait d'être facilement consommée crue. Or, en 1985, quelques chevaux importés (Europe de l'Est, USA), contaminés par la trichinose, ont pu échapper à la vigilance du contrôle vétérinaire et entraîner un certain nombre d'infestations accidentelles. Aujourd'hui, les contrôles aux frontières ont été renforcés et cette viande a retrouvé sa légendaire fiabilité, que confirment régulièrement les autorités sanitaires.

Chevreau

Petit de la chèvre nourri au lait pendant deux mois et pesant entre 8 et 10 kg à la consommation.

100 g de gigot apportent 165 calories, 18 g de protéines et 9 g de lipides. C'est donc une viande assez maigre et fine mais de chair blanche et plutôt ferme.

De saveur un peu fade, le chevreau gagne à être cuisiné sauté, rôti ou grillé avec beaucoup d'aromates. C'est une viande à laquelle on ne pense pas suffisamment et qui, entre les mois d'avril et de juin, propose au candidat à la minceur et au sujet à risque cardiovasculaire une intéressante alternative à l'agneau autrement plus gras et calorique.

Chevreuil

Gros gibier à poil portant le nom de faon jusqu'à 18 mois.

Composition

Le chevreuil est, comme tous les gibiers, peu calorique (120 cal/100 g), très maigre (3,5 g/100 g de lipides) mais très riche en protéines (21 g/100 g).

Intérêt nutritionnel

Le chevreuil est à conseiller au candidat à l'amaigrissement, au sujet prédisposé au cholestérol, à condition d'éviter les civets et les daubes, morceaux gras et accommodés de sauces riches. Le chevreuil, difficile à digérer, est déconseillé au dyspeptique et au goutteux ayant un taux élevé d'acide urique.

Préparation

- Jadis consommé faisandé et riche en déchets, le chevreuil avait mauvaise réputation. Aujourd'hui, quelques jours de maturation suffisent à l'attendrir. Ainsi traitée, sa viande se prépare et se consomme sans aucun inconvénient.
- Choisi jeune, le chevreuil a une chair plus tendre, ce qui permet de le déguster rôti et de limiter ainsi les graisses d'ajout des préparations traditionnelles. Le chevreuil est souvent conservé congelé, ce qui rend sa chair fade et en modifie la consistance.
- Comme pour tous les gibiers tués par plombs, il faut éviter de le cuisiner au micro-ondes.

Chewing-gum

Confiserie universelle d'origine américaine composée d'une gomme à mastiquer et d'une solution sucrée aromatisée principalement à la menthe.

Histoire

Les Mayas furent les premiers Américains à avoir mastiqué le chicle, sève du sapotier, prélevé à la manière du latex des hévéas puis mis à sécher.

En 1869, le général mexicain Lopez expédia un quart de tonne de chicle à New York à son associé Adams avec l'espoir de concurrencer le caoutchouc. Mais le chicle se révéla bien plus intéressant pour remplacer la paraffine que l'on mâchait alors. Ainsi naissait le chewing-gum et Adams est toujours le nom de marque patentée des Chiclets. Aujourd'hui, on fabrique le chewing-gum avec des résines que l'on imbibe de glucose et de sucre glace et que l'on colore et aromatise à diverses saveurs.

Particularités nutritionnelles

Le chewing-gum est souvent utilisé pour occuper la bouche et calmer l'envie de grignoter au cours de régimes restrictifs.

Or l'expérience prouve que les grignoteurs ne se contentent pas de mastiquer mais tètent les chewing-gums et les renouvellent au premier signe de faiblesse de leur saveur sucrée et aromatique. Un chewing-gum ordinaire apporte entre 6 et 7 calories de saccharose et une consommation compulsive peut se révéler bien souvent aussi énergétique que le grignotage qu'il est censé remplacer.

On a proposé récemment des chewing-gums sans sucre, mais la plupart d'entre eux sont édulcorés au sorbitol, tout aussi calorique, et n'offrant de réel intérêt que chez le diabétique.

Il existe cependant des chewing-gums sans sucre édulcorés seulement à l'aspartame, vendus en pharmacie, et dont l'économie calorique bien réelle est vérifiable sur l'étiquetage.

Chocolat

Le chocolat, par la séduction et les effets psychotropes qu'il exerce sur l'homme, est à la fois la plus universelle et la plus énigmatique des confiseries. Œuvre d'art gustative, née du mélange contre nature de l'amer et du sucré noyés dans de l'onctueux, le chocolat a été défini comme une « bombe sensorielle conçue pour exploser en bouche ».

Histoire

Le cacao, constituant de base du chocolat, fut d'abord une monnaie sacrée chez les Indiens d'Amérique centrale. Christophe Colomb fut le premier Européen à le goûter. En Europe, il resta longtemps un médicament aux mains des apothicaires. La paternité du chocolat revient à l'anonyme qui, le premier, eut l'idée de sucrer le cacao. Les trois pères suivants, moins modestes, passèrent à la postérité : Van Houten, pour avoir su extraire le cacao pur en poudre, Jean Tobler, pour y avoir ajouté du lait, et Henri Nestlé, de la farine.

Composition

Schématiquement, le chocolat est du cacao sucré, éventuellement enrichi en lait ou en crème, agrémenté d'arômes de fruit ou d'alcool. La composition nutritionnelle du chocolat varie beaucoup selon les variétés et les marques, mais s'établit ainsi, en moyenne, pour 100 g :
Calories : entre 500 et 550
Protides : entre 2 et 7 g
Glucides : entre 55 et 62 g
Lipides : entre 24 et 33 g.
Le cacao, qui est son constituant essentiel, est très riche en fer, en phosphore, en potassium et en vitamines B_1 et B_9.
Il contient aussi un certain nombre de composants psychotropes comme le magnésium, la théobromine, la caféine et la phényléthylamine.

Variétés

Il en existe une multitude que l'on classe en trois grandes familles :
- le chocolat noir à croquer, le moins gras (24 g/100 g), peu salé (12 mg), mais très sucré (64 g/100 g) ;
- le chocolat au lait plus gras, sept fois plus salé, mais moins sucré (55 g/100 g) ;
- le chocolat light ou de régime est allégé en sucre mais, hélas, plus riche en matières grasses. S'il convient bien aux diabétiques, il ne présente que peu d'intérêt chez le candidat à la minceur, car l'économie calorique de 14 % par rapport à un chocolat normal est plus que compensée par la perte de saveur et l'intensification de la consommation liée à un relâchement de censure.

Intérêt nutritionnel

• Le chocolat est un aliment très calorique que l'on doit exclure des régimes minceur mais sans le diaboliser, car cette richesse calorique en vaut bien d'autres autrement plus toxiques.
Il faut ainsi savoir qu'une plaquette de 100 g de chocolat apporte autant de calories (528 cal) que 200 g de frites, une ration habituelle d'adolescent, ou 6 cuillères à soupe d'huile que n'importe quelle ménagère incorpore en toute innocence à sa salade familiale.
• Le chocolat, classé avec les aliments les plus sucrés (surtout le chocolat à croquer), a été longtemps interdit aux diabétiques. Aujourd'hui, en raison de la découverte de son index glycémique modéré, il peut en quantité raisonnable leur être occasionnellement rendu, à condition d'être consommé à la fin d'un repas complet.
• Le chocolat, aliment riche en graisses (30 %), ne contient que 17 % d'acides gras saturés et seulement 13 % d'acides palmitiques réputés athérogènes. De ce fait, il n'est pas nécessaire de l'exclure radicalement de l'alimentation du sujet à risque cardiovasculaire de poids normal. Charcuteries et fromages gras lui sont autrement plus préjudiciables. En revanche, s'il n'est pas diabétique, le sujet à risque cardiovasculaire devra choisir son chocolat

entier et éviter le light qui est, paradoxalement, trop gras pour lui.

- Les effets stimulants et euphorisants : le chocolat est riche en phényléthylamine précurseur de la sérotonine impliquée dans la régulation de l'humeur. Il aurait de ce fait un effet euphorisant et une légère action antidépressive qui expliqueraient les ingestions massives (500 g/jour) et quotidiennes chez certaines personnes sujettes aux dépressions saisonnières.

De plus, le chocolat est très riche en magnésium minéral connu pour son action apaisante et anxiolytique.

Enfin, le chocolat contient aussi de la théobromine et de la caféine, deux psychostimulants favorisant l'éveil et la performance intellectuelle.

D'autre part, le chocolat est probablement l'aliment humain qui détient la plus forte charge sensorielle et émotionnelle.

Intégrant dans sa composition du cacao, dont l'amertume serait insoutenable sans la très forte concentration de sucre, du beurre de cacao d'extrême onctuosité qui bouche les papilles pour y emprisonner la saveur, et enfin du sel qui entretient une forte salivation, l'ensemble constitue une formidable symphonie de sensations de bouche extrêmement gratifiantes qui renforce ses effets stimulants et euphorisants.

Cette remarquable combinaison d'effets neurosensoriels explique qu'un nombre croissant de personnes vulnérables, stressées ou fragilisées, telles les femmes en période prémenstruelle, recourent épisodiquement au chocolat pour se gratifier et que certaines personnes tombent parfois dans la chocolatomanie, véritable dépendance à une drogue douce : le chocolat.

Cholestérol

Le cholestérol est un nutriment inconnu du monde végétal mais que l'on retrouve chez la plupart des animaux comestibles et tout particulièrement des animaux d'élevage, gavés dans la plus parfaite sédentarité, et dont le lait et la chair en sont imprégnés.

Danger du cholestérol

Sous la pression culturelle anglo-saxonne, le cholestérol est devenu l'ennemi désigné du genre humain, supplantant même le cancer. Il est vrai que le taux de cholestérol est fortement corrélé au nombre d'incidents cardiovasculaires et à la mortalité générale.

Il est pourtant essentiel de savoir que tous les individus ne présentent pas la même sensibilité au cholestérol alimentaire. Les seuls menacés sont ceux qui, de manière génétique, en fabriquent spontanément trop et pour lesquels le cholestérol alimentaire risque de créer une accumulation dangereuse. Seuls ceux-là ont un réel intérêt à connaître et à éviter les aliments qui en contiennent trop.

Le bon et le mauvais cholestérol

Il existe deux types de cholestérol :

- Le mauvais cholestérol (ou LDL cholestérol) dont la concentration sanguine élevée est responsable de dépôts et d'obstruction artérielle, notamment des coronaires et des artères du cerveau, cause première de l'infarctus et des accidents cérébraux.
- Le bon cholestérol (ou HDL cholestérol), fabriqué par le foie, joue un rôle d'éboueur qui capte puis évacue le cholestérol des tissus, soit le travail inverse du précédent.

• L'analyse du cholestérol est fournie par trois mesures :

- Le cholestérol total mesure la somme du bon et du mauvais cholestérol :
  - si son taux est inférieur à 2 g, il n'est pas nécessaire d'aller plus loin et encore moins de se préoccuper du cholestérol alimentaire ;
  - s'il dépasse 2,3 g chez l'homme et 2,7 g chez la femme, il faut alors affiner la mesure et doser chacun des deux cholestérols.
- Le HDL : si ce bon cholestérol est élevé (supérieur à 0,40 g/l), cela signifie qu'il y a suffisamment de bon cholestérol pour neutraliser le mauvais. En cas de doute, il faut interroger le troisième.
- Le LDL : s'il est supérieur à 1,70 g/l, un risque existe qu'il faut tenter de réduire.

• *Comment réduire le mauvais cholestérol ?*

- En diminuant la consommation des aliments riches en cholestérol pour ne pas dépasser l'apport maximal de 300 mg/jour :
  - les œufs : chaque œuf en contient 275 mg.
  - les abats : cervelle surtout (2 400 mg/ 100 g), rognons (de 360 à 436 mg/100 g selon l'animal).
  - le beurre : 260 mg/100 g.
- En réduisant la consommation d'aliments riches en graisses saturées d'origine animale.
  - les viandes grasses persillées (agneau, porc, entrecôte et côte de bœuf).
  - les fromages gras, le beurre, les pâtisseries, les sauces au beurre et à la crème.
- En augmentant la consommation de fibres, tout particulièrement les pectines (pomme, carotte, courgette) qui ont une action séquestrante sur le cholestérol.

• *Comment élever le bon cholestérol ?*

Un certain nombre de mesures nutritionnelles et de règles d'hygiène y concourent.

- La pratique d'une activité physique (gymnastique, jogging, bicyclette) régulière (2 à 3 fois par semaine) et suffisante pour atteindre le seuil de la transpiration franche.
- L'arrêt du tabac élève significativement le bon cholestérol.
- La réduction de l'obésité et le maintien d'un poids normal.
- L'alcool à dose modérée (1/4 de litre par repas) élève le bon cholestérol. Au-delà, ce bénéfice est annulé et s'inverse même très vite, tout spécialement pour les triglycérides.
- La consommation régulière (2 fois par semaine minimum) de poissons gras des mers froides (maquereau, sardine, thon).
- La consommation régulière d'aliments riches en acides gras insaturés :
  - les huiles végétales à teneur élevée en acides gras poly-insaturés, comme les huiles de tournesol (65 %), de maïs (58 %), de pépins de raisin (70 %) et de noix (71 %) ;
  - l'huile d'olive, mono-insaturée (à 70 %), qui, après avoir longtemps été tenue en méfiance, semble être devenue aujourd'hui, à la suite de la découverte des vertus du régime méditerranéen, l'aliment fétiche du sujet à risque cardiovasculaire ;
  - assez curieusement, il en va de même du porc maigre (filet, rôti), de la viande de veau, de volaille (dinde) ;
  - des travaux et des enquêtes nutritionnels sembleraient même prouver que la cuisine à la graisse d'oie (mono-insaturée) serait responsable d'une résistance coronarienne et de la moindre prévalence

de l'infarctus du myocarde dans les départements de France où on la pratique le plus.

• *Danger de la prévention systématique :*

Les individus ayant un taux de cholestérol normal n'ont aucun intérêt à suivre un régime pauvre en cholestérol. De nombreux nutritionnistes pensent même que ce type de régime pratiqué inutilement ne serait pas sans risques. Certaines études notent une élévation statistique globale inexpliquée de la mortalité (cancer, accident).

Les enfants jeunes, les femmes enceintes et celles qui allaitent, vivant dans des familles où règne la phobie du cholestérol, sont aujourd'hui en réel danger de carences. Mais, plus que tout autre, le nouveau-né et le fœtus en gestation ont un besoin crucial de lipides et de cholestérol pour constituer leur système nerveux central et achever progressivement leur lente et longue maturation. Pour preuve, les industriels enrichissent aujourd'hui leur lait 2e âge en cholestérol, car le lait de vache n'en contient pas assez.

Choucroute

Plat traditionnel d'Alsace accommodé avec de la charcuterie et des pommes de terre cuites dans de la graisse et du vin blanc.

Fabrication

La choucroute est préparée avec du chou vert découpé en lamelles puis mis à fermenter dans un tonneau pendant vingt jours avec de la saumure et des grains de genièvre. Cette fermentation est un début de digestion qui attendrit ses fibres et lui confère sa saveur acidulée et légèrement piquante si particulière.

Intérêt nutritionnel

• La choucroute nature, comme le chou, est peu calorique et pauvre en glucides. Elle est conseillée au diabétique et à l'obèse. Pour eux, elle sera cuisinée sans graisse et accommodée de tranches de rôti de porc ou de volaille fumée ou même de haddock. Elle peut aussi être servie en salade avec des lamelles de jambon et des dés de pommes vertes. En revanche, sa cuisson traditionnelle dans de la graisse de porc et du vin la rend très calorique, indigeste et riche en acides gras saturés et en cholestérol.

• Contrairement à sa légende, la choucroute, aliment prédigéré, est bien plus digeste que le chou naturel. C'est la cuisson dans le gras de porc et la charcuterie qui affectent sa digestibilité, mais que l'on peut facilement retrouver en allégeant la préparation et les morceaux d'accompagnement.

• Enfin, son mode de fabrication en saumure est responsable de sa forte teneur en sel, ce qui la contre-indique dans tous les régimes sans sel y compris les régimes peu sodés, et oblige, quelle qu'en soit sa préparation, à un rinçage préalable avant cuisson.

Choux

Légume d'hiver aux nombreuses variétés, au goût prononcé, riche en vitamine C et en fibres, et l'un des rares aliments à avoir une action anticancérigène avérée.

Composition pour 100 g

Calories entre 21 et 26, chou de Bruxelles 54.

Glucides : chou vert 2,8 g, chou frisé 3,3 g, chou rouge 3,5 g, chou-fleur 4,5 g, chou de Bruxelles et chou-rave 8 à 9 g.

Soufre 70 mg, chou de Bruxelles 131 mg.
Protides entre 1,5 et 4 g
Vitamine C 50 à 80 mg
Lipides traces
Vitamine B_9 0,09 mg
Fibres entre 3 et 3,5 g
Carotène 0,3 mg
Potassium 300 mg
Vitamine E 0,3 mg

Intérêt nutritionnel

• *Aliment minceur :*
L'apport calorique réduit des choux, leur faible teneur en glucides (sauf pour chou de Bruxelles et rave) et leur bon effet rassasiant leur confèrent une place de choix dans les régimes minceur et l'alimentation du diabétique.

• *Extrême richesse vitaminique :*
– Les choux, et tout particulièrement le chou-fleur, sont très riches en vitamine C. Dès le XVIIIe siècle, les navires au long cours en étaient pourvus pour éviter le scorbut. Une portion de 200 g de chou-fleur couvre à elle seule le besoin quotidien en vitamine C.
– Les choux sont riches en vitamines B et tout particulièrement en vitamine B_9 indispensable au développement du fœtus. La même portion de 200 g satisfait plus du tiers des besoins très élevés de la femme enceinte.
– Riches en provitamine A et en vitamine E, deux vitamines qui avec la vitamine C forment une des meilleures coalitions des trois principaux antioxydants dont on vérifie chaque jour l'action de prévention sur les maladies cardiovasculaires, le cancer et les maladies liées à un vieillissement prématuré (Alzheimer, cataracte, etc.).

• *Protection anticancéreuse :*
Cette action antioxydante, renforcée par une bonne teneur en fibres et surtout par la présence d'indoles, substances azotées protectrices, confère à tous les choux (crucifères) de puissants effets anticancérigènes. Toutes les études menées depuis vingt ans sur l'animal et l'homme confirment l'action bénéfique d'une consommation régulière de chou dans la prévention du cancer du côlon, de l'estomac, mais aussi, et plus surprenant, sur des cancers non digestifs tels ceux du poumon ou de la vessie.

• *Mauvaise digestibilité :*
La présence de soufre et de certaines fibres très fermes rend parfois les choux difficiles à tolérer pour les intestins très sensibles. On améliore cette tolérance en les cuisant à casserole ouverte pour éliminer le soufre volatil, en le râpant très fin s'il doit être consommé cru et, enfin, en choisissant de préférence les choux jeunes et en retirant les feuilles externes coriaces et le trognon fibreux avant de les préparer.

Préparation

• Toujours éliminer les côtes du chou vert trop dures.
• Consommer de préférence le chou rouge cru pour ne pas perdre sa vitamine C et son extrême richesse en carotène.
• Le chou de Bruxelles doit être cuisiné sans couvercle, avec du vinaigre, en changeant impérativement l'eau en cours de cuisson pour éviter son excès de goût et surtout son odeur.
• Le chou-fleur gagne à être blanchi dans une eau citronnée pour lui éviter de ternir en devenant gris et moins appétissant.

Ciboulette

La ciboulette ou « civette » ou « appétit » pour ses vertus apéritives est un légume-feuille utilisé comme aromate.

Les feuilles de ciboulette, qui se découpent aux ciseaux, sont utilisées pour assaisonner les salades vertes, les tomates, et relever la vinaigrette de crudités. Elles accompagnent aussi très bien de nombreuses viandes, les œufs, et donnent du goût au potage.
Enfin, la ciboulette décore et parfume le fromage blanc, surtout l'allégé dont elle compense une partie de l'onctuosité et renforce ainsi l'intérêt de ce précieux adjuvant des régimes.

Citron

Fruit du citronnier. Agrume produit et consommé en toutes saisons à raison de 2 kg par an et par Français en moyenne.

Composition pour 100 g

Calories 26	Potassium 160 mg
Protéines 0,7 g	Calcium 25 mg
Glucides 2,5 g	Vitamine C 52 mg
Eau 89 g	

Intérêt nutritionnel

• Le citron est l'aliment de consommation courante le plus richement doté en vitamine C (près de 52 mg/100 g de fruit). Le jus d'un seul citron couvre à lui seul la moitié des besoins quotidiens. Cette caractéristique intéresse tout particulièrement les fumeurs dont les besoins sont fortement majorés. Cette richesse est cependant souvent obérée par de mauvaises conditions de conservation. La vitamine C est la plus fragile des vitamines. Un jus de citron qui n'est pas consommé aussitôt après avoir été pressé peut rapidement perdre une part importante de son activité vitaminique par oxydation à l'air.

• Le citron est l'un des fruits les moins caloriques (26 cal/100 g). Il est donc parfaitement adapté à la cuisine de l'obèse et du diabétique en perpétuelle recherche de saveur et de sensorialité de bouche. Il est ainsi irremplaçable pour les assaisonnements de crudités et de salades sans calories superflues, filets de poisson cru ou fruits de mer au naturel.

• Le citron est bien pourvu aussi en sels minéraux et tout spécialement en calcium et en potassium.

• Son acidité naturelle, liée à sa haute concentration en acide citrique, contre-indique l'utilisation de son jus, surtout à jeun, en cas d'ulcère, de gastrite ou de reflux gastro-œsophagien.

• Enfin, les citrons traités au diphényl et identifiés par leur étiquetage doivent être soigneusement lavés à l'eau tiède et réservés si possible au jus de presse.

Clémentine

Agrume d'hiver créé par le père Clément en Algérie à partir de la mandarine et qui l'a pratiquement supplantée aujourd'hui en France en raison de sa faible teneur en pépins.

Composition pour 100 g

Calories 45	Calcium 52 mg
Protides 0,8 g	Magnésium 22 mg
Glucides 10 g	Potassium 155 mg
Lipides 0,1 g	Fer 0,70 mg
Eau 87 g	Vitamine C 42 mg
Fibres 0,3 g	Carotène 0,50 mg

Intérêt nutritionnel

• La clémentine est très riche en eau (87 %), c'est un fruit désaltérant.

• Sa saveur sucrée est due à ses 10 g de glucides pour 100 g de pulpe et à un taux d'acide citrique plus bas que pour les autres agrumes bien plus acidulés. Son apport calorique est modéré (comparable à celui de l'orange ou de l'abricot). Deux clémentines n'apportent que 40 à 50 calories.

• Très riches en vitamine C (42 mg/100 g), deux clémentines procurent la moitié de l'apport quotidien recommandé. Cette action antifatigue et anti-agression est renforcée par la présence de vitamine PP connue pour son action de protection sur les vaisseaux sanguins.
• Enfin, deux clémentines apportent 52 mg de calcium, 22 mg de magnésium, 0,7 mg de fer, ce qui est loin d'être négligeable.
• De saveur douce et pourvue de fibres tendres non irritantes, elle convient à tous, y compris au bébé dès le début de la diversification alimentaire.
La mandarine, abandonnée en raison de sa forte teneur en pépins, possède pourtant un parfum nettement supérieur car bien plus prononcé, qui doit la faire préférer pour la confection des entremets et des pâtisseries.

Clou de girofle

Épice exotique si rare, précieuse et chère, qu'elle servit longtemps de monnaie puis de panacée dans la pharmacopée européenne et participa à la découverte de l'Amérique en aiguillonnant l'esprit d'aventure des marins de la route des épices.
Aujourd'hui, le clou de girofle, bouton de la fleur cueilli à la main sur des girofliers centenaires de l'île de Zanzibar, est à l'étalage de n'importe quelle épicerie de quartier.

Utilisation

• Piqué sur un oignon, le clou desséché de girofle en absorbe la sève sucrée, et ce mariage exalte et diffuse son arôme extrêmement puissant.
• Un seul clou suffit à parfumer un plat en sauce pour quatre personnes comme le pot-au-feu, le civet, les daubes ou les choucroutes.
• Il améliore la saveur des viandes blanches comme le veau, les volailles et le rôti de porc.
• Il permet de réduire fortement les quantités de matières grasses utilisées en substituant arôme et flaveur à la sensation d'onctuosité fournie par le gras de cuisson.
• Un seul clou de girofle fait merveille en association à la douce cannelle dans les vins chauds d'hiver pour ceux qui s'endorment difficilement.
• Ne jamais laisser les clous dans un reste de plat, ils déséquilibreraient son goût et le feraient « tourner ».

Une odeur médicinale

Des travaux scientifiques récents (français et américains) ont prouvé que certaines odeurs péri-alimentaires, utilisées depuis longtemps dans certaines traditions orientales pour maîtriser la faim lors de jeûnes religieux, pouvaient, adaptées aux goûts occidentaux, devenir de précieux auxiliaires dans la lutte contre le grignotage. Ces « leurres olfactifs », mélange d'odeurs à fort retentissement olfactif, sont centrés sur celle particulièrement pénétrante et chaleureuse du clou de girofle (▶ Leurres olfactifs).

Coing

Fruit méconnu ne se consommant jamais cru mais seulement préparé (gelées, compotes, confitures, pâtes de fruit).
Cette restriction traditionnelle d'usage est regrettable, car le coing cru peut être un fruit savoureux s'il est choisi bien mûr, lorsqu'il vire au jaune vif. Il présente alors trois intérêts :
• Il est très faiblement calorique

(30 cal/100 g), deux fois moins que la poire (50 cal/100 g).

• Il est très peu sucré, 7 g de glucides, contre 12 g pour la poire.

• Enfin, ses fibres sont riches en pectines et, comme pour la carotte, sont utilisées pour leur action astringente antidiarrhéique.

Ces trois propriétés font du coing un fruit à conseiller au candidat à la minceur, surtout le grignoteur qui aime croquer et tout spécialement s'il est diabétique, car la pectine qu'il renferme est un gélifiant intestinal qui piège le sucre dans les mailles de ses filets et ralentit son absorption intestinale.

Colin (ou Merlu)

Poisson blanc d'eau de mer considéré comme un poisson maigre.

Le merlu est un poisson allongé. Son dos est doré et son ventre blanc. En région parisienne, le merlu est connu sous le nom de « colin », sur le littoral atlantique, de « colineau », et en Méditerranée, de « merlan ».

C'est un poisson fort, pouvant atteindre un mètre, de couleur à reflets dorés, avec un ventre blanc et un dos noir. Carnassier à la tête effilée, reconnaissable à son absence de barbillon à la mâchoire inférieure.

Composition pour 100 g

Calories 96	Eau 80 g
Protides 17,5 g	Calcium 64 mg
Glucides 0	Fer 1 mg
Lipides 1 g	Magnésium 20 mg

Intérêt nutritionnel

• Le colin est un poisson peu calorique (96 cal/100 g), maigre (1 g de lipides dont 75 % d'acides gras insaturés). Comme tous les poissons, sa teneur en protéines est appréciable. Ce qui en fait un poisson recommandé à tous les pléthoriques qui suivent un régime hypocalorique à teneur suffisante en protéines ainsi qu'à tous les sujets à risque cardiovasculaire.

• Le colin se distingue par sa bonne teneur en calcium (64 mg/100 g) qui convient particulièrement à la femme enceinte ou ménopausée.

• Il est aussi apprécié pour ses apports en fer (1 mg/100 g), en magnésium, en iode et en vitamine PP.

• Enfin, le colin, dont la chair est constituée de fibres courtes et d'une faible quantité de tissus conjonctifs, se digère particulièrement bien.

Achat

• Le colin frais se reconnaît à sa peau luisante, ses ouïes rouges, son œil bombé et transparent et son corps raide. Sa chair est très blanche et luisante.

De petite ou moyenne taille (moins de 1 kg), le merlu est vendu entier. Les gros merlus sont proposés en tranches ou en filets. Les meilleures tranches sont au centre du poisson, là où la chair est la plus ferme.

Préparation

Le merlu est apprécié pour la légèreté de sa chair très blanche, peu fournie en arêtes, mais relativement fade et nécessitant une préparation et un accompagnement qui la relèvent. De plus, sa chair fragile se détache facilement et supporte mal les cuissons trop vives ou trop prolongées.

• Ses meilleures cuissons sont le court-bouillon (pas plus de 10 minutes) et la cuisson vapeur (6 à 12 minutes selon le poids).

• Les grosses tranches ou les filets peuvent être cuits au four à condition de les arroser régulièrement ou de les envelopper d'une couche de légumes qui conservera leur humidité.

Comté

Fromage au lait de vache partiellement écrémé, le comté est l'un des 33 prestigieux fromages français à appellation d'origine contrôlée (AOC). Bien affiné, il a une pâte souple et onctueuse, et une croûte grenée, d'un bel ocre doré.

• Le comté se présente comme une très large meule cylindrique de 10 à 13 cm d'épaisseur pouvant peser jusqu'à 55 kg avec une tranche légèrement bombée sur laquelle est apposé son logo à clochette verte. Les contrôles de qualité suppriment le bénéfice de l'appellation contrôlée à tous les fromages testés et insuffisamment notés.

Le comté est vendu nu.

• Son territoire de production recouvre le massif jurassien et chevauche les départements du Doubs, du Jura et le nord de l'Ain.

Histoire

Le Jura, pays d'alpages et de riches pâturages, est le lieu de naissance de ces grandes meules fromagères. On les produit dès la fin du Moyen Âge dans les « fructeries » renommées. Ces « roues laitières » de grande saveur représentaient d'inestimables réserves de calories et de protéines alimentaires qui facilitaient la survie pendant les longs mois d'hiver enneigés.

La fabrication du comté se pratique exclusivement avec du lait de vaches de races montbéliarde et pie rouge de l'Est nourries de fourrage ou de pâturage de terroir fleurant la montagne.

Fabrication

Le comté bénéficie d'une fabrication artisanale aux règles rigides.

Le lait cru, fraîchement prélevé (moins de 24 heures), est emprésuré et le caillé obtenu est finement découpé et brassé à 54 °C pendant 45 minutes. L'affinage s'effectue en cave pendant une très longue durée, de 3 à 5 mois, au cours de laquelle se développent son onctuosité et ses saveurs subtiles.

Le caillé est alors moulé et pressé pendant une journée, puis salé par immersion dans la saumure.

Composition pour 100 g

Calories 391	Calcium 952 mg
Protides 30 g	Sodium 780 mg
Lipides 30 g	Phosphore 600 mg
Glucides 1,5 g	Cholestérol 90 mg
Eau 34 g	

Intérêt nutritionnel

• Aliment de terroir et de qualité issu d'une séculaire tradition et définitivement fixé par son appellation contrôlée, le comté est un aliment de plaisir et de récompense qui doit rester occasionnel.

• Riche et calorique, le comté est à éviter dans les régimes minceur. À 391 cal/100 g, il fait partie des AOC les plus énergétiques, très proche des bleus, 400 cal, mais bien loin devant les chèvres et le pont-l'évêque, 300 cal, ou le reblochon, 322 cal.

• Très gras, 45 % de la partie sèche, à teneur notable en acides gras saturés et pourvu en cholestérol, le comté est déconseillé au sujet à risque cardiovasculaire.

• Riche en calcium et en protéines de bonne qualité et dépourvu d'odeur et de saveur corsées, il peut être très utile à l'enfant en croissance, à l'adolescent, à la femme enceinte ou allaitante et à la femme ménopausée, tous les cinq de poids normal et non soumis à un régime sans sel.

• Enfin, très salé comme la plupart des fromages affinés, il est à exclure de tous les régimes pauvres en sel, notamment de l'insuffisant cardiaque ou rénal et de l'hypertendu.

Choix et dégustation

• Un comté se choisit à la fois avec une pâte souple mais consistante et pauvre en trous.

L'interdiction des colorants est responsable d'une variabilité de couleur de pâte dépendante de l'évolution saisonnière des fourrages : jaune crème en hiver et ivoire en période de pâturage.

Demi-pasteurisé par chauffage, le comté a une odeur et une saveur plus nuancées que puissantes, mais au dire des connaisseurs « une palette d'arômes qui varient avec la saison » : fruités et floraux pour les comtés d'été et nuances noisette, végétales et torréfiées pour les comtés d'hiver, sur un fond de saveur lactée.

• Disponible toute l'année, le comté se déguste en fin de repas et parfois en en-cas. De nombreux chefs contemporains l'associent à la cuisine du poisson et aux fruits de mer.

• Il s'allie parfaitement avec les vins rouges légers et les vins blancs secs, notamment le champagne.

Concombre

Légume-fruit légèrement amer, de digestibilité médiocre mais remarquablement peu calorique et désaltérant.

Composition pour 100 g

Calories 10	Potassium 140 mg
Eau 96,3 g	Sodium 6 mg
Glucides 1,8 g	Calcium 20 mg
Protides 0,6 g	Magnésium 10 mg
Lipides 0,1 g	Carotène 0,2 mg
Fibres 0,9 g	

Intérêt nutritionnel

• C'est le moins calorique de tous les légumes verts, 4 fois moins que le haricot vert qui passe pourtant pour le légume de la ligne. C'est dire qu'il est conseillé au candidat à la minceur, d'autant qu'il se mélange très bien au yaourt ou au fromage blanc, deux autres aliments majeurs de cette même stratégie minceur.

• Le concombre est aussi l'un des légumes les plus pauvres en sucres (glucides). Le diabétique en fera avantageusement son légume fétiche.

• Riche en potassium et pauvre en sodium, il est diurétique. Sa haute teneur en eau facilite le drainage de l'organisme.

• L'eau du concombre possède une remarquable densité minérale (6 g/100 cal), alors que la moyenne des légumes frais est de 3 g/100 cal. Ce qui, associé à son action diurétique, renforce son intérêt dans les régimes amaigrissants.

• Sa richesse en eau et sa saveur légèrement amère en font un des légumes les plus rafraîchissants et désaltérants.

• Le concombre est parfois difficile à digérer. Pour faciliter sa tolérance, il faut le choisir jeune et très frais, éviter les gros concombres à chair trop ferme, sans saveur et truffés d'énormes grains. On améliore encore sa digestibilité en le faisant dégorger ou en le servant râpé avec une râpe à gros trous ou bien cuit en légume d'accompagnement ou en gratin.

Enfin, le concombre demande à être mastiqué soigneusement.

Confitures

La confiture a longtemps été le seul moyen de conserver et de profiter des fruits toute l'année. La facilité des moyens de transport et la congélation ont réduit cet intérêt, ne conservant à la confiture que son seul statut d'aliment de plaisir.

Les Français en consomment 3 kg par personne et par an, principalement de fraise et d'abricot et, ce qui est surprenant, un tiers de cette confiture est encore faite « maison ».

Le principe de la confiture est de cuire le fruit pour le stériliser et de le sucrer pour le conserver en le confisant lentement.

Dénominations des confitures du commerce

- La confiture « maison » traditionnelle, qui sert de référence, contient à parts égales autant de fruit que de sucre.
- La confiture « extra » du commerce est très proche de la confiture « maison ». Elle contient 45 % de pulpe de fruit.
- L'ordinaire n'en contient plus que 35 %.
- La marmelade, à mi-chemin entre confiture et gelée, contient 25 % de fruit.
- Les gelées sont confectionnées avec le jus du fruit cuit. La gelée « extra » en contient 45 %, l'ordinaire 35 %.
- Les confitures allégées sont destinées à réduire l'apport de sucre.

– Les championnes sont sans aucun sucre et leur saveur fournie par du jus de fruits concentré ou par un édulcorant. Si la confiture classique apporte entre 250 et 280 calories, les championnes n'en fournissent que 90, mais, une fois ouvertes, elles doivent être consommées rapidement et conservées au réfrigérateur.

– Les allégées de moitié sont sucrées au fructose et ne fournissent que 125 à 150 cal/100 g.

– Les allégées à 30 % ont moins d'intérêt, car l'économie calorique ne compense pas la perte de saveur occasionnée.

Intérêt nutritionnel

- La confiture est un simple mélange d'eau (65 à 70 %) et de glucides d'assimilation rapide (30 à 35 %). C'est donc un aliment très sucré et très calorique (250 à 280 cal/100 g) ; une seule cuillère à soupe en fournit 28 à 40, qu'il convient d'exclure impérativement du régime de l'obèse et du diabétique.

En revanche, étalée sur du pain beurré et en association à un bol de lait, elle procure la dose utile de glucides rapides qui est le starter énergétique du début de journée. Ces sucres rapides seront relayés par les sucres lents du pain et les protéines du lait et des œufs, ce qui permettra d'éviter les « baisses d'attention » de l'enfant et les « baisses de rendement », véritables « trous énergétiques » de l'adulte entre 10 h 30 et 13 h, conséquences d'un petit déjeuner insuffisant et mal équilibré.

- Les confitures conservent la plupart des sels minéraux et des oligoéléments des fruits d'origine, notamment le potassium (120 mg/100 g), le calcium (20 mg/100 g). En revanche, une grande part de la vitamine C est dégradée au cours de la préparation des fruits et de la cuisson. Les vitamines B résistent bien mieux.

La confiture « maison »

Autant de sucre que de fruits et parfois même un peu plus de fruits, choisis intacts parmi les plus beaux, sans meurtrissures ni surtout moisissures.

Important : à ce sujet, il faut savoir qu'un fruit entaché de moisissures, aussi minimes soient-elles, est un fruit dangereux contenant déjà des champignons parasites allergisants, chargés de petites doses de toxiques qui s'accumulent avec le temps, agressent le foie, les reins, le système nerveux et sont fortement suspectés d'être cancérigènes.

Il faut aussi savoir que lorsque, dans un pot de confiture, quelle que soit son origine, sa surface se couvre de moisissures, la gratter ne suffit pas, car les toxines sécrétées par ces micro-champignons ont déjà envahi le reste du pot.

Congélation et Surgélation

La maîtrise du froid s'est imposée comme une révolution dans l'art de conserver les aliments en respectant leur saveur et leur qualité nutritionnelle.

Définition

Congélation et surgélation ont la même finalité : amener le cœur de l'aliment à conserver à – 18 °C. Elles se différencient par la vitesse à laquelle elles y parviennent.

La surgélation industrielle utilise des températures très basses (– 50 °C) pour que les cristaux de glace formés dans les cellules soient de taille suffisamment petite pour ne pas briser ses parois ni exsuder lors de la décongélation.

Conseils

• Il faut savoir que si le froid conserve un aliment, il conserve aussi ses bactéries. Il est donc déconseillé de décongeler à température ambiante ou surtout dans un endroit chaud, car, pendant ce temps, les bactéries, longtemps inactivées, reprennent leur multiplication à une vitesse surprenante, rendant souvent très vite cet aliment dangereux.

Il est bien plus sûr de décongeler, soit en réfrigérateur, soit plus rapidement dans un four à micro-ondes, ou même de cuire en l'état sans même décongeler.

• On ne peut congeler qu'avec un 4 étoiles, le 3 étoiles conserve seulement ce qui est déjà congelé.

• Ne congeler que des produits très frais ou des aliments préparés (blanchir les légumes évite leur brunissement).

• Congeler des parts individuelles ou familiales dans des sachets en plastique à usage unique en veillant à les introduire par quotas progressifs pour ne pas dépasser les capacités de congélation du réfrigérateur, et en plaquant les aliments sur la paroi active pour réduire le temps de prise.

• Ne jamais recongeler un aliment décongelé, car, au cours de la première décongélation, les microbes ont déjà pullulé une fois. La deuxième décongélation, surtout si elle est lente, donne aux bactéries endormies le temps et une furieuse envie de se reproduire, responsable chaque année de très nombreuses hospitalisations.

• Enfin, il ne faut pas oublier les aliments au congélateur qui finissent par y perdre une part de leur saveur, de leur couleur et de leurs qualités nutritionnelles.

Achat des surgelés

Il faut savoir que la surgélation industrielle très rapide est une technique qui modifie peu les qualités nutritionnelles et l'apparence du produit, mais en partie sa saveur.

De plus, les aliments surgelés sont choisis parmi les plus frais, au meilleur moment, et surgelés sur les lieux mêmes de la cueillette, de l'abattage ou de la pêche (et de plus en plus souvent en mer pour le poisson).

Pour bien acheter, il faut être sûr de son revendeur, de son sérieux, de la propreté de ses armoires à froid et du respect des températures de conservation (thermomètre apparent) et des dates limites de vente.

Penser à acheter les surgelés en dernier, après avoir fini ses courses, avec un sac isotherme et en quantité suffisante pour que les produits collés les uns aux autres se tiennent froids et freinent leur décongélation. Et surtout, éviter de traîner en chemin.

Principaux aliments surgelés

• *Le poisson surgelé :*

Le poisson se prête assez facilement à la conservation par le froid, surtout si la surgélation a été immédiate en chalutier-usine.

Cependant, le poisson reste un aliment délicat et fragile, très vite dénaturé par la moindre faille de conservation.

Si le froid ne modifie pas en profondeur la valeur nutritionnelle du poisson, il altère cependant ses protéines et le temps rancit ses graisses. La congélation réduit aussi sa valeur gustative, plus encore celle du poisson blanc que du poisson gras qui résiste mieux (saumon).

• *Le pain et les pâtes à tarte :*

Si les nombreuses pâtes (feuilletée, brisée, etc.) ont conquis, sans grande résistance, la ménagère par leur qualité et leur simplicité d'usage, il n'en va pas de même du pain qui, en France, conserve suffisamment de sacralité pour se voir refuser l'épreuve du grand froid.

• *Les viandes congelées :*

Les viandes en morceaux ne se conservent pas plus de 18 mois et les viandes hachées pas plus de 9 mois. Leur transport doit être très rapide et leur décongélation doit se pratiquer en réfrigérateur et sur gril pour éviter la macération en jus.

Une décongélation à chaud est le pire traitement à faire subir à une viande, responsable d'une exsudation des sucs nutritifs, des sels minéraux, d'une partie des vitamines et surtout d'une perte de saveur, d'onctuosité et de consistance.

Il faut savoir qu'une viande congelée cuit souvent trop vite et se racornit encore plus vite.

Constipation

Bien que très fréquente aujourd'hui et attribuée au mode de vie et à l'alimentation du civilisé, la constipation était pourtant déjà redoutée des Égyptiens qui la combattaient avec des graines de ricin et des fragments de sycomore macérés dans de l'hydromel et de l'huile. Les médecins de Molière préféraient l'usage moins poétique mais plus radical des lavements, clystères et autres purges.

Définition

Maladie de civilisation liée à la conjonction d'une alimentation déstructurée, d'une sédentarité extrême, d'une alimentation riche en mets trop raffinés et appauvrie en fibres, et caractérisée par une fréquence des selles inférieure à trois émissions par semaine. La constipation est souvent confondue avec la « selle difficile », quotidienne, mais sèche et pénible et souvent accompagnée de douleurs abdominales et de ballonnements, ou avec la simple sensation d'évacuation insuffisante.

Profil du constipé

Une enquête statistique récente a permis de dresser le portrait-robot du constipé :

- près du tiers de la population se plaint de constipation, dont une très large majorité de femmes (83 %) et, dans 68 % des cas, âgées de plus de 40 ans ;
- sur le plan alimentaire, le constipé consomme peu de fibres, boit encore moins et pratique des repas déstructurés, se nourrissant davantage le soir que le midi et négligeant régulièrement son petit déjeuner. Dans ce contingent, la femme

enceinte et la femme âgée sont les plus vulnérables ;

– enfin, un constipé sur deux préfère se traiter seul que de consulter ou de modifier son alimentation.

Régime de la constipation

• *Principe :*

– Une constipation d'installation brutale, souvent après 40 ans et, surtout, associée à des selles sanglantes ou à un amaigrissement, doit faire évoquer un obstacle organique (tumeur) et être systématiquement vérifiée par coloscopie.

– La base diététique de l'alimentation du constipé repose sur une augmentation de sa consommation de fibres et du volume de ses boissons.

– Les intestins sensibles, fréquemment sujets aux ballonnements et flatulences, tireront avantage des fibres solubles. Bien plus douces que les fibres insolubles, elles sont caractérisées par un énorme pouvoir de rétention d'eau (20 à 40 fois leur poids) et la formation d'un gel visqueux qui freine le passage des nutriments, du cholestérol, du sucre et, donc, des calories. Le son d'avoine, les haricots secs et les pruneaux en regorgent. On en trouve aussi beaucoup dans certains fruits, comme les mangues et les bananes ou même les pommes, les oranges et les pêches. Les légumes courants qui en contiennent le plus sont les haricots verts, les choux de Bruxelles, les carottes, les épinards et les poireaux cuits.

– Les intestins moins délicats peuvent bénéficier des avantages des fibres insolubles. Ces dernières retiennent moins l'eau que les fibres solubles, mais gonflent davantage et sont à la fois plus efficaces et plus irritantes. Le son de blé est, de loin, l'aliment qui en fournit le plus (47,5 %). L'amande, son lointain second, n'en procure plus que 13 %, le pain de son, 10 %, le pain complet et les dattes sèches, 7 %, les petits pois, 6 %, et les pois chiches, 5 %.

• *Conseils pratiques :*

– Consommer régulièrement l'équivalent de 30 g de fibres par jour fournies par l'ensemble alimentaire suivant :

– 400 g de légumes : une moitié préparée cuite en garniture, l'autre en crudités, en privilégiant les fournisseurs de fibres douces (haricots verts, lentilles, choux de Bruxelles, épinards, laitues ou tomates) ;

– 300 g de fruits, tout particulièrement les pommes et les poires ainsi que les mangues, pêches ou prunes ;

– 100 g de baguette ;

– 60 g de pâtes pesées crues ;

– 50 g de pain complet ;

– 30 g de céréales, plutôt complètes, le matin.

– Boire régulièrement 1,5 à 2 l d'eau par jour en commençant avec un verre d'eau d'Hépar le matin à jeun.

– Réduire le grignotage d'aliments sucrés.

– Pratiquer une activité physique régulière, notamment la marche et le travail de la sangle abdominale.

• *Cas particuliers :*

– La femme au régime amaigrissant est régulièrement constipée. Elle doit intensifier sa consommation de légumes verts et conserver un minimum de fruits et de céréales. Elle doit, plus que toute autre, pratiquer un sport et marcher pour prévenir la fonte musculaire et l'atonie intestinale.

– La femme enceinte est très fréquemment constipée, tant pour des raisons mécaniques liées à l'obstacle abdominal que constitue le fœtus en développement que pour la forte élévation des taux de progestérone circulante responsable du relâchement des muscles de la sangle abdominale. Pendant la grossesse, la femme doit donc boire davantage, accentuer sa consommation de fruits et de légumes riches en vitamines et en fibres solubles, ainsi que celle des céréales à haute teneur en fibres insolubles, et enfin maintenir un niveau suffisant d'activité physique.

– La femme âgée se nourrit peu, évite crudités et fruits, boit rarement et marche encore moins. Ses selles sont donc bien plus souvent insuffisantes qu'absentes. Chez elle, il suffit simplement d'inverser la formule pour retrouver une fonction intestinale suffisante.

• *Substituts et compléments :*

– Le son de blé :

Regorgeant de fibres insolubles, il peut être utilisé efficacement à la condition de l'introduire dans l'alimentation de manière très progressive pour éviter la réactivité intestinale génératrice de gaz et de ballonnements parfois douloureux.

La dose optimale quotidienne se situe autour de 20 g par jour, atteinte en débutant à 5 g et en augmentant progressivement de 5 g par semaine.

Il faut savoir que le son peut être incorporé au yaourt ou préparé en crêpes ou en galettes, tout aussi agréables au goût que rassasiantes, et particulièrement utiles à la grande majorité des femmes constipées qui surveillent leur ligne.

Le son est d'autant plus actif que la taille de ses particules est élevée. Un son moulu et réduit en farine perd l'essentiel de son activité.

Enfin, enveloppe du blé traité, le son est habituellement chargé en pesticides. Utilisé en complément alimentaire, il doit être choisi avec soin, notamment avec un label attestant son absence de traitement de contact et sa provenance de cultures répondant aux normes de Contrôle biologique.

– L'huile de paraffine possède un effet lubrifiant surtout utile dans les constipations bénignes à selles dures et sèches dites « en crottes de bique ». Dans les régimes amaigrissants, l'huile de paraffine est doublement indiquée, car, en plus de son action favorable sur le transit intestinal, sa consistance huileuse lui permet de se substituer aux huiles d'assaisonnement si riches en lipides et en calories. L'huile de paraffine souffre de la réputation de s'opposer à l'absorption des vitamines et des oligoéléments, ce qui n'a jamais été établi. En revanche, son goût et sa consistance laissent souvent à désirer, et, surtout, son usage immodéré est peut-être responsable de suintement anal, voire de fuites gênantes.

– L'utilisation de laxatifs stimulants ou irritants (50 millions de boîtes vendues annuellement en France) est déconseillée, car leur abus ou leur usage régulier provoque des désordres comparables à ceux des vomissements responsables de fuites d'électrolytes, d'accoutumance, et, en cas d'utilisation prolongée ou excessive, d'un entretien, voire d'une aggravation de la constipation.

Contrexéville (Eau de)

Située dans les Vosges, entourée d'un périmètre de sécurité de 1 200 hectares, la source de Contrexéville était déjà connue depuis longtemps lorsqu'en 1760, le Dr Bagard, médecin du roi de Pologne, la rendit célèbre dans son « mémoire sur les eaux minérales de Contrexéville ».

La station compte cinq sources dont une seule, la source Pavillon, est

mise en bouteilles et commercialisée.
L'eau de Contrexéville est officiellement reconnue comme une eau minérale naturelle depuis juin 1861.

Composition en mg/l

Minéralisation totale 2 032 mg	Bicarbonates 377 mg
Calcium 467 mg	Chlorures 7 mg
Magnésium 84 mg	Sulfates 1 192 mg
Potassium 4 mg	Nitrates 1,9 mg
Sodium 7 mg	pH 7,25

Intérêt nutritionnel

L'eau de Contrexéville est une eau minérale pouvant être consommée comme eau de boisson par tous à l'exception des nourrissons.

- C'est une eau sulfatée principalement caractérisée par sa richesse en calcium et en magnésium, profil minéral qui détermine ses indications.
- Contrexéville peut être utile aux jeunes enfants en cours de croissance dont l'approvisionnement en calcium, indispensable à l'édification osseuse et à la prévention des caries, n'est pas toujours suffisant, particulièrement chez l'enfant intolérant ou réfractaire au lait et aux laitages.
Chez la femme enceinte ou allaitante, cette richesse en calcium peut fournir l'appoint nécessaire à la couverture des besoins du bébé en développement, d'autant que cette eau, pourtant très minéralisée, reste pauvre en sodium et s'oppose à la rétention d'eau et de déchets liée au fort éclairage hormonal de la grossesse.
- Cette eau trouve sa meilleure indication chez la personne âgée classiquement déshydratée, et plus particulièrement la femme ménopausée physiologiquement décalcifiée en l'absence de substitution hormonale et sous constante menace d'ostéoporose.
- Le profil minéral de Contrexéville est aussi très bien adapté à la pratique des régimes amaigrissants. La richesse habituelle de ces régimes en protéines associée à la combustion des graisses de réserve accroît la production de déchets cétoniques et uriques, dont l'élimination est facilitée par l'action de drainage et de diurèse de l'eau de Contrexéville.
- Contrexéville, pour sa richesse en magnésium, est une eau favorable aux personnes spasmophiles et anxieuses dont l'hypersensibilité au stress est à la fois la cause et l'effet d'une déperdition magnésienne. Cet apport redouble d'intérêt lorsque ces déficiences sont aggravées par un régime amaigrissant qui réduit les apports et majore le niveau de stress.
- Enfin, elle est utilisée en cure de diurèse, est conseillée lors d'infections urinaires récidivantes avec cystite, et davantage encore dans la prévention et le traitement des calculs urinaires, tout particulièrement des calculs d'oxalates de calcium.

Coriandre

Plante aromatique connue et utilisée depuis l'aube de la civilisation et dont l'importance culinaire est attestée par de nombreuses citations dans la Bible, *Les Mille et Une Nuits* et les papyrus égyptiens. Les Arabes, qui avaient le monopole de la plupart des épices, la firent connaître aux Romains qui, séduits, la disséminèrent aux quatre coins de l'empire.
La coriandre est, aujourd'hui, l'un des condiments orientaux les mieux adaptés au goût de l'Occidental et qui fournit beaucoup de saveur, d'odeur et de sensorialité à son alimentation.
La coriandre se vend en graines dans les épiceries exotiques, en flacons de

poudre ou même fraîche pendant la saison.

Utilisation

• La coriandre accommode parfaitement les courts-bouillons (1 cuillère à café pour un bouillon de 6 personnes).

• Elle agrémente et relève les salades en se mêlant à la vinaigrette, mais parfume aussi les salades cuites, les épinards ou les endives braisées.

Enfin, elle facilite la cuisine minceur en permettant d'alléger en matières grasses certains plats d'ordinaire assez gras (maquereau mariné, tajines marocains, civets ou viandes blanches).

• En phytothérapie, la coriandre est traditionnellement utilisée pour réduire les ballonnements et les gaz intestinaux et purifier l'haleine. Mêlée à de la poudre de cardamome, elle compose un dentifrice qui neutralise efficacement les odeurs de bouche.

Cornichon

Concombre miniature conservé dans du vinaigre aromatisé et utilisé comme condiment.

Le cornichon, que le Français aime petit et croquant, accompagne les viandes froides des assiettes anglaises, le pot-au-feu ou le bœuf gros sel.

Il entre dans la composition des sauces ravigote et gribiche qui avivent la saveur fade et la consistance molle de la tête ou du pied de veau ainsi que de la langue.

Le cornichon Malossol, spécialité des pays de l'Est, est beaucoup plus gros, très salé et enrichi en sucre.

Composition pour 100 g

Calories 13	Glucides 2,2 g
Protides 0,7 g	Eau 95,6 g
Lipides 0,1 g	Fibres 0,6 g

Intérêt nutritionnel

La teneur en sel du cornichon le contre-indique dans les régimes sans sel, et son imprégnation de vinaigre doit le faire éviter dans toutes les pathologies de l'estomac, tels l'ulcère, les gastrites et le reflux gastro-œsophagien.

Courge – Potiron – Citrouille – Potimarron

Tous ces légumes-fruits, si différents par la forme, la taille et la couleur, sont très voisins sur le plan nutritionnel et culinaire.

La courgette, qui appartient aussi à cette famille, n'est qu'une courge que les Italiens du XVIIIe siècle eurent l'idée heureuse de consommer avant maturité.

La citrouille fut longtemps un légume de base apprécié pour la prodigalité de ses apports et de ses dimensions. De nos jours, elle est pratiquement abandonnée et reléguée à l'alimentation animale. Les potimarrons, longtemps oubliés, mais redécouverts par les écologistes, sont plus petits et de saveur plus fine que ses plus volumineux parents. Le potimarron se conserve très bien au frais mais doit être consommé sans tarder après avoir été ouvert.

Composition pour 100 g et intérêt nutritionnel

Ces légumes-fruits sont tous pauvres en calories (26 cal/100 g) et en glucides (5 g/100 g), donc très bien adaptés au régime de la surcharge pondérale et du diabète.

Ils sont très riches en fibres de bonne qualité (pectine), ce qui leur assure une excellente digestibilité et une parfaite tolérance même pour les intestins les plus sensibles. Leur pectine, par son haut pouvoir gélifiant, retarde l'absorption des sucres et réduit celle du cholestérol et des calories. Une raison majeure de retrouver ces légumes négligés et de les conseiller au candidat à la minceur, au diabétique et au sujet à risque cardiovasculaire.

Riches en eau, bien pourvus en potassium (380 mg/100 g) et pauvres en sodium, ils ont une légère action diurétique.

Leur couleur soutenue atteste de leur richesse en carotène (1 000 U.I./100 g), antioxydant majeur dont on vérifie chaque jour l'action de prévention sur les maladies cardiovasculaires, le cancer et le vieillissement prématuré.

Préparation

Ces fruits, en général fades, gagnent à être préparés en potage (le potiron vapeur mixé avec du lait concentré), en purée ou en gratin.

Courgette

Légume-fruit de la même famille que les courges, potirons, citrouilles et potimarrons, la courgette s'en distingue, car elle est consommée avant d'atteindre sa pleine maturité, ce qui explique sa petite taille, sa consistance moelleuse et son extrême digestibilité.

Composition pour 100 g

Calories 17	Fibres 1,1 g
Protides 1,8 g	Potassium 230 mg
Lipides 0,2 g	Sodium 2 mg
Glucides 2 g	Fer 0,7 mg
Eau 94 g	

Intérêt nutritionnel

• La courgette n'apporte que 17 cal/100 g. C'est, avec le concombre, la tomate, l'endive et l'aubergine, l'un des légumes frais les moins caloriques. Faiblement sucrée (2 g de glucides/100 g), elle convient tout autant au régime de l'obèse qu'à celui du diabétique.

• Sa richesse en eau (94 %) et en potassium (230 mg/100 g) et sa faible teneur en sodium (2 mg) en font un légume de choix pour l'hypertendu.

• Les fibres de la courgette (1,1 g/100 g), en majorité solubles (pectines), lui assurent une excellente digestibilité. Parfaitement tolérée, y compris par les enfants et les convalescents, c'est le premier légume à introduire dans le régime des opérés du tube digestif ou dans les suites de gastrites ou de crises d'ulcère d'estomac.

De plus, la pectine de courgette, comme celle de la pomme, par son pouvoir gélifiant, retarde l'absorption des sucres, et réduit l'assimilation du cholestérol et le profit calorique. Une raison majeure de l'introduire dans l'alimentation du candidat à la minceur, du diabétique et du sujet à risque cardiovasculaire.

Préparation

En salade, après avoir été bouillie et accommodée d'une vinaigrette ou d'une sauce au yaourt.

En ratatouille, avec poivron, tomate et aubergine. En potage, écrasée ou mieux mixée, forme sous laquelle son moelleux et son onctuosité remplacent avantageusement tout autant la pomme de terre que la crème.

Crabe

Crustacé à la chair délicate, regroupant un certain nombre d'espèces, dont la plus appréciée et consommée est le tourteau.

Composition pour 100 g

Calories 105	Lipides 2,5 g
Protéines 20 g	

Intérêt nutritionnel

• La chair de crabe est très riche en protéines (20 g/100 g) mais très pauvre en graisse (2,5 g de lipides/100 g) et composée surtout d'acides gras poly-insaturés favorables au cœur et aux vaisseaux.

Le crabe est pourtant, paradoxalement, riche en cholestérol (150 mg/100 g). Pour éviter un malentendu fréquent, qui exclut un peu vite les crustacés du régime des pléthoriques, il faut savoir que l'essentiel du cholestérol du crabe se situe dans la tête, surtout dans le corail, mais pratiquement pas dans la chair elle-même.

Le crabe est donc un aliment qui, compte tenu de sa finesse, de sa saveur et du temps nécessaire à sa consommation, est à recommander expressément aux candidats à la minceur. Cette recommandation s'adresse aussi au sujet à risque cardiovasculaire, même prédisposé au cholestérol, s'il consent à ne consommer que la chair blanche sans fouiller la tête à la recherche du corail.

• Riche en sel (380 mg/100 g et 950 mg pour le crabe en conserve), il est à exclure du régime sans sel.

• Enfin, sa richesse en iode (0,04 mg) le contre-indique dans les régimes sans iode, de même que sa richesse en purines doit inspirer la méfiance au goutteux et au porteur de calculs rénaux d'acide urique. Il faut savoir que certains individus, rares, sont allergiques au crabe et, en général, à tous les crustacés.

Variétés

• Le tourteau est le plus consommé et le plus gros, pouvant atteindre 40 cm. Très résistant, il peut être gardé vivant une semaine. L'hiver, préférer le mâle plus gros aux pinces très larges et à la queue étroite. Au printemps, préférer la chair plus fine de la femelle à queue très large.

• L'araignée de mer a une chair beaucoup plus fine, très recherchée, mais qui est très fragile et dont la cuisson doit être pratiquée dès l'achat, l'animal encore vivant plongé dans un court-bouillon en ébullition salé et aromatisé.

• Le crabe doit être distingué du surimi japonais qui n'est que de la chair de poisson seulement aromatisée au crabe et, pour des raisons difficiles à comprendre, sucrée.

Crème fraîche

C'est la substance grasse et crémeuse obtenue par écrémage du lait. Pour porter ce nom, la crème doit contenir au moins 30 % de matières grasses. On l'obtient par centrifugation. La crème fraîche est commercialisée sous trois formes : soit crue dans les sept jours qui suivent son extraction, soit pasteurisée, forme sous laquelle elle se conserve un mois, soit stérilisée pendant six mois.

Composition pour 100 g

Calories 320	Cholestérol 110 mg
Protéines 2,2 g	Calcium 50 mg
Glucides 2,5 g	Carotène 150 µg
Lipides 33,5 g	Vitamine A 250 µg

En fait, pour 100 g, la crème fraîche contient 60 g d'eau et 33,5 g de MG. C'est une sorte de beurre allégé naturel.

Intérêt nutritionnel

• La crème fraîche est un corps gras animal riche en acides gras saturés, à éviter soigneusement au sujet à risque cardiovasculaire.

• C'est aussi un aliment très calorique à exclure de tous les régimes amaigrissants.

• En revanche, la crème fraîche est le moins gras de tous les corps gras de cuisson (huile et beurre). Ainsi, si une cuillère à soupe de crème fournit 40 calories, une cuillère à soupe d'huile en apporte 90. Pour ceux qui surveillent régulièrement leur ligne et leur taux de cholestérol, il existe des crèmes légères (12 % MG minimum) qui, à faible coût énergétique, facilitent grandement la cuisine.

Utilisation

• Règle de cuisson : la crème fraîche ne devrait jamais être cuite. À température élevée, elle produit des substances toxiques pour le foie. Lier une sauce à la crème se fait à chaud mais pas à feu vif.

• Utilisée crue, la crème fraîche permet d'accommoder des sauces de salades beaucoup moins caloriques que des vinaigrettes. Une telle sauce à la crème allégée ne contient que 50 calories, trois fois moins qu'une vinaigrette ordinaire (150 calories). On prépare ainsi une sauce citron (avec une cuillerée de citron pour deux de crème), une sauce moutarde (avec moutarde et crème à parts égales) ou une sauce tomate (avec autant de concentré de tomates que de crème).

• Utilisée à chaud, elle entre dans la composition de la classique crème aux champignons qui accompagne l'escalope normande ainsi que les traditionnels poulets Vallée d'Auge, où la crème est mêlée à un autre fleuron normand : le cidre.

• Utilisée sucrée, elle sert de base à la chantilly qui est de la crème fraîche fouettée au sucre. La plupart des crèmes glacées contiennent aussi de la crème fraîche, notamment la glace à la vanille composée de 50 % de crème fraîche, 20 % de sucre et 30 % d'œufs.

Crêpes

Dessert traditionnel de la chandeleur et du mardi gras dont la pâte est obtenue à partir de farine de blé pour les recettes sucrées et de sarrasin ou de seigle pour les recettes salées, mélangée à des œufs et de l'eau ou du lait.

Recette de base (30 crêpes)

Creuser un puits dans 500 g de farine et y verser 6 œufs, une pincée de sel et un petit verre de bière sans alcool. Mélanger jusqu'à obtention d'une pâte liquide qu'on laisse reposer deux heures. Verser alors une petite louche de cette pâte liquide sur une poêle très chaude huilée au pinceau.

Recette sucrée

La préparation sucrée la plus réputée est la crêpe Suzette, incorporée pliée en quatre dans du beurre fondu délayé d'un jus d'orange et flambée avant de servir.

Il faut savoir qu'un alcool ainsi flambé perd ses calories mais conserve son parfum et un arôme de flambaison particulièrement raffinés.

Préparation salée

Elle fait la part belle au jambon, au fromage, aux œufs, c'est-à-dire aux protéines, ce qui peut, si elles ne sont pas trop grasses, fournir la base d'un repas équilibré à compléter avec fruits et légumes.

Crevette

Peu calorique (100 cal/100 g), très maigre (1,3 g de lipides), pratiquement sans glucides (traces), la crevette est un aliment original qui introduit un petit air de fête dans tous les régimes amaigrissants et tout particulièrement celui du diabétique, qui subit la cruelle restriction combinée du sucre et du gras.

D'autant que la texture de sa chair et sa richesse en protéines (8 g/100 g) en font l'un des aliments les plus rassasiants.

La crevette présente toutefois un taux élevé de cholestérol (226 mg/100 g). Cet inconvénient est cependant facile à contourner, car ce cholestérol est concentré presque exclusivement dans la tête et le corail de l'animal qu'il suffit d'éviter de consommer.

À cette condition, la crevette peut être réintroduite dans l'alimentation du sujet à risque cardiovasculaire.

Crosne

Tubercule d'origine chinoise introduit en France à la fin du XIXe siècle. Il porte le nom de la ville de Seine-et-Oise où il fut cultivé la première fois. Il connut une grande vogue grâce à la célèbre « salade Francillon » d'Alexandre Dumas. Il a été, depuis, progressivement délaissé, car il nécessite un nettoyage long, mais on le trouve aujourd'hui tout épluché, présenté en sachets.

Petit tortillon croquant ressemblant à un haricot blanc nacré. Son goût légèrement sucré est un compromis entre celui de l'artichaut et du salsifis. C'est un légume sans perte, où tout se mange sauf les deux extrémités.

Utilisation

Il se consomme soit cru, sous forme de salade croquante très originale qu'il convient de très peu saler mais de poivrer, soit cuit dans un peu de matières grasses et relevé au citron.

Intérêt nutritionnel

Il convient de noter ses 15 % de glucides qui lui confèrent son goût légèrement sucré et imposent une limitation d'emploi dans les régimes amaigrissants très stricts.

Crottin de Chavignol

Petit fromage au lait de chèvre entier, le crottin de Chavignol est l'un des 33 prestigieux fromages français à appellation d'origine contrôlée (AOC). À point et après un affinage bien conduit, il est recouvert d'une croûte naturelle fine et fleurie.

• C'est un petit cylindre plat de 6 à 7 cm de diamètre sur 4 cm d'épaisseur et bombé sur la tranche, pesant 60 g minimum. Comme pour la plupart des fromages de chèvre, il est vendu nu.

• Le territoire de production du crottin de Chavignol regroupe le Sancerrois, le « Pays Fort » et la Champagne berrichonne recouvrant la plus grande partie du Cher et débordant sur le Loiret et la Nièvre.

Histoire

L'élevage des chèvres, la récolte du lait et la fabrication du fromage de chèvre représentent une vieille tradition paysanne du Sancerrois. Ces fromages locaux de petite taille prirent le nom définitif de crottins en 1829. Cette dénomination, contrairement à l'opinion répandue, ne dérive pas de crotte mais d'un mot de patois qui désignait le corps d'une lampe à huile dont ils avaient la forme. Depuis, le crottin de Chavignol a envahi le monde de la gastronomie sans sacrifier aux impératifs de la production et a conservé intact son mode de fabrication traditionnel et artisanal.

Fabrication

Le crottin de Chavignol est fabriqué exclusivement avec du lait de chèvre entier emprésuré à chaud. Le caillé est mis à égoutter lentement sur toile puis en moule dans des faisselles trouées de petites dimensions. Démoulé et salé, le crottin est réessuyé et mis à sécher en hâloir durant au moins dix jours.

Composition pour 100 g

Calories 367	Eau 42,40 g
Protides 20 g	Calcium 117 mg
Lipides 32 g	Sodium 500 mg
Glucides 0,10 g	Cholestérol 90 mg

Intérêt nutritionnel

• Aliment précieux et gastronomique, véritable œuvre d'art gustative inscrite dans une vieille tradition de terroir fixée par son appellation contrôlée, le crottin de Chavignol est un aliment de plaisir et de récompense qui doit rester occasionnel.

• Riche et calorique, le crottin est à éviter dans les régimes minceur. À 367 cal/100 g, il occupe cependant une position énergétique intermédiaire dans la liste des nombreuses AOC de même réputation, derrière les bleus (400 cal), le cantal (387 cal), mais devant le reblochon (322 cal) et le pont-l'évêque (300 cal).

• Assez gras (32 % de la partie sèche), à teneur notable en acides gras saturés et pourvu en cholestérol, le crottin doit voir sa consommation restreinte chez le sujet à risque cardiovasculaire.

• Riche en calcium et en protéines de bonne qualité, il peut, lorsque son goût est accepté, être très utile à l'enfant en croissance, à l'adolescent, à la femme enceinte ou allaitante et à la femme ménopausée, tous les cinq de poids normal et non soumis à un régime sans sel.

• Enfin, très salé comme la plupart des fromages affinés, il est à exclure de tous les régimes pauvres en sel, notamment chez l'insuffisant cardiaque ou rénal et l'hypertendu.

Choix et dégustation

• Le crottin de Chavignol se choisit avec une croûte à fleur bleutée qui signe sa facture artisanale, une pâte ferme qui se brise facilement après affinage prolongé, une odeur caprine peu soutenue, mais une saveur têtue caractéristique.

• Recommandé entre mars et novembre, il se déguste comme la plupart des fromages en fin de repas, mais sa petite taille en fait un en-cas facile et, dans le Sancerrois, c'est le casse-croûte favori du vigneron et du paysan. Sa consistance et sa saveur varient beaucoup avec le temps d'affinage, et, selon les goûts, il sera apprécié très sec ou onctueux. Le crottin est souvent utilisé grillé pour agrémenter et couronner une modeste salade de saison. Il peut aussi être utilisé macéré dans le vin blanc.

• Il s'allie fort bien aux vins issus du même terroir, vins de Sancerre blancs ou rosés, ou encore d'un pouilly ou d'un sauvignon de Saint-Bris.

Crustacés

Crevette, crabe, homard, langouste, langoustine, écrevisse et coquille Saint-Jacques sont des crustacés. Les oursins, classés avec les fruits de mer, ne sont ni des crustacés ni des coquillages, mais des échinodermes.

Composition et intérêt nutritionnel

Les crustacés présentent un certain nombre de caractéristiques communes :

• Très forte teneur en eau : 70 à 80 %.

• Faible apport calorique (100 cal/100 g), ce qui les rend incontournables dans les régimes minceur.

• Aliment peu gras, 1 à 2 % de lipides (une exception : la palourde, 10 g/100 g), mais riche en cholestérol. Il faut pourtant savoir que, pour l'essentiel, ce cholestérol se localise dans la tête et qu'il est très facile de l'éviter. C'est donc, si l'on s'en tient à la chair blanche elle-même, un aliment à ne plus interdire au sujet à risque cardiovasculaire car riche en acides gras insaturés.

• Les protéines des crustacés sont de valeur biologique voisine de celles du poisson et leur teneur varie de 13 % pour l'écrevisse à 23 % pour la langouste.

• Les crustacés sont riches en calcium (63 mg/100 g), tout particulièrement les coques, qui en procurent autant que le lait, et en magnésium (42 mg/100 g).

La coquille Saint-Jacques est l'un des aliments les plus riches en cuivre, métal qui facilite l'assimilation du fer et la formation des globules rouges, ce qui peut intéresser de nombreux adolescents ou femmes jeunes à règles abondantes assez souvent carencés en fer.

Achat et préparation

Il faut savoir que les crustacés sont généralement peu pollués et rarement responsables d'intoxications bactériennes ou virales.

Il convient toutefois de les acheter vivants et aussi pleins et lourds que possible. Seules les langoustines, régulièrement, et les coquilles Saint-Jacques, occasionnellement, sont vendues mortes sur glace.

À l'achat, un crustacé ne doit pas dégager d'odeurs fortes ou soufrées, ni présenter de noircissement de la carapace, et sa tête doit être solidement fixée au corps.

Les coquilles Saint-Jacques vendues mortes sont parfois artificiellement alourdies par des douches d'eau successives qui peuvent élever leur poids et leur prix de 30 %.

Pour parer à ce risque, il est préférable de les acheter vivantes.

Curcuma

C'est à la fois une épice et un colorant naturel admis sans réserve par les instances de contrôle européennes sous la dénomination E 100.

En cuisine, le curcuma est utilisé pour colorer et parfumer du riz ou des pâtes (une cuillère à soupe dans un litre et demi d'eau). C'est un composant classique du curry indien et surtout du colombo de cabri créole, plat célèbre des Antilles.

Cette coalition de couleur, de saveur et d'odeur originales fournit une somme de sensations pouvant faire accepter une réduction de l'onctuosité et des calories fournies par certains plats très gras et intéresser tous ceux qui cherchent à contrôler ou à réduire leur poids.

D

Datte

La datte est le fruit séché du palmier dattier.

Variétés

Le dattier, cultivé dans le sud de nombreux pays du Maghreb et d'Orient, produit trois types de dattes :

- La datte « deglet nour » ou « doigt de lumière », pour rappeler sa couleur claire et son aspect brillant, est la plus appréciée du consommateur occidental. Sèche et craquelée en surface, sa chair est moelleuse en profondeur ;
- la « deglet beïda » ou « doigt blanc », plus sèche, ferme jusqu'au noyau, ne libère lentement son précieux jus de soleil que sous forte mastication et salivation. C'est le « bonbon des enfants du désert » ;
- la « ghar » est une variété locale moins fine et à dessiccation moins poussée pour être mise en bloc de conservation, réservée à la consommation locale des Bédouins.

Composition et intérêt nutritionnel

• Riche et sucrée comme tous les fruits secs, la datte est composée de 73 % de glucides et de 20 % d'eau, ce qui en fait un aliment hypercalorique très apprécié des sportifs, randonneurs ou alpinistes, et recommandé aux enfants en remplacement des bonbons, mais à exclure de tous les régimes minceur ou du diabète.

• Pauvre en protéines de qualité médiocre, 2,2 g/100 g, la datte ne contient que des traces de lipides et, du fait de la dessiccation, est totalement dépourvue de vitamines C et A. En revanche, elle est très riche en potassium, 650 mg, en fer, 3 mg, et en magnésium, 75 mg.

• Enfin, la datte est particulièrement riche en fibres, 8,5 g/100 g, un record qui peut intéresser le constipé, mais rebute les sujets à intestins sensibles.

Diabète

Le diabète est une maladie aux conséquences lourdes et multiples, et d'autant plus grave qu'elle est latente et ignorée.

Elle détruit les organes les plus nobles de l'organisme (cœur, système nerveux, rein, œil et artères en général), mais de manière si progressive et si longtemps indolore que le patient n'en éprouve aucune gêne et que, mal informé de son état, sa motivation est rarement suffisante pour lui faire accepter une diététique appropriée, seule capable de freiner son évolution.

Il existe deux types de diabète bien distincts :

- le diabète de l'adolescent, heureusement assez rare, lié à une destruction massive du pancréas, et qui nécessite un traitement définitif par l'insuline ;
- le diabète grave de l'adulte mûr, progressif et sournois, aux conséquences catastrophiques à long terme, et dont l'évolution pourrait être radicalement modifiée par une prévention adaptée et donc par une meilleure information nutritionnelle et diététique.

Diabète juvénile

• *Symptômes et évolution :*

Il s'agit d'un adolescent de poids normal ou maigre dont le pancréas cesse progressivement ou rapidement de sécréter de l'insuline indispensable à la vie. Sans traitement, le sucre s'accumule dans l'organisme et, jadis, bien des diabétiques mouraient très tôt d'un coma acidocétosique.

Plus lentement, mais relativement vite, des lésions d'artériosclérose se développent, responsables de très fréquents infarctus, accidents cérébraux ou artérites des membres inférieurs.

Les lésions de la rétine sont si fréquentes et si importantes qu'elles font du diabète la première cause de cécité en France.

Le rein, dans l'impossibilité de filtrer les déchets et accablé d'infections urinaires dues à l'excès de sucre, se détériore régulièrement, conduisant à la dialyse ou à la greffe.

Chez le diabétique jeune, le cœur du traitement est donc la substitution de la sécrétion du pancréas détruit par une ou deux injections d'insuline que l'adolescent apprend très vite à s'administrer, ce qui le rend autonome.

• *Diététique appropriée :*

L'alimentation conseillée à cet adolescent insulino-dépendant, après avoir été très restrictive, est aujourd'hui très simplifiée. Elle diffère très peu de l'alimentation générale avec 15 % de protéines, 30 % de lipides et 55 % de glucides.

L'essentiel est de multiplier les repas : respecter les trois repas traditionnels (petit déjeuner, déjeuner, dîner) et tenter d'ajouter une collation en milieu de matinée, un goûter dans l'après-midi et une dernière prise légère avant le coucher.

Proscrire les boissons sucrées et les confiseries consommées isolément en dehors des repas, car responsables d'une élévation trop brutale de la glycémie.

Enfin, l'alimentation de l'adolescent diabétique doit comporter une dose suffisante de fibres dont on sait aujourd'hui qu'elles retardent l'absorption des sucres dans le sang. Ces fibres sont fournies par les légumes verts, les fruits, le son et les céréales complètes ainsi que par les légumes secs.

Diabète gras

• *Symptômes et évolution :*

Le diabétique de l'âge mûr a encore un pancréas actif, mais pour des raisons génétiques, l'insuline sécrétée s'avère incapable de faire pénétrer le sucre ou glucose dans les cellules du foie ou des muscles : c'est l'insulino-résistance. Le glucose s'accumule dans le sang, la glycémie grimpe et la corrosion artérielle s'installe. Pour forcer la résistance du foie et du muscle à utiliser le sucre, le pancréas doit fabriquer toujours d'avantage d'insuline. Travaillant sous le fouet, cet organe est condamné à se surmener et tôt ou tard à s'éteindre. Le vrai danger du diabète gras est d'être trop souvent et trop longtemps méconnu ou, ce qui est pire, mésestimé.

• *La réponse diététique* est ici fondamentale :

Ce qui est dangereux dans l'alimentation du diabétique, c'est l'invasion trop brutale du sucre alimentaire dans le sang et l'élévation consécutive de la glycémie. C'est ce choc qui brutalise le pancréas et constitue à terme la menace. La réponse nutritionnelle tient donc en trois mesures simples et associées.

Première mesure : réduire la masse grasse en perdant du poids. Le diabète de l'âge mûr est très souvent associé à une obésité qui élève les besoins en insuline et aggrave le surmenage du pancréas. L'amaigrissement se traduit régulièrement par une baisse de la glycémie. Le régime restrictif pourra être élargi dès normalisation du poids.

Deuxième mesure : éviter les aliments qui font grimper trop vite la glycémie. La diététique du diabétique a été bouleversée par la découverte de la notion de vitesse de pénétration et de la différence de toxicité entre ce qu'il a été convenu d'appeler les sucres lents et les sucres rapides.

Cette vitesse d'invasion de chaque aliment et ses effets sur la glycémie sont aujourd'hui mesurés de manière précise et utile grâce à un précieux outil : l'index glycémique (▶ Glycémie - Index glycémique).

La référence, l'index 100, est attribuée par convention au glucose, sucre circulant du sang. La carotte est l'aliment glucidique qui détient la palme de l'élévation de la glycémie à 92, suivie de près par le miel, 87, la purée de pommes de terre, les corn-flakes et le raisin, tous trois à 85. Fort heureusement pour les amateurs de carottes, la teneur de ce légume en sucre invasif est très faible. Le miel est autrement plus agressif pour le diabétique, car très riche en glucides. Il en va de même des corn-flakes auxquels les multiples traitements physiques subis confèrent une extrême volatilité, ce qui devrait en limiter l'usage chez les enfants de diabétiques, puisque l'on sait que cette affection est pour une large part héréditaire. Parmi les féculents, c'est la pomme de terre qui possède le plus fort index, 80, talonnée de près par le riz blanc à 72 et le pain, indifféremment blanc, complet ou de seigle, à 69 et le Coca-Cola entier à 68. Le riz brun, de par sa texture plus serrée, est légèrement plus lent, avec un index de 66, mais encore plus rapide que les pâtes ordinaires à 60. Loin derrière le raisin, le premier fruit à s'illustrer par son index glycémique est la banane, d'autant plus invasive que mûre, à 62 et le jus d'orange à 50. Le pois est la première légumineuse à apparaître sur le tableau des index dont il occupe l'exact milieu à 50, bien loin devant la lentille, plus fibreuse, à 29 et le pois chinois à 20. Dans cette partie vertueuse du tableau, on trouve les pâtes complètes dont la texture compacte et résistante réduit le pouvoir d'invasion à 40. La pomme, riche de ses pectines gélifiantes, l'accompagne à 39. Le yaourt à 36 et le lait écrémé à 32 justifient leur intérêt chez le diabétique par l'absorption lente de leur sucre spécifique : le lactose. Contrairement à toute attente, le chocolat englué dans son gras crée la surprise avec un index bas à 30 devant le fructose, sucre spécifique des fruits, à 23. Enfin, le soja, lesté de ses protéines et de ses graisses, ferme la marche à 15, devançant toutefois les légumes verts. Il est important de savoir que l'index glycémique des aliments varie en fonction de leur présentation et de leur préparation. En effet, la cuisson d'un aliment est l'équivalent d'une prédigestion, ce qui améliore son assimilation et donc son index glycémique. D'autre part, plus un aliment est raffiné, broyé, réduit en particules, plus sa digestion sera rapide, son absorption massive et son index glycémique élevé. C'est pourquoi la semoule de blé dur concassé a un index bien plus bas que la farine de blé tendre broyé. Enfin, l'index des aliments glucidiques se réduit nettement lorsqu'ils sont consommés associés à des protéines et à des graisses. Il suffit de beurrer du pain pour réduire son effet insulinique, d'y associer du jambon pour l'atténuer encore. Pour un diabétique non obèse, un sandwich est moins agressif que du pain sec.

Troisième mesure : instaurer la pratique d'un exercice physique régulier.

Au cours d'un effort soutenu, lorsqu'une fibre musculaire d'un muscle de diabétique est sollicitée avec une intensité suffisante, sa résistance à l'insuline cesse et le glucose accepté peut être brûlé.

Pendant 48 heures, jour et nuit, cette fibre musculaire continue alors de consommer à bas bruit sa ration de sucre. Passé ce délai, comme pour une lampe qui s'éteint, la consommation cesse. Pour être efficace, l'exercice physique doit donc être pratiqué tous les 2 jours, et jusqu'à sudation. L'exercice musculaire idéal est celui proposé par les sports d'endurance, le jogging pour les plus jeunes, la marche soutenue pour les plus âgés.

Diarrhées

Il existe deux sortes de diarrhées :

- les diarrhées aiguës résultant d'une infection par contamination alimentaire sur un sujet indemne de toute affection intestinale antérieure ;
- les diarrhées chroniques liées à une irritation intestinale habituellement associée à un terrain anxieux, stressé ou spasmophile fréquemment retrouvé chez la femme dans la deuxième partie de son cycle menstruel. Ce sont les anciennes colites à la désignation imprécise, récemment rebaptisées colopathies spasmodiques pour évoquer leur nature inflammatoire et l'inconfort parfois douloureux de leurs spasmes.

Conseils alimentaires

• *Diarrhées aiguës :*

L'idéal est d'éviter tout aliment solide pendant un jour ou deux et de boire deux litres d'eau de cuisson du riz légèrement salée ou de bouillon de légumes. Lorsque la diarrhée est douloureuse, fébrile et très liquide, il faut très vite désinfecter (antiseptiques ou antibiotiques), réhydrater et mettre l'intestin au repos. Dès que la diarrhée régresse, il convient d'introduire des aliments consistants et nourrissants en évitant les préparations grasses, les légumes riches en fibres, et en réduisant la consommation de laitages, tout en continuant à boire 1,5 à 2 litres d'eau.

• *Diarrhées chroniques de terrain :*

– Les intestins nerveux du colopathe. Chez le colopathe spasmodique, la diarrhée est rarement liquide. Il s'agit plutôt de selles molles alternant avec des épisodes de constipation. Elles témoignent de l'irritation chronique de l'intestin associant crampes douloureuses et ballonnements déclenchés par la moindre prise alimentaire. Ces intestins nerveux réclament une diététique appropriée et un enseignement nutritionnel, car ce sont des affections chroniques qui ne guérissent jamais complètement et que l'alimentation peut tout autant apaiser qu'exacerber.

– Le contrôle des fibres. Le colopathe doit principalement apprendre à sélectionner et gérer la consommation des aliments riches en fibres qui peuvent chez lui se révéler les meilleurs ou les pires des aliments.

Lorsque la diarrhée prédomine, il faut privilégier les fibres douces et cuites de certains légumes tendres comme la courgette ou la carotte, ou de certains fruits cuits sans la peau ou crus mais peu irritants et très mûrs comme la banane ou la nectarine de haute saison.

En revanche, il faut éviter les crudités en général et tout particulièrement les légumes verts riches en fibres dures tels les épinards, poivrons, navets et artichauts, ainsi que certains fruits comme les prunes, les melons peu mûrs, ou les fruits secs comme les pruneaux ou les dattes, et davantage encore les légumes secs, fréquemment responsables de flatulences et de ballonnements.

Cas particuliers

• *Le nourrisson et le jeune enfant :*

– Chez le nourrisson, si la diarrhée est importante, l'urgence consiste à éviter la déshydratation en étanchant la soif avec de simples biberons d'eau ou divers produits de réhydratation riches en sels minéraux. Dans bien des cas, le lait, mal toléré, devra être momentanément remplacé par des substituts sans lactose.

– Chez le jeune enfant, il convient surtout de maintenir l'apport en énergie et en nutriments.

Au petit déjeuner ou au goûter, la collation idéale est la biscotte beurrée au miel ou à la gelée accompagnée d'un verre de lait sucré.

Au déjeuner, une portion de protéines (viande, poisson ou œuf), des pâtes légèrement beurrées et garnies de fromage râpé, et en dessert, un fruit cuit et deux ou trois biscuits.

La ration hydrique doit être maintenue à 1,5 litre d'eau non gazeuse par jour.

• *La personne âgée :*

L'objectif, ici, est d'éviter la dénutrition et la déshydratation en diversifiant l'alimentation pour éviter de basculer à court terme dans la constipation.

Au petit déjeuner, la collation idéale est fournie par le biscuit sec associé à une boisson sucrée.

Au déjeuner, maintenir une ration suffisante de protéines et de calcium : de la viande ou du poisson cuits sans matières grasses, garnis de pâtes au beurre et au gruyère râpé, du fromage affiné ou frais en préférant le yaourt s'il est apprécié et toléré, et des biscuits au dessert.

Au dîner, une ration de protéines semblable à celle du déjeuner, garnie de carottes bouillies légèrement beurrées, et, là encore, du fromage puis des biscuits secs.

L'apport liquidien doit impérativement être maintenu à 1,5 litre sous forme d'eau plate, d'infusions ou de bouillon de viande ou de légumes.

Dinde – Dindonneau

Volaille jadis réservée aux fêtes de Noël, mais que son faible prix et son intérêt nutritionnel élevé ont introduit dans la consommation courante.

Variétés et préparation

• La dinde de Noël est une dinde fermière élevée de manière artisanale. À quatre mois, le dindonneau pèse déjà 3 kg. À sept mois, la dinde atteint 4 kg. Elle est destinée à être rôtie entière, le plus souvent farcie et garnie de marrons.

• La dinde blanche et le dindonneau d'élevage sont beaucoup plus gros. La dinde peut atteindre 10 kg, elle est alors vendue prédécoupée en rôtis ou en escalopes.

Composition pour 100 g

Calories 106 à 140	Zinc 15,5 g
Protéines 22 g	Vit. A 0,07 mg
Lipides 2 à 6,5 g	Vitamine B_1 0,1 mg

Glucides 0 g	Vitamine B_2 0,2 mg
Eau 70 g	Vitamine PP 8 mg
Fer 2,5 g	

Intérêt nutritionnel

• La viande de dinde est, quel que soit le morceau, une viande maigre (surtout le dindonneau), 2 g/100 g de lipides pour l'aile, et 5 g pour la cuisse ; l'essentiel du gras et du cholestérol est concentré sous la peau et disparaît avec elle lors de la découpe.

De plus, le gras de la dinde est riche en acides gras poly-insaturés favorables au cœur, ce qui intéresse tout particulièrement les sujets à risque cardiovasculaire, le diabétique et l'obèse.

• Sa teneur en protéines est voisine de celle du poulet (22 g/100 g).

• La chair de dinde est riche en vitamines du groupe B, en potassium, 360 mg, et en fer, 2,5 mg/100 g.

• Des travaux récents ont montré que la viande de dinde figurait avec le bœuf parmi les aliments les plus rassasiants, ce qui conjugué à sa faible valeur calorique en fait une viande de référence dans les régimes minceur.

D'autres travaux ont prouvé que la viande de dinde était l'une des moins allergisantes et devait figurer dans les régimes souvent difficiles à composer des sujets à terrain allergique.

Dissociés (Régimes)

Il en existe deux : le régime Antoine et le régime Shelton.

Principe

Ce sont deux régimes amaigrissants qui tiennent l'association des trois nutriments en proportion équilibrée pour responsable du profit extrême de l'aliment et donc de la surcharge pondérale. Graisses et sucres seraient ainsi beaucoup mieux assimilés lorsqu'ils sont consommés ensemble. Pour maigrir, il suffirait donc de dissocier ces nutriments en les isolant au cours des repas de la journée (Shelton) ou des différents jours de la semaine (Antoine).

Comme il est difficile de concevoir des repas composés exclusivement de matières grasses, ce sont surtout les protéines et les glucides qui sont ici utilisés.

Il serait donc, en théorie, possible de maigrir en se nourrissant librement et sans restriction de pommes de terre ou de viande, à la condition expresse de ne pas les mélanger. C'est le principe de l'alimentation dissociée.

Déroulement pratique

• Régime Antoine : chaque jour de la semaine est consacré à une seule catégorie d'aliment qui peut être consommée à volonté et sans compter. Lundi : viande, mardi : œufs, mercredi : laitages, jeudi : poisson, vendredi : légumes, samedi : fruits, et le septième jour : liberté totale.

• Régime Shelton : la dissociation est centrée sur les repas de la journée, au cours desquels une seule catégorie d'aliment est utilisée. Ce peut être des fruits le matin, de la viande à midi, des légumes le soir. Et le tout à volonté, mais jamais d'association de type : steak-haricots verts.

Critiques

• Ces deux régimes se révèlent efficaces dans les premières semaines, car la dissociation entraîne, malgré la liberté apparente, une réduction alimentaire par saturation gustative et perte progressive de l'appétit.

• Cependant, la dissociation peut entraîner une carence radicale en protéines les deux jours de la semaine réservés aux légumes ou aux fruits. Carence responsable d'une fonte musculaire et d'une fatigue anormale, surtout si ces deux journées se suivent.

• De plus, ces régimes sont difficiles à suivre très longtemps car, que ce soit au sein de la cellule familiale ou de la vie socioprofessionnelle, ils imposent un mode alimentaire très particulier qui exclut toute convivialité.

• Enfin et surtout, ces régimes n'offrent aucun plan de stabilisation, la perte de poids fréquemment obtenue est très instable et jamais vraiment acquise. En effet, ces régimes fondés sur la lassitude et l'isolement alimentaire ne proposent ni enseignement diététique ni méthode permettant d'organiser une stratégie de stabilisation au long cours, seule capable de s'opposer à une reprise du poids perdu. Tout au plus, et c'est souvent ainsi qu'ils sont utilisés, permettent-ils, l'été venu, de perdre quelques kilos pour les vacances.

Diurétiques et nutrition

Les diurétiques ne concernent la nutrition que dans la mesure où ils sont parfois médicalement prescrits en appoint à certains régimes amaigrissants ou utilisés en automédication sauvage et non contrôlée par les boulimiques et les inconditionnels de la minceur.

L'engrenage inutile

La fonction usuelle des diurétiques est d'accélérer l'élimination du sel et de l'eau pour réduire la masse sanguine et soulager la tension artérielle des hypertendus, ou éponger les œdèmes du cardiaque ou parfois de la femme sous forte imbibition hormonale dans la période qui précède les règles ou lors des premières manifestations de la préménopause.

Les extrémistes de l'amaigrissement, dont l'humeur varie avec les fluctuations de leur poids, ont souvent recours aux diurétiques qui, bien qu'inefficaces sur la graisse elle-même, ont le pouvoir quasi magique de faire disparaître en quelques heures un, voire deux kilos sur le cadran de la balance.

Mais, dès le lendemain et la restauration des réserves hydriques, ces kilos apparemment perdus réapparaissent avec la même facilité, et le refus obsessionnel de ce reflux contraint à l'usage prolongé des diurétiques et conduit progressivement à la dépendance.

À long terme s'instaurent une déshydratation latente et un abaissement de la tension artérielle responsables d'une fatigue chronique, de vertiges, voire de pertes de connaissance.

D'autre part, l'automédication néglige souvent la fuite associée du magnésium et surtout celle du potassium qui peuvent se révéler autrement plus graves, ayant même conduit à des accidents mortels.

Une exception : les diurétiques antialdostérones

Il existe cependant un certain nombre de plantes diurétiques traditionnellement utilisées pour faciliter le drainage des œdèmes modérés, nettement moins efficaces mais inoffensives et dénuées d'effets secondaires.

D'autre part, et plus intéressant, il existe une famille de diurétiques sans effets sur la fuite du potassium : leur action peut se révéler très utile chez certaines femmes obèses dont l'amaigrissement, malgré un régime bien suivi, est bloqué en amont par une rétention d'eau et une élimination insuffisante des déchets de la combustion.

Les antialdostérones, utilisés de manière ponctuelle et sur avis médical, peuvent débloquer la situation en ouvrant les vannes de la vidange rénale, éponger les œdèmes, et permettre à un régime bien conduit de continuer à porter ses fruits en évitant le découragement et la perte de motivation.

Dorade

Poisson de mer classé parmi les poissons maigres, répandu sur tout le littoral de la Manche, de l'Atlantique et du Bassin méditerranéen.

Variétés

Il en existe trois espèces distinctes :

- la dorade royale se reconnaît à sa jolie couleur argentée rehaussée d'un croissant doré entre les yeux et d'une tache noire très particulière au-dessus des ouïes. Cette espèce de dorade est la seule élevée en ferme d'aquaculture qui concurrence la pêche en fournissant des produits de taille standard et d'approvisionnement régulier ;
- la dorade rose ou pageot, de couleur brun rougeâtre avec des nageoires roses et une tache noire à l'origine de la ligne latérale ;
- la dorade grise ou griset : de coloration bleu acier parsemée de lignes jaunes qui disparaissent à la mort. C'est de loin la dorade la plus commune.

Composition pour 100 g

Calories 77	Sodium 105 mg
Protides 17 g	Phosphore 350 mg
Lipides 2 g	Calcium 50 mg
Glucides 0,1 g	Fer 0,9 mg
Eau 81 g	Iode 0,002 mg

Intérêt nutritionnel

- La dorade est un poisson maigre (2 g de lipides/100 g), bien fourni en protéines (17 g/100 g), sans glucides et sans cholestérol. C'est donc un poisson très peu calorique qui convient très bien à tous les pléthoriques (obèses, diabétiques et hypercholestérolémiques).
- La dorade a en outre la particularité d'être très riche en phosphore (350 mg/100 g) et de fournir un apport appréciable en calcium (50 mg/100 g) et en fer (0,9 mg/100 g), combinaison qui intéresse l'enfant en croissance et la femme enceinte ou allaitante.
- Enfin, la dorade a une chair blanche, légère et très digeste. Ses arêtes sont peu fournies et faciles à enlever.

Préparation

- Des trois dorades, la royale est la plus subtile, la plus fine mais aussi la plus coûteuse. La rose, plus ronde et souvent plus grosse, possède un goût légèrement plus suave malgré une chair un peu moins ferme. La dorade grise, la plus courante, est plus musclée, sa chair est un peu moins fine, mais c'est la moins chère des trois.
- La dorade est généralement vendue entière. Compte tenu de sa large tête, le pourcentage de déchets atteint 50 %. Sa qualité dépend beaucoup de sa fraîcheur qui se reconnaît à un corps brillant et des yeux bien bombés et transparents.
- Cuisinée au four, garnie d'herbes, couverte de lamelles de citron et parfumée au vin blanc, c'est un régal facile à réaliser et qui apporte beaucoup de saveur et un air de fête à tous les régimes restrictifs qui en manquent toujours.

E

Eaux de boisson

Le corps humain contient 60 % d'eau. Chaque jour, par le rein, la sueur, la respiration et parfois les larmes, nous éliminons environ 2,5 litres d'eau. Les aliments nous en procurent 1 litre et les boissons 1,5 litre. En cas de moindre approvisionnement, l'urine est plus concentrée et les déchets s'accumulent.

Il existe divers types d'eaux.

L'eau du robinet

Elle provient de nappes souterraines, de sources ou de rivières. Pour être potable, elle doit être traitée à l'ozone ou au chlore et régulièrement contrôlée. Sa teneur en matières minérales ne doit pas dépasser 2 g/l. Le goût de chlore, rançon de sa sécurité, est plus prononcé l'été. Pour le faire disparaître, il suffit de laisser l'eau quelques heures en carafe au réfrigérateur.

L'eau du robinet est en France une eau conseillée car livrée à domicile et très économique. Son seul inconvénient est sa teneur en nitrates, qui peut être élevée dans certaines régions agricoles de culture intensive et d'élevage porcin. La législation européenne en a fixé la limite tolérable à 50 mg/l.

Les eaux minérales

Elles peuvent être plates, gazeuses naturellement ou gazéifiées, par addition de gaz carbonique. Comme leur nom l'indique, elles contiennent de nombreuses substances minérales. Longtemps réservées à l'usage médicinal, elles n'étaient vendues qu'en pharmacie. Aujourd'hui, en raison de la mode écologiste, de leur pureté et de leur goût, elles ont forcé les portes de la grande distribution. Cependant, une mère de famille se doit d'accorder autant d'importance à la composition minérale d'une eau qu'à son goût. Elle doit donc avoir un minimum d'informations pour choisir son eau en fonction des besoins des différents membres de sa famille.

• *Taux de minéralisation total :*

L'eau la plus minéralisée est de très loin la Vichy (▶ Vichy), et tout spécialement la Vichy-Saint-Yorre qui contient 6 728 mg de sels minéraux. En France, la loi déclare non potable une eau qui dépasse les 2 000 mg/l.

Vittel (▶ Vittel) Hépar en apporte 2 600 mg. Contrexéville (▶ Contrexéville) 2 137 mg, Badoit (▶ Badoit) se situe à 1 400 mg et Vittel Grande Source tombe sous la barre du gramme : 950 mg. Ensuite, c'est Perrier (▶ Perrier) avec ses 450 mg. Évian (▶ Évian) à 309 mg. Enfin, fermant la marche, Volvic, l'eau la moins minéralisée.

• *Teneur en sodium :*

Elle mesure la concentration et la saveur du sel dissous. Les diverses eaux minérales peuvent présenter d'impressionnantes différences de concentration en sodium qu'il convient de connaître pour éviter les plus salées en cas d'hypertension artérielle ou de rétention d'eau, notamment chez la femme en période prémenstruelle.

Vichy-Saint-Yorre (1 744 mg) et Vichy-Célestin (1 265 mg) sont de très loin les eaux les plus salées. Tout ce sel peut parfois être utile pour lutter contre la déshydratation du sportif en action, mais expose aussi aux œdèmes.

La Badoit, que certains trouvent salée, n'en contient que 171 mg, mais c'est parfois encore trop en cas de rétention d'eau ou de consommation exagérée. Sous ce seuil, toutes les eaux se valent : Perrier, 14 mg, Volvic, 9,4 mg, Contrexéville, 7 mg, Évian, 5 mg, Vittel Hépar, 4 mg, et Vittel Grande Source, 3,8 mg.

• *Teneur en calcium :*

Là encore, les eaux les plus dures, en raison de leur richesse en calcium, ont, de tout temps, été contre-indiquées chez le lithiasique (calcul rénal) auquel on proposait des cures d'eau quasi déminéralisée. Des études américaines et françaises ont renversé cette conception et ont prouvé que la cure de diurèse doit être pratiquée avec des eaux plutôt riches en calcium. Les statistiques prouvent en effet que 80 % des calculs sont composés d'acide oxalique que l'eau riche en calcium séquestre dans l'intestin.

L'eau la plus dure est la Vittel Hépar (555 mg/l de calcium), suivie de près par la Contrexéville (467 mg). Ces deux eaux conviennent parfaitement à tous ceux dont les besoins en calcium sont élevés ou mal couverts. C'est le cas de l'enfant en croissance, de l'adolescent, de la femme enceinte ou allaitante et surtout de la femme ménopausée toujours menacée d'ostéoporose.

La Badoit en fournit 200 mg/l mais est parfois un peu trop salée pour les « femmes éponges » et les hypertendus, ou trop gazeuse pour les dyspeptiques. La Vittel Grande Source, 202 mg/l, est l'eau idéale pour la cure de diurèse des lithiases. Perrier, avec ses 147 mg, est une eau intermédiaire mais trop gazéifiée pour un usage intensif. Enfin, fermant encore la marche, la Volvic, la moins calcique des eaux (10 mg/l).

• *Teneur en magnésium :*

La mode aujourd'hui est au magnésium, peut-être en raison du nombre de spasmophiles et de personnes stressées drainés par le mode de vie actuel. Pour ceux-là, trois eaux minérales seront les bienvenues et remplaceront avantageusement les préparations pharmaceutiques fort coûteuses et les alibis chocolat et cacahuètes derrière lesquels se cachent bien des grignoteurs. Vittel Hépar, avec 110 mg/l, en apporte autant que 150 g de chocolat et que 80 g de noisettes. Badoit en contient 100 mg et Contrexéville 84.

• *Teneur en fluor :*

Le fluor est un minéral très utile mais dont l'usage incontrôlé peut se révéler toxique.

L'eau de Badoit en contient 1,5 mg/l, c'est l'apport idéal. Mais la Vichy-Saint-Yorre en fournit 4 mg, ce qui est trop en utilisation exclusive. D'autant que cet apport massif double celui des sels de cuisine fluorés. Il convient donc de bien lire l'étiquetage de ces sels et d'en tenir compte, car l'excès de fluor peut fragiliser le squelette et menacer des dents que l'on voulait protéger.

Quelques conseils

• Pour l'eau du biberon destiné au nourrisson et pour la femme enceinte, choisir Évian ou Volvic.

• Pour faciliter le travail du rein, un bon drainage et une épuration de l'organisme, le choix est possible entre Vittel, Contrexéville et Évian. Si des calculs rénaux sont déjà formés et à base d'oxalate, préférer Vittel Grande Source.

• Dans les régimes amaigrissants, accorder ses faveurs à Contrexéville et à Vittel Hépar.

• Vichy est une eau médicinale facilitant la digestion, luttant contre l'acidité des urines et utile en cas de déshydratation chez le sportif ou en cas de diarrhée aiguë.
• Enfin, il faut savoir que :
– l'eau pétillante génère des ballonnements et aggrave les colites et les reflux gastro-œsophagiens ;
– l'eau glacée perturbe la digestion au point de provoquer des diarrhées sur un tube digestif à jeun ;
– si l'eau ne fait pas maigrir, il est inconcevable de maigrir sans boire. Brûler ses graisses sans boire conduit à une accumulation de déchets en amont qui finit par éteindre la combustion elle-même, à la manière d'une bûche qui s'éteint en s'enfonçant dans l'accumulation de ses propres cendres.

Édulcorants

Substances artificielles douées de pouvoirs sucrants ayant envahi depuis quelques années la grande distribution et interpellant tout autant le public que le corps médical sur leur réel intérêt. Aujourd'hui, un consommateur doit connaître les deux grandes familles d'édulcorants présentes sur le marché, leurs spécificités, leurs avantages et inconvénients.

Édulcorants les plus utilisés

Il existe deux familles d'édulcorants :

• *Les polyols :*

Les polyols sont des sucres naturels mais produits industriellement. Les plus intéressants sont le sorbitol et le manitol, dont on peut lire le nom sur de nombreux produits de confiserie allégée et tout particulièrement les chewing-gums, biscuits et glaces. C'est dire que ces produits concernent l'enfant, dont ils sont censés limiter l'ingestion de calories et protéger les dents de la carie.

En ce qui concerne les caries, l'objectif est atteint. Pour les calories, les résultats sont plus mitigés. Ainsi un paquet de chewing-gums « sans sucre » fournit 150 calories et un paquet normal 170. L'économie est de 20 calories. Une pastille Vichy light : 7,3 calories par pastille et 8 calories pour la normale. L'économie calorique, lisible à la loupe sur l'emballage, est donc mineure. Cependant, la mauvaise absorption intestinale des polyols serait responsable d'une déperdition calorique et d'une économie supplémentaire.

Cette mauvaise absorption des polyols est, hélas, responsable d'inconfort intestinal avec ballonnements, crampes parfois très douloureuses, voire même diarrhées. Les fabricants conseillent de consommer ces bonbons ou chewing-gums avec modération en veillant à ne pas dépasser les dix bonbons. Mais les sensibilités sont très variables et « l'effet tord-boyaux » peut démarrer bien avant ce seuil. Pour cette raison, les polyols sont déconseillés aux enfants jeunes (moins de 3 ans sur l'emballage) et aux femmes enceintes ou allaitantes.

Le réel bénéficiaire des polyols, le seul à en tirer pleinement avantage, est le diabétique. Les polyols, en effet, utilisant d'autres voies métaboliques que le sucre de table, élèvent peu la glycémie. Ils évitent ainsi les réponses insuliniques massives qui brutalisent le pancréas déjà fragilisé du diabétique. Les polyols protègent aussi ses dents si souvent cariées en raison de sa sensibilité particulière à l'infection.

• *Les édulcorants intenses :*

Ces édulcorants ont un pouvoir sucrant deux cents à trois cents fois plus élevé que celui du sucre de table et apportent cent fois moins de calories. Les deux plus utilisés, la saccharine, depuis plus d'un siècle, et l'aspartame, depuis 1965, sont tous deux dénués d'effets secondaires et de toxicité. Toutefois, la saccharine ayant un arrière-goût persistant et une dose quotidienne conseillée limitée à 175 mg, l'aspartame a pris possession du marché agroalimentaire qu'il domine massivement. Son seul inconvénient est une certaine instabilité qui varie selon les conditionnements et la nature des produits qu'il édulcore.

S'il vieillit bien à sec dans un chewing-gum ou des flans en poudre, il vieillit mal en solution, surtout acide, et à la chaleur. C'est la raison pour laquelle il ne faut pas garder indéfiniment les sodas light ou les yaourts édulcorés.

De plus, l'aspartame est dénaturé et perd son goût pour des cuissons supérieures à 120 °C ou même à des températures inférieures pour de longues cuissons, ce qui limite hélas considérablement son emploi en pâtisserie.

Enfin, de très nombreux travaux ont depuis des années montré la parfaite innocuité de l'aspartame, qui peut être utilisé très tôt chez l'enfant quel que soit son âge. Plusieurs études récentes ont prouvé qu'il pouvait même être utilisé sans inconvénient par la femme enceinte ou allaitante chez laquelle il réduirait les apports en sucres simples et les « calories vides » sans grand intérêt pour la grossesse et fréquemment responsables d'une prise de poids indésirable.

Édulcorants et comportement alimentaire

Il y a controverse aujourd'hui jusque dans les rangs des nutritionnistes sur l'intérêt d'une utilisation à grande échelle des édulcorants et sur les éventuelles dérives à long terme du comportement alimentaire.

On sait, de manière assurée, que le rat dont la ration est édulcorée et allégée en calories consomme davantage pour compenser ce manque, un peu à la manière de fumeurs qui inhalent plus intensément leurs cigarettes light. De nombreuses enquêtes nutritionnelles ont montré que l'enfant et l'adolescent compensent avec autant d'efficacité que le rat. Mais l'adulte, étrangement, pour des raisons que l'on ignore encore, ne compense pas intégralement et se laisse leurrer par le faux sucre.

Chez l'enfant, les édulcorants n'ont donc pas de véritable intérêt, d'autant que cette protection apparente semble relâcher la vigilance des parents. De plus, consommer des aliments ou des boissons sucrés, sans faim ni réel besoin nutritif et pour le seul plaisir, crée une accoutumance au sucré et peut ouvrir la voie à des dépendances orales ultérieures plus préoccupantes.

Chez l'adulte, en revanche, chez l'obèse gourmand, le grignoteur compulsif et surtout chez le diabétique, les édulcorants ont un réel intérêt. L'expérience prouve cependant que leurs effets sont plus probants au cours de la période de stabilisation du poids perdu que lors de la réduction pondérale.

Endive

Légume léger et rafraîchissant, gorgé d'eau et légèrement diurétique, pauvre en calories, pratique à consommer, aliment de protection par ses fibres bien tolérées, son sélénium, son acide folique, sa vitamine C et son calcium.

Histoire

L'endive a été découverte par hasard par un Belge, Béziers, jardinier-chef de la société d'horticulture, à partir de quelques pieds de chicorée sauvage abandonnés en cave.

D'utilisation longtemps régionale, l'endive arriva aux halles de Paris en 1880. On raconte que l'importateur, interrogé sur le nom de ce légume inconnu, et pris de cours, répondit sans se troubler : « Endive de Bruxelles. » Ce nom lui resta. Aujourd'hui, l'endive est cultivée à grande échelle.

Achat

• Les premières chicorées « witloof », très amères, ont été progressivement remplacées par des endives plus douces, très vite adoptées par un plus large public.

Les variétés les plus précoces de début d'hiver sont les plus blanches et les moins amères. Les amateurs d'amertume choisiront les variétés plus tardives de début de printemps aux feuilles légèrement verdissantes.

Les endives se conservent au frais et surtout à l'abri de la lumière qui active leur verdissement et développe leur amertume.

• On distingue quatre catégories selon la qualité et la taille :

- l'extra, la plus chère, est blanche, de forme régulière et de grande taille ;
- la première catégorie est identique mais plus petite ;
- la deuxième et la troisième sont moins épaisses, irrégulières et verdissantes.

Préparation

Crue, l'endive allie parfaitement sa légère amertume à l'onctuosité de la noix, à la saveur corsée du roquefort des salades composées où interviennent parfois la pomme, pour son croquant, et la betterave, pour sa couleur.

Cuite, l'endive perd son croquant mais gagne un moelleux qui convient parfaitement à l'accompagnement du poisson.

Composition et intérêt nutritionnel

• L'endive est l'un des légumes verts les plus riches en eau (95 %), qui contient peu de glucides (2,4 g/100 g), peu de protéines (1 g/100 g) et des traces de lipides (0,14 g), ce qui en fait l'un des légumes verts les moins énergétiques (15 cal/100 g). Frais, rafraîchissant, croquant, facile à préparer (sans effeuillage), c'est, avec le concombre et l'épinard, le légume de référence du régime minceur. Quelques noix effilées et des traces de roquefort dans un yaourt battu relevé de vinaigre de xérès en font un délice « transparent ».

• L'endive est riche en fibres (2,5 g/100 g), très bien tolérées, tout particulièrement lorsqu'elle est cuite, ce qui favorise le transit intestinal.

• Sa richesse en potassium (380 mg) et sa faible teneur en sodium (10 mg) lui confèrent un effet diurétique qui, couplé à l'action évacuatrice et rassasiante des fibres, renforce son effet minceur.

• Enfin, la croquante et ludique endive se révèle aussi dotée de certaines substances rares de protection. C'est ainsi l'un des rares légumes à contenir du sélénium en quantité importante (0,013 mg/100 g), oligo-élément aujourd'hui recherché pour ses vertus antioxydantes. Véritable gendarme anti-radicaux libres, il protège les cellules du vieillissement et jouerait un rôle protecteur sur certains cancers. Cette propriété est couplée à l'action antioxydante de la vitamine C. De plus, l'endive est riche en acide folique ou vitamine B_9

indispensable à la femme enceinte chez laquelle une carence en folates peut être responsable d'un avortement spontané ou de malformations congénitales, ainsi qu'aux femmes sous contraceptif oral et aux personnes âgées chez lesquelles un déficit méconnu est responsable de fatigue, d'anémie, voire de dépression.

Épinard

Popularisé par Popeye et la bande dessinée américaine comme le meilleur fournisseur de fer, l'épinard s'impose aussi aujourd'hui en détrônant le haricot vert de sa position légendaire de légume minceur, et s'installe avec le chou parmi les meilleurs végétaux anticancer en raison de sa richesse en antioxydants (vitamines A, C, E) et de son apport massif et protecteur en fibres.

Composition pour 100 g

Calories 17	Magnésium 58 mg
Glucides 0,8 g	Fer 4 mg
Protides 2,7 g	Sélénium 0,018 mg
Lipides 0,4 g	Carotène 4 mg
Eau 92 g	Vitamine C 50 mg
Fibres 3 g	Vitamine E 1,8 mg
Potassium 500 mg	Vitamine B_9 0,14 mg
Calcium 80 mg	Vitamine PP 0,60 mg
Sodium 65 mg	

Intérêt nutritionnel

• Très pauvre en glucides (0,8 g), ainsi qu'en protéines et en lipides, très riche en eau (92 %), l'épinard est l'un des légumes frais les moins caloriques, au même niveau que le classique haricot vert. De plus, sa forte teneur en fibres en fait un aliment dense et rassasiant et confirme son intérêt en alimentation minceur.

• Longtemps considéré comme le meilleur fournisseur de fer (4 mg/100 g), on sait aujourd'hui que ce fer est mal absorbé par l'organisme qui n'en retient que 0,2 mg. Compte tenu de cette déperdition, il faudrait 2 kg d'épinards pour égaler la quantité de fer fournie par un steak de bœuf de 100 g. Néanmoins, l'absorption du fer peut augmenter si l'épinard est consommé associé à de la viande. À retenir par les mères d'enfants anémiques et d'adolescentes aux règles abondantes.

• Sa richesse en carotène (4 mg/100 g), l'une des plus hautes parmi les légumes frais (100 g d'épinards fournissent la totalité de l'apport quotidien conseillé), et sa richesse en vitamine C ainsi qu'en vitamine E, associées à un taux de sélénium élevé pour un végétal, en font, avec le chou, l'un des légumes les plus impliqués dans la prévention du cancer. D'autant que cette action antioxydante est renforcée par une forte teneur en fibres (3 g/100 g), dont l'action protectrice sur le cancer du côlon est tout aussi reconnue.

• L'épinard possède l'une des meilleures teneurs en acide folique ou vitamine B_9, très utile à la femme enceinte chez laquelle une carence en folates peut être responsable d'un avortement spontané ou de malformations congénitales de l'enfant. Ces carences en folates surviennent fréquemment aussi chez la personne âgée et chez la jeune femme sous contraceptif oral, responsables alors de fatigue, d'anémie et parfois même de dépression.

• Deux inconvénients de l'épinard :

– très riche en acide oxalique (500 mg/100 g) et en acide urique (70 mg), l'épinard est déconseillé aux goutteux et aux porteurs de calculs rénaux (oxalique ou urique) ainsi qu'aux femmes souffrant de cystite ;

– l'épinard contient des quantités élevées de nitrates (100 mg/100 g), provenant de l'utilisation d'engrais azotés et dont la transformation en nitrosamines est préjudiciable pour la santé. Pour éviter cette transformation et conserver dans le même temps la haute teneur vitaminique, une ménagère doit acheter ses épinards aussi frais que possible, les laver sans les tremper, les préparer aussitôt, sans attendre, et les consommer rapidement après cuisson (en évitant surtout de les garder au chaud, ou, pire, de les réchauffer).

Époisses

L'époisses est un fleuron du terroir bourguignon bénéficiant d'une appellation contrôlée. C'est un fromage au lait de vache entier, à pâte molle et à croûte lavée, de coloration rouge naturelle, contenant au moins 50 % de matières grasses.

• Sa pâte beige clair est molle et souple, et présente un cœur plus ou moins affiné selon maturité. De forme cylindrique, il se présente sous deux formats : le petit, de 10 cm environ de diamètre et de poids moyen de 300 g, et le grand, de 18 cm de diamètre pour un poids de 700 g à 1,1 kg.

• Son terroir, très limité, mord sur une partie des trois départements de la Côte-d'Or, de l'Yonne et de la Haute-Marne.

Histoire

Inventé par le génie fromager des moines cisterciens, la fabrication de l'époisses a été magnifiée par les fermières selon un savoir-faire jalousement transmis de mère en fille, comme l'attestent les pierres d'égouttage, les séchoirs, celliers et caves d'égouttage encore visibles de nos jours. Brillat-Savarin l'a consacré « roi des fromages ».

Fabrication

C'est l'un des derniers fromages à caillé lactique et à croûte lavée en France. Le caillé très friable est moulé à la main avec d'extrêmes précautions, salé à sec et affiné pendant quatre semaines. Il est ainsi lavé deux à trois fois par semaine avec de l'eau salée ou non, puis additionné de marc de Bourgogne de plus en plus concentré jusqu'à maturité.

Intérêt nutritionnel

• Aliment de plaisir, véritable chef-d'œuvre gustatif, l'époisses est un aliment qui doit rester occasionnel.

• Très riche et très énergétique (300 cal/100 g), il est à écarter de tous les régimes minceur.

• Très gras (50 % de matières grasses minimum), et à forte teneur en acides gras saturés, il est déconseillé aux sujets à risque cardiovasculaire.

• Riche en protides (20 g/100 g) et en calcium (250 mg/100 g), il peut être utile aux personnes qui en manquent (femme enceinte ou ménopausée), à condition qu'elles apprécient son goût particulier et qu'elles ne présentent pas de surcharge pondérale.

• Comme tous les fromages très affinés, à pâte pressée non cuite et molle, l'époisses se digère difficilement et peut provoquer des maux de tête.

Espadon

Poisson de mer vivant en eau tempérée classé parmi les poissons semi-gras.

Poisson combatif traqué par les amateurs de « pêche au gros », l'espadon se reconnaît facilement grâce à son éperon, sa queue en croissant et, pour certaines espèces légendaires, à la voile de déploiement de son aileron dorsal.

Composition et intérêt nutritionnel

• Faiblement calorique (116 cal/100 g), il se situe au même niveau que la truite (114 calories) mais nettement moins riche que le saumon (151 calories) et le maquereau (205 calories). Son taux de lipides est de 4,5 g/100 g et celui de protides de 19 g/100 g. À noter une bonne teneur en fer : près de 1 mg/100 g.
L'espadon est donc un aliment qu'il faut conseiller au sujet à risque cardiovasculaire toujours en recherche de gras de poisson protecteur et souvent lassé de la consommation répétée du saumon.

• L'espadon mérite aussi une place de choix dans les régimes minceur, car sa chair est beaucoup moins sèche que celle du thon et beaucoup moins grasse que celle du saumon. De plus, cette chair compacte, musclée et persillée, très proche de la consistance de la viande, est celle qui, avec la lotte et le mérou, procure le meilleur et le plus durable effet de rassasiement.

• Enfin, l'espadon a une chair fine, savoureuse, sans arête, et sa cuisine est sans odeur et sans perte.

• Une seule ombre à ce tableau : l'espadon est un volumineux poisson qui vit longtemps et qui a le temps de fixer dans sa chair des produits de pollution industrielle charriés dans les océans. En France, la loi interdit la vente d'espadons dont la teneur en mercure dépasse 0,7 mg/kg de chair, ce qui est hélas parfois le cas.

Estragon

Herbe aromatique souvent utilisée en mélange sous forme de fines herbes.

Achat

L'estragon peut s'acheter frais. Il perd son goût en séchant, mais se conserve très bien en bocal hermétique ou, mieux, dans une feuille d'aluminium.
Il se vend surgelé et se conserve très bien ainsi dans des petits sachets à usage unique.

Utilisation

• On l'utilise soit en branches pour farcir et parfumer le classique poulet à l'estragon, soit pour aromatiser vinaigre, moutarde ou cornichons.

• En brins, il en faut très peu pour parfumer une salade. Il permet ainsi de réduire la quantité d'huile d'assaisonnement qui est la source la mieux camouflée d'apport calorique (90 calories par cuillère à soupe d'huile) et l'une des causes méconnues d'échec du régime amaigrissant hypocalorique.

• Enfin, l'estragon, associé à d'autres fines herbes, accompagne avantageusement les viandes grillées ou certains potages, et entre dans la composition des sauces béarnaise et tartare.

Intérêt nutritionnel

Sa seule caractéristique est son extraordinaire richesse en vitamine C, 120 mg/100 g, et un hachis généreux peut fournir à lui seul la moitié des besoins quotidiens.

Conseils pratiques

• Un rameau d'estragon au mur suffit à parfumer et à assainir la cuisine.

• Le même rameau dans le réfrigérateur neutralise les odeurs indésirables.

• Enfin, n'achetez pas l'estragon séché en flacon, son parfum y a perdu sa vigueur et son charme.

Étiquetage

Informations de première nécessité accessibles à tous

La lecture d'une étiquette d'emballage peut être très utile pour guider son choix et éviter bien des erreurs nutritionnelles. La loi oblige le producteur à faire figurer :

• *La dénomination du produit.* C'est souvent important. Ainsi le surimi, qui se présente comme du crabe, n'est que de la chair de poisson aromatisée au crabe.

Un autre exemple : comment différencier un yaourt d'un Bio ou d'un Ophilius dont la présentation est identique ? Tous trois sont des laits fermentés, mais la dénomination yaourt est réservée à la fermentation par le lactobacillus bulgare, le Bio par la bifido-bactérie et l'Ophilius par l'acidophilus.

• *Le nom, l'adresse et le pays d'origine du fabricant responsable.*

• *La quantité du produit* en poids ou en volume, et net égoutté s'il est dans un liquide (lentilles ou olives, etc.).

• *La date de péremption :*

– si le produit est frais : date limite à partir de laquelle le produit n'est plus consommable ;

– pour les autres produits : date de meilleure utilisation conseillée. Passé ce délai, le produit ne présente pas de danger pour la santé, mais peut être moins savoureux et moins nutritif.

• *La liste et la proportion des ingrédients.* Les ingrédients et leurs quantités sont indiqués par ordre décroissant avec leur pourcentage. Il peut être important d'apprendre qu'il y a du sucre dans le surimi ou de l'aspartame dans des yaourts aux fruits, de connaître la proportion respective du cacao et du sucre dans une poudre chocolatée pour petit déjeuner, ou la teneur en sucre d'une compote, ou de savoir que dans un pâté ou une terrine, le canard est souvent une simple vitrine derrière laquelle se cache du porc. Cette partie de l'étiquette ne nécessite aucune connaissance particulière, profitez-en, la loi l'impose et en surveille l'exactitude. Sachez pourtant que le plus intéressant est souvent ce qui est écrit en très petits caractères. On peut apprendre ainsi qu'un chewing-gum dit « sans sucre » est parfois plus calorique qu'un chewing-gum ordinaire.

• *La liste des différents additifs*, tels les colorants, les conservateurs, les antioxydants, les édulcorants ou les arômes. Mais cette lecture nécessite toutefois une certaine information qui n'est pas à la portée de tous. C'est dommage, car cela peut parfois se révéler utile. Il existe ainsi des allergies à certains additifs. L'une des plus fréquentes est celle provoquée par le glutamate, renforçateur de goût, abondamment utilisé dans les restaurants chinois, et qui peut provoquer des troubles digestifs et des malaises spectaculaires heureusement sans gravité.

Informations facultatives plus techniques

Pour ceux qui ont quelques notions de base en nutrition, de nombreux produits affichent une information facultative mais fort utile à qui cherche à bien se nourrir. Cette information fournit en général pour 100 g de produit :

– la quantité de protides, de lipides (matières grasses animales ou végétales), de glucides (sucre lent ou rapide). Ce décompte facultatif est d'un intérêt tout particulier pour le sujet à risque cardiovasculaire qui doit préférer les lipides végétaux, et le diabétique qui doit privilégier les sucres lents ;

– le nombre de calories (kilocal),

utile dans le cadre d'une stratégie minceur ;
- la quantité de fibres, utile aux constipés, aux colitiques et dans le cadre de la prévention du cancer du côlon ;
- la quantité de sels minéraux, comme le calcium naturel pour les catégories menacées de carence ou le sodium ajouté pour l'hypertendu ;
- l'enrichissement en vitamines (potages, laitages) ;
- et de plus en plus fréquemment le taux de cholestérol.

Évian (Eau d')

La source Cachat qui fournit l'eau d'Évian est située sur le bord français du lac Léman.

Elle draine les eaux de pluie et de fonte des neiges tombées sur les contreforts de Chablais, au nord des Alpes de Haute-Savoie.

Composition en mg/l

Minéralisation totale : 309 mg	Sodium 5 mg
Calcium 78 mg	Bicarbonates 357 mg
Magnésium 24 mg	Chlorures 4,5 mg
Potassium 1 mg	Sulfates 10 mg
	Nitrates 3,8 mg
	pH 7,2

Intérêt nutritionnel

- Faiblement minéralisée, l'eau d'Évian est caractérisée par sa légèreté, sa pureté et la subtilité de son goût qui en font l'une des eaux de boisson les plus appréciées.
- Digeste, elle convient à tous les régimes, notamment à la femme enceinte pour ses propriétés de drainage, mais plus particulièrement au bébé pour la préparation des nourritures infantiles et le coupage des biberons.
- Enfin, elle est prescrite médicalement dans les affections rénales et urinaires, notamment en cas de tendance aux calculs des voies urinaires.

F

Faisan

Gibier à plume, disponible uniquement en période de chasse ou sous forme congelée le reste de l'année.

Variétés

• La femelle ou poule faisane, plus tendre que le coq, est aussi plus savoureuse et nécessite des cuissons moins longues. On la reconnaît aisément à ses couleurs ternes et à sa queue courte.

• Élevage de chasse : de nos jours, la raréfaction des gibiers sauvages oblige les sociétés de chasse à lâcher des faisans d'élevage très peu de temps avant l'ouverture de la chasse, car ces animaux dépourvus d'instinct ne survivent pas longtemps à la vie sauvage. Le faisan ainsi chassé n'est donc en fait qu'un simple animal de basse-cour élevé en inactivité et donc beaucoup plus gras, moins ferme que l'authentique gibier sauvage, et surtout moins riche que lui en acide lactique, secret de sa saveur corsée.

• Faisandage : aujourd'hui, mis à part quelques amateurs passéistes, on évite le faisandage qui consistait jadis à laisser mûrir et fermenter le gibier sans le vider, ce qui occasionnait des incidents toxiques fréquents et lui conférait un goût extrêmement « avancé » que seul pouvait camoufler un paravent d'épices.

Composition pour 100 g

Calories 108	Glucides 0,4 g
Protides 22 g	Eau 75 g
Lipides 2 g	

Intérêt nutritionnel

• Le faisan est une viande très peu calorique, 108 cal/100 g, affichant une teneur élevée en protides, 22 g/100 g, et surtout extrêmement maigre, 2 g de lipides/100 g. Ce serait donc une viande avantageuse pour l'obèse, le pléthorique et le diabétique ; malheureusement le faisan est toujours « préparé », ce qui l'associe à des sauces riches en matières grasses qui bouleversent ses atouts nutritionnels. Il est cependant possible de rôtir le faisan en le fourrant avec un petit-suisse pour éviter sa dessiccation au four.

• Enfin, le vrai faisan sauvage, comme tous les gibiers, a besoin de mûrir quelques jours pour donner sa pleine saveur et permettre à sa chair de s'attendrir. On plumera l'animal au dernier moment, mais on le videra aussitôt que possible.

Féculents

Sous la dénomination générale de « féculents », on a pris l'habitude de regrouper arbitrairement de nombreuses familles d'aliments d'origines botaniques et géographiques très différentes.

Les plus représentatifs sont les céréales et les farineux ainsi que tous leurs dérivés, comme le pain, les pâtes, la semoule, etc. Sous cette rubrique, on intègre aussi le riz, l'un des aliments les plus consommés au monde, la pomme de terre, fécule de référence, le maïs et la large gamme des légumineuses et légumes secs, lentilles, pois, haricots, ainsi que des fruits comme le marron, la châtaigne et la banane à cuire.

Atouts des féculents

Tous ces aliments d'apparence aussi diverse possèdent un certain nombre de caractéristiques et de fonctions communes qui expliquent leur regroupement et leur intérêt.

• *Sur le plan chimique*, ce sont tous des glucides complexes. La plupart sont composés d'amidon, un agglomérat de centaines de molécules de glucose. Pour pénétrer dans l'organisme, ces longues chaînes doivent préalablement être réduites en chaînons de base. Cette opération, qui prend du temps, ralentit leur progression et leur digestion, ce qui explique leur dénomination de sucre lent.

• *Sur le plan fonctionnel*, ce sont tous des aliments énergétiques, libérant de manière progressive et étalée des calories très facilement utilisables par le muscle et par le cerveau. Ils représentent ainsi l'aliment idéal de l'adolescent, de l'étudiant, du sportif et du travailleur de force.

• *Sur le plan du goût et du plaisir procuré*, les féculents, malgré leur diversité, restent les aliments statistiquement les plus appréciés par l'homme et tout spécialement par les catégories qui, en raison de leur forte consommation d'énergie, en ont le plus besoin (enfants, adolescents, sportifs).

• *Sur le plan économique*, féculents et farineux sont habituellement des aliments peu coûteux et accessibles à tous. Que ce soit le pain en France, les pâtes en Italie, le riz en Asie, le maïs en Amérique, la semoule au Maghreb, ils peuvent, à faible prix, constituer une bonne moitié de la ration calorique alimentaire de l'homme.

Intérêt nutritionnel

• *Diabète et obésité :*

Longtemps suspectés d'être trop riches en calories et en hydrates de carbone, les féculents furent longtemps tenus pour responsables de nombreuses maladies nutritionnelles comme le diabète et surtout l'obésité.

Aujourd'hui, ils sont non seulement réhabilités, mais un large consensus les désigne comme l'aliment de base du genre humain, devant couvrir la moitié de ses besoins caloriques.

Si leurs consommateurs préférentiels sont le jeune, le sportif, l'étudiant et le travailleur de force, le diabétique peut et doit même désormais en bénéficier. Il est aussi recommandé de ne pas en priver totalement le candidat à l'amaigrissement, car ces derniers, ne pouvant y accéder, ont toutes chances de se reporter mécaniquement sur les corps gras ou les sucres rapides, responsables identifiés de la plupart des maladies nutritionnelles de civilisation (cardio-vasculaires et cancers).

• *Féculents et digestion :*

Les féculents, surtout lorsqu'ils sont complets, sont souvent longs à digérer et irritants pour les intestins sensibles, occasionnant fréquemment des fermentations responsables de flatulences et de ballonnements, aggravés par le stress, l'anxiété et la tendance spasmophile.

Fenouil

Le fenouil est un légume à feuilles méconnu et insuffisamment utilisé dans la composition duquel entre un grand nombre de substances de protection de l'organisme.

Usages

• Dans le fenouil considéré comme légume vert, seul le bulbe est consommé. Pour cet emploi, on utilise la variété azoricum au bulbe dodu, ferme et bien serré.

• Les feuilles et les graines sont utilisées pour leur arôme et font du fenouil, avec l'aneth, les deux meilleurs condiments d'accompagnement du poisson (loup au fenouil). Pour cet usage, on utilise la variété dulcé.

• Le fenouil se consomme soit cru, en salades rafraîchissantes et croquantes, soit cuit à l'eau et servi chaud en garniture, ou froid avec une sauce au citron.

Composition pour 100 g

Calories 25	Fibres 3,3 g
Glucides 4 g	Magnésium 40 mg
Protides 1,9 g	Potassium 430 mg
Lipides 0,3 g	Vitamine C 52 mg
Eau 89,2 g	Carotène 3,7 mg
Vitamine E 10 mg	

Intérêt nutritionnel

• Le fenouil est un légume très peu calorique (25 cal/100 g) et de saveur originale qui participe à la diversification des menus minceur, d'autant que sa bonne concentration en fibres calme très bien l'appétit.

• Son taux de glucides est modéré, 4 g/100 g, équivalent à ceux de la courgette et du poireau.

• « Végétal de sécurité » : l'intérêt majeur du fenouil est de regrouper en bonne proportion la plupart des « substances de sécurité » ayant une action de prévention avérée sur des affections aussi menaçantes que les maladies cardiovasculaires, le cancer et le vieillissement prématuré.

– Ainsi, le fenouil est l'un des légumes frais les plus riches en vitamine C (52 mg/100 g), pilier de base du trio antioxydant (vitamine C-carotène-vitamine E). Il fournit dans le même temps 3,7 mg/100 g de carotène ou provitamine A, ce qui avoisine l'apport quotidien conseillé (2 à 5 mg), ainsi que 10 mg/100 g de vitamine E (la moitié des apports conseillés quotidiens).

• D'autre part, le fenouil est riche en vitamine B_9, indispensable à la femme enceinte et aux phénomènes d'immunité.

• À noter en outre sa très bonne teneur en fibres (3,3 g/100 g) qui, associant celluloses et pectines, participe à la prévention du cancer du côlon et des maladies cardiovasculaires (en freinant l'absorption du cholestérol).

• Le tout est renforcé par une très forte concentration de potassium (430 mg/100 g) et de magnésium (40 mg/100 g), légèrement diurétiques et utiles au drainage général de l'organisme (œdèmes et hypertension artérielle).

• Enfin, le fenouil contient 0,3 g de lipides, ce qui est plus que la moyenne des légumes (inférieure à 0,2 g), particulièrement riche en acides gras essentiels réputés favorables au cœur.

Cette longue énumération d'éléments si précieux et si méconnus incite à conseiller la consommation régulière du fenouil en commençant chez l'enfant, dès son plus jeune âge, pour le familiariser à son goût singulier et à sa consistance croquante et rafraîchissante.

Fer

Le fer est un métal indispensable à la vie. Sans lui, nos poumons ne pourraient capter l'oxygène et nos muscles s'en servir. C'est dire que sa carence, qui nous prive littéralement d'air, débute toujours par une pâleur et une fatigue banales, mais qui deviennent très menaçantes lorsqu'elles persistent.

Sources alimentaires de fer

• *Fer animal et fer végétal :*

Le fer est inégalement réparti dans les aliments et absorbé de manière très différente selon l'aliment qui le fournit. On distingue deux formes de fer :

– Le fer héminique, d'origine animale, fourni par le muscle et le sang, extrêmement précieux car très bien assimilé (25 % d'absorption).

– Le fer non héminique, d'origine végétale, très abondant mais mal absorbé (seulement 5 %), sauf s'il est consommé associé à de la viande, du poisson ou à un aliment riche en vitamine C. Une seule orange suffit à tripler l'absorption du fer fourni par un repas végétal, c'est dire l'intérêt d'associer un jus d'orange aux céréales riches en protéines du petit-déjeuner.

• *Aliments riches en fer :*

– Pour le fer héminique, le record appartient au foie, 10 mg/100 g en moyenne, ainsi qu'aux abats, notamment les rognons, 7 mg/100 g. La viande en fournit 3 mg/100 g et le poisson 1 mg.

Quelques aliments d'usage moins courant en sont gorgés, telles les moules, les clovisses et les coques qui en contiennent 24 mg/100 g.

– Pour le fer non héminique, la palme revient au cacao, 12 mg/100 g, au persil, 10 mg/100 g, aux haricots secs, aux fèves sèches et à la farine de soja, 9 mg, aux lentilles, 7 mg, aux fruits secs et aux épinards, 4 mg. Le pain en contient 2,5 mg. À noter que le vin en fournit 6 à 12 mg, mais par litre.

Besoins

• *Variations avec l'âge et le sexe :*

– Le nourrisson a déjà besoin, la première année de sa vie, de 8 mg de fer par jour.

– Les besoins d'un homme adulte ou d'une personne âgée sont de 10 mg, ce qui n'est pas si facile à trouver, car la viande, relatif bon fournisseur, n'en procure que 3 mg/100 g, dont un quart seulement est absorbé, ce qui signifie que l'apport réel d'un steak de bœuf de 150 g n'est que de 1,1 mg.

– Ces besoins s'accroissent pour atteindre 15 mg par jour chez l'adolescent et culminent à 20-30 mg par jour pour la femme enceinte ou allaitante, ou pour toute femme présentant des règles abondantes.

• *Absorption du fer :*

Une adaptation naturelle permet fort heureusement aux organismes carencés d'intensifier leur absorption de fer alimentaire.

À l'inverse, cette absorption peut être freinée par les tanins contenus dans le vin, la bière, certains fruits et surtout le thé et le café. Il suffit d'une tasse de thé pour annuler la recette en fer du petit déjeuner. Les phytates contenus dans le son de blé, le pain et les céréales complets, tous produits très en vogue aujourd'hui, freinent aussi cette absorption.

– Fort heureusement, la vitamine C annule ces pertes d'absorption, et c'est la raison pour laquelle il est conseillé au petit déjeuner de boire un jus d'orange si l'on tient à son thé avec ses céréales.

Carences

• La carence en fer est très progressive. Dans un premier temps, elle est discrète et sans anémie, c'est-à-dire sans réduction du nombre des globules rouges, mais elle est déjà suffisante pour entraîner une réduction des performances physiques et surtout intellectuelles, notamment de la mémoire et de l'attention, parfois associée à des troubles visuels pouvant perturber la scolarité de l'enfant. Ce type de carence légère touche 30 % des très jeunes enfants jusqu'à 2 ans, ce qui est un véritable fléau quand on sait que de nombreuses aptitudes éclosent à ces âges, tant sur le plan intellectuel qu'affectif. 15 % des enfants plus âgés et des adolescents ainsi que 10 % des femmes réglées présentent aussi ces premières manifestations d'une carence en fer.

• À un stade plus tardif, le manque de fer se traduit par une anémie dont les symptômes, bien plus accusés, ne peuvent rester longtemps méconnus. En France, aujourd'hui, 10 % des enfants et des femmes enceintes atteignent ce niveau de carence.

• Certains pays d'Europe du Nord ont tenté de réagir au niveau national en enrichissant systématiquement le pain en fer. Cette mesure s'est révélée très utile pour les personnes carencées, mais, comme toutes les mesures autoritaires et généralisées, elle a desservi le reste de la population qui en consommait inutilement. On a ainsi noté que l'excès de fer était associé à un risque accru de cancers, d'incidents coronariens et de retard de développement du fœtus. Aujourd'hui, une mère de famille doit donc savoir que son nourrisson, son jeune enfant ou les adolescents qui vivent sous son toit sont menacés par la carence martiale. Qu'elle-même, si elle est enceinte ou si ses règles sont trop rapprochées ou trop abondantes, présente ce même risque. Elle doit aussi savoir qu'une alimentation bien équilibrée suffit presque toujours à prévenir ce risque.

Fève

Légume de printemps souvent négligé en raison de son temps de préparation.

Variétés

• Les premières fèves de mars sont petites et tendres. Elles se mangent crues et avec la peau, en salade ou à l'apéritif, en remplacement des cacahuètes, des olives ou des biscuits salés, véritable désastre pour le candidat à la minceur.

• Les fèves plus tardives sont plus grosses, plus fermes et à peau plus cellulosique et dure. On les consomme plutôt cuites, en légume d'accompagnement, après les avoir pochées. Pour les « décapsuler », il suffit d'inciser le germe et de presser.

Composition pour 100 g

Calories 117	Fibres 3,4 g
Protides 5,4 g	Calcium 26 mg
Lipides 0,3 g	Fer 2,3 mg
Glucides 14 g	Vitamine C 30 mg
Eau 74 g	

Intérêt nutritionnel

• La fève a un taux glucidique élevé (14 g/100 g) qui l'apparente aux légumineuses (18 g/100 g). Elle est donc trop calorique (117 cal/100 g) pour les régimes minceur, mais son index glycémique modéré et une bonne teneur en protéines (5,4 g/100 g) l'autorisent chez le diabétique.

Enfin, sa texture dense et sa richesse en fibres en font un aliment très rassasiant.

• La fève est riche en fer (2,3 mg/100 g). Y penser plus souvent chez l'adolescent et le vieillard qui en manquent fréquemment. D'autant qu'elle fournit en prime 30 mg de vitamine C qui sont, dans ces deux catégories aussi, les bienvenus.

– La fève existe séchée. Elle est alors classée avec les légumes secs et, comme eux, est très calorique (343 cal/100 g), très protéinée (23 g/100 g). Sa déshydratation élève encore sa teneur déjà haute en fer (8 mg) ainsi qu'en calcium (145 mg) et en vitamines B.

Fraise

Fruit des beaux jours, désaltérant, coloré et odorant, séduisant l'enfant dès son plus jeune âge, fruit fétiche du candidat à la minceur, codétenteur avec le kiwi de l'oscar du fruit le plus riche en vitamine C. Une seule ombre au tableau : l'urticaire chez les allergiques.

Histoire

La fraise fut sauvage jusqu'au Moyen Âge, puis la petite fraise des jardins fut appréciée jusqu'en 1713, date à laquelle le capitaine François Frazier, au nom prédestiné, rapporta du Chili les plants de la grosse fraise que nous connaissons depuis.

Composition pour 100 g

Calories 36	Calcium 40 mg
Protides 0,8 g	Fer 1 mg
Lipides 0,4 g	Magnésium 13 mg
Glucides 7,5 g	Vitamine C 50 mg
Fibres 2 g	Vitamine A 60 U.I.
Potassium 150 mg	

Intérêt nutritionnel

• Sa richesse en eau, 89 %, presque autant que le melon, 92 %, et sa bonne teneur en acide citrique, 0,9 %, autant que la pomme, en font un fruit rafraîchissant et acidulé.

• La fraise est relativement peu chargée en glucides, 7,5 %, la moyenne des fruits se situant entre 10 et 14 %, c'est donc un fruit à conseiller aux diabétiques.

• Protéines, 0,8 %, et lipides, 0,4 %, sont présents à l'état de traces.

• La fraise est donc un des fruits les moins caloriques du marché (36 cal/100 g). C'est, avec le melon et les framboises, l'un des trois meilleurs « fruits minceur ».

• La fraise est aussi l'un des fruits les plus riches en vitamine C (50 mg/100 g), autant que l'orange. Il suffit d'une portion modeste de 125 g pour couvrir les besoins quotidiens de l'adulte. C'est donc un fruit à recommander aux fumeurs, dont les besoins s'élèvent proportionnellement à leur consommation.

• La fraise dispose d'une bonne valeur minérale. Elle est, comme la plupart des fruits, riche en potassium : 150 mg/100 g. Son apport en calcium est de 40 mg/100 g, bien plus que la moyenne des fruits (20 mg), et sa teneur en fer est de 1 mg/100 g, soit le double de la plupart des fruits, ce qui accroît encore son intérêt chez l'enfant et l'adolescent ainsi que chez la femme enceinte ou allaitante, si souvent carencés.

• La fraise compte aussi parmi les fruits dont la teneur en fibres est élevée, 2 %, en partie composées de pectine tendre, mais aussi de lignine plus coriace qui peut irriter les intestins sensibles.

• Enfin, les fraises font partie des aliments qui libèrent de l'histamine, responsable d'allergies, notamment d'urticaire, chez les sujets sensibles. Le temps peut atténuer cette hypersensibilité ou induire une accoutumance, mais, le plus souvent, les manifestations s'aggravent, et la suppression de ce fruit si complet finit par s'imposer.

Achat

• Acheter les fraises en barquette perforée afin d'éviter les manipulations et les coups de pelle de la vente en vrac. Cela permet aussi de les laver directement dans l'emballage.

• Refuser les fraises à pointes vertes qui ont subi un coup de froid à la floraison, et ont perdu leur moelleux et une partie de leurs qualités gustatives.

• Au réfrigérateur, les fraises s'abîment très vite (24 heures). Pour les conserver davantage, jusqu'à trois jours, il est conseillé de les sucrer sans les mouiller et sans les équeuter. Avant de les consommer, il convient de les laver très rapidement, sans les laisser baigner.

• La fraise est un fruit qui se congèle très bien, à condition d'éviter le contact. La décongélation préalable n'est pas nécessaire, elle se fera spontanément dans les salades à température ambiante ou sur les tartes en cuisant.

• Enfin, la fraise est un fruit de grande saveur apprécié par tous les publics, notamment par les enfants.

Utilisation

• Pour les candidats à la minceur, l'accompagnement idéal est le citron et l'aspartame, mais le yaourt ou le fromage blanc maigre ajoutent des protéines et de la consistance.

• Pour les autres, la macération courte dans du vin rouge légèrement sucré est le mode de préparation traditionnel qui exalte le mieux la fraîcheur acidulée de la fraise.

• Pour les gourmands minces et non diabétiques, la tarte, le fraisier et pourquoi pas les fraises Melba, dans lesquelles la glace vanille rivalise de séduction avec la crème Chantilly dans un décor de coulis de fraises.

Framboise

Petit fruit délicat et parfumé à haut pouvoir gustatif, très peu calorique, riche en minéraux (magnésium, calcium, fer) ainsi qu'en vitamine C et surtout en fibres très actives sur le transit intestinal. Longtemps fruit de jardin (il en existe encore à l'état sauvage dans les Alpes et les Vosges), elle est aujourd'hui cultivée beaucoup plus largement, mais, fragile et délicate, sa récolte exige beaucoup de main-d'œuvre et de soin. La framboise est un fruit relativement coûteux et de saison courte (juillet et août).

Composition pour 100 g

Calories 38	Magnésium 22 mg
Protides 1 g	Calcium 41 mg
Lipides 0,6 g	Vitamine C 25 mg
Glucides 8 g	Eau 82 g
Potassium 178 mg	Fibres 7,4 g

Intérêt nutritionnel

• *Un fruit minceur :*

Très pauvre en protéines, 1 g/100 g, et en lipides (traces), les framboises ne contiennent pratiquement que des glucides, 8 g/100 g, à peine plus que les fraises, 7,5 g, et sont, comme elles, classées parmi les fruits les moins énergétiques (38 cal/100 g). C'est donc là encore un fruit à conseiller aux diabétiques qui bénéficient, en prime, de sa forte teneur en fibres, et à incorporer aux régimes minceur de l'été.

• *Une haute valeur minérale :*

La framboise, comme tous les fruits, est riche en potassium (178 mg/100 g) mais plus encore en magnésium (22 mg), ce qui devrait intéresser les spasmophiles bien mieux instruits de la richesse magnésienne du chocolat et des amandes.

La framboise fournit aussi du calcium (41 mg/100 g), bien plus que la moyenne des fruits (20 mg), précieux apport de secours chez l'enfant qui n'aime pas les laitages, la femme enceinte ou allaitante, et davantage encore la femme âgée souvent menacée par l'ostéoporose.

• La framboise a une bonne teneur en vitamine C (25 mg/100 g) nettement inférieure à celle de la fraise qui en codétient la palme avec le kiwi (250 mg) mais beaucoup mieux protégée qu'elle de l'oxydation par une teneur supérieure en acides organiques.

• Enfin, ses fibres atteignent le taux record de 7,4 g/100 g, composées pour l'essentiel de cellulose et dont la faiblesse en pectine interdit la gélification. C'est donc un fruit très utile pour lutter contre une tendance à la constipation, mais ses petits grains sont souvent irritants pour les intestins sensibles ou en cas de diverticulose. Il est alors préférable de les consommer sous forme de coulis passé au tamis, ce qui permet aussi de concentrer les pectines aux propriétés régulatrices.

Achat

• Fruit extrêmement fragile et légèrement onéreux, les framboises sont commercialisées en barquettes pour éviter les manipulations et les coups de pelle de la vente en vrac.

• Elles doivent être choisies mûres, de belle couleur vive et surtout sans traces de moisissures qui révèlent une ébauche de décomposition.

• Les framboises, vendues équeutées, font partie des rares fruits qui sont à consommer sans être lavés. Comme tous les fruits rouges, les framboises s'abîment rapidement et doivent être consommées le jour ou le lendemain de l'achat, conservées en réfrigérateur. En revanche, elles se congèlent très bien en évitant le contact et se décongèlent directement à température ambiante dans les salades ou sur tarte en cuisant.

Préparation

• Les candidats à la minceur les consomment à la croque, fraîches et sans accompagnement.

• Les gourmands les préfèrent pochées dans une sauce légèrement sucrée ou en sorbets extrêmement colorés. La framboise sert aussi classiquement de garniture aux tartes et compose de nombreuses confitures et gelées. Le coulis de framboises permet le nappage dit « à la cardinal » de nombreux sorbets et entremets.

Friture

La friture est un mode de cuisson probablement aussi ancien que l'huile elle-même, qui consiste à cuire les aliments en les plongeant dans une huile à haute température. Ce mode de cuisson est très apprécié, car il donne beaucoup de saveur aux aliments. Cependant, dans l'inconscient collectif actuel, la friture a la réputation d'une cuisson dangereuse car très calorique, indigeste, et potentiellement toxique. Qu'en est-il réellement ?

Friture et engorgement calorique

La friture, par son imprégnation en huile, est un mode de cuisson calorique qui peut doubler, voire tripler la facture énergétique de l'aliment à cuire. Il est cependant possible de limiter cet inconvénient.

• Sachant que l'imbibition en huile de l'aliment à frire est proportionnelle au temps de cuisson, la durée des fritures doit être limitée au strict nécessaire, d'autant que l'excès de cuisson peut générer d'autres nuisances autrement plus sérieuses.

• D'autre part, la charge en huile d'un aliment frit dépend aussi de l'importance de sa surface de contact. On sait ainsi que des pommes de terre frites de gros calibre sont faiblement imbibées (7 à 10 %), alors que les chips, qui sont de fines lamelles spongieuses, peuvent absorber jusqu'à 40 % d'huile, sans parler du sel !

• Pour réduire encore cette imbibition, les aliments frits doivent être égouttés consciencieusement, de préférence au-dessus d'une source de chaleur (casserole d'eau chaude) pour faciliter le dégorgement et l'écoulement.

• Et pour clore ces opérations d'assainissement, il est recommandé de laisser reposer l'aliment frit sur un papier absorbant pour en éponger le reliquat de surface.

Avec ces quelques mesures de bon sens et non contraignantes, on peut réduire d'un tiers la facture calorique de cette huile de friture dont chaque modeste gramme apporte 9 calories, sans compter le sel et les produits de dégradation.

Friture et digestion

• La friture est, de tous les modes de cuisson, le plus indigeste et le plus mal toléré, tant par la vésicule biliaire, qui réagit à l'excès de gras par des contractions douloureuses (crise de foie), que par l'estomac, dont la muqueuse supporte mal les produits de dégradation thermique de l'huile.

• Les aliments frits sont donc tout aussi déconseillés aux vésicules biliaires sensibles, paresseuses ou à cailloux, qu'aux estomacs fragiles et hyperacides (gastrites, ulcères et surtout reflux gastro-œsophagien), tous sujets qui devront privilégier d'autres types de cuisson comme la vapeur, le Téflon, le mode papillote ou même le micro-ondes.

Les dangers de la friture

• Le premier danger de la friture est lié à l'excès de matières grasses dont elle imbibe les aliments, danger qui menace l'obèse et le sujet à risque cardiovasculaire, tout spécialement lorsque son taux de cholestérol est élevé.

• Le deuxième danger, plus spécifique, est lié aux transformations chimiques imposées à l'huile sous l'effet des hautes températures.

– On sait ainsi qu'à partir de 160 °C, certains acides gras poly-insaturés, particulièrement vulnérables, commencent à s'oxyder et deviennent toxiques.

Les huiles de soja, de maïs, de tournesol ou de colza, très riches en acides gras poly-insaturés, sont donc les plus instables et doivent être réservées à l'assaisonnement, ou éventuellement à de simples fritures plates ou de surface sur poêle.

– D'autres huiles plus stables à la chaleur se dégradent moins rapidement. C'est le cas de l'huile d'arachide qui convient parfaitement aux fritures profondes de température modérée (180 à 190 °C), ainsi que l'huile d'olive, de prix cependant trop élevé et de goût trop particulier pour ce type de cuisson.

– Lorsque l'on doit atteindre des températures encore plus élevées (210 °C), il vaut mieux choisir des huiles hydrogénées réservées à cet usage et qui ont la particularité de se solidifier à la température ambiante comme le coprah (Végétaline). Toutefois, ces huiles, très riches en graisses saturées, doivent être strictement réservées à la friture, car elles sont fortement déconseillées aux sujets à risque cardiovasculaire.

• *Friture et cancer :*

Généralement, une ménagère qui prépare des frites ne dispose pas de ces informations et encore moins d'une friteuse à température programmée ou d'un thermomètre résistant aux fortes chaleurs. Le plus souvent, elle prend l'huile qui se présente dans son placard, ou une huile qui a déjà servi et qu'elle réserve à cet usage, sans toujours compter le nombre de bains. L'expérience prouve que, sans contrôle réel, l'huile atteint très vite 250 °C, ou même plus, tout spécialement lorsqu'elle fume ou brunit, ce qui traduit des modifications profondes de sa constitution. C'est dans ce cas précis que la friture peut devenir dangereuse en produisant des composés aromatiques, dont le plus connu est le benzopyrène, fortement suspecté d'être cancérigène.

Précautions d'emploi des huiles de friture

• Il convient de bien choisir son huile. En France, les huiles sont classées en huiles végétales d'assaisonnement et en huiles végétales mixtes pour friture et assaisonnement. Cette mention à l'étiquetage, trop souvent floue et insuffisante, est déjà un moyen simple d'éviter les erreurs les plus grossières.

• Si l'on est de tempérament distrait ou si l'on aime les frites bien croustillantes, il faut recourir d'emblée à la végétaline et faire l'acquisition d'un thermomètre résistant ou encore mieux d'une friteuse électrique à température contrôlée. Ainsi outillé, pratiquer la cuisson en deux bains : la première à 180 °C, et la deuxième à 200 °C. Il faut savoir que 210 °C est la température à ne pas dépasser, au-delà de laquelle n'importe quelle huile peut devenir dangereuse.

• Il convient aussi d'éviter de surcharger les bains de friture en aliments, notamment congelés, qui s'imbibent davantage encore en huile.

Après chaque friture, l'huile doit être filtrée pour la débarrasser de parcelles d'aliments que la cuisson répétée carbonise.

Pour éliminer l'odeur de l'huile frite, certains conseillent d'y laisser tremper une tranche de pain grillé.

• L'huile de friture usagée ne doit pas être complétée avec de l'huile fraîche. Après dix bains, il vaut mieux la renouveler complètement, mais, si une huile a fumé ou même simplement bruni, il ne faut pas attendre, elle doit être changée immédiatement.

La friture est un mode de cuisson très apprécié qui donne beaucoup de saveur aux aliments, mais demande à être bien contrôlée pour limiter ses dangers potentiels.

Toutefois, et quelle que soit la rigueur de ce contrôle, la friture doit être évitée chez le sujet à risque cardiovasculaire, chez l'obèse et dans toutes les affections de l'estomac, du foie et de la vésicule biliaire.

Fromages affinés

La qualité, la diversité et la créativité accumulées au cours des siècles font d'un grand nombre de fromages français de véritables œuvres gustatives que l'industrie n'a pas totalement défigurées. Mais cette richesse culturelle et gustative ne doit pas occulter l'abondance de matières grasses, de sel et de calories qui fait du fromage affiné un aliment de récompense au même titre que le chocolat ou le foie gras, et que son usage banalisé peut se révéler dévastateur pour des légions de sujets à risque cardiovasculaire et d'obèses.

Néanmoins, malgré cette étonnante richesse et certains de ces aléas, la consommation de fromage a doublé au cours des 20 dernières années, et chaque Français en consomme en moyenne 22 kg par an.

Histoire

L'usage du fromage remonte au néolithique et à la naissance de l'élevage et de la récolte du lait. Sa fabrication, longtemps familiale, a fait du fromage un produit de terroir qui dépend de la végétation, des races d'élevage et du savoir-faire des hommes.

– Au VIIe siècle, les envahisseurs maures et leurs troupeaux de chèvres introduisent dans le Poitou la tradition des chabichous (du mot chèvre en arabe).

– Au IXe siècle, le roquefort apparaît avec l'élevage des brebis dans les Causses.
– Au Xe siècle, des abbés inventifs créent le maroilles dans le nord de la France.
– Au XIe siècle, le brie envahit l'Île-de-France et la Savoie entre dans la légende en donnant son nom à la tomme.
– Au XIIIe siècle apparaissent les premières coopératives dans les régions d'alpage qui rendent possible la fabrication de fromages de grande taille : comté et vacherin.
– Au XVIIe siècle, les bergers savoyards, cherchant à échapper au fisc, font du fromage avec la seconde traite non déclarée, la rebloche, et inventent le reblochon. Au même siècle, Colbert, pour contrer la concurrence des fromages de Hollande, subventionne la mimolette.
– Enfin, il faut attendre Marie Harel pour que naisse, en 1816, le camembert.

Les grandes familles de fromages

De nos jours, on ne classe plus les fromages en fonction de leur terroir d'origine mais en fonction de leur mode de fabrication.

• *Les fromages fermentés à pâte molle :*

On y trouve les meilleurs fromages français. La fermentation est obtenue avec des moisissures et des bactéries dont le développement contrôlé fournit tout à la fois le goût particulier et l'odeur.
– Les croûtes dites « fleuries » sont ensemencées de pénicillium qui développe en surface un duvet blanc ou « fleur », donnant le velouté si caractéristique du camembert, du brie, du coulommiers, etc.
– Les croûtes dites « lavées » sont ensemencées avec une bactérie qui rend leur goût plus fort, mais les fromages sont brossés et lavés régulièrement à l'eau salée, et leur croûte reste nue et humide et un peu orangée. C'est la grande famille des pont-l'évêque, livarots, munsters, maroilles, époisses. Les fromages qui sentent.

• *Les fromages à pâte pressée :*

Ce sont des fromages de plus grande taille dont le caillé, après avoir été réduit en particules, est moulé par pression mécanique.
– Le saint-nectaire, le reblochon, le saint-paulin, la tomme sont obtenus à partir d'une pâte crue.
– Le gruyère, l'emmenthal, le comté, le beaufort proviennent d'une pâte cuite et donnent des meules pouvant dépasser les 100 kg.

• *Les fromages à pâte persillée :*

Leur préparation est voisine de celle des pâtes molles, mais elle est couplée au lent travail d'une moisissure, le pénicillium, responsable des saveurs avancées de ces fromages auxquels seul le maniement expert et artistique de la teneur en sel permet d'éviter la putréfaction. C'est par ce chemin de crête périlleux entre fadeur et putréfaction que l'on obtient le roquefort, dont le séculaire savoir-faire incorporé a été le premier, en 1925, à être protégé de la contrefaçon par l'appellation d'origine contrôlée (AOC).
Mais on trouve aussi, dans cette catégorie, tous les bleus, d'Auvergne, de Bresse, des Causses, ainsi que les bleus danois et le gorgonzola italien.

• *Les fromages de chèvre :*

Il en existe d'infinies variétés de toutes tailles et de toutes formes, frais et moelleux ou secs et durs, cendrés ou couverts d'aromates témoignant d'une créativité bourgeonnante dont la seule contrainte est de se limiter au lait de chèvre. Ainsi sont obtenus le chabichou, le valençay et la grande variété des crottins.

• *Les fromages fondus :*

Ce sont des fromages modernes obtenus en faisant fondre divers fromages pressés mais qui sont enrichis en matières grasses pour les rendre plus onctueux et moins corsés car surtout destinés aux enfants. Ce sont les crèmes de gruyère, faciles à conserver, à transporter et à tartiner, mais dont certaines peuvent atteindre jusqu'à 70 % de matières grasses. On n'est plus très loin du beurre.

Composition

Sur le plan nutritionnel, le fromage est un lait déshydraté qui conserve une grande part de ses nutriments, mais à une concentration plus élevée, expliquant des fluctuations importantes de son taux de matières grasses.

• Les fromages sont riches en protéines de haute valeur biologique dont la teneur varie avec le degré d'humidité. Elle n'est ainsi que de 20 g/100 g pour les pâtes molles comme le camembert mais atteint 30 g/100 g pour les pâtes plus fermes comme l'emmenthal.

• Les fromages affinés sont des aliments sans glucides, le lactose du lait s'étant évadé avec le sérum au cours de l'égouttage et ce qu'il en reste s'étant transformé en acide lactique.

• Les fromages sont très riches en lipides, nutriments qui impressionnent le plus le public. Le taux de matières grasses fluctue avec la teneur en eau et l'enrichissement en graisse. Le danger potentiel des graisses laitières impose de savoir lire les étiquettes et de bien connaître la règle du jeu complexe du taux de matières grasses. En effet, comme tous les fromages n'ont pas le même degré d'humidité, la loi impose aux fabricants, pour aider le consommateur à s'y retrouver, d'afficher le taux de matières grasses obtenu par rapport au poids sec, c'est-à-dire après avoir retiré l'eau. Ainsi, 100 g de camembert titrant 45 % MG, délestés de leur moitié d'eau, ne pèsent plus que 50 g, et 45 % de ces 50 g n'apportent plus que 22,5 g de matières grasses.

Ce calcul complexe est source de malentendus, tout spécialement en ce qui concerne les fromages blancs frais très aqueux. Il y a encore bien trop de consommateurs qui s'en tiennent à la première lecture et qui s'effraient à l'idée d'absorber les 40 % de matières grasses d'un pot de 500 g d'innocent laitage.

Cette lecture revêt encore plus d'importance en ce qui concerne les fromages allégés. Il existe aujourd'hui plus de 60 fromages titrant entre 20 et 30 % MG. Ces fromages représentent une des plus belles performances de l'industrie agroalimentaire tant sur le plan commercial que nutritionnel. Ces produits, qui ont conservé l'intégralité de leur teneur en protéines et en calcium, ont subi un allégement précieux tout autant pour l'obèse ou le simple surchargé que pour le sujet à risque cardiovasculaire, tous deux contraints à l'évitement du gras.

Certains fabricants ont tenté et réussi des allégements très poussés. On trouve ainsi des tommes à 15 et 10 % MG, authentiques fromages dont le seul inconvénient est de se conserver moins bien et qui doivent être consommés sans trop attendre. Il existe même une tomme à 5 % MG qui est, paradoxalement, la plus réussie et la plus savoureuse de la gamme. Ses points de vente sont hélas trop rares et mal approvisionnés.

• *Teneur en calcium :*

Le fromage est, de tous les aliments, le plus riche en calcium, mais sa teneur varie avec la variété et le mode de fabrication.

– Les plus riches en calcium sont les fromages à pâte dure : parmesan (1 350 mg/100 g), emmenthal et gruyère (1 010/1 300 mg) et comté (952 mg).

– Les fromages à pâte molle, ayant égoutté plus longtemps, ont des taux beaucoup plus réduits ; ainsi, le camembert n'apporte plus que 400 mg/100 g, le coulommiers, 205 mg, et le brie, 117 mg. Important : le calcium est plus concentré dans la périphérie du fromage et tout particulièrement dans la croûte qu'il ne faut pas tailler trop généreusement.

• *Teneur en sel :*

La fabrication des fromages affinés nécessite beaucoup de sel ajouté, tant pour exalter leur saveur que pour faciliter leur conservation. Ce taux, variable, se situe autour de 1 g/100 g de fromage, ce qui est souvent trop pour l'hypertendu et le contre-indique dans tous les régimes sans sel.

• *Les vitamines :*

Les fromages affinés sont de bons fournisseurs de vitamines liposolubles fournies par le lait : la vitamine A surtout, entre 1 000 et 3 000 U.I./100 g, et la vitamine D en bien moindre quantité, 0,2 à 0,5 µg/100 g, ainsi que d'importantes quantités de vitamine B_2 synthétisées par les moisissures et concentrées là encore en périphérie et dans la croûte.

Intérêt nutritionnel des fromages affinés

• Les fromages affinés font partie de ces aliments dits de « gratification », de plaisir ou de grignotage, dont la finalité première est de fournir des sensations de bouche et du plaisir. Le pouvoir attractif de ces aliments repose soit sur la charge émotionnelle des saveurs sucrées (chocolats, pâtisseries, bonbons), soit sur l'onctuosité naturelle du gras et parfois sur une combinaison explosive de ces deux magnétismes.

Les fromages ne contiennent pas de sucre. En revanche, ils sont gras, parfois même très gras, et surtout, hélas, très riches en acides gras saturés. Ils sont donc déconseillés à tous les pléthoriques :

– au sujet à risque cardiovasculaire, fumeur ou à taux de cholestérol élevé ;

– ce risque est majoré en cas d'hypertension artérielle, et le fromage est alors doublement contre-indiqué en raison de son apport supplémentaire de sel ;

– à l'obèse en raison de la haute valeur calorique de la plupart des fromages affinés et de leur teneur en sel fortement apéritif.

Pour ces trois types de pléthoriques, la large gamme actuelle des fromages allégés en matières grasses et même en sel est une bénédiction qui améliore régulièrement la qualité de leurs menus.

• D'autre part, les fromages affinés sont une source appréciable de protéines de haute valeur biologique et sont, de très loin, les meilleurs fournisseurs de calcium dont l'absorption est facilitée par la présence de vitamine D et de phosphore. Ce quadruple apport conjugué fournit les matériaux de base indispensables à tous les organismes en croissance (enfants et adolescents), en gestation (femmes enceintes ou allaitantes), ainsi qu'aux femmes ménopausées, menacées d'ostéoporose et de décalcification progressive.

• L'intérêt de ces atouts majeurs est cependant compromis par la richesse de ces produits en graisses, sels et calories, et parfois par le goût trop prononcé de certains fromages qui rebute l'enfant et l'adolescent.

• Enfin, les fromages, très riches en calcium, sont à consommer avec modération par les porteurs de calculs rénaux (phosphocalciques) et imposent une ration suffisante d'eau peu minéralisée (Volvic, Charrier).

Fromages frais

Il en existe de très nombreuses variétés : fromage blanc, fromage de campagne, fromage battu, faisselles. Ils sont tous obtenus par le même procédé, par adjonction de ferments lactiques et de présure à du lait. On laisse alors égoutter le caillé jusqu'à obtention du degré d'humidité recherché.

Yaourts et laits fermentés ne sont pas classés parmi les fromages frais, car ils ne subissent pas cet égouttage.

Composition

• Les fromages frais sont des produits très riches en eau. Leur teneur se situe entre 70 % du poids total pour les plus consistants et 82 % pour les plus fluides. C'est dire que ce sont des aliments rafraîchissants.

• *Égouttage et concentration :*

Les fromages frais ont une composition assez voisine de celle du lait dont ils sont issus, mais l'égouttage, plus ou moins soutenu selon les produits, modifie la teneur de ses principaux constituants.

– La fuite du lactose réduit de 20 % la teneur en glucides qui passe de 5 g à 4 g pour les fromages frais.

– La fuite du calcium réduit sa concentration qui passe de 120 mg/100 g pour le lait à 95 mg/100 g pour les fromages frais.

– En revanche, les protéines, ne filtrant pas, voient leur concentration globale augmenter et parfois même doubler, à 7 g/100 g pour certains fromages blancs contre 3,5 g/100 g pour le lait.

Les fromages blancs sont donc plus protéinés que le lait ou le yaourt, plus consistants, plus longs à assimiler et bien plus rassasiants. Un fromage blanc pris en collation à l'heure du goûter atténue la tentation de grignotage et réduit la prise alimentaire du repas suivant.

• *Concentration en matières grasses :*

– Taux réels et taux affichés. La teneur en matières grasses des fromages frais est, aujourd'hui, l'un des principaux critères de choix du consommateur sensibilisé à leurs dangers. Ce dernier est souvent embarrassé par l'extrême variété des produits et des étiquetages proposés. D'autant que la législation a artificiellement séparé les fromages frais des yaourts et des divers laits fermentés qui, dans les faits et l'esprit du consommateur, sont pourtant si semblables. Ce dernier doit savoir que les fromages frais, comme leur nom l'indique, sont classés fromages au même titre que le camembert ou le gruyère, et comme eux doivent réglementairement afficher un taux de matières grasses calculé par rapport au poids sec, après totale déshydratation. Ainsi, 100 g de fromage blanc, débarrassés de leurs 80 g d'eau, n'en pèsent plus que 20 g, base réelle de calcul du taux de matières grasses. Le fromage frais (normal) en apporte 8 g, son taux sera de 40 %.

Le fromage frais (allégé) en apporte 4 g, son taux passe à 20 %.

Le fromage frais (maigre) ne contient pas de matières grasses, son taux est donc de 0 %.

– Fromages frais et laits fermentés. Une confusion fréquente provient du fait que tous les yaourts, Bio, Ophilius, Fjord, etc., si proches des fromages blancs, ont été classés laits fermentés et sont soumis à la législation du lait pour laquelle le taux de matières grasses (% MG) est calculé non plus par rapport au poids sec, mais par rapport au poids total, eau incluse.

Ainsi, un yaourt au lait entier, donc très gras, n'est titré qu'à 3,5 % MG, le yaourt nature fabriqué au lait demi-écrémé à 1,75 % MG.

Le consommateur ordinaire fait habituellement la différence entre les fromages blancs et les laits fermentés, quand ces derniers ont la présentation traditionnelle des yaourts, mais il s'abuse fréquemment lorsque ces laits fermentés sont présentés dans des emballages de fromage blanc ou, pire, de petit-suisse. D'autant que le candidat à la minceur, séduit par l'onctuosité et la consistance moelleuse de ces produits (type Fjord ou Ophilius double minceur), n'est pas fâché de se rassurer à si bon compte. Or ces produits, qui affichent un modeste et rassurant taux de 10 % de matières grasses, afficheraient des taux de 50 % s'ils étaient calculés avec les normes imposées au fromage blanc.

Intérêt nutritionnel

• *Aliment bâtisseur riche en protéines :*

Le fromage frais, et tout particulièrement le fromage blanc fait avec du lait demi-écrémé et titrant 20 % MG, est aujourd'hui l'un des aliments les plus sains du marché. De composition parfaitement équilibrée, suffisamment riche en protéines de bonne qualité, en calcium et en vitamines A et D, il possède tous les atouts de l'aliment bâtisseur indispensable à l'enfant et à l'adolescent en croissance, à la femme enceinte ou allaitante et à la personne âgée aux dents et à l'appétit usés.

• *Aliment minceur :*

Peu énergétique, et existant en versions allégées, il convient aussi parfaitement à l'adulte devant contrôler son poids ou qui redoute les conséquences d'un excès régulier de graisse animale.

• *Aliment pauvre en glucides :*

Le fromage frais convient tout autant aux diabétiques, car sa teneur en glucides a été réduite par l'égouttage et le lactose restant a un index glycémique modéré.

Complet, équilibré, consistant, rafraîchissant, c'est le type même de l'aliment sain, passe-partout, facile à transporter, pouvant apaiser la faim et constituer une collation en cours de journée, ou, occasionnellement, chez la personne pressée, remplacer un repas de manière plus naturelle et bien moins coûteuse que la plupart des substituts de repas.

Fruits

La définition du fruit est souvent ambiguë et varie selon qu'elle est donnée par un biologiste ou une cuisinière. Ainsi, la tomate ou le petit pois, la courgette ou l'aubergine sont biologiquement des fruits, mais cultivés, consommés et donc considérés comme des légumes.

Pour que la ménagère s'y retrouve, le légume sera défini par sa culture en potager et le fruit en verger, et, pour ne pas désespérer le botaniste, le fruit sera défini comme le « produit sucré de la fécondation ».

Composition et intérêt nutritionnel général

L'intérêt des fruits est de fournir de l'énergie, des sels minéraux, de l'eau, des fibres et des vitamines dont le rôle de protection générale de l'organisme est chaque jour confirmé.

• *Richesse en eau :*

Les fruits représentent l'une des catégories d'aliments les plus riches en eau, expliquant leur rôle désaltérant et hydratant. Leur taux moyen d'hydratation se situe autour de 85 % (pomme, poire), avec un sommet pour le melon (90 %) et les fraise, citron et pamplemousse (89 %).

• *Richesse en glucides :*

Les fruits sont essentiellement composés de sucres rapidement assimilables. Leur teneur en glucides varie selon les espèces entre 5 et 23 %.

– Les plus riches en glucides sont les nèfles et la banane à 20,5 %, suivies de près par certaines pommes très sucrées, 19-20 %, le raisin, 17 %, le litchi frais et la mangue, 14,3 %.

– Parmi les fruits de consommation courante, les plus sucrés sont la cerise, la prune, la pêche sucrée et l'abricot, entre 12 et 15 %.

– Les fruits moyennement sucrés composent le peloton des oranges, pamplemousses, citrons, mandarines, pommes peu sucrées, poires et ananas qui fournissent en moyenne 10 % de glucides.

– Les fruits pauvres en sucre sont les fraises et les framboises, 7 à 8 %, le kiwi, 10 %. Le record revient au melon, 6,9 %, et à la pastèque, 6,3 %.

• Cette teneur en glucides fixe aussi la richesse en calories, et l'on retrouve au premier rang des fruits très énergétiques usuels la banane, à 90 cal/100 g, suivie par le raisin, à 72 calories, et, parmi les plus pauvres, la fraise et la framboise, à 36-37 calories, ainsi que le melon et la pastèque, à 30 calories.

• *Richesse en vitamines :*

– La vitamine C. C'est la « star » des vitamines, la plus connue du grand public et, à juste titre, associée à l'orange et aux agrumes.

Les besoins humains en vitamine C sont de 50 mg/jour pour le jeune enfant, de 60 mg pour le vieillard, de 80 mg pour l'adulte, de 90 mg, soit l'équivalent d'une orange ou d'un kiwi, pour la femme enceinte, et culminent à 140 mg pour le fumeur, dont les besoins sont majorés et proportionnels au nombre de cigarettes fumées.

Les fruits usuels qui en apportent le plus sont le kiwi, de très loin le plus riche, 250 mg/100 g, et les fraises, 60 mg, l'orange, 50 mg, le citron, 52 mg, et le pamplemousse, 40 mg.

– La vitamine A. Les fruits pigmentés sont riches en carotène, un précurseur de la vitamine A, qui se reconnaît à l'éclat des couleurs qu'il leur confère. C'est le brugnon qui en contient le plus, puis, par ordre décroissant, l'abricot, le kiwi et l'amande, la pêche, la mandarine, et le melon et la pastèque.

Les besoins moyens de l'adulte sont de 1 500 U.I. mais peuvent atteindre 3 300 U.I. pour la femme sous contraceptif oral et même 4 000 U.I. pour le fumeur, besoin maximum couvert par quatre brugnons.

• *Le calcium :*

Sans rivaliser avec les laitages dont le calcium, associé à la vitamine D, est un modèle de parfaite assimilation, les fruits en fournissent un appoint non négligeable et fort utile en cas de besoins augmentés (femme enceinte ou intolérance aux laitages). Ainsi, 200 à 300 g de fruits bien choisis peuvent apporter 100 mg de calcium. C'est le cas du kiwi, qui en est le meilleur fournisseur, 60 mg, ainsi que des figues fraîches, 55 mg, et des fraises, framboises et mandarines, 40 mg.

• *Les fibres :*

L'alimentation des pays industriels fournit aujourd'hui deux fois moins de fibres qu'au début du siècle. Or les fibres, bien que dénuées d'énergie, de sels minéraux et de vitamines, sont aujourd'hui devenues indispensables à de nombreuses spécialités médicales.

Facilitant l'amaigrissement, réduisant l'absorption du cholestérol, étalant celle du sucre, réduisant la constipation, se révélant actives dans la prévention des maladies cardiovasculaires et du cancer du côlon, les fibres sont en passe de devenir une panacée. Et les fruits, qui en sont les plus savoureux fournisseurs, en offrent un large éventail incluant celluloses, pectines, gommes et lignines dont les avantages sont complémentaires.

La palme revient ici aux framboises : 7,4 g/100 g. Dans le peloton de tête, on trouve la banane aux fibres très douces, 2,5 g, et les fraises, oranges, poires, prunes, pommes, cerises aux alentours de 2 g/100 g.

Fruits et prévention nutritionnelle

Riches en vitamine C, en carotène et en flavonoïdes, les fruits fournissent la plus précieuse coalition d'antioxydants. Ces substances que l'organisme humain ne sait pas synthétiser font régulièrement la preuve de leur intérêt majeur dans la prévention de fléaux aussi menaçants que les maladies cardiovasculaires, le cancer et le vieillissement prématuré.

Cette action antioxydante, conjuguée à la forte teneur en fibres des fruits, a conduit à un consensus international recommandant les bienfaits d'une alimentation riche en fruits.

Pour bénéficier pleinement des bienfaits des fruits

Il faut savoir :

- que l'apport conseillé moyen est de 300 g par jour, soit un fruit cru à la fin de chaque repas ;
- que ces fruits doivent être choisis le plus colorés possible, ce qui témoigne de leur bonne teneur en carotène et en vitamine C ;
- que ces fruits doivent être consommés dès que possible pour éviter la dégradation des vitamines, notamment de la vitamine C, qui perd, par simple oxydation à l'air, la moitié de sa teneur après 48 heures de conservation en réfrigérateur ;
- qu'il est indispensable aujourd'hui de laver efficacement les fruits pour éviter d'ingérer le résidu des traitements chimiques reçus. Ce lavage doit être effectué à la douche et jamais en trempage prolongé qui appauvrit l'apport vitaminique. Lorsqu'un fruit n'a pas été lavé ou qu'il présente des taches, des meurtrissures ou, pire, des moisissures, il faut le peler. Cette précaution élimine ainsi de nombreuses substances de dégradation et des résidus polluants dont la consommation régulière est dangereuse. Mais elle élimine aussi une part notable du carotène concentré dans la peau.

Fruits secs

Seuls certains fruits trouvent une raison diététique, culinaire et pratique d'être séchés. L'usage traditionnel a sélectionné les pruneaux, les raisins, les abricots, les figues et les dattes. Ils sont obtenus de manière artisanale par déshydratation lente au soleil ou de plus en plus souvent de manière industrielle avec des sources de chaleur artificielle.

Composition et intérêt nutritionnel

• Pauvres en protéines, 2 à 4 g, de médiocre qualité, dépourvus de lipides (traces), les fruits secs sont essentiellement composés de glucides, de 65 à 70 g/100 g, de fibres et d'eau, 24 g/100 g.

Cette richesse en sucre leur confère une haute valeur énergétique moyenne de 300 cal/100 g, qui convient très bien aux sportifs de compétition et aux travailleurs de force en pleine action, car ce sont des aliments propres, faciles à transporter, savoureux et fournissant une énergie rapidement disponible.

En revanche, ils sont à exclure de tout régime amaigrissant et à déconseiller aux diabétiques, tout spécialement en dehors des repas.

• Les fruits secs sont très riches en sels minéraux.

– Ils figurent parmi les meilleurs fournisseurs de potassium : entre 900 et 1 200 mg/100 g.

– Leur apport en calcium est précieux, tout particulièrement les figues sèches, 160 mg/100 g, mais aussi les abricots secs, 80 mg, les dattes, 75 mg, les pruneaux, 50 mg, et les raisins secs, 45 mg. Cet apport peut être extrêmement utile en cas d'intolérance ou de refus des laitages.

– Riches en fer, leur teneur varie entre 3 et 4 mg/100 g.

– Leur légendaire mais très réelle richesse en magnésium est souvent un alibi pour les personnes stressées qui en manquent certes mais qui les dégustent comme des confiseries. La figue sèche tient là encore la tête avec 90 mg/100 g, la datte, 75 mg/100 g, et les pruneaux, 45 mg.

• En revanche, leur longue déshydratation a fait disparaître toute trace de vitamine C sans altérer la vitamine A, dont la teneur s'élève par simple effet de concentration.

• Il en va de même des fibres qui atteignent des taux record : dattes, 8,5 g/100 g, abricots secs, 8 g, pruneaux, 7,5 g, raisins secs, 7 g. Cette richesse en fibres facilite le transit intestinal des constipés et les pruneaux sont souvent utilisés à des fins laxatives. Les fruits secs peuvent cependant irriter certains intestins sensibles et sont même contre-indiqués chez le colopathe et au cours des régimes sans résidus.

G

Galantine

Charcuterie hachée à base de porc maigre et d'un mélange complexe de veau, volaille, gibier, lapin et d'une farce pétrie dans du lait et de l'œuf. Le tout relevé d'épices et d'aromates. La galantine est servie enrobée de gelée.

Composition pour 100 g

Calories 240	Glucides 1 g
Protides 4,3 g	Eau 49 g
Lipides 7 g	

Intérêt nutritionnel

C'est l'une des rares charcuteries peu grasses, très riche en protéines et relativement peu calorique. Elle peut donc être utilisée pour colorer et diversifier le régime souvent trop restreint de l'obèse. Elle est même permise aux sujets à risque cardio-vasculaire, en usage occasionnel. Mais sa teneur élevée en sodium la contre-indique dans les régimes sans sel ou même hyposodés.

Gambas

Ce sont des crevettes géantes des mers chaudes. (▶ Crevette)

Gaspacho

Potage de légumes d'origine andalouse servi froid, très rafraîchissant et peu calorique. Mélange de légumes où la tomate dominante est associée à du poivron, du concombre, de l'oignon et de l'ail. Le tout est mixé et salé selon les goûts.

Les Espagnols y ajoutent de la croûte de pain, un filet d'huile d'olive et du vinaigre.

Le gaspacho est une illustration régionale caractéristique du régime méditerranéen (légumes verts, huile d'olive, aromates), dont on a largement prouvé les effets protecteurs sur le cœur et les vaisseaux.

Gâteaux (▶ Pâtisseries, Biscuits)

Gélatine

La gélatine est un aliment semi-solide constitué de protéines pures présentes dans les os, tendons et cartilage. Elle est libérée par cuisson, puis prise en masse par refroidissement. La gélatine familiale se prépare en laissant refroidir un bouillon d'os et de tendons. La gélatine industrielle provient des os et des déchets de boucherie, fortement discréditée aujourd'hui par la contre-publicité de la maladie de la vache folle. Il existe une gélatine d'origine végétale obtenue en ébouillantant des algues carraghéennes.

La gélatine est principalement utilisée en charcuterie pour confectionner les produits « en gelée ». Elle sert aussi d'additif dans les glaces et les pâtisseries industrielles.

Composition pour 100 g

Calories 335	Glucides néant
Protides 86 g	Eau 13 g
Lipides 0,1 g	Teneur en sel variable selon l'usage

Intérêt nutritionnel

• La gélatine a une très médiocre valeur nutritionnelle, car ses protéines manquent de certains acides aminés indispensables (tryptophanes).

Elle est mal assimilée et longue à digérer.

• Mais cette faiblesse peut s'inverser et devenir très utile lors de régimes amaigrissants, car c'est, avec le blanc d'œuf, le produit le plus maigre et le moins calorique du registre animal. De plus, sa longue digestion occasionne une déperdition de chaleur et de calories et un puissant effet rassasiant. Dans cette indication, la gélatine présente l'avantage de pouvoir être utilisée sucrée ou salée. Salée, pour accompagner n'importe quelle viande ou pour des œufs en gelée, ou avec du jambon ou du rôti de porc froid. Sucrée, pour confectionner des flans et diverses pâtisseries (au fromage blanc allégé et faux sucre).

• La gélatine, réputée riche en acides aminés soufrés, a longtemps été utilisée pour renforcer la repousse des cheveux et des ongles. Mais cette revendication est usurpée, car sa teneur en cystéine et en méthionine est faible.

• La gélatine est à éviter dans les régimes sans sel et pauvres en protéines.

Gelée royale

La gelée royale est un miel de reine, un aliment mythique et précieux qui a fait l'objet d'une intense exploitation commerciale.

Histoire

Nourrie au miel ordinaire, une larve d'abeille devient une ouvrière asexuée. Nourrie à la gelée royale, elle devient une reine, de taille très supérieure, et appelée à vivre beaucoup plus longtemps. En 1952, le biologiste de Belvéfer expérimente la gelée royale sur son vieux chien Bibi Cocco, âgé de 18 ans et gravement malade. En dix-sept jours, il reprend goût à la vie et retrouve une étonnante vitalité.

Depuis, la gelée royale a été proposée au public, et ses promoteurs, extrapolant de la larve d'abeille à l'homme, ont pu promettre des vertus rajeunissantes, revitalisantes, et la conquête d'une santé « royale ». Aucune expérience convaincante n'a pu confirmer ces espérances, et, à ce jour, pour les scientifiques, la gelée royale n'a guère plus d'effets sur la santé que le miel ordinaire.

Composition

La gelée royale est un miel enrichi en protéines et en vitamines de croissance (A, B et E). Elle contient certaines hormones sur lesquelles on a beaucoup et longtemps espéré, ainsi qu'un grand nombre d'oligo-éléments.

Intérêt nutritionnel

Très proche de celui du miel, le rêve et le prix en plus. C'est un sucre de nectar de fleurs prédigéré, composé principalement de glucose et de lévulose (77 %), de sucre à assimilation massive et ultra-rapide qui lui confère l'un des index glycémiques les plus élevés. Ce qui le contre-indiquerait formellement aux diabétiques, mais au prix affiché et aux doses conseillées, la gelée royale ne peut nuire à personne, et les amateurs de rêve et de vie éternelle peuvent l'essayer sans risques.

Genièvre

Le genévrier, originaire d'Europe centrale, est un arbuste apparenté au sapin dont les baies, de la taille d'un petit pois, sont utilisées comme aromates dans la préparation de la choucroute et la fabrication de boissons alcoolisées, ou en pharmacie comme antiseptique et cicatrisant.

Le genièvre est vendu en grande surface sous forme de belles baies noires et charnues.

• On l'utilise écrasé pour développer son arôme résineux et parfumer les gibiers à poil, marinés, tels le chevreuil ou le marcassin. Il est très utile aussi pour donner la dernière touche à un faisan aux brocolis ou à une pintade aux choux.

• On peut aussi le moudre comme du poivre sur les viandes grillées.

• Mais c'est avec la choucroute que le genièvre est entré dans la légende. Les Alsaciens sont très jaloux de leur recette et de l'origine de leurs grains. Deux cuillères à soupe de ces grosses baies suffisent en général à parfumer une choucroute pour huit personnes.

• Enfin, l'intensité de son arôme peut être mise à profit pour réduire l'apport en graisse d'ajout, tout autant dans la fabrication de la choucroute que dans la préparation des plats de la cuisine minceur.

Germe de blé

Le grain de blé est composé de l'amande (80 % du poids), dont le broyage fournit la farine, de l'enveloppe (14 % du poids), qui fournit le son, et du germe (3 % du poids), qui, semé, donnera naissance à d'autres blés. C'est l'équivalent végétal de l'œuf.

Lors de la mouture du blé, le germe est recueilli et moulu. Vendu en rayon diététique, il se présente sous forme de paillettes ou de farine.

Il ne faut pas le confondre avec le blé germé que les végétariens préparent eux-mêmes en laissant leur blé tremper une nuit, puis germer à l'ombre pendant 3 à 4 jours dans le fond d'eau d'une assiette.

Composition pour 100 g

Elle diffère profondément de celle de la farine :

Calories 390	Lipides 10 g
Eau 10 g	Glucides 50 g
Protides 25 g	

Intérêt nutritionnel

• Son extrême richesse en protéines, 25 g/100 g, en fait l'une des meilleures sources du règne végétal. Il est, de ce fait, très apprécié et très utilisé par les végétariens. Ces protéines sont hélas de faible qualité car incomplètes, manquant de lysine, un acide aminé indispensable à la synthèse des protéines humaines.

• Très riche en lipides, le germe de blé concentre l'essentiel des graisses du blé, ce qui explique son rancissement rapide.

• Importante réserve de vitamines, le germe de blé est l'un des meilleurs fournisseurs de vitamine E, antioxydant recherché pour son action de protection avérée sur les affections cardiovasculaires, le cancer et le vieillissement prématuré. Il est aussi abondamment pourvu en de nombreuses vitamines du groupe B.

Utilisation

• En raison de son extrême densité nutritionnelle, le germe de blé est moins un aliment qu'un complément alimentaire. Il est vendu en paillettes, ce qui permet d'en saupoudrer et d'en assaisonner de nombreux plats, notamment les salades et les produits laitiers (yaourts, fromages blancs).

• Il présente un intérêt tout particulier chez les végétariens en constante quête de protéines de substitution, les sujets carencés en vitamines B, les sujets à risque cardiovasculaire pour l'action de protection de sa vitamine E, et chez les vieillards qui manquent tout autant de protéines que de vitamines, et dont les dents usées s'accommodent bien de sa forme poudreuse.

Gibier

Il existe deux sortes de gibier, le gibier à poil (lièvre, cerf, biche, chevreuil, sanglier, marcassin) et le gibier à plume, soit d'air comme le faisan, le perdreau, soit d'eau comme le canard sauvage.

• Élevage de chasse : viande d'automne par excellence, le gibier ne se vend que pendant la période de la chasse. Toutefois, le gibier se raréfiant, une bonne partie des faisans ou des perdreaux chassés proviennent d'élevage et n'ont plus la consistance et le goût de la viande sauvage. Plus gras et plus tendres, ils sont moins savoureux mais offrent au moins l'avantage d'une teneur réduite en acide urique et en purine.

• Le faisandage a beaucoup nui à la réputation nutritionnelle du gibier. Aujourd'hui encore, certains inconditionnels, pour attendrir la chair, la rassir et développer son fumet, laissent pourrir l'animal sans le vider, ce qui rend la viande très indigeste et peut même conduire à des intoxications sévères. Le gibier doit donc être vidé avant d'être mis à rassir pour rendre sa chair plus fine et plus digeste.

Intérêt nutritionnel

• Très riche en protéines : entre 15 et 22 g/100 g.

• Très pauvre en lipides, c'est l'une des chairs les moins grasses, à l'exception des gibiers d'eau lardés d'une couche de graisse isolante facile à détacher.

• Très peu calorique (100 cal/100 g), le gibier est la seule viande qui puisse rivaliser sur ce point avec les poissons maigres, mais sa chair est plus dense et bien plus rassasiante. Il est donc conseillé dans tous les régimes hypocaloriques et amaigrissants, à condition de ne pas gâcher ces atouts par des sauces trop riches.

Préparation

• Le gibier jeune gagne à être cuisiné rôti ou sauté et coupé en salmis. Le faisan est souvent farci aux petits-suisses. Le gibier plus vieux nécessite des marinades prolongées et des préparations gastronomiques traditionnelles riches en graisse comme les civets ou les daubes.

• Le gibier ainsi travaillé gagne à être accompagné d'une garniture de fruits acidulés (pommes, airelles, marrons, raisins) qui exalte et raffine son goût sauvage.

• Enfin, il faut éviter d'utiliser le micro-ondes pour tous les gibiers tués par plombs qui risquent de l'endommager.

• Le gibier est souvent conservé en congélateur afin d'étaler le produit d'une chasse fructueuse, ce qui permet d'en consommer toute l'année, mais altère sa valeur culinaire et affadit sa chair.

Gingembre

Racine tubéreuse à la saveur poivrée utilisée comme épice et consommée fraîche, épluchée et râpée. Le gingembre existe aussi en poudre en dehors des saisons.

Histoire

Comme de nombreuses épices, le gingembre est né en Inde. Adopté par les Perses puis par les Grecs et les Arabes, il devient alors le « gingembre d'Arabie » réputé pour son goût particulièrement relevé. Au Moyen Âge, il devient objet de négoce, reconnu comme épice et taxé comme telle.

Achat

• Les variétés les plus recherchées et

les plus aromatisées sont le Nadia, le Maran et le Chine.

• Le gingembre du commerce est vendu sous forme de racines séchées, soit avec son écorce, sous la forme de gingembre-bois à la saveur poivrée, soit décortiqué, c'est alors le gingembre blanc au goût brûlant. Il est très utilisé sous cette forme pour épicer et parfumer les gâteaux (pain d'épice).

• Il peut aussi être acheté frais dans les magasins exotiques et sert principalement sous cette forme à la cuisine orientale.

• Enfin, on le trouve dans toutes les grandes surfaces en poudre séchée, d'usage pratique mais ayant perdu une grande partie de son arôme.

Utilisation

• Le gingembre est utilisé pour relever et accommoder de nombreux plats. Il entre ainsi dans la composition du célèbre curry indien. Il parfume et aromatise les tajines ou les colombos et la plupart des plats orientaux très épicés.

• Dans les préparations sucrées, sa note poivrée lui permet de rehausser puissamment le goût de nombreuses sauces et glaces ou de maints gâteaux. Ainsi, il suffit d'une cuillère de gingembre râpé pour parfumer une salade de fruits et d'une cuillère à soupe pour confectionner un petit pain d'épice.

• C'est surtout sa réputation d'aphrodisiaque qui a facilité sa gloire et sa diffusion. Au Moyen Âge, on utilisait le gingembre confit comme « épice de chambre ». Les Anglais l'ont probablement, pour les mêmes raisons, ramené des Indes et l'ont incorporé dans leur célèbre pain d'épice « ginger bread » et leur bière « ginger ale ». En France, il entre dans la composition aromatique de la liqueur Bénédictine. Mais ses plus grands utilisateurs restent encore les Chinois, les Japonais et les Africains.

Composition et intérêt nutritionnel

Calories 60	Lipides 1,5 g
Protéines 1,8 g	Glucides 9,8 g

• Le gingembre développe une telle intensité de saveur et d'arôme qu'il permet de réduire l'apport de sel dans la préparation des plats ordinaires, améliorant l'observance du régime sans sel.

• Pour les mêmes raisons, sa richesse sensorielle surprend le palais et facilite la réduction du sucre dans les desserts allégés des régimes minceur.

Glaces

Le froid solidifie et donne de la consistance à certains mélanges liquides, ce qui permet de manger ces aliments au lieu de les boire.

Les Arabes et les Romains se disputent la paternité de la glace. Si la chaleur qui sévit dans leur péninsule plaide en faveur de l'invention arabe, les textes prouvent que les Romains utilisaient la neige de l'Etna, additionnée de miel et de fruits, pour fabriquer une préparation glacée.

La glace prit son réel essor européen grâce au glacier florentin de Catherine de Médicis. Aujourd'hui, c'est un aliment universel.

Variétés

• *Les glaces aux œufs :*

Elles sont fabriquées avec du jaune d'œuf, 7 %, du sucre, 22 %, le reste est du lait aromatisé et fruité.

Exemple : glace aux œufs et au café.

Composants :

Lait entier 1 l	Jaune d'œuf 18 g
Sucre 225 g	Essence de café 60 g

Valeur alimentaire :

Calories 130	Glucides 20 g
Protides 3,2 g	Calcium 87 mg
Lipides 4,1 g	

• *Les crèmes glacées :*
Elles incorporent les mêmes composants mais sans œufs. Elles sont plus caloriques, 185 calories, et plus riches en calcium, 144 mg.

• *Les glaces au sirop :*
Plus sucrées, 25 % minimum, mais beaucoup moins grasses. C'est en fait du lait sucré parfumé aux fruits. Ce sont les moins riches des glaces : 110 cal/100 g.

• *Les glaces américaines* de type Häagen Dazs :
Ce sont des glaces aux œufs mais dans lesquelles la crème fraîche a remplacé le lait. Beaucoup plus grasses et caloriques, elles sont souvent décorées de pépites de chocolat et servies dans des cornets parsemés d'éclats de caramel ou de fragments de noisettes. Ce sont les plus riches et les plus attirantes des glaces de grande consommation : 200 à 250 cal/100 g.

• *Les spécialités glacées :*
Ce sont les très nombreux desserts glacés dont les plus utilisés sont les bûches de Noël, les bombes glacées, les parfaits, les plombières et les entremets froids comme le bavarois et le vacherin. Ces spécialités sont riches et caloriques : entre 200 et 240 cal/100 g.

• *Les glaces allégées :*
Il existe deux moyens d'alléger les glaces :

- soit par la technique du foisonnement. La solution est fouettée pour y introduire une myriade de bulles d'air microscopiques, ce qui permet d'imiter la consistance onctueuse du crémeux en bouche. On peut ainsi injecter jusqu'à 50 % d'air, ce qui revient à vendre du vent. Mais ces glaces sont très appréciées, et deux boules classiques ne sont guère plus caloriques qu'un yaourt maigre de 50 calories.
- soit par réduction des matières grasses :
  - en les remplaçant par des produits naturels comme le blanc d'œuf ou du lait écrémé ;
  - en les remplaçant par des substituts comme les maltodextrines ou Simplesses qui sont des microbilles de protéines d'œuf ou de lait qui imitent encore mieux leur texture onctueuse.
- Il est même possible d'associer foisonnement et substituts, et d'obtenir des glaces réellement light encore difficiles à trouver dans les circuits de distribution.

Intérêt nutritionnel

• Les glaces sont toujours très riches en sucre, ce qui les interdit aux obèses et à tous ceux qui suivent un régime amaigrissant, et restreint leur usage chez le diabétique qui devra les choisir allégées et les consommer impérativement en fin de repas pour les arrimer aux autres nutriments et réduire leur index glycémique.

• Les glaces sont souvent riches en matières grasses saturées et doivent être évitées par le sujet à risque cardiovasculaire, surtout si ses dosages en cholestérol sont élevés.

• Une glace qui a fondu ne doit plus être recongelée. La richesse en lait, en œuf, en crème et en sucre transforme une glace décongelée en un véritable bouillon de culture pour salmonelles. La recongélation fait hiberner ces germes qui ne meurent pas et pullulent à la décongélation suivante.

L'absorption différée de glace décongelée entraîne chaque année de graves toxi-infections alimentaires responsables de la mort de sujets âgés ou vulnérables (convalescents).

• Les glaces ont parfois un rôle nutritionnel important à jouer :

- chez les anorexiques qui refusent toute alimentation solide ;
- chez l'enfant, l'adolescent ou le vieillard qui n'aiment pas les laitages et risquent des carences en calcium ;
- les glaces peuvent même, en fin de repas, compléter une ration alimentaire déséquilibrée. Une glace riche en fruits équilibrera un repas chargé en protéines et en graisses (viande cuisinée en sauce). Une crème glacée aux œufs équilibrera un repas sans protéines composé seulement de légumes et de fruits.

Glucides

Les glucides composent l'une des trois familles universelles de nutriments indispensables à la vie. Ils sont associés dans l'alimentation humaine aux lipides (graisses) et aux protéines (chairs animales ou trames végétales).

Longtemps regroupés sous la dénomination chimique d'hydrates de carbone, on les désigne plus souvent aujourd'hui sous le terme vulgarisé mais bien plus parlant de sucres.

Classification

Les glucides composent une immense famille où l'on trouve pêle-mêle bonbons, pain, légumes, fruits, féculents, etc. Pour comprendre leur inégale valeur nutritionnelle, on les classe en fonction de la complexité de leurs molécules.

• *Les glucides simples* composés d'une seule molécule (monosaccharides), ce sont des sucres simples dont les principaux sont :

- le glucose : c'est la forme sous laquelle le sucre est utilisé comme carburant dans l'espèce humaine et peut être dosé dans le sang circulant (glycémie). On en trouve aussi en quantité modérée dans les fruits et les légumes ;
- le fructose : comme son nom l'indique, c'est la forme sous laquelle le sucre se présente dans les fruits ;
- le galactose : c'est un sucre très présent dans le lait.

• *Les glucides composés de deux molécules* (disaccharides) :

- le saccharose est composé d'une molécule de glucose et de fructose. C'est le sucre de table extrait de la canne à sucre et de la betterave ;
- le lactose est composé d'une molécule de glucose et de galactose. C'est le sucre du lait immédiatement assimilable, particulièrement adapté aux bébés ;
- le maltose est une combinaison de deux molécules de glucose que l'on trouve à l'état libre dans le miel et l'orge.

• *Les glucides complexes* sont formés d'un agrégat dense de molécules de glucose.

- Certains sont digestibles : c'est surtout l'amidon, réserve énergétique principale des végétaux. C'est lui qui fait coller le riz, qui rend les pommes de terre farineuses, et que l'on retrouve presque pur dans la farine de blé, le tapioca du manioc et la maïzena du maïs.
- D'autres ne sont pas digestibles et ne peuvent être assimilés par l'homme. Ils ne fournissent donc pas d'énergie mais n'en sont pas moins essentiels pour autant. On les regroupe sous le terme général de fibres.

Certaines fibres sont dures et parfois mal tolérées (son de blé, peau des fruits, chou).

D'autres sont beaucoup plus douces comme la pectine des fruits, la cellulose des légumes, les gélatines des algues (agar).

On découvre chaque jour un intérêt supplémentaire à réincorporer ces fibres que le raffinement artificiel des aliments avait éliminées. Intérêt classique dans la prévention de la constipation, dans celle du cancer du côlon, mais aussi dans la prévention des maladies cardiovasculaires et même de l'obésité.

Rôle des glucides et besoins quotidiens

• Les glucides représentent le carburant du moteur humain. C'est la source d'énergie de tous les muscles, y compris des muscles viscéraux comme le cœur ou le diaphragme, mais c'est aussi l'aliment de base du système nerveux et tout particulièrement du cerveau qui, à lui seul et en plein effort, peut consommer autant que le reste de l'organisme.

• Nos besoins en glucides sont très importants. Ils doivent représenter plus de la moitié de la ration calorique journalière et jusqu'à 60 % pour les plus actifs comme les adolescents, les sportifs ou les travailleurs de force.

– Pour l'essentiel, cette facture énergétique doit être couverte par des glucides à index glycémique bas ou moyen, dont la pénétration lente et progressive assure une couverture régulière des besoins et évite tout autant la fatigue musculaire d'effort que les pannes cérébrales, si nuisibles à l'apprentissage et au travail intellectuel.

Le pain a été et reste un aliment de base de chacun des trois repas et pour tous les âges. Une portion par jour, au choix, de féculents, de farineux ou de céréales est nécessaire et un fruit est recommandé à la fin de chaque repas.

– Les glucides de goût sucré ont un index glycémique élevé. Grâce à leur rapidité d'action, ils peuvent s'avérer très utiles pour couvrir des besoins énergétiques intenses ou urgents. En dehors de ces cas extrêmes, ce sont surtout des aliments gratifiants dits « de récompense » et de plaisir de bouche. À ce titre, ils sont tout aussi indispensables au psychisme et à l'humeur qu'ils le sont aux muscles et au cerveau.

Ainsi, hormis chez l'obèse et le diabétique où ils sont à éviter, ils peuvent être librement consommés en respectant seulement la règle d'or du « ni trop ni seul ». C'est-à-dire en évitant le « trop » des ingestions massives, qui fixent les graisses, et le « seul » des grignotages exclusivement sucrés et distants des repas, qui augmentent considérablement le coût calorique et le rendement de ces aliments. Et si l'on doit s'abandonner au cours d'un grand écart sucré, il est préférable de le faire à la fin d'un repas structuré, à la place traditionnelle du dessert, au moment où les protéines, les graisses et les fibres réunies réduisent la pénétration éclair du sucre dans l'organisme et ses répercussions.

Teneur moyenne en glucides des aliments usuels (en g/100 g d'aliments crus) :

• Légumes

Pois cassés	63
Haricots secs	60
Lentilles	56
Pommes de terre	19
Petits pois frais	17
Échalotes	17
Salsifis	12,5
Artichaut (cœur)	12
Céleri-rave	9
Chou de Bruxelles	9

Carottes	8,7
Betteraves rouges	8
Oignons	8
Persil	7,6
Melon	6,9
Chou	6
Champignons	6
Légumes verts	5
Haricots verts	4,6
• Fruits frais	
Banane	20,5
Raisin	17
Cerise	14
Mandarine	13
Prune	13
Pomme	12,6
Poire	12
Ananas	12
Abricot	11
Orange	9,5
Pamplemousse	9,5
Pêche	9
Fraise	7,5
Groseille	7
Citron	2,5
• Fruits secs	
Dattes	78
Figues	73
Raisins secs	70
Pruneaux	68,7
Abricots secs	67
• Céréales	
Riz	87 ou 77
Pâtes	76,5
Biscottes	75
Farine	75
Semoule	75
Pain	50 ou 55
• Farineux-Oléagineux	
Châtaignes	90
Cacahuètes	23
Noisettes sèches	15
Noix sèches	15
• Aliments sans glucides	
Fromage	0
Beurre	0
Œuf	0
Poisson	0
Viande	0
• Produits sucrés	
Sucre blanc	100
Biscuits secs	80
Pain d'épice	72
Confiture	71
Chocolat	55-62
Crème glacée	53
Croissant	52
• Boissons (100 ml)	
Jus de fruits	160
Limonade	120
Coca-Cola	110
Schweppes	100
Cidre	50
Bière	35
Jus de tomate	32

Gluten

Le gluten est le résidu de protéines qui subsiste après élimination de l'amidon par lavage de la farine à l'eau.

Le gluten joue un rôle important dans la fabrication du pain en lui fournissant à la cuisson sa consistance ferme et élastique. En coagulant à 75 °C, le gluten emprisonne d'innombrables bulles de gaz carbonique qui forment le maillage élastique du pain et la charpente de tous les produits à base de céréales à cuire.

Composition pour 100 g

Protides 80 g	Glucides 10 g
Lipides 8 g	Cellulose 2 g

Intérêt nutritionnel

• L'intolérance au gluten. Certains sujets, le plus souvent des enfants, ne tolèrent pas la gliadine du gluten et développent des troubles intestinaux sévères. Ces troubles régressent totalement sous régime sans gluten.

- Certaines céréales comme le blé, l'avoine, l'orge et le seigle sont riches en gluten et doivent être évitées par les intolérants.
- En revanche, ils peuvent utiliser sans réserve le riz, le maïs et le sarrasin qui en sont totalement dépourvus.

Il existe une large gamme d'aliments diététiques préparés sans gluten : pâtes, biscuits, farines et aliments en pot portant la mention « sans gluten ».

• Certains aliments farineux sont enrichis en gluten pour réduire leur index glycémique et leur vitesse d'absorption. Ces aliments ne présentent d'intérêt que pour les diabétiques ou éventuellement pour les régimes de contrôle pondéral.

Glycémie – Index glycémique

La glycémie

C'est une mesure de la teneur en glucose du sang sur un prélèvement effectué habituellement à jeun ou deux heures après le repas du midi (glycémie postprandiale).

Cette analyse simple et peu coûteuse permet de détecter les sujets diabétiques ou prédisposés au diabète.

Une glycémie normale se situe aux alentours de 1 g/l. Supérieure à 1,40 g, lors de deux analyses successives, elle signe la présence d'un diabète. Il est question aujourd'hui d'abaisser ce seuil limite à 1,25 g/l, permettant un diagnostic plus fin et plus précoce, et une prévention plus efficace du diabète.

L'index glycémique

• *Sucres lents, sucres rapides : une simplification abusive.*

- Pour le consommateur, le sucre désigne principalement le saccharose, sucre blanc de table au goût sucré. Pour le biologiste, les sucres désignent la grande famille des glucides et tout spécialement l'amidon, constituant de base des céréales (pain, riz, pâtes, maïs), des légumineuses (lentilles, pois, haricots) ou des pommes de terre. Pour des raisons didactiques, médecins et journalistes spécialisés ont pu, à force de communication, imposer au grand public la notion pratique de sucres lents et de sucres rapides.
- Les sucres dits rapides, assimilés aux sucreries, sont constitués de molécules dont la petite taille leur permet de se faufiler rapidement dans l'organisme, d'y élever tout aussi vite la glycémie et d'être responsables d'une sécrétion brutale d'insuline préjudiciable aux diabétiques, aux obèses et aux sujets à risque cardiovasculaire.
- Les sucres dits lents, composés de molécules complexes de type amidon, nécessitent un démantèlement préalable et un long travail de digestion les obligeant à pénétrer progressivement dans le sang sans brusquer le pancréas.

• *Définition et obtention de l'index glycémique :*

- Un critère prioritaire : l'élévation de la glycémie. Depuis les travaux américains (Crapo, 1976), on sait que cette classification en sucres lents ou rapides est une simplification abusive et que ce n'est ni la taille des molécules ni leur vitesse de pénétration qui fondent la valeur nutritionnelle des sucres, mais l'importance de l'élévation de la glycémie dans les heures qui suivent leur ingestion. En effet, peu après un repas composé de glucides, la glycémie s'élève plus ou moins rapidement, selon l'aliment, atteint un pic et redescend lentement en formant un triangle. L'amplitude de cette élévation et la surface du triangle couvert mesurent ce que l'on a appelé l'index glycémique.

Plus la glycémie s'élève et demeure au-dessus de sa valeur moyenne, plus l'index de cet aliment est élevé.

– L'index, un outil révolutionnaire :

Cet index a été calculé systématiquement pour tous les aliments glucidiques connus, et ce classement a montré que la plupart d'entre eux atteignaient leur pic de concentration maximum en 20 à 25 minutes. Ce nouvel outil a bouleversé la notion trop réductrice de sucres rapides et de sucres lents. Ainsi, des sucres simples à petites molécules comme le fructose (sucre des fruits), classés avec les sucres rapides, élevaient peu la glycémie, alors que le pain, composé de grosses molécules d'amidon et réputé sucre lent, élevait bien plus la glycémie que le sucre de table lui-même.

Aujourd'hui, ces tables d'index glycémique permettent aux diabétiques et aux obèses de prévoir l'intensité de la pénétration des différents sucres qu'ils consomment, l'importance de la réponse insulinique, et de distinguer ainsi très facilement les bons et les mauvais sucres.

• *Bons et mauvais glucides :*

– Les mauvais glucides sont ceux qui pénètrent trop massivement et donc brutalement, séjournent trop longtemps et en trop grande quantité dans le sang, imposant au pancréas une sécrétion excessive d'insuline qui facilite la prise de poids et le dépôt de graisse dans les artères.

Il s'agit surtout du sucre blanc sous toutes ses formes (confiseries, pâtisseries, boissons sucrées, sodas), mais davantage encore, et de manière plus insidieuse, de tous les glucides trop raffinés par l'industrie, comme le pain blanc, le riz blanc et les flocons de pommes de terre, les cornflakes, le riz soufflé, etc.

– Les bons glucides sont ceux qui pénètrent progressivement dans l'organisme en évitant l'élévation brutale de la glycémie. Ils représentent une source d'énergie à libération lente et progressive, particulièrement intéressante pour le sportif, l'étudiant ou l'écolier qui, tous trois, redoutent les pannes d'énergie.

De plus, les bons glucides apaisent durablement la faim et normalisent les comportements alimentaires, comme les pulsions sucrées ou les accès boulimiques, car ils maintiennent une présence permanente et suffisante de sucre dans le sang.

Dans cette catégorie, on trouve les légumineuses (lentilles, haricots), mais aussi les pâtes et le riz complet, la semoule, de nombreux fruits, le soja et tous les légumes verts.

• *Facteurs modifiant l'index glycémique :*

Si chaque aliment a son propre index glycémique, il est important de savoir que cet index peut varier avec son mode de préparation, son type de cuisson et surtout avec la nature des aliments auxquels il est associé au cours d'un repas.

– Structure et consistance :

Plus un aliment a été artificiellement raffiné, fragmenté ou pulvérisé, plus son index glycémique est élevé. La poudre de riz a un index glycémique supérieur à celui du grain de riz entier. Il en va de même du jus d'orange, dont l'index glycémique est supérieur à celui du fruit entier, et plus encore des index comparés des corn-flakes et des grains de maïs dont ils sont issus.

– Préparation et cuisson :
De plus, une cuisson prolongée altère la texture et réduit la consistance d'un aliment, ce qui le rend plus invasif et élève son index glycémique. Le cru pénètre ainsi plus progressivement que le cuit. Le diabétique a donc particulièrement intérêt à ne pas laisser cuire trop longtemps ses pâtes ou son riz, ni même les réchauffer trop souvent.
– Association :
L'index glycémique d'un aliment varie beaucoup selon les aliments avec lesquels il est associé et consommé. Ajouter des protéines ou des graisses à un sucre freine sa pénétration et réduit très fortement son index. C'est la raison pour laquelle le chocolat, aussi gras que sucré, a un index glycémique très réduit.
Important : pour ces raisons, il est déconseillé à un obèse ou à un diabétique de consommer isolément un sucre à index glycémique élevé. Une poignée de bonbons en milieu d'après-midi est bien plus agressive qu'à la fin d'un repas. Le dessert, et même le fruit, doivent donc demeurer, comme le prescrit la tradition, en fin de repas.
• Résumé : pour ceux qui, diabétiques ou obèses, ont une raison de redouter les sucres, il est capital de savoir distinguer entre les bons et les mauvais glucides.
Aujourd'hui, il convient d'abandonner la distinction dépassée entre sucres lents ou rapides, pour celle des sucres à pénétration progressive ou à pénétration brutale, dont témoigne fidèlement l'index glycémique. Savoir aussi qu'il est possible de modifier la nocivité d'un sucre en choisissant une préparation, une cuisson et un accompagnement qui abaissent son index glycémique.

INDEX GLYCÉMIQUE DES PRINCIPAUX ALIMENTS GLUCIDIQUES

Glucose	100 %
Carottes	92 %
Miel	87 %
Purée de pommes de terre	85 %
Raisin	85 %
Corn-flakes	85 %
Pomme de terre	80 %
Riz blanc	72 %
Pain blanc	69 %
Pain complet	69 %
Pain de seigle	69 %
Coca-Cola	68 %
Riz brun	66 %
Banane	62 %
Pâtes	60 %
Saccharose sucre blanc	60 %
Jus d'orange	50 %
Pois	50 %
Pâtes complètes	40 %
Pomme	39 %
Orange complète	39 %
Yaourt	36 %
Lait écrémé	32 %
Chocolat	30 %
Lentilles	29 %
Fructose	23 %
Pois chinois	20 %
Soja	15 %

Gorgonzola

Le gorgonzola est un fromage italien originaire de Lombardie, très gras, fait au lait de vache entier et affiné pendant de longs mois à température très fraîche (8 °C).
De consistance crémeuse, il est parsemé de rayures de vert-de-gris caractéristiques liées à un germe de moisissure, le pénicillium, introduit pendant la période d'affinage.

Dégustation

Cette association de saveur onctueuse et de strates de moisissures lui confère son originalité, relevée par une saveur mordante et un arôme puissant. Il s'accommode très bien de vins rouges charpentés (cahors, gaillac) ou concentrés (cornas).

Intérêt nutritionnel

Aliment de plaisir qui doit rester occasionnel, le gorgonzola est contre-indiqué dans tous les cas de pléthore, tant chez l'obèse en raison de sa richesse calorique que chez le sujet à risque cardiovasculaire pour sa teneur en graisses saturées et en cholestérol, ainsi que chez l'hypertendu pour sa forte concentration en sel.

Goûter

Le goûter est l'intermède alimentaire qui permet de couper la longue période de huit heures qui sépare le déjeuner du dîner. Son importance varie avec les âges.

Pour le petit enfant

Il est indispensable et doit être copieux, complet et équilibré. L'idéal est le laitage demi-écrémé associé à quelques gâteaux secs.

Pour l'écolier

Il est obligatoire et doit être suffisant, car ses réserves énergétiques sont souvent épuisées. Pour lui, l'idéal est le pain que l'on associe selon ses goûts à du chocolat ou du fromage ou que l'on tartine de beurre et de confiture. Le pain est toujours préférable aux viennoiseries bien trop grasses et peu rassasiantes. Mais le pire des goûters reste celui qui serait centré sur des bonbons ou des confiseries, calories creuses de pur plaisir facilitant la survenue ultérieure de dépendance de bouche.

Pour l'adolescent

À partir de 15 ans, la croissance est souvent terminée et les besoins énergétiques diminuent.

- Chez le garçon : l'importance du goûter est liée à ses dépenses caloriques et à sa constitution. L'idéal est le pain-fromage ou les laitages demi-écrémés avec un fruit.
- Chez la fille : souvent plus gourmande, moins sportive et sous l'influence hormonale de règles anarchiques, il peut être utile de réduire cette collation et d'éviter les pâtisseries crémeuses, les confiseries, le chocolat pris isolément. Mais là encore interviennent la nature individuelle et la tendance familiale. C'est en tout cas une période très sensible où le corps de l'adolescente se transforme et risque de s'épaissir de manière déséquilibrée.

Pour l'adulte

Le goûter est en général à éviter, sauf dans certains cas bien précis :

- pour tous ceux, nombreux, qui, par faute de temps, « sautent » le repas de midi ;
- pour le sportif, le travailleur de force et l'étudiant en préparation d'examen dont les besoins particuliers doivent être comblés par des aliments énergétiques à assimilation lente comme le pain complet, voire les pâtes légèrement graissées (huile ou beurre) pour réduire leur index glycémique et étaler encore leur absorption ;
- paradoxalement, le goûter peut parfois être nécessaire aux obèses et aux boulimiques, afin de couper l'après-midi et d'apaiser préventivement la faim avant qu'elle ne devienne incontrôlable. Dans ce cas, les laitages allégés représentent l'aliment de choix, associés à un fruit peu énergétique et riche en fibres comme la pomme, les fraises ou les framboises.

La boisson

• Le classique thé anglais du « five o'clock » est un usage traditionnel

qui révèle et satisfait un vrai besoin physiologique : celui de boire.
Pour l'adulte, l'eau ou le thé léger sont les meilleures boissons et doivent être particulièrement abondantes chez ceux qui surveillent ou surtout tentent de réduire leur poids.

- Le lait peut être intéressant chez l'enfant et l'adolescent qui l'aiment parfois encore pour achever de couvrir leurs besoins en calcium.
- Le jus de fruits est rarement recommandé, surtout s'il est sucré. Un vrai fruit à la croque est toujours préférable.
- Enfin, les sodas très sucrés sont inutiles pour toutes les catégories. Désastreux chez l'obèse, ils ne doivent jamais devenir habituels ou indispensables chez l'enfant ou l'adolescent, car ils ouvrent la porte à de tenaces dépendances de bouche ultérieures.

Goutte

La goutte est une maladie décrite depuis la plus haute Antiquité, se présentant sous diverses formes dont les deux plus connues sont la crise de goutte du gros orteil et le calcul rénal d'acide urique. Très souvent liée à une prédisposition familiale ou ethnique, la goutte est une affection chronique résultant d'une accumulation d'acide urique dans le sang, et émaillée de crises aiguës habituellement déclenchées par l'alcool, les matières grasses ou certains fruits de mer ou champignons.

Manifestations

L'acide urique est un des déchets ultimes de la dégradation des aliments riches en protéines. Lorsque l'acide urique circulant dans le sang dépasse 70 mg/l chez l'homme et 60 mg/l chez la femme, des cristaux se forment qui peuvent se déposer dans différents organes. Le plus souvent, ils se déposent dans les articulations. C'est la classique crise de goutte atteignant sélectivement le gros orteil qui devient rouge, douloureux, tuméfié et gêne considérablement la marche.
Mais les cristaux éliminés par les voies urinaires peuvent se concentrer dans le rein et former des calculs qui l'obstruent, déclenchant des crises de colique néphrétique dont la répétition peut altérer la fonction rénale.

Diététique

Il existe aujourd'hui des médications capables de réduire le taux d'acide urique dans le sang et des traitements anti-inflammatoires réduisant l'intensité et la durée des crises de goutte. Mais, malgré l'efficacité de ces drogues, la diététique conserve une place de choix dans le traitement de fond de cette affection et se résume en quatre commandements :

- *Boire beaucoup et de l'eau alcaline.*

L'acide urique est principalement éliminé par le rein. Boire beaucoup (2 litres minimum) permet de laver le sang et de réduire sa teneur en acide urique. De plus, boire abondamment lave aussi les reins, dilue l'urine et abaisse la concentration d'acide urique. Les eaux de boisson doivent être choisies alcalines, ce qui réduit la cristallisation de l'acide urique et la formation de calculs.

- *Réduire la consommation d'aliments riches en purines.*

Aliments	Teneur en acide urique en mg/100 g
Ris de veau	990
Anchois	465
Sardines	360
Rognons	290
Foie de veau	280

Harengs	200
Cervelle	195
Pigeon	175
Langue de bœuf	165
Saucisses	145
Saumon	130
Viande de porc	125
Viande de veau	115
Cabillaud	114
Viande de bœuf	110
Canard	100
Poulet	100
Viande de mouton, dinde	80
Jambon	75
Épinards	70
Champignons, légumes secs, choux-fleurs, asperges	50
Lait, laitages	0
Farine, pain, pâtes, semoule	0
Fruits et légumes (sauf les 4 précédents)	0

Les aliments à éviter sont donc principalement les fournisseurs de protéines, les abats en tout premier lieu, et certains poissons gras, ainsi que le gibier, les extraits de viande en cubes et les fromages très fermentés. Le goutteux a donc intérêt, pour équilibrer son alimentation, à recourir à des protéines dépourvues d'acide urique tels les laitages, les légumes et le pain.

• *Réduire le poids, la ration calorique et la consommation des graisses.*

Le goutteux, habituel bon vivant et gros mangeur, est souvent pléthorique et trop lourd, parfois diabétique et fréquemment surchargé en triglycérides et en cholestérol. Lors de ces associations fréquentes, le risque de survenue d'un incident cardiovasculaire est très élevé et la lutte contre la pléthore est une mesure prioritaire qui déborde largement le seul risque de la goutte.

• *Éviter les aliments qui déclenchent les crises aiguës.*

– L'alcool est le plus connu et le plus décisif de ces déclencheurs. Les repas de chasse au cours desquels on déguste du gibier riche en purines, arrosé de vins lourds, constituent le type même de repas à éviter. Il est classique d'interdire surtout les vins épais et les vins cuits, mais c'est l'ensemble des boissons alcoolisées qui doit être réduit ou supprimé selon la gravité des crises.

– Certains aliments particuliers propres à chaque goutteux et bien connus de lui s'avèrent de redoutables déclencheurs (par mécanisme allergique probable). Le plus souvent, il s'agit des fruits de mer, crevettes, homard, moules ou huîtres et certains champignons (cèpes).

Médicaments ou régime ?

La diététique de la goutte a été profondément modifiée par l'arrivée des drogues hypo-uricémiantes. Néanmoins, le régime reste toujours indiqué pour deux raisons : il permet d'espacer la survenue des crises, et de réduire la posologie de ces drogues destinées à être utilisées le reste de la vie.

Cependant, lorsque ces traitements au long cours sont définitivement institués, il n'est plus nécessaire d'imposer un régime trop rigide qui risque d'être abandonné rapidement ou de créer des contraintes psychiques excessives.

Goyave

Fruit exotique originaire d'Amérique du Sud, des Antilles et de Côte-d'Ivoire. Baie ayant la forme d'un citron arrondi. Sa peau est lisse, jaune, ouverte. Sa pulpe est rose et renferme des grains noirs non comestibles.

Intérêt nutritionnel

• La goyave est un fruit peu énergétique (52 cal/100 g) et peu sucré (11 g/100 g de glucides). C'est donc un fruit qui peut participer à une stratégie d'alimentation minceur et être toléré chez le diabétique à la fin du repas.

• Teneur exceptionnelle en vitamine C (250 mg/100 g), pratiquement autant que le kiwi qui en détient le record absolu. Il est donc à conseiller à l'adolescent, à la femme enceinte et surtout au fumeur, dont les besoins sont élevés.

• Très riche en fibres (6 g/100 g), la goyave a des propriétés laxatives. Elle est à conseiller aux constipés mais à éviter en cas de colites ou d'intestins sensibles.

• Enfin, la goyave est un fruit bien minéralisé, riche en potassium (310 mg/100 g) et davantage encore en fer (1,4 mg), ce qui est une aubaine pour l'adolescente, la femme jeune aux règles abondantes et la femme enceinte, toutes trois fréquemment carencées.

Préparation

La goyave se consomme pelée et coupée en quartiers. Son arôme est très puissant, et sa saveur rappelle celle de la fraise.

Graisses

Le gras, présent dans le monde animal et végétal, est un matériau de base apparu au cours de l'évolution des espèces pour faciliter le stockage d'un maximum d'énergie dans un minimum de place. Ainsi, si les protéines et les glucides fournissent également 4 cal/g, les lipides en fournissent 9 cal/g, soit plus du double.

Le gras végétal consommé par l'homme provient d'huiles alimentaires (tournesol, olive, etc.) ou de margarine, et le gras animal, de beurre et de crème. Mais les 2/3 des lipides effectivement consommés proviennent de graisses cachées qui infiltrent la plupart des aliments très caloriques (viandes et poissons gras, charcuteries, pâtisseries, oléagineux, fromages, etc.).

Ration alimentaire

L'Occidental en général, et le Français en particulier, consomment aujourd'hui près de 100 g de graisse par jour, ce qui représente près de 40 % de sa ration calorique, alors qu'un consensus général estime qu'elle ne devrait pas dépasser 30 %. Il est à noter que cette consommation est plus forte dans le Nord (sauces et charcuteries) que dans le Sud (huile d'assaisonnement).

Intérêt nutritionnel

• Considéré aujourd'hui comme l'un des principaux responsables du risque cardiovasculaire, de certains cancers et de l'obésité, redouté par la Faculté et traqué par les médias, le gras a longtemps été un aliment rare et recherché, tout autant pour son goût que pour sa valeur de survie.

Aujourd'hui, en Occident, à l'heure même où la pléthore est bien plus à redouter que la famine, le corps gras reste encore un élément incontournable de la récolte calorique et du plaisir de table.

• Les graisses sont indispensables au développement du cerveau de l'enfant.

60 % du poids du cerveau humain sont constitués de lipides. Le fœtus, le nouveau-né et l'enfant jusqu'à 3 ans ont donc un besoin crucial en acides gras essentiels pour obtenir une maturation harmonieuse de leur système nerveux central. C'est pourquoi il faut veiller à ce que cet apport soit suffisant pendant la grossesse, l'allaitement et la première enfance.

On ne saura jamais l'étendue du tort fait à l'intelligence et à l'affect d'un bébé dont la mère, pour de simples préoccupations de ligne, aura banni le gras du cours de la grossesse. Pour éviter ce risque, les laits infantiles 2e âge sont même aujourd'hui systématiquement enrichis en cholestérol et en acides gras essentiels, le lait de vache n'en contenant pas assez.

• *Graisses et risque cardiovasculaire :*

– Classification selon la saturation

Les graisses animales ou végétales sont composées d'acides gras. Ces acides gras sont des chaînes d'atomes fixés entre eux par des liaisons. Ils sont dits saturés lorsque toutes leurs liaisons sont occupées. Ils sont alors dangereux, car ils ont une tendance à se déposer sur la paroi des artères. C'est le cas du beurre et du gras animal, majoritairement composés d'acides gras saturés.

Ils sont dits mono-insaturés, comme dans l'huile d'olive, lorsqu'ils ont encore un bras libre, et poly-insaturés, comme dans l'huile de tournesol, lorsque de nombreux bras sont encore inoccupés.

– Bonnes et mauvaises graisses

Tous les acides gras sont nécessaires mais l'Occidental a tendance à abuser des acides gras saturés, ce qui explique la fréquence des maladies cardiovasculaires par obstruction artérielle tels l'infarctus ou l'angine de poitrine.

Aujourd'hui, la proportion conseillée des différents acides gras est de 1/3 d'acides gras saturés, 1/3 d'acides gras mono-insaturés, 1/3 d'acides gras poly-insaturés.

Récemment, l'accent a été mis sur l'action protectrice particulière de certaines graisses, au premier rang desquelles celles de poisson et des huiles végétales insaturées pressées à froid (olive, colza, noix, pépins de raisin).

Préférer les graisses crues aux cuites. La cuisson entraîne toujours une importante déperdition des vitamines électivement fournies par les matières grasses (vitamines A, D, E et K). La cuisson trop poussée des graisses, comme elle s'opère par exemple sur la surface d'un gigot dans un four trop chaud, ou sur un beurre qui a noirci en poêle, ou dans une huile de friture qui fume, ou sur des viandes léchées par les flammes d'un barbecue, donne naissance à des substances dont on connaît la toxicité pour les muqueuses (acroline) et l'action cancérigène (substances aromatiques).

• *Graisse et surcharge pondérale :*

À la suite de l'extrême succès médiatique du régime Atkins et des nombreux régimes à la mode qui fleurirent dans son sillage, l'opinion publique a longtemps accepté l'idée que le premier agent nutritif responsable de la surcharge pondérale était la famille des glucides avec ses sucres lents ou rapides. Or tous les constats nutritionnels ont montré que la réduction des féculents, des farineux et des céréales déplaçait mécaniquement l'alimentation vers les corps gras, dont on connaît l'intensité calorique (9 cal/g). Cette attitude, qui a prévalu tout au long des années 1970 et 1980, est en partie responsable du développement inquiétant de l'obésité dans les sociétés industrielles.

Une chose est sûre, l'association la plus désastreuse pour le contrôle du poids est fournie par le mélange des corps gras d'origine animale et des sucres rapides tel qu'il est pratiqué dans les pâtisseries, comme le chocolat ou les crèmes glacées, tout aussi nuisibles pour la ligne que pour le cœur et les vaisseaux.

• Les graisses sont les meilleurs fournisseurs d'arômes alimentaires.

Les aliments dégraissés perdent donc une part de leur valeur aromatique et de leur plaisir de bouche. L'onctuosité de la graisse est perçue par les récepteurs de la langue, les arômes qu'elle contient sont libérés lors de la mastication et remontent par le cavum jusqu'aux fosses nasales. Il a été démontré que les fumeurs, dont l'odorat est émoussé par le tabac, consomment davantage de graisses et tout particulièrement de viandes très riches en arômes exaltés par la cuisson au feu pour compenser leur handicap olfactif.

Digestion

• Les graisses sont des nutriments très longs à digérer. Un repas gras stagnera entre trois ou quatre heures dans l'estomac.

• De plus, le transit intestinal d'aliments gras est aussi très ralenti. Contrairement à une idée reçue, le gras constipe. Ainsi, un repas gras nécessitera deux à trois jours pour transiter, et moins d'une journée s'il est dégraissé. Il est donc recommandé lors d'un repas où le gras prédomine de boire plus que d'ordinaire et d'y associer légumes et fruits.

• Enfin, les graisses ont besoin de bile pour être digérées. Dès leur arrivée dans l'estomac, la vésicule biliaire se contracte et se vide. Certains aliments comme la mayonnaise, la crème, l'huile d'olive et le cacao peuvent provoquer des contractions violentes et parfois douloureuses que l'on attribue traditionnellement et à tort, en France, à une « crise de foie ».

Petit répertoire des matières grasses

Graisses animales

• *Le saindoux :*

C'est de la graisse de porc extraite de la panne, de la couenne et du lard sous-cutané. Le saindoux n'est plus utilisé en cuisine familiale mais reste très présent en charcuterie. Contrairement à l'idée reçue, il n'est pas plus menaçant que le beurre, car constitué pour parts égales d'acides gras saturés et insaturés, et guère plus riche en cholestérol que la viande ordinaire (100 mg/100 g). En revanche, il est pauvre en acides gras essentiels.

• *La graisse d'oie ou de canard :*

Ces animaux fournisseurs de foie gras ont une alimentation particulièrement soignée, composée de céréales, de maïs et de lait, qui explique l'équilibre de leur composition nutritionnelle et leur bonne teneur en acides gras insaturés.

Longtemps considérées comme les pires graisses, celles des confits et des pommes de terre périgourdines, elles jouissent aujourd'hui d'un spectaculaire retour en grâce lié à la parution de statistiques françaises constatant que les départements où elles étaient le plus utilisées étaient ceux où l'on mourait le moins de l'infarctus. De récents travaux ont prouvé que cette action bénéfique était liée à une teneur élevée en acide linolénique, un acide gras essentiel de haute protection.

• *Le suif :*

C'est le saindoux du bœuf et du mouton collecté dans les abattoirs. Il est obtenu par fusion puis filtré, raffiné et surtout désodorisé pour éliminer sa très puissante odeur musquée.

Lui aussi a disparu des cuisines familiales, mais entre encore dans la composition de nombreux produits industriels et se retrouve, indécelable, dans certaines margarines, certains biscuits ou chips, camouflé sous la discrète mention : matières grasses animales. C'est une raison supplémentaire d'être attentif au libellé des étiquettes. Car le suif est l'une des graisses les plus dangereuses, très riche en lipides (90 %), en acides gras saturés et en cholestérol (moins toutefois que le beurre). C'est la graisse qui a le plus mauvais rapport acides gras poly-insaturés/acides gras totaux. Le suif est donc à éviter systématiquement à chaque fois qu'il peut être débusqué.

• *La barde :*

Graisse d'enveloppement du corps du porc et du bœuf. Découpée en tranches, elle sert à préparer les morceaux de viandes à cuire.

• *La panne :*

Graisse très aromatique qui entoure les rognons du veau ou du bœuf. Les Anglais l'utilisent encore dans le « Christmas pudding ».

• *Le beurre :*

C'est de la crème de lait, pasteurisée, puis traitée à l'acide lactique qui l'acidifie et lui fournit son arôme. La crème est alors barattée et se dissocie en beurre et en babeurre. Le beurre de cuisine contient au moins 96 % de matières grasses, pour l'essentiel des triglycérides, dont une majorité d'acides gras saturés (64 %).

• *La crème fraîche :*

C'est la matière grasse centrifugée du lait. Elle contient 30 % de matières grasses minimum avec comme pour le beurre une majorité d'acides gras saturés (18,7 %). Les crèmes fraîches allégées sont 3 à 5 fois moins caloriques.

Graisses végétales

• *L'huile d'arachide :*

Longtemps dominante sur le marché français des huiles alimentaires, l'huile d'arachide a récemment été détrônée par l'huile de tournesol. Contrairement à l'opinion répandue, ce n'est pas une huile saturée. Elle est composée de 50 % d'acides gras mono-insaturés, de 30 % d'acide linoléique, et de seulement 19 % d'acides gras saturés. De plus, elle est très stable à la chaleur, ce qui en fait l'huile de friture par excellence.

• *L'huile de bourrache :*

Elle contient plus de 20 % d'acide linolénique, qui réserve cette huile à la fabrication de compléments alimentaires aux vertus et aux prix exagérés.

• *L'huile de colza :*

Huile en regain de faveur. Objet de nombreuses études récentes tendant à l'imposer comme l'huile d'assaisonnement idéale pour le sujet à risque cardiovasculaire. C'est la moins riche de toutes les huiles en acides gras saturés et la moins chère du marché. Elle est réservée à l'assaisonnement, car sa cuisson génère une odeur déplaisante.

• *L'huile de maïs :*

Sa richesse en acides gras poly-insaturés, 56 % pour 12 % de saturés, sa saveur agréable, son absence d'odeur et la possibilité de l'utiliser tout autant à froid qu'à chaud (assaisonnement ou friture) en font une huile très appréciée, tout spécialement des Américains qui en sont les premiers producteurs.

• *L'huile d'onagre :*

Huile précieuse aux vertus légendaires, et fort coûteuse, l'huile d'onagre jouit d'une extrême richesse en acides gras essentiels et de 71,5 % d'acide linoléique. Son aura d'huile médicinale et son coût faramineux l'interdisent en cuisine et réservent son usage à la diététique et à la cosmétologie.

• *L'huile de pépins de raisin :*

Huile très riche en acides gras poly-insaturés et en acide linolénique, qui convient bien au régime du sujet à risque cardiovasculaire. Très pauvre en acide linoléique, elle doit être associée à d'autres huiles qui en sont riches (colza, noix), mais cette déficience lui confère l'avantage de pouvoir être chauffée.

• *L'huile de tournesol :*

L'huile de tournesol présente de nombreux atouts nutritionnels. C'est d'abord l'aliment détenteur de la plus haute teneur en vitamine E, un antioxydant majeur, véritable médicament de prévention du cœur et des vaisseaux. L'huile de tournesol est aussi riche en acide linoléique (65 %) qu'elle est pauvre en acides gras saturés (12 %). C'est donc l'huile de grande consommation qui fut longtemps l'huile de référence du sujet à risque cardiovasculaire. Aujourd'hui, on assiste à un renversement de tendance. Les experts en lipidologie estiment que sa richesse en acide linoléique s'exerce aux dépens de l'acide linolénique autrement plus protecteur.

C'est aussi une huile qui, malgré sa teneur en acides gras poly-insaturés, se conserve relativement bien car protégée du rancissement par la vitamine E. On peut encore améliorer sa conservation en lui évitant les lumières vives et les bouchons mal fermés, source fréquente d'oxydation. Enfin, bien que pouvant être chauffée, c'est une huile fragile qui résiste mal aux hautes températures des fritures profondes et qui convient mieux aux assaisonnements.

• *L'huile d'olive :*

– Une redécouverte.

L'huile d'olive est l'un des symboles fondateurs de la vieille culture méditerranéenne, berceau de l'Occident. Pendant longtemps, on l'a considérée comme un produit strictement régional, trop typée, lourde de saveur et d'odeur, difficile à produire et à cuisiner, et surtout classée parmi les huiles saturées, peu favorables au cœur et aux vaisseaux.

Hors, depuis peu, les nutritionnistes ont découvert que les habitants du Bassin méditerranéen, qui l'utilisaient sans modération et à toutes les sauces, présentaient une meilleure protection cardiovasculaire que les autres. Ainsi le régime crétois, objet actuel de toutes les attentions et investigations, élevé au rang de modèle universel pour avoir offert à ses utilisateurs le record mondial de la résistance à l'infarctus, le doit pour une bonne part à l'usage séculaire de l'huile d'olive.

– La fabrication traditionnelle de l'huile d'olive a peu évolué.

Les arbres ne sont plus secoués à la main, mais à la machine, et les presses modernes ont remplacé les vieilles meules de pierre. Mais, aujourd'hui comme hier, il faut toujours 5 kg d'olives pour faire 1 litre d'huile, et un bel arbre centenaire ne donne guère plus qu'un bidon de 10 litres par an (sueur incluse).

Les olives, débarrassées des impuretés, sont broyées, et les pulpes, débarrassées des noyaux (grignons) et enveloppées dans des toiles, sont mises sous presses. Le premier jus « royal » de l'arbre reçoit la qualification d'huile vierge « de première pression à froid », c'est le plus cher, le plus précieux et le plus mythique de tous les jus d'olive. La pulpe est reprise pour un deuxième, voire un troisième broyage, et donne des huiles de deuxième ou troisième pression, mais toujours vierges car n'ayant subi aucun autre traitement que mécanique.

À partir du résidu final, ainsi que des noyaux, on obtient, grâce à des solvants, des huiles souvent très acides (supérieures à 3 %) qui nécessitent un raffinage pour être utilisées en alimentation. Ces huiles sont dites « raffinées ».

– Caractéristiques et intérêt nutritionnel.

L'huile d'olive est extrêmement riche en acide oléique, un acide gras mono-insaturé (75 %), et pauvre en acides gras saturés (14 %) et en acide linoléique.

Cette configuration particulière est aujourd'hui unanimement reconnue comme bénéfique pour le cœur et protectrice de l'infarctus. Il a ainsi été prouvé que l'acide oléique réduisait le taux de cholestérol, diminuait le risque de caillot (thrombose) et la formation de lipéroxydes toxiques.

La réhabilitation de l'huile d'olive est à rapprocher de celle de la graisse d'oie, tout aussi riche en acides gras mono-insaturés. Cette richesse explique l'apparente incohérence des statistiques qui font des départements français où l'on cuisine à la graisse d'oie les départements où l'on meurt le moins du cœur.

– Utilisation.

L'huile d'olive est surtout appréciée en assaisonnement sur des salades ou des légumes cuits. Très épaisse, elle permet de réduire les quantités nécessaires. Elle est aussi très utile pour toutes les marinades de poissons ou de viandes (saumon, carpaccio, tartares). Enfin, l'huile d'olive est la plus stable des huiles, celle qui rancit et s'oxyde le moins facilement. Très stable à la chaleur, elle tient, contrairement à la plupart des huiles, sans fumer, jusqu'à 220 °C.

• *Les margarines :*

– La margarine a été inventée par un pharmacien français, Mège-Mouries, lors d'un concours organisé sous Napoléon III pour la mise au point d'un corps gras de faible coût et de longue conservation. Au départ, il s'agissait d'une émulsion de graisses animales dans de l'eau ou du lait. Un siècle plus tard, les matières grasses initiales ont été remplacées par de l'huile de tournesol ou de maïs.

Ces margarines ont, depuis leur origine, été présentées au public comme une alternative au beurre, graisse animale saturée, et promues comme des aliments végétaux, diététiques, voire thérapeutiques.

– Margarine et protection cardiovasculaire.

Ainsi présentées, les margarines ont connu un immense engouement et sont vite devenues le fer de lance alimentaire de la guérilla anticholestérol. Or, depuis peu, on a constaté que, pour solidifier ces huiles fluides, les fabricants devaient hydrogéner une partie de ces acides gras insaturés en acides gras saturés. Ainsi, si l'huile de tournesol contient bien 65 % d'acides gras insaturés, la margarine de tournesol n'en conserve plus que 38 %. Cette opération réduisait en partie la protection cardiovasculaire promise aux sujets à risque.

D'autre part, on vient de découvrir que sur ce capital déjà restreint des 38 % d'acides gras insaturés, 8 %, sous l'effet de traitements industriels, subissent une transformation jusqu'à présent inaperçue que les chimistes ont nommée : la forme trans. Non seulement ces acides gras trans ont perdu leur effet protecteur, mais ils pourraient même s'avérer nuisibles pour la santé. Ce qui serait un comble pour un aliment aux allures thérapeutiques. Les études restent en cours qui clarifieront bientôt la question.

– Valeur calorique.

Contrairement à l'idée très répandue, la margarine est aussi énergétique que le beurre, soit 360 cal/100 g. Aussi, s'il peut être légitime de comparer les effets de ces deux corps gras sur la santé du sujet à risque cardiovasculaire, cette comparaison perd sa raison d'être pour l'obèse ou le candidat à la minceur. Le beurre et la margarine, aussi gras et caloriques l'un que l'autre, leur sont tous deux contre-indiqués avec la même rigueur.

– Utilisation.

Il existe des margarines allégées dont la teneur en matières grasses varie de 41 à 65 %. Le reste est, pour l'essentiel, de l'eau. Ces margarines light, fort intéressantes lorsqu'elles sont utilisées pour le tartinage, perdent une grande part de leur raison d'être lorsqu'elles sont cuisinées, car cette eau s'évapore au cours de la cuisson et augmente singulièrement leur prix de revient final.

Les graisses cachées de l'alimentation

Aujourd'hui, il semble qu'un large consensus scientifique soit définitivement établi sur la responsabilité des corps gras dans la genèse des maladies cardiovasculaires obstructives.

Après bien des errances, et après avoir longtemps incriminé glucides, féculents et sucres, il semble enfin établi que le corps gras soit là encore le premier responsable de la surcharge pondérale et de l'obésité, ainsi que des plus sévères complications cardiovasculaires du diabète. On le suspecte même de participer à la genèse de certains cancers (intestin, sein).

Or, si tout consommateur identifie sans ambiguïté le gras du beurre, des margarines, de l'huile ou de la crème, il méconnaît souvent sa forte présence dans des aliments de consommation courante qui fournissent pourtant les deux tiers des graisses consommées.

• *La graisse cachée des viandes :*

La teneur en lipides des viandes varie beaucoup avec l'animal, le morceau, mais aussi le mode de cuisson choisi.

	Teneur en MG (pour 100 g)	Calories (pour 100 g)
Cheval	2 à 3 g	110
Bœuf		
Rumsteck et tranche	3,5 g	116
Steak haché (5 % MG)	6,4 g	159
Entrecôte	11,8 g	203
Steak haché (10 % MG)	12,5 g	212
Steak haché (15 % MG)	18 g	251
Steak haché (20 % MG)	25 g	309
Veau (teneur moyenne)	2,5 g	147
Épaule et côte de veau	14 à 15 g	240
Agneau		
Gigot	8,9 g	174
Épaule	11,7 g	194
Côte dans le filet	14,7 g	219
Côte première	17,3 g	249
Porc		
Filet maigre	4,8 g	158
Côtelette et rôti	25,1 g	320-340
Travers	30,3 g	389

À noter : les matières grasses des viandes ne sont pas aussi riches en acides gras saturés qu'il est coutume de le croire. Ainsi, la moitié des graisses du porc sont mono-insaturées et 35 % seulement sont saturées et donc à risque. Le bœuf a autant de bonne que de mauvaise graisse. Seule la graisse d'agneau a une teneur élevée en graisses saturées.

• *La graisse cachée des poissons et des fruits de mer :*
La grande majorité des poissons sont maigres. Mais il existe des poissons gras dont le plus apprécié et consommé est le saumon. Le thon, le maquereau, la sardine, tout aussi gras, sont préférés en conserve. Mais le poisson, aussi gras soit-il, est rarement aussi gras qu'un steak ordinaire.
De plus, si l'usage immodéré des viandes grasses peut se révéler dangereux pour le cœur et les vaisseaux, les poissons, surtout les poissons bleus des mers froides, contiennent des graisses qui protègent ces mêmes organes.
Les poissons conservés dans l'huile, comme le thon et les sardines, voient leur teneur en matières grasses s'accroître par imbibition et leur valeur calorique s'élever d'autant. Mais ces huiles de conservation sont végétales et, surtout s'il s'agit d'huile d'olive, se marient parfaitement au goût de ces poissons et renforcent encore leur haute valeur de protection nutritionnelle.

	Teneur en MG (pour 100 g)	Calories (pour 100 g)
Poissons maigres	0,1 à 2,3 g	69 à 94
Carrelet, sole	0,6 g	65
Brochet	0,8 g	87
Colin, cabillaud, lieu	1 g	96
Lieu	2 g	100
Bar	2,3 g	94
Poissons gras	12 à 14 g	203 à 280
Saumon	9	151
Sardine à l'huile	16,8	259
Anchois (conserve)	13	206
Anguille	20	260
Thon frais	13	225
Thon à l'huile	20	280
Hareng	18	263
Maquereau	12	205

La plupart des fruits de mer, mollusques et crustacés sont maigres. Les huîtres sont parfois laiteuses mais jamais grasses, et leur teneur en lipides ne dépasse jamais 2 g/100 g.
Les fruits de mer sont classés à tort dans les aliments riches en cholestérol. Ils en contiennent rarement plus de 110 mg/ 100 g, teneur habituelle d'une viande maigre, mais sont peu souvent consommés en aussi grande quantité.
Enfin, le cholestérol des crustacés est sélectivement concentré dans la tête, notamment dans le corail qu'il suffit d'écarter.

	Teneur en MG (pour 100 g)	Calories (pour 100 g)
Moules	2,8 g	118
Coquilles Saint-Jacques	1,40 g	106
Calamar	1 g	89
Huîtres	1,6 g	80

• *La graisse des abats :*
Les abats sont pauvres en graisses et en calories mais riches en cholestérol.

	Teneur en MG (pour 100 g)	Calories (pour 100 g)
Foie	5 g	138
Rognon	6 g	120
Langue (dégraissée)	5 g	124
Ris	4 g	130
Cœur	4 g	104
Tripes et fraise de veau	3 g	120
Cervelle	8,6 g	119

• *La graisse cachée des charcuteries :*
Les charcuteries sont grasses, hypercaloriques et riches en graisses saturées. Les rillettes sont aussi grasses que du beurre allégé.

	Teneur en MG (pour 100 g)	Calories (pour 100 g)
Jambon blanc	9 g	170
Boudin blanc	17 g	245

Bacon	23 g	279
Andouillette	24,5 g	320
Boudin noir	26 g	290
Pâté de campagne	27 g	316
Saucisse de Strasbourg	27 g	296
Saucisson à l'ail	28 g	268
Jambon cru	30,5 g	365
Salami	39 g	425
Rillettes	40 g	417
Chorizo	42 g	465
Foie gras	45 g	467

• *La graisse de volaille :*

À condition d'ôter la peau, lieu de réserve privilégié de ses graisses et de son cholestérol, la chair de volaille est un aliment relativement maigre. Le blanc est toujours encore plus maigre que la cuisse et l'aile. Ces graisses ont une composition équilibrée, et les volailles les plus grasses, canard et oie, sont riches en acides gras mono-insaturés et surtout en acide linolénique dont on découvre depuis peu l'étendue des bienfaits.

	Teneur en MG (pour 100 g)	Calories (pour 100 g)
Poulet cru sans peau	1,2 g	124
Pigeon cru sans peau	2 g	105
Dinde crue sans peau	2,4 g	109
Faisan cru sans peau	2,8 g	116
Canard cru sans peau	6 g	132
Pintade	6,4 g	150
Caille crue avec peau	11,2 g	178
Oie (viande)	17 g	230

• *La graisse dissimulée des fromages :*

Le taux de matières grasses doit, en France, être réglementairement affiché sur l'étiquetage, mais ce taux est calculé sur le poids sec que le consommateur ne connaît pas. Il tombe cependant sous le sens que plus un fromage contient d'eau, plus sa consistance est fluide, et moins il contient globalement de matières grasses. Ainsi, un camembert moelleux à 45 % MG en contiendra moins qu'un comté lui aussi à 45 %, plus sec et donc plus ferme.

Aussi, pour se faire une idée simple et concrète de la teneur réelle en graisses des fromages affinés, il est préférable d'en comparer des portions usuelles de 35 g.

– Pour une portion de 35 g de fromage affiné :

	Teneur en MG	Calories
Mozzarelle	7,4 g	100
Feta grecque	7,4 g	93
Camembert	8,4 g	106
Parmesan	7,3 g	100
Brie	9,8 g	119
Bleu	10,2 g	125
Roquefort	10,9 g	131
Gruyère	11,2 g	146
Cheddar	11,5 g	142
Crème de gruyère	12,3 g	124

– Fromages frais :

	Teneur en MG (pour 100 g)	Calories (pour 100 g)
Fromage blanc à 0 %	0,2 g	47
Fromage blanc à 20 %	3,4 g	79
Fromage blanc à 40 %	8 g	116

Ainsi, le fromage blanc entier est 40 fois plus gras que le maigre.

Petit-suisse à 40 %	10,1 g	141
Petit-suisse à 60 %	18,5 g	211
Yaourt au lait entier	4,3 g	80/pot
Yaourt nature	1,5 g	61
Yaourt maigre	0,3 g	47

• *La graisse cachée des pâtisseries et confiseries :*

Dans l'esprit du consommateur, la pâtisserie évoque bien plus souvent le sucré que le gras. Il serait ainsi surpris d'apprendre que le chocolat fournit davantage de calories provenant de graisses (270 cal/100 g) que de sucres (228 cal/100 g).

Il en va de même de la plupart des pâtisseries :

	Teneur en MG (pour 100 g)	Calories (pour 100 g)
Tarte aux pommes (80 g)	14,3 g	270
Éclair (100 g)	12 g	226
Croissant (60 g)	10,5 g	248
Pain au chocolat (80 g)	16 g	335

Certaines pâtisseries bien sélectionnées sont pourtant nettement moins grasses :

La crème anglaise	3,2 g	128
ou la crème caramel	4 g	149

Il existe même des pâtisseries totalement exemptes de matières grasses comme :

La meringue	0 g	330
Le sorbet	0 g	65

Pour les confiseries, les graisses camouflées sont tout aussi présentes :

Les « toffees » anglais	16 g	193
Crunch, Kit Kat (30 g)	8 g	160
Mars (40 g)	10 g	230

• *La graisse cachée des produits de grignotage :*

C'est la source la plus riche et la plus insidieuse de graisses cachées de l'alimentation, souvent incorporées à des aliments salés, qui sont consommés au cours de l'apéritif en mauvaise association à des boissons alcoolisées. C'est le cas des :

Chips (10 pièces)	8 g	113
Pop-corn (1 poignée)	0,7 g	54
Cacahuètes salées (1 cuil.)	6,5 g	66
Olives vertes (1 cuil.)	1,2 g	12
Olives noires (1 cuil.)	3 g	29

• *La graisse cachée du fast-food :*

Alimentation festive ciblée sur l'adolescent, c'est une source non négligeable de graisses en majeure partie saturées.

	Teneur en MG (pour 100 g)	Calories (pour 100 g)
Cheese Burger (124 g)	17 g	350
Big Mac (204 g)	33 g	563
Fried Nuggets (6 pièces) (beignets de poulet)	19 g	314
Frites (68 g/portion)	11,5 g	220
Pizza 1 part (280 g)	12,4 g	653
Cookies (85 g)	14,5 g	342
Apple Pie (85 g)	14,3 g	253

Grenade

Fruit du grenadier *(Punica granatum)*, un arbre robuste pouvant fournir de beaux fruits sur des terrains arides et pauvres en eau, déjà cultivé par les Perses il y a 3 000 ans. Les Romains l'ont hérité de leurs colons puniques (Afrique du Nord) et l'ont disséminé aux quatre coins de l'empire.

Composition et intérêt nutritionnel

Calories 63	Eau 82,3 g
Protides 0,5 g	Potassium 269 mg
Lipides 0,30 g	Vitamine C 4 mg
Glucides 16,4 g	

La grenade est un fruit peu calorique, peu sucré et très riche en eau et en fibres. L'entassement de ses grains serrés oblige à une extraction patiente de la partie comestible convenant particulièrement aux grignoteurs qui aiment picorer et peut-être davantage encore aux gloutons, toujours en avance d'un plat sur les autres et sur la survenue de leur satiété.

Grenouille

La grenouille est, avec l'escargot, le lapin et le cheval, l'un des aliments de discorde qui opposent traditionnellement les goûts français et anglo-saxon. La grenouille, en France comme en Chine, est très réputée pour la saveur de la chair tendre et blanche de ses cuisses.

Composition pour 100 g

Calories 73	Eau 81 g
Protides 16,5 g	Magnésium 33 mg
Lipides 0,3 g	Iode 0,017 mg
Glucides 0	Cholestérol 40 mg
Fer 1,10 mg	Zinc 1,40 mg

Intérêt nutritionnel

La chair de grenouille est très maigre et très peu calorique. Fine et longue à décortiquer, elle se déguste lentement. Elle serait donc à conseiller à tous ceux qui surveillent leur poids et tout particulièrement aux gloutons, toujours en avance sur les autres et sur la survenue de leur satiété. Dans cette indication, il faudra veiller à ce que ces atouts ne soient pas dénaturés par une préparation trop grasse.

La chair de grenouille est riche en fer, 1,10 mg/100 g, en iode, 0,017 mg, en zinc, 1,40 mg, et en vitamines du groupe B (B_1, B_2, PP).

Gressin

Le gressin est un petit longuet de pain biscotté, originaire d'Italie. Il est confectionné avec de la farine « fleur » type 45, de l'extrait de malt, de la levure et des graisses variant avec le pays, mais le plus souvent de l'huile d'olive en pays latin.

Composition pour 100 g

Calories 435	Lipides 13,9 g
Protides 12,3 g	Glucides 69 g

Intérêt nutritionnel

Compte tenu de sa petite taille, le gressin bénéficie d'une cuisson homogène lui conférant le croquant qui fait sa réputation et le rend si digeste. Mais, très pauvre en eau et assez riche en graisse, le gressin est, à poids égal, bien plus calorique que le pain ou que la biscotte, se croque sans compter, pour le plaisir de croquer, et peut se révéler dangereux pour les grignoteurs et tous ceux qui surveillent leur poids.

Grignotage

Le grignotage est une perturbation du comportement alimentaire qui consiste à abandonner en partie ou totalement la structure traditionnelle des trois repas quotidiens au profit d'une anarchie alimentaire, tant qualitative que quantitative.

Biologie du comportement de grignotage

Le vagabondage alimentaire (*vagabond feeding*) existe dans la nature. C'est le mode de vie habituel des frugivores et de nombreux primates qui vivent de fruits et se nourrissent par petites quantités, guidés par leur impulsion.

Les carnassiers et certains primates commensaux se nourrissent différemment, préférant absorber de grosses quantités de gibier chassé en groupe, puis partagé et consommé en convivialité.

L'homme, qui est omnivore, a opté pour la commensalité en devenant chasseur en hordes dans des sociétés où la solidarité sociale et familiale était vitale pour le groupe. C'est la raison pour laquelle le comportement déstructuré des grignoteurs est considéré par les psychiatres comme une régression vers un mode alimentaire plus archaïque.

Grignotage et mode de vie

On a souvent tenté d'expliquer le grignotage par la profusion des aliments dits de grignotage, faciles à consommer à toute heure du jour et de la nuit. C'est le cas des biscuits, des confiseries, des chewing-gums, pop-corn, cacahuètes, faisant appel à une gestuelle de mastication. C'est aussi le cas des aliments précuits vendus et consommés à l'extérieur (crêpes, sandwichs, pizzas, marrons, glaces, etc.).

On a aussi invoqué le mode de vie

solitaire des célibataires et des couples séparés dont l'alimentation n'est plus structurée par un rituel de repas pris ensemble. Fuyant les repas préparés pris à table, ils préfèrent les plateaux-télé, ou, pire, picorer debout, froids, des aliments de plaisir et surtout sans compter.

Grignotage et terrain psychoaffectif

Dans les faits, la profusion d'aliments tentateurs et le mode de vie solitaire ne sont pas les causes réelles du grignotage, car il existe des solitaires ascétiques et une majorité d'individus échappant au marketing ficelé des produits de grignotage.

La cause profonde est à rechercher dans un profil de dépendance orale, pli vicieux développé dans la petite enfance au cœur de la relation alimentaire et affective avec la mère. Dans cette perspective, le grignoteur se sert de l'aliment comme d'un tranquillisant naturel qui l'apaise. Les accès de grignotage surviennent ainsi principalement aux moments de vulnérabilité, le plus souvent après 17 heures, à la sortie du travail, « en décompression », ou après le dîner, ou, pire, au cours de la nuit, au moment où l'anxiété est la plus forte.

De plus, le grignoteur privilégie d'instinct les aliments gratifiants et à forte charge émotionnelle, habituellement sucrés et onctueux, au premier rang desquels se situe le chocolat, mélange savant de sucré, de gras, de salé et, alibi de bonne conscience, bourré de magnésium. Pour parfaire son image d'aliment psychotrope, il vient même d'être prouvé que la prise de chocolat entraînait l'augmentation du taux sanguin de bêta-endorphines, des substances ayant la même configuration chimique que la morphine et impliquées dans la genèse biologique du plaisir.

Enfin, il a été remarqué que le comportement de grignotage s'accentuait dans les périodes de tension, de stress, de conflit affectif ou professionnel, pouvant même évoluer à ces occasions vers des désordres bien plus préoccupants comme la boulimie ou la compulsion sucrée. Le grignotage ordinaire, n'étant jamais suivi de vomissement volontaire, conduit régulièrement à d'importantes prises de poids.

Solutions

• L'interdit, l'éducation nutritionnelle, les coupe-faim se sont toujours révélés inopérants.

• La psychanalyse, visant l'origine de la dépendance au grignotage, est progressivement abandonnée car beaucoup trop longue et rarement effective.

• La thérapie comportementale est aujourd'hui la seule utilisée car très concrète, relativement courte et directement ciblée sur le symptôme et son éradication. Elle porte sur trois points :

– réapprentissage d'une alimentation structurée et socialisée avec conseils nutritionnels. La pratique du carnet alimentaire permet de repérer les moments et les aliments électifs du grignotage, ce qui permettra de les éviter ou de les contourner en occupant les moments sensibles avec des activités agréables ou du sport ;

– réapprentissage de la gestion du stress par la relaxation ou l'hypnose et lutte contre la dévalorisation de soi-même fréquente chez le grignoteur ;

– enfin, certaines thérapies tentent de « vacciner » le grignoteur contre les aliments les plus fréquemment déclencheurs dans des séances collectives où l'aliment est touché et goûté devant le thérapeute et le groupe. Ces exercices doivent être repris seuls à distance des séances et dans les situations de danger.

• Depuis peu, une solution sensorielle a été proposée : le leurre olfactif, boîte à odeurs de poche, agréable à toucher, incitant à une manipulation relaxante et, surtout, dispensant un mélange d'odeurs à fort retentissement olfactif destiné à créer une diversion sensorielle et gestuelle pour tromper l'envie de grignoter. Une récente étude américaine établie sur 3 900 obèses est venue conforter cette nouvelle approche du grignotage.

Grog

Boisson consommée habituellement chaude, composée de rhum, d'eau sucrée et d'une tranche de citron. L'eau-de-vie peut remplacer le rhum.

Classiquement utilisée en début d'affection grippale pour réconforter et apaiser l'inflammation douloureuse de la gorge et du pharynx.

Grondin

Poisson de mer classé avec les poissons maigres. Son nom lui vient du grognement qu'il émet en contractant les muscles de sa poche à air. Parfois gris mais souvent rouge, il est fréquemment confondu avec le rouget.

Composition pour 100 g

Calories 99	Potassium 250 mg
Protides 17 g	Magnésium 33 mg
Lipides 3 g	Calcium 98 mg
Glucides 0,1 g	Phosphore 180 mg
Eau 78 g	Iode 0,032 mg

Intérêt nutritionnel

• Poisson maigre, peu calorique, pauvre en lipides et en glucides, il convient parfaitement aux candidats à la minceur et aux sujets à risque cardiovasculaire.

• Très riche en calcium, le grondin peut constituer un appoint intéressant en cas de refus ou d'intolérance au lait et aux laitages et chez la femme âgée toujours menacée par l'ostéoporose.

• Riche en iode, le grondin devra être évité dans les régimes sans iode lors de bilans thyroïdiens ou en cas d'allergie à l'iode.

• Le grondin est riche en vitamines B.

• Une astuce culinaire : sa tête volumineuse et ses arêtes sont utilisables pour façonner un savoureux « fond de poisson » particulièrement riche en calcium.

Groseille

Les premières groseilles étaient des baies sauvages et blanches importées du Nord par les Vikings. Puis les rouges se développèrent en Italie. Récemment est apparue la variété rose qui semble s'imposer.

Achat

La groseille se vend en barquettes sous forme de grappillons qui doivent être choisis abondants avec des baies fermes. Les groseilles, se conservant mal, doivent être consommées rapidement et sans avoir été lavées.

Intérêt nutritionnel

• Pauvre en glucides (7 g/100 g) et peu calorique (30 cal/100 g), la groseille est un fruit riche en calcium (36 mg/100 g), avec un bon rapport calcium/phosphore (1,1). Enfin, sa teneur en vitamine C est appréciable : 35 mg/100 g.

• Acidulée et amusante à grignoter,

la groseille peut fournir aux grignoteurs de confiseries, aux enfants trop gourmands et aux fumeurs en cours de sevrage un agréable et inoffensif substitut de bouche.

Congélation

La groseille se congèle d'abord sur plateau avant d'être placée en sacs.

La groseille à maquereau

C'est une baie rouge ou verte que les Anglais cultivent traditionnellement pour préparer une sauce qui accompagne les maquereaux. Une baie particulièrement riche en fibres irritantes pour les intestins très sensibles.

Grossesse
(Alimentation de la)

Aujourd'hui, la femme qui prévoit ou entame une grossesse se pose deux types de questions bien précises auxquelles il ne lui est pas toujours répondu de manière suffisamment claire :

- Quels sont les besoins particuliers d'une femme qui débute une grossesse et comment doit-elle les satisfaire en se nourrissant ?
- Comment peut-elle éviter une prise de poids excessive au cours de la grossesse sans nuire au développement harmonieux de son enfant et à sa propre santé ?

Besoins particuliers d'une femme enceinte

Pendant la première partie d'une grossesse normale, la femme enceinte a une tendance naturelle à stocker des graisses et à développer sa masse musculaire de manière à pouvoir répondre aux besoins en énergie et en protéines de son bébé en cas d'insuffisance d'approvisionnement extérieur. Dans le même temps, tout aussi naturellement, le corps de la femme enceinte devient économe et réduit ses besoins propres au profit de ceux de l'enfant.

Globalement, ces deux adaptations tendent à s'équilibrer, et on admet qu'en moyenne une femme enceinte a besoin de 200 calories supplémentaires par jour, ce qui est très loin de justifier la traditionnelle recommandation du « manger pour deux ».

En dehors des besoins en calories, le fait de porter un enfant accroît sélectivement le besoin en certains sels minéraux, vitamines et oligoéléments, rarement couvert en totalité.

• *Augmentation des besoins de fer :*

- Le fer est aujourd'hui le minéral dont la femme est le plus fréquemment carencée. En effet, en dehors même de la grossesse, 15 % des adolescentes et 10 % des femmes en âge de procréer souffrent d'une carence en fer. Cette carence est liée aux pertes sanguines occasionnées par les règles et à l'observance trop stricte de consignes de minceur.

Au cours de la grossesse, le besoin en fer s'accroît pour constituer la masse sanguine et les globules rouges du futur bébé. On estime ce besoin à 1 g de capital fer par grossesse.

- Pour y faire face, la femme enceinte doit intensifier sa consommation de viande et de poisson et y associer régulièrement du foie et autres abats qui contiennent de 10 à 20 mg de fer pour 100 g.

Elle peut aussi trouver du fer en abondance dans les céréales, 1 à 2 mg/100 g, et les épinards, 4 mg/100 g. La mauvaise qualité de ce fer végétal, très mal absorbé, peut être améliorée par l'adjonction de vitamine C. Un verre de jus d'orange au début d'un repas suffit à doubler l'assimilation de son fer. À l'inverse, le thé et le son de blé, qui réduisent l'absorption du fer, sont à éviter en quantités trop importantes au cours de la grossesse.

– La carence très fréquente en fer de la femme enceinte se manifeste par une grande fatigabilité à l'effort qui s'accentue au cours de la journée et s'associe à une réduction des performances intellectuelles (mémoire, concentration).

• *Augmentation des besoins en calcium :*

– Au cours de la grossesse, ces besoins atteignent 1 000 mg/jour et même 1 200 mg au cours de l'allaitement, c'est-à-dire de 200 à 400 mg supplémentaires par jour indispensables à l'ossification progressive du squelette et des futures dents du bébé. En cas d'approvisionnement insuffisant, le fœtus utilisera les réserves maternelles, déminéralisant progressivement son squelette et fragilisant ses dents, ses ongles et ses cheveux. De plus, une carence en calcium est souvent responsable d'une tétanie ou spasmophilie avec son cortège de troubles nerveux (hyperémotivité, anxiété, fatigue, contractures musculaires et palpitations), très fréquents en fin de grossesse.

– Ce besoin accru en calcium est facilement comblé par les laitages, fromages à pâte dure (emmenthal ou cantal) fournissant près de 1 g/100 g, mais aussi les lait, yaourt, fromage blanc, les eaux riches en calcium comme Contrexéville, Vittel, Hépar, ainsi que les légumes secs (lentilles, pois) et les légumes verts (cresson, épinards).

• *Importance de la vitamine B_9 ou acide folique :*

Les folates sont essentiels pour l'édification de la trame protéique du futur bébé. Cette vitamine est présente dans de nombreux aliments mais plus particulièrement dans la viande, le foie, le poisson, surtout le thon, les œufs et les céréales. La grossesse est l'une des rares occasions où une carence en acide folique peut survenir, mais celle-ci peut être redoutable et conduire à un avortement spontané ou à des malformations sérieuses du bébé. Il est même souvent nécessaire de supplémenter l'alimentation par un apport vitaminique externe.

• *Besoins peu modifiés en protéines et en glucides :*

– Protéines. On a longtemps pensé que la grossesse majorait les besoins en protéines, matériaux de construction par excellence. Il n'en est rien, car en Occident la consommation de protéines est déjà bien supérieure aux normes conseillées. Un apport excessif, trop souvent lié à des impératifs de minceur, peut même nuire au bébé en réduisant son poids de naissance. Les seuls cas rares mais graves où l'apport protéique peut être insuffisant sont fournis par les végétaliens les plus stricts.

– Glucides. Les dépenses énergétiques du fœtus sont très faibles et la mère les compense facilement en réduisant les siennes. La grossesse n'élève pratiquement pas les besoins en glucides, source d'énergie par excellence. Leur consommation n'a donc nul besoin d'être intensifiée et reste ce qu'elle était avant la grossesse, soit 50 % des apports alimentaires (féculents, céréales, farineux).

Poids et grossesse

Quelle est la prise de poids idéale au cours de la grossesse ? La plupart des femmes occidentales redoutent, avec raison, la prise de poids souvent excessive occasionnée par la grossesse. Cette prise de poids proportionnelle à la taille se situe en moyenne entre 10 et 15 kg et se décompose ainsi :

• Une prise de poids obligatoire et immédiatement réversible. Elle comprend le poids du fœtus à la naissance (3,3 kg), le poids du placenta (0,5 kg), l'augmentation de la masse musculaire de l'utérus au cours de la grossesse (1,8 kg), l'augmentation de la masse glandulaire des seins sous l'influence hormonale (0,7 kg) et le poids du liquide amniotique dans lequel baigne le fœtus (0,5 kg). Le total de cette prise de poids immédiatement réversible est de 6 à 7 kg.

• Une prise de poids alimentaire en graisse et en eau. La rétention d'eau souvent marquée (3 kg) est liée à l'importance des sécrétions hormonales au cours de la grossesse.

La réserve de graisse de la mère est donc la seule prise de poids superflu, liée à un stockage de précaution assurant la survie du fœtus dans la dernière partie de la grossesse en cas de pénurie.

Cette prise de poids est majorée par un certain nombre de désordres alimentaires. La grossesse est une expérience vécue dans l'euphorie, peuplée « d'envies », et au cours de laquelle les censures habituelles se relâchent.

Mais cet engraissement est aussi en partie sous influence génétique. Il y a ainsi des femmes qui conservent 20 à 30 kg à chaque grossesse, et des familles où ces prises de poids sont la règle.

Contrôle du poids au cours de la grossesse

• *Comment éviter une prise de poids excessive ?*

Trois mois après l'accouchement, nombreuses sont les femmes ayant conservé de leur grossesse un surpoids qu'il leur sera difficile de perdre et qui, avec les années et les grossesses, s'accumulera jusqu'à la ménopause. Dans cette appréhension, aidées ou non par leur accoucheur, un grand nombre de femmes enceintes restreignent leur alimentation.

Une surveillance alimentaire, parfaitement légitime, doit pourtant respecter un certain nombre de besoins cruciaux, précédemment décrits.

Lorsqu'une restriction alimentaire s'impose, elle doit porter sur la partie superflue et interchangeable de l'alimentation.

- Ainsi, les protéines seront choisies aussi maigres que possible, excluant les viandes les plus grasses, entrecôte, côte de bœuf, l'agneau gras et la charcuterie lourde, et privilégiant le poisson blanc et les laitages allégés.
- La plupart des graisses cuites pourront être supprimées et les huiles d'assaisonnement pourront être réduites de moitié, coupées d'eau ou mêlées à une proportion plus grande de citron ou de vinaigre.
- Féculents et farineux pourront être réduits et les sucres rapides, gâteaux, friandises, chocolat, vin et alcool pourront parfaitement être supprimés.

Ces quelques mesures peu contraignantes, suivies tout au long de la grossesse, sont bien suffisantes pour éviter toute prise de poids superflu et retrouver son poids initial dans les semaines qui suivent l'accouchement.

Important : il faut savoir que, au cours des 4 premiers mois, c'est surtout la mère qui grossit (muscle et graisse de réserve). Au cours des 4 derniers mois, la prise de poids profite essentiellement au bébé. La surveillance diététique devra donc porter préférentiellement sur la première partie de la grossesse.

• *Peut-on maigrir au cours de la grossesse ?*

– RISQUES LIÉS À L'OBÉSITÉ

Cette question se pose à chaque fois qu'une grossesse inattendue survient chez une femme obèse. L'obésité, source fréquente de complications, est elle-même aggravée par la grossesse qui peut occasionner des poussées d'hypertension ou de diabète tout aussi menaçantes pour la mère que pour l'enfant. En cas de forte surcharge, l'accouchement est souvent compliqué, difficile, et se termine fréquemment aux forceps ou à la césarienne.

– RISQUES LIÉS À L'AMAIGRISSEMENT

L'idéal pour prévenir ces complications est de tenter une réduction pondérale avant la survenue de la grossesse, mais, lorsque celle-ci n'a pas pu être conduite, est-il encore possible de maigrir au cours d'une grossesse ? La réponse appartient au médecin accoucheur qui mettra en balance les risques du régime et ceux liés à la surcharge. Il faut savoir que le simple fait de ne pas prendre de poids au cours de la grossesse équivaut déjà à un amaigrissement de 15 kg. En cas d'hypertension artérielle ou de diabète antérieur à la grossesse, il est parfois indispensable d'instaurer un régime amaigrissant, mais ce dernier, quel que soit le cas, ne devra pas fournir un apport inférieur à 1 200 calories, seuil en deçà duquel les carences sont inévitables.

– CONDUITE DE L'AMAIGRISSEMENT

Dans ces cas, il est encore plus crucial de respecter le maintien des éléments les plus indispensables au développement harmonieux du fœtus. Le fer, le calcium, le magnésium, la vitamine B_9 et les vitamines A, D, E, K issues des matières grasses ainsi que les folates devront impérativement être supplémentés. De la même manière, il existe un apport minimum indispensable en matières grasses (un œuf par jour) et en protéines : 1 g/kg. La restriction se fera surtout aux dépens des sucres et des glucides en général qui pourront être réduits à l'extrême.

– LA GROSSESSE DE LA FEMME MAIGRE

La femme maigre, dépourvue de graisse de réserve et souvent peu musclée, devra, plus que toute autre, compter sur son alimentation pour nourrir son enfant.

Ces femmes ont une tendance familiale à mettre au monde des enfants chétifs et de très faible poids, source de complications, d'accident hypoglycémique, d'infection, voire même de retard de développement osseux ou psychomoteur.

Il est donc essentiel d'imposer à ces femmes, et tout spécialement dans les premiers mois de la grossesse exposés aux nausées, une suralimentation ciblée sur les aliments les plus indispensables à l'enfant.

Dans ces cas, il faut veiller à ne pas dépasser la ration conseillée en protéines (1 g/kg maternel) dont l'excès peut paradoxalement réduire le poids de naissance.

En revanche, ce sont les sucres lents et les sucres rapides (féculents, farineux, céréales, pain, fruits secs et pâtisseries) et les matières grasses végétales et même animales (charcuterie, fromage, huile) qui permettront parfois d'atteindre une prise de poids de 10 à 15 kg, favorable au bon développement de l'enfant.

Cette prise de poids, laborieusement

obtenue, est, dans la plupart des cas, très vite perdue dans les semaines qui suivent l'accouchement.

Gruyère

Le gruyère est un fromage originaire de Suisse et produit dans une localité du canton de Fribourg qui lui a donné son nom. C'est un fromage de lait de vache entier à pâte pressée cuite comme le comté, le beaufort et l'emmenthal, pour lequel le caillé brassé a été chauffé pour être affermi puis moulé sous pression. C'est au cours de l'affinage que se forment ces célèbres trous, bulles de gaz carbonique dégagées par les micro-organismes qui travaillent et transforment la pâte pendant 4 à 5 mois.

Composition pour 100 g

Calories 405	Calcium 1 010 mg
Protides 27 g	Sodium 710 mg
Lipides 32 g	Cholestérol 100 mg
Glucides 2 g	

Intérêt nutritionnel

Le gruyère, en raison de sa consistance élastique, de son apparence sèche, nette et propre, de ses immenses trous et de sa facilité à être transporté et conservé, a toujours bénéficié de l'image d'un fromage de régime sain et innocent.

• En fait, il s'agit d'un fromage classé extra-gras dont la teneur minimale en graisse est de 45 % MG dont une part notable d'acides gras saturés. C'est aussi, avec le roquefort (370 cal) et le bleu (410 cal), l'un des fromages les plus caloriques (405 cal/100 g). Il est donc à éviter chez tous les pléthoriques, tant l'obèse ou le candidat à la minceur que le sujet à risque cardio-vasculaire. Pour eux, il existe des « gruyères allégés » à 18 % de matières grasses qui sont d'intéressants substituts.

• En revanche, compte tenu de sa très haute valeur nutritionnelle, le gruyère présente un grand intérêt chez l'enfant en croissance, dont les besoins en protéines et en calcium sont très élevés, et qui accepte toujours volontiers ce fromage très digeste et surtout inodore.

• Enfin, comme tous les fromages, le gruyère est pauvre en fer et en vitamine C, mais très riche en sodium, ce qui le contre-indique dans tous les régimes sans sel ou même pauvres en sel.

H

Haddock

C'est l'églefin, poisson maigre fumé et salé. Sa couleur orange saumoné lui est fournie par un colorant alimentaire naturel, le rocou, souvent utilisé en charcuterie.

Composition pour 100 g

Calories 103	Calcium 3,1 mg
Protides 23 g	Sodium 120 mg
Lipides 0,4 g	Vitamine PP 4,2 mg

Intérêt nutritionnel

• C'est un poisson très maigre, très riche en protéines et peu calorique. Il est d'un très grand intérêt dans les régimes minceur, car, fumé et savoureux, il leur apporte de la couleur et de la diversité, ce dont ils manquent cruellement.

• En lamelles ou en cubes, il participe à la confection de salades composées, et, mixé puis mis en pain, c'est l'un des rares poissons, avec le saumon et la sole, à être accepté par l'enfant.

Halva

Sucrerie orientale dont le nom est d'origine turque et que l'on trouve dans tout le Moyen et le Proche-Orient. Elle est confectionnée avec une mouture de graines de sésame, sucrée, miellée et broyée avec des amandes ou des pignons, et clairsemée de graines de pistache entières. Le halva se vend souvent en boîtes rondes ou en pains et aussi au détail en vrac.

• Cette confiserie très typée est d'une extrême richesse en sucre, en graisse et en calories (600 cal/100 g), ce qui l'exclut radicalement de tout régime hypocalorique ainsi que de celui du diabétique.

Hareng

Poisson gras des mers froides. Rarement consommé frais mais fumé, salé ou vinaigré.

Composition pour 100 g

Calories 263	Fer 1,1 mg
Protides 17,5 g	Potassium 317 mg
Lipides (moy.) 18 g	Iode 0,05 mg
Glucides 0,1 g	Vitamine B_6 1,3 mg
Eau 62,8 g	Cholestérol 63 à 66 mg
Sodium 118 mg	Purines 69 mg

Variétés et préparations

• *Hareng mariné dans le vinaigre :*

– le rollmops est un hareng ouvert et mariné puis roulé et fixé par un bâtonnet ;

– le baltique subit le même traitement mais sans être roulé. Il est légèrement plus salé.

• *Hareng salé et fumé :*

– le gendarme est le plus salé de tous les harengs (pendant 9 jours) et peu fumé ;

– le hareng saur est salé pendant 2 à 6 jours puis fumé à froid ;

– le buckling est salé mais fumé à chaud ;

– le kipper est très peu salé (quelques heures) et très peu fumé.

Intérêt nutritionnel

• Le hareng est classé parmi les plus gras et les plus caloriques des poissons. Mais sa chair, aussi riche soit elle, reste cependant moins calorique que celle d'une entrecôte. Il n'est donc pas à exclure des régimes minceur où il peut apporter de la variété et cette précieuse sensation de gras et d'onctuosité qui y fait souvent défaut.

• Le hareng, comme tous les poissons gras des mers froides, est très riche en acides gras non saturés, notamment en omégas 3, ayant un rôle de haute protection sur le cœur et les vaisseaux. C'est un poisson accessible à toutes les bourses et à conseiller à tous ceux qui ont des raisons de redouter l'infarctus et plus généralement l'artériosclérose.

• Le hareng, lorsqu'il est salé, est contre-indiqué dans le régime sans sel, donc aux hypertendus.

• Le salage et la fumaison dessèchent la chair du hareng et élèvent sa concentration déjà élevée en protéines et en lipides, ce qui le rend facilement indigeste aux dyspeptiques et aux sujets à vésicule biliaire sensible.

• Sa teneur en iode doit le faire éviter par ceux qui y sont intolérants, ou lors de bilans thyroïdiens.

• Enfin, sa teneur en purines doit l'écarter du régime des goutteux.

Haricot blanc
(en grains)

Bien que légume, le haricot blanc et toutes les variétés de graines de haricots sont classés avec les féculents. Le haricot blanc est en fait un haricot vert qui a mûri et que l'on peut consommer soit avec la gousse (haricot mange-tout), soit sans elle, sous forme de graines seules, imparfaitement mûres (flageolet), ou mûres (haricot blanc). Selon la couleur, on distingue le flageolet vert tendre, le haricot rouge et le coco blanc.

Composition pour 100 g

Calories 120	Eau 63 g
Protides 7,8 g	Fibres 4,4 g
Lipides 0,6 g	Fer 2,7 mg
Glucides 21,2 g	Potassium 417 mg

Intérêt nutritionnel

• Le haricot blanc est très riche en glucides à absorption lente. Comme tous les légumes secs, il a longtemps été interdit aux diabétiques. Mais la découverte de son index glycémique très bas, qui témoigne de sa pénétration progressive dans le sang, en fait, avec la lentille, l'un des aliments de référence du diabétique non obèse.

• Le haricot blanc est un aliment énergétique dont la faible saveur demande des préparations traditionnelles chargées qui le transforment alors en plat très calorique impropre à tout régime minceur.

• De plus, le haricot est une très bonne source de protéines (de 7,8 à 25 g pour le haricot sec) d'assez bonne qualité et de très faible prix.

• Riche en fer, il est hélas souvent boudé par les adolescents et mal toléré par les femmes enceintes qui, tous deux, couvrent mal leurs besoins. Et comme beaucoup d'autres légumes, il est très riche en potassium (417 mg).

• La particularité, voire la légende du haricot, est d'occasionner des flatulences et des gaz. Ces désagréments sont dus à sa richesse en fibres qui, non digestibles et irritantes, fermentent et dégagent du gaz carbonique associé à diverses molécules odorantes. Les flatulences représentent une cause très fréquente de rejet de cet aliment par ailleurs si intéressant. Pour réduire ces embarras, il suffit de laisser tremper les haricots quelques heures avant de les cuisiner. Cette opération permet de ramollir leur cuticule et d'éliminer les substances qui gênent leur digestion. De plus, les haricots doivent être parfaitement cuits et surtout mastiqués et broyés consciencieusement pour éviter que ce travail soit pris en charge par les intestins.

Enfin, la réputation de lourdeur des haricots, parfaitement imméritée, est due à l'utilisation systématique de graisses travaillées dans la préparation des plats régionaux qui ont fait sa réputation (cassoulet, petit salé, etc.).

Haricot vert

Plante potagère dont on consomme la gousse encore verte et immature avant la formation des graines.

Originaire du Nouveau Monde, le haricot était déjà cultivé par les Mayas et les Aztèques. Largement répandu en Europe, il resta consommé en grains frais ou séchés. C'est au XVIIIe siècle que les Italiens eurent l'idée de consommer le haricot avant maturité. Ainsi naquit le haricot vert qui, depuis, n'a cessé d'être amélioré et apprécié.

Composition pour 100 g

	CRU	CUIT
Calories	30	23
Glucides	4,6 g	3,8 g
Protides	2,4 g	1,5 g
Lipides	0,2 g	0,2 g
Eau	90 g	91,5 g
Fibres	2 g	1,8 g
Vitamine A	0,4 mg	0,4 mg
Vitamine C	20 mg	9 mg
Vitamine B_1	0,08 mg	0,06 mg
Vitamine B_2	0,12 mg	0,08 mg
Vitamine B_6	0,3 mg	0,05 mg
Vitamine E	0,3 mg	0,2 mg
Potassium	248 mg	212 mg
Calcium	57 mg	40 mg
Magnésium	25 mg	22 mg
Fer	0,9 mg	0,9 mg

Intérêt nutritionnel

• Le haricot vert est le légume vert minceur traditionnel.

– Pauvre en calories : 23 cal/100 g pour le légume cuit.

– Riche en protéines : c'est l'un des légumes verts qui en est le mieux pourvu, ce qui lui confère un effet de satiété inhabituel pour un légume de sa catégorie. Ces protéines pauvres en méthionine et en cystine sont riches en lysine et complètent les protéines des céréales qui ont un profil inverse. Ainsi, du pain et des haricots verts fournissent un assemblage équilibré de protéines complémentaires.

– Pourvu en fibres de très bonne qualité (2 g/100 g) dont les 2/5 sont des pectines, précieuses fibres solubles qui ont tant fait pour la réputation de la pomme et qui donnent au haricot vert sa consistance, sa bonne tolérance, et accentuent son effet de satiété. Ainsi, 200 g de haricots verts, portion suffisante pour « fatiguer » en début de repas un solide appétit, ne procurent que 46 calories.

– De plus, les pectines, de par leur fort pouvoir gélifiant, sont capables de retarder l'absorption des sucres rapides et de séquestrer une certaine quantité de cholestérol et de calories qu'elles entraînent avec elles dans les selles, ce qui confirme son rôle dans le registre de la minceur mais fait du haricot vert un légume tout aussi précieux pour le diabétique et le sujet à risque cardiovasculaire.

• Le haricot vert est une source intéressante et méconnue de vitamines, de minéraux et d'oligoéléments.

– Une portion de 200 g de haricots verts fournit près de la moitié des besoins quotidiens en vitamine A, près du quart du besoin journalier en vitamine C (deux antioxydants majeurs de protection du risque cardiovasculaire et du cancer), ainsi que

20 % de vitamine B_9, acide folique indispensable à la femme enceinte et aux enfants en croissance.

- Le haricot vert fournit aussi des vitamines B_1, B_2, B_6, PP, souvent difficiles à trouver dans l'alimentation courante.
- Le haricot vert, comme de nombreux végétaux, procure du potassium, mais aussi, ce qui est moins fréquent, du magnésium et du calcium en quantité appréciable, ainsi que du fer (0,9 mg) et de nombreux oligoéléments (manganèse, zinc, bore, cuivre, fluor, nickel, cobalt, sélénium).

Il est important de savoir que la cuisson, si elle réduit les calories (de 30 à 23 calories), réduit aussi la teneur en vitamine C (de 20 à 9 mg), les vitamines B, ainsi que le potassium et le calcium. Il est donc conseillé de limiter ce temps de cuisson au strict nécessaire, d'éviter les réchauffements répétés, de réduire l'eau de cuisson ou, mieux, de cuire à la vapeur. En revanche, la cuisson ne modifie pas la teneur en vitamine A, en fer et en fibres.

- Le haricot vert est digeste et parfaitement toléré par la plupart des intestins. Réserver les « extra-fins » sans fibres ni grains aux intestins sensibles et les gros haricots « mange-tout » aux plus résistants.
- Enfin, le haricot vert est statistiquement le légume vert le mieux accepté des consommateurs, y compris des enfants, rarement attirés par les légumes.

Se présentant sous diverses formes, se conservant parfaitement en boîte ou congelé, se servant aussi bien frais en salade que chaud en garniture, le haricot vert facilite la vie de la ménagère en introduisant de la variété dans les préparations et les menus.

Harissa

La harissa est une préparation originaire d'Afrique du Nord dont la base est une mouture de piments additionnée d'ail, de coriandre, de cumin, de sel et d'huile d'olive. On la trouve dans les magasins orientaux. La harissa se conserve mieux en bocal qu'en tube.

De saveur très piquante, elle accompagne traditionnellement le couscous et s'utilise diluée à la dose d'une cuillère à café dans un bol de bouillon. Mais son usage s'est étendu à bien d'autres préparations, et ses nombreux amateurs l'utilisent à toutes les sauces, dans les sandwichs et même en tartine.

Des études épidémiologiques récentes tendent à prouver que la harissa aurait une responsabilité dans la fréquence élevée des cancers de la gorge dans ses pays d'origine.

Important : la harissa doit être utilisée en assaisonnement final et jamais avant ou pendant la cuisson qui serait responsable de la production de substances cancérogènes.

Enfin, la harissa est à éviter dans tous les cas de dyspepsie (digestion difficile), de gastrite ou d'ulcère d'estomac.

Hémorroïdes

L'hémorroïde est l'une des manifestations de la maladie veineuse. C'est une dilatation des veines rectales, l'équivalent d'une varice anale. L'hémorroïde non compliquée est rarement douloureuse mais peut saigner. La thrombose hémorroïdaire est une complication occasionnelle mais très douloureuse et invalidante.

Régime de la maladie hémorroïdaire

• *Régime de prévention des crises :*
- éviter les aliments trop épicés et pimentés ;
- éviter la constipation par une alimentation riche en fibres et suffisamment hydratée ;
- réduire la consommation d'alcool.

• *Régime de la crise hémorroïdaire :*
- éliminer l'alcool sous toutes ses formes ;
- éliminer épices, piments, condiments, vinaigre, café ;
- assurer un transit fluide avec une alimentation très riche en fibres ;
- proscrire les laxatifs irritants mais associer du son de blé et de l'huile de paraffine ;
- boire deux litres d'eau ;
- éviter la position assise prolongée.

Hépar (Eau d')

Hépar est la deuxième grande source jaillissant de la station vosgienne de Vittel, située à la rencontre du plateau de Langres et du plateau lorrain, à quelques kilomètres de Contrexéville.

Si la « Grande Source » de Vittel a bâti sa réputation sur la cure de diurèse des calculs urinaires, Hépar a bâti la sienne sur le traitement des troubles digestifs, et plus particulièrement la cure du calcul vésiculaire.

Si Hépar et Vittel Grande Source sont deux eaux sulfatées calciques, Hépar est globalement trois fois plus minéralisée que Vittel et c'est l'eau plate la plus riche en magnésium.

Composition en mg/l

Minéralisation totale 2 580 mg	Bicarbonates 403 mg
	Chlorures 11 mg
Calcium 555 mg	Sulfates 1 479 mg
Magnésium 110 mg	Nitrates 2,9 mg
Potassium 4 mg	pH 7
Sodium 14 mg	

Intérêt nutritionnel

L'eau d'Hépar est à la fois l'eau minérale la plus riche en calcium et en magnésium.

• *Extrême richesse en calcium :*

Une eau minérale est dite calcique lorsqu'elle apporte plus de 150 mg de calcium par litre. C'est le cas de Vittel, 202 mg, et de Contrexéville, 467 mg, mais Hépar les dépasse avec une teneur record de 555 mg.

Hépar intéresse donc l'enfant dont les besoins en calcium varient de 600 mg à 3 ans à 1 000 mg à la puberté, s'élevant progressivement avec la croissance, et sont rarement entièrement couverts, notamment chez l'enfant intolérant ou réfractaire au lait et aux laitages.

Les besoins calciques s'élèvent encore à l'adolescence, atteignant 1 200 mg, dépassant alors ceux de l'adulte, 1 000 mg, au cours d'une période sensible où la densité osseuse s'accroît le plus fortement et au cours de laquelle, chez l'adolescente, une carence méconnue fragilise l'ossification et constitue, après la ménopause, un facteur de risque majeur d'ostéoporose.

Cette richesse calcique intéresse tout autant la femme enceinte ou allaitante dont les besoins, fortement accrus par l'ossification du fœtus ou du nourrisson en développement, sont difficiles à combler. Situation d'équilibre précaire aggravée par les vomissements du premier trimestre ou par une alimentation trop censurée pour des contraintes de ligne ou de poids.

L'eau d'Hépar, pour les mêmes raisons, est recommandée aux personnes âgées dont les besoins calciques fortement majorés ne sont pratiquement jamais couverts en raison d'une réduction conjointe de l'appétit et de la ration alimentaire.

• *Teneur record en magnésium :*
- Hépar est l'eau de référence de la femme spasmophile anxieuse perpétuellement carencée en magnésium et chez laquelle le stress, responsable de fuite de magnésium, entretient cette carence et le cercle vicieux de l'hypersensibilité au stress.
- Cette carence magnésienne s'aggrave chez la femme au régime, chez la femme enceinte ou allaitante, chez le sportif en entraînement intense et au cours du surmenage physique ou intellectuel.
- Hépar est aussi très utile au cours des régimes amaigrissants. Les aliments les plus riches en magnésium sont souvent aussi les plus riches en calories (chocolat, oléagineux, légumes secs, céréales, pommes de terre, fruits secs) et donc systématiquement exclus des régimes amaigrissants. Un régime restreint à 1 200 calories n'apporte que 50 à 100 mg de magnésium, une quantité nettement insuffisante qui génère, tôt ou tard, une carence expliquant la fatigue et la sensibilité au stress, si fréquemment observées lors de restrictions trop sévères ou trop prolongées.

Par la forte teneur et la très bonne biodisponibilité de son magnésium (mieux absorbé que sous toute autre forme), Hépar représente la meilleure supplémentation naturelle de la carence magnésienne du spasmophile et du candidat trop assidu à la minceur.

Hépatite

L'hépatite est une atteinte virale du foie, de gravité variable selon l'agent (A, B ou C), et dont la virulence se traduit par des manifestations pouvant aller du simple état grippal à l'hépatite fulminans gravissime.

Diététique de l'hépatite

• La jaunisse de jadis a longtemps été considérée comme une très sévère « crise de foie » pour laquelle les graisses, l'alcool, les œufs et les plats en sauce, réputés agressifs pour le foie, étaient rigoureusement exclus.

• Aujourd'hui, cette règle s'est inversée. Non seulement les corps gras sont autorisés, mais ils seraient même conseillés chez les sujets nauséeux, sans appétit, perdant très vite du poids ainsi que leur résistance à l'infection.

• Les personnes atteintes d'hépatite, qui refusent souvent les viandes et les poissons, doivent cependant maintenir un apport quotidien minimum en protéines qu'ils accepteront plus facilement sous forme de laitages ou d'entremets sucrés.

• L'alcool demeure le seul interdit. Absolu pendant la phase aiguë et relatif au cours de la convalescence (privilégier les vins rouges aux dépens des blancs et des rosés).

Homard

Crustacé marin de grande taille à la chair fine et de prix très élevé. Aliment de prestige, il convient aux menus de fêtes.

Achat

Il est toujours préférable d'acheter le homard vivant pour obtenir les meilleures préparations. Il remue alors les pattes au moindre contact ainsi que les yeux et les antennes, et sa carapace est luisante et de couleur bleu violet avec des taches jaunes. Vendu cuit, sa couleur vire au rouge très profond. À taille égale, il convient de choisir les animaux les plus lourds et de préférence les femelles, dont la chair est encore plus fine au moment de la ponte, signalée par la présence de touffes d'œufs cachées sous la queue palmée.

Préparation

Les plus réputées sont les préparations chaudes comme le homard à l'américaine, le homard grillé et surtout la bisque de homard en potage. Le homard se prépare aussi froid : en aspic de gelée ou, depuis quelques années, en salade composée.

Composition pour 100 g

Calories 85	Sodium 300 mg
Protides 16,2 g	Iode 0,037 mg
Lipides 1,17 g	Purines 22 mg
Glucides 0,5 g	Zinc 2,7 mg
Eau 78 g	Cuivre 2,2 mg

Intérêt nutritionnel

• Très peu calorique, pauvre en glucides, très maigre et bien pourvu en protéines, c'est un excellent plat de fêtes pour le candidat à la minceur et le diabétique qui remplacera avantageusement le classique foie gras. Pour conserver ces atouts, il convient de limiter l'association dévastatrice de la mayonnaise ou des préparations à l'américaine flambées au cognac.

• Le homard est généralement classé parmi les aliments riches en cholestérol. Il faut pourtant savoir que ce cholestérol a la particularité d'être presque totalement concentré dans la tête, au cœur des organes et du corail, et que sa chair blanche n'en contient pas plus que du jambon maigre. De plus, 70 à 80 % des acides gras totaux du homard sont poly-insaturés, une raison supplémentaire de ne pas l'exclure de l'alimentation du sujet à risque cardiovasculaire.

• Riche en purines, le homard est à écarter du régime pauvre en acide urique du goutteux, facilement tenté, lors des repas de fêtes, de lui associer des boissons alcoolisées, habituels déclencheurs de ses crises.

• Compte tenu de sa teneur en iode, il est à éviter par tous ceux qui y sont intolérants ou au cours de bilans thyroïdiens. Il existe aussi des allergies aux crustacés, responsables d'accidents parfois sérieux.

• Le homard, naturellement salé, est contre-indiqué dans le régime sans sel et déconseillé aux femmes sujettes à rétention d'eau.

• Il faut enfin signaler sa richesse en cuivre et en zinc, deux oligoéléments assez rares et indispensables à la synthèse des protéines et de nombreuses enzymes.

Houblon

Le houblon est une plante aromatique grimpante cultivée principalement en Europe du Nord pour la fabrication de la bière.

Les fleurs femelles contiennent une huile essentielle odoriférante et un principe résineux au goût amer qui donnent à la bière sa saveur et ses propriétés moussantes.

Pendant longtemps, le houblon ne fut que l'un des éléments aromatiques qui corsaient le goût mielleux de la cervoise. À la fin du Moyen Âge, le houblon envahit la formule de la cervoise et, additionné au malt d'orge, donna naissance à la bière, produite industriellement au début par l'Allemagne, puis par la Hollande et l'Angleterre.

Huile de paraffine

L'huile de paraffine n'est pas une huile alimentaire mais un hydrocarbure inassimilable qui transite dans l'intestin sans passer dans le sang.

Un double intérêt

• L'huile de paraffine lubrifie l'intestin et facilite le transit intestinal des constipés aux selles souvent trop sèches.

• L'onctuosité de la paraffine lui permet de remplacer l'huile alimentaire dans les régimes amaigrissants, pour confectionner des sauces ou des vinaigrettes au goût acceptable et totalement dépourvues de calories. Cette substitution est d'un grand intérêt car l'huile est l'aliment le plus calorique de tout le registre alimentaire. Une cuillère à soupe d'huile, quelles que soient sa qualité et son origine, fournit près de 100 calories et une belle salade en nécessite souvent 2 à 3 cuillères.

Trois inconvénients

• L'huile de paraffine ne peut être chauffée, car sa cuisson l'altère et génère des produits de dégradation dangereux.

• L'abus d'huile de paraffine est parfois responsable de fuites incontrôlables et fort gênantes de liquide huileux et coloré.

• Enfin, on accuse régulièrement la paraffine, lors d'usages prolongés et massifs, de tapisser l'intestin d'un film freinant l'absorption des vitamines liposolubles (A, D, E, K). Cette hypothèse n'a jamais été totalement vérifiée, et, si elle l'était, il faudrait admettre que l'huile de paraffine entrave aussi l'absorption des matières grasses et des calories, ce qui serait plutôt une bonne nouvelle pour les candidats à la minceur.

Huiles (▶ Graisses)

Huître

Coquillage bivalve répandu dans l'Atlantique et les mers nordiques. Considéré comme un aliment festif et de luxe.

Histoire

Consommée dès la préhistoire, l'huître plate, sauvage, a longtemps été pêchée abondamment et librement sur les rivages de l'Atlantique, en s'épuisant progressivement jusqu'à l'épidémie de 1920 qui l'a transformée en aliment précieux et coûteux. L'huître creuse a envahi fortuitement l'Atlantique Nord à la suite du déchargement en mer de la cargaison d'huîtres d'un navire avarié en provenance du Portugal. L'essaimage accidentel de ces huîtres baptisées portugaises a donné naissance à un élevage qui fleurit jusqu'aux années 70, période à laquelle il fallut la remplacer par une sœur japonaise plus résistante.

Catégories

• Les plates : les 9/10 des huîtres plates sont bretonnes. Belons et marennes tirent leur nom du lieu où sont situés leurs parcs d'élevage.

• Les creuses : toutes issues de la transplantée japonaise, elles se différencient par leur mode d'élevage et leur lieu d'origine.

– La mention « de claire » indique que l'huître a terminé son élevage dans des bassins d'affinage appelés claires.

– La mention « fine » est un indice officiel attestant de leur affinage en bassin où, initialement jaunes, elles verdissent en consommant la navicule bleue, une algue de bassin.

– La mention « spéciale » atteste de la qualité particulière de l'huître, dont le goût a été amélioré par un séjour prolongé en bassin d'affinage, ce qui explique son prix et sa saveur tout aussi spéciaux.

Variétés : six grands crus

La France est le troisième producteur mondial d'huîtres derrière le Japon et la Corée. Chacune des six régions ostréicoles de France possède ses caractéristiques. La salinité de l'eau, la nature des fonds, la variété des planctons donnent à chaque cru son goût de terroir.

• La « saint-vaast-la-hougue » réputée pour son goût de noisette. C'est la reine de Normandie.
• La belon au goût sauvage, qui ne représente qu'une faible part de la production bretonne.
• La cancale, la plus célèbre huître française, dont la ville de production a été classée « site remarquable du goût ». Fortement oxygénée par le brassage des marées de la baie du Mont-Saint-Michel, elle développe « une saveur prononcée d'iode et de sel avec un arrière-goût de noisette ».
• La marennes-oléron dont le label protège la « fine », la « fine de claire » et la « spéciale de claire ». Leur goût iodé et leur couleur verte inimitable sont liés à la présence environnante d'une algue bleue.
• L'arcachon : l'huître creuse, épaisse, à arôme soutenu.
• La bouzigues : le plus méridional des crus, avec ses creuses à la chair délicate et nacrée d'un joli blanc grisé, et ses plates, très recherchées, au goût particulièrement iodé très typé.

Composition pour 100 g (8 huîtres de calibre moyen)

Calories 80	Sodium 200 mg
Protides 10 g	Iode 0,018 mg
Lipides 1,6 g	Zinc 20 à 100 mg
Glucides 4 g	Cholestérol 200 mg
Eau 83 g	Cuivre 9 mg

Intérêt nutritionnel

• L'huître est un aliment idéal pour le régime minceur. C'est d'abord un aliment riche en protéines, pauvre en graisses et en sucres et donc peu calorique. De plus, c'est un aliment riche en sels minéraux : sodium, potassium, magnésium, calcium et fer, et en vitamines, surtout B_{12} et E, qui manquent souvent dans les régimes restrictifs. Enfin, c'est un aliment de fête, unitaire et long à déguster, qui apporte un peu de variété dans les régimes monotones du pléthorique. Tous ces avantages restent assujettis à une limitation du pain, du beurre et du vin blanc.
• Aliment riche en cholestérol, l'huître a été longtemps interdite aux sujets à risque cardiovasculaire. Toutefois, cet interdit a été récemment levé en raison de la mise en évidence de l'effet hautement protecteur de ses acides gras poly-insaturés.
• L'huître est l'aliment le plus riche en zinc, oligoélément dont on connaît depuis peu l'importance et les fréquentes déficiences responsables d'une baisse d'immunité et d'une sensibilité accrue aux infections. Les végétariens et surtout les végétaliens acharnés, ainsi que les personnes âgées, rejetant souvent les aliments d'origine animale, sont souvent carencés en zinc mais sont, hélas, encore moins attirés par les huîtres. En revanche, les huîtres peuvent être d'un grand secours chez les forts consommateurs de céréales complètes riches en acide phytique, qui séquestre le zinc et réduit son absorption.
• L'huître, pour se nourrir, doit filtrer une centaine de litres d'eau de mer par jour. Ce faisant, elle peut, dans un environnement défavorable, concentrer au cours de son existence de nombreux polluants vivants ou chimiques de l'eau. Malgré une surveillance attentive de la qualité des eaux de mer dans les sites de production, 4 % des toxi-infections alimentaires proviennent encore des fruits de mer. L'hépatite A est la plus redoutable de ces infections, dont le virus responsable a été retrouvé en 1990 dans 1,7 % de ces coquillages prélevés sur les côtes françaises. De plus, les gros consom-

mateurs réguliers d'huîtres doivent prendre aussi en compte le risque de pollution chimique. L'huître est capable de concentrer jusqu'à 50 000 fois le DDT. Elle peut aussi fixer des quantités indésirables de cadmium, ainsi que du mercure.

Les mois en R

La règle qui limitait traditionnellement la consommation des huîtres aux mois en R trouvait sa justification dans le fait que le mois d'avril marquait la période de reproduction au cours de laquelle l'huître devient laiteuse et moins savoureuse et surtout bien plus fragile, vulnérable, de mauvaise conservation et plus dangereuse. Aujourd'hui, la maîtrise de la chaîne du froid a éliminé le risque de conservation défectueuse mais n'a pas modifié la perte de saveur liée aux aléas de la reproduction. Les huîtres peuvent donc être consommées sans danger toute l'année, mais elles sont bien plus savoureuses lors des mois en R.

Achat et conservation

• L'huître doit être choisie bien fermée.

• Ne pas acheter d'huîtres en vrac ou à la sauvette.

• Vérifier la présence sur le conditionnement de la marque sanitaire.

• Les huîtres peuvent être conservées facilement jusqu'à 10 jours après la date de conditionnement, à condition de respecter deux principes : les maintenir serrées pour qu'elles ne bâillent pas et au frais. La température ambiante idéale est de 4-5 °C (en cave fraîche, sur balcon s'il ne gèle pas ou au bac à légumes du réfrigérateur). Les réfrigérateurs à circulation d'air dessèchent les huîtres. Il est donc conseillé de les conserver emballées dans du goémon ou dans un sac de jute humide.

Préparation

• Crues : servies ouvertes, elles ne doivent pas attendre en cuisine. Le lit de glace pilée est une hérésie qui glace la chair et éteint brutalement la subtilité de ses saveurs. Préférer toujours un lit de goémon. Les grands connaisseurs préconisent de jeter la première eau, simple eau de mer, et d'attendre la sécrétion d'une deuxième eau, dite « de corps », autrement plus fine. Vérifier la fraîcheur avant la mise en bouche en piquant la bordure de l'huître ouverte avec la pointe du couteau. Encore vivant, l'animal doit se rétracter.

• Chaudes : la cuisson de l'huître doit être à la fois très courte et très douce. Éviter le beurre d'escargot ou autres sauces relevées qui masquent les saveurs iodées. L'idéal est de les sauter ou pocher dans leur jus accompagnées de fines herbes ou de blancs de poireaux ou, mieux, de champagne.

• Que boire avec les huîtres ?

Crues, les huîtres donnent le meilleur d'elles-mêmes avec des blancs secs (muscadet, bourgogne aligoté, sylvaner ou petit-chablis).

Cuites, elles supportent des vins plus élaborés du type meursault, chablis. Certains connaisseurs préconisent même la bière blanche sur lie et le mariage de la cancale et de la bière blonde type Pils.

Hydromel

C'est une boisson alcoolisée qui fut longtemps populaire mais qui a été définitivement supplantée par le vin et la bière. Elle est obtenue en laissant fermenter une solution de miel. Son titre alcoolique, non réglementé, se situe aux environs de 13°. C'est une boisson douce qui peut être naturellement gazéifiée. Les ajouts de gaz carbonique et de sucre ne sont pas autorisés.

Hypertension artérielle

L'hypertension artérielle se définit comme une augmentation anormale de la pression avec laquelle le sang circule dans les artères, supérieure à 15 cm de mercure pour la maxima et inférieure à 9 cm pour la minima.

Symptômes et complications

- Tant que les artères sont jeunes et élastiques, l'hypertension est bien tolérée et ses manifestations se résument le plus souvent à des sensations de tête lourde, de bourdonnements d'oreilles ou de légers vertiges. Ce n'est encore, à ce stade, qu'un simple symptôme. Mais lorsque les artères vieillissent et se sclérosent, l'hypertension artérielle devient une maladie en soi, d'autant plus menaçante que la détérioration des artères intéresse des organes nobles ou vitaux.
- Les territoires les plus fréquemment concernés par une élévation prolongée de la tension artérielle sont :

- le cœur, dont la lutte contre une résistance artérielle élevée conduit à l'épuisement et à l'insuffisance cardiaque ;
- le cerveau, où le passage du sang sous trop forte pression peut être responsable d'une hémorragie cérébrale avec paralysie et handicap ;
- les yeux, dont l'atteinte hémorragique est une cause fréquente de cécité ;
- les reins, dont l'altération artérielle progressive conduit à l'insuffisance rénale.

Facteurs de risque aggravants

L'hypertension est d'autant plus menaçante qu'elle est associée à d'autres facteurs de risque :

- hypertension et cholestérol : c'est la pire des associations, car les artères encrassées par le cholestérol et sclérosées perdent leur élasticité et sont plus vulnérables à l'excès de pression du sang circulant ;
- hypertension artérielle et tabac : le tabac est un facteur supplémentaire de détérioration de la paroi artérielle qui s'exprime avec une fréquence particulière dans le territoire des artères coronaires et des membres inférieurs ;
- hypertension artérielle et diabète : la plupart des diabétiques meurent de complications cardiovasculaires. Très fréquemment, l'obésité et l'hypertension artérielle lui sont associées, ce qui renforce leur toxicité respective.

Nutrition et diététique

L'hypertension artérielle est l'une des affections où la prévention nutritionnelle et diététique joue son meilleur rôle. Compte tenu des facteurs de risque aggravants, la surveillance alimentaire devra porter sur quatre paramètres : le sel, le sucre, les calories et le gras.

- *Le régime sans sel ou pauvre en sel.* C'est le régime de base de l'hypertension artérielle. Son principe repose sur le fait que l'organisme ne tolérant le sel que dilué, tout excès de sel occasionne une rétention d'eau qui élève la masse sanguine et la tension artérielle. À l'inverse, un régime sans sel facilite l'élimination de l'eau, réduit la masse sanguine et abaisse la tension artérielle.

En pratique, le traitement médicamenteux, notamment par les diurétiques, a réduit la nécessité du régime strict sans sel, jadis indispensable et difficile à suivre. En revanche, le régime pauvre en sel reste utile et impose l'élimination des aliments suivants :

- le sel d'ajout doit être totalement éliminé. Tant le sel d'assaisonnement et de cuisson que celui des aliments préparés industriellement ou cuisinés à l'extérieur (boulanger, charcutier ou traiteur) ;
- tous les fromages affinés. Ne conserver que les laitages frais (fromage blanc et petits-suisses) ;
- toutes les charcuteries, y compris les jambons allégés ;
- les poissons en conserve, fumés, saumurés ou séchés (sardines, harengs, anchois, saumon fumé) ;
- les fruits de mer, crustacés, mollusques, coquillages et plus spécialement œufs de lump et caviar ;
- le pain, les biscottes ordinaires, les biscuits et les pâtes du commerce, y compris les viennoiseries et les biscuits secs. Restent autorisés le pain et les biscottes sans sel, la farine, la semoule et le riz ;
- moutarde, olives, cornichons, bouillons cube, sauce à la viande. En revanche, fines herbes, aromates et épices sont recommandés pour relever le goût et remplacer le sel ;
- parmi les fruits et légumes, éviter tous les légumes en conserve, jus en boîte, potages industriels et trois légumes naturellement riches en sel : le fenouil, la choucroute et la blette. Tous les autres légumes sont autorisés ;
- les fruits sont tous autorisés sauf le melon et les fruits tropicaux ainsi que les fruits séchés salés (cacahuètes, pistaches, olives) ;
- supprimer l'eau du robinet adoucie, la Vittel Hépar et les eaux gazeuses à l'exception du Perrier ; boire surtout de l'Évian, de la Vittel Grande Source, du Contrexéville et de la Volvic. Éviter le vin, le cidre, la bière, les apéritifs et les digestifs.
- supprimer les confiseries et le chocolat.

• *Le régime de l'hypertendu obèse.*

Plus on est gros, plus on a de chances d'être hypertendu. Statistiquement, un obèse sur deux est hypertendu et répond mal, notamment le jeune obèse, au traitement médicamenteux. Chez ces sujets, il suffit souvent d'un simple régime restrictif et d'une perte de poids modérée pour redonner au traitement son efficacité et normaliser les chiffres tensionnels.

• *Le régime de l'hypertendu diabétique.*

L'hypertendu diabétique (habituellement obèse) paye le plus lourd tribut aux maladies des coronaires (infarctus et angine de poitrine). Il vit donc à la fois sous la menace du sel, du sucre et des calories. Son régime en devient d'autant plus restrictif et son observance imparfaite. Il est souvent préférable de cibler la menace principale et d'assouplir les consignes annexes.

Dans ce cas, la priorité est de réduire l'apport énergétique en provenance des sucres rapides (tous aliments ayant le goût sucré) et des matières grasses animales, aussi riches que nuisibles. Compte tenu de l'efficacité des traitements actuels, la restriction salée pourra être assouplie et l'apport en sucres lents (féculents, légumineuses) devra rester suffisamment gratifiant pour permettre à ce régime de s'inscrire dans la durée.

• *Le régime du risque cardiovasculaire.*

L'hypertendu vit en permanence en forçant sur ses artères. Il lui est donc impératif de ne pas les encrasser et les scléroser par des dépôts de cholestérol et de triglycérides.

Un apport régulier de poisson, si possible des mers froides (sardines, maquereaux, thon), et d'huile d'olive, une réduction conséquente de l'apport en graisses animales, une consommation de fruits et de légumes à chaque repas et deux verres de vin par jour, un régime d'allure méditerranéenne au long cours, permettront sans doute à l'hypertendu de vivre mieux et plus longtemps.

Conclusion

Lorsque le sang circule longtemps sous une pression excessive, les artères s'usent beaucoup plus vite et plus spécialement chez l'obèse, qui supporte une charge excessive, chez le diabétique, dont le sang trop sucré est corrosif, et chez le prédisposé au cholestérol, qui en encrasse ses artères. Il convient donc de respecter les neuf règles suivantes :

- éviter le sel ;
- réduire l'excès de poids ;
- limiter les aliments à goût sucré ;
- rechercher le bon cholestérol (végétal) ;
- éviter le mauvais cholestérol (animal) ;
- arrêter impérativement le tabac ;
- boire deux verres de vin par jour ;
- éviter absolument la sédentarité totale ;
- fuir, si possible, les situations de stress.

Neuf règles simples qui peuvent tout simplement permettre, à partir de 50 ans, de vivre deux fois plus longtemps et en meilleur état.

Hypoglycémie

• Le glucose est le carburant de l'organisme. En dehors des repas, la glycémie, qui mesure son taux sanguin, se situe autour de 1 g/l. Lorsque ce taux baisse en deçà de 0,60 g, le cerveau, privé de carburant, est le siège d'une souffrance qui se traduit par une faim impérieuse, des troubles de la vue, des bourdonnements d'oreilles et un malaise très désagréable pouvant aller jusqu'à la syncope.

• Lorsque ces malaises sont sévères, fréquents et profonds, ils sont en général organiques, liés à une maladie du pancréas ou du foie, et imposent des investigations médicales poussées.

• Le plus souvent, ils sont fonctionnels et liés à des erreurs nutritionnelles. Ils intéressent des sujets qui ont un pancréas qui fait trop bien et trop vite son travail. Chez eux, un excès de sucres rapides entraîne une décharge d'insuline brutale qui dépasse son but et abaisse exagérément la glycémie. Le cerveau, privé d'énergie, souffre et déclenche une faim violente d'aliments les plus énergétiques.

Diététique de l'hypoglycémie

• *Administration immédiate de sucre.*

La première mesure d'urgence est de faire ingérer 5 morceaux de sucre dont l'action rapide sera relayée par la prise d'une collation plus équilibrée (50 g de pain beurré + fromage + 1 fruit).

• *Rééquilibrage de l'alimentation générale.*

– Suppression des sucres rapides. L'hypoglycémique trop réactif aux sucres rapides devra, selon l'intensité de ses réactions, exclure ou seulement réduire le sucre, les confitures, le miel, le chocolat, les pâtisseries et, d'une manière générale, les aliments dont l'index glycémique est trop élevé.

– Étalement des repas. Pour satisfaire ses besoins énergétiques, l'hypoglycémique doit privilégier les sucres à absorption lente tels les féculents non raffinés, le pain intégral, les légumineuses (lentilles, haricots). Leur vitesse de pénétration peut encore être réduite par association à des protéines (viandes et poissons) et à des matières grasses d'assaisonnement ou de préparation. L'hypoglycémique veillera aussi à ne jamais « sauter » de repas et à éviter les régimes amaigrissants trop sévères ou trop pauvres en hydrates de carbone.

Enfin, il devra étaler sa consommation de sucres lents en la répartissant sur cinq repas dont 30 % au déjeuner, 30 % au dîner, 20 % au petit-déjeuner et 10 % pour la collation du matin et autant au goûter.

I

Igname

Tubercule cultivé en région tropicale, tout particulièrement en Afrique et en Indonésie, mais que l'on trouve très facilement en Occident.

Composition pour 100 g

Calories 102	Glucides 23 g
Protides 2,1 g	Eau 71 g
Lipides 0,1 g	Fibres 2,4 g

Intérêt nutritionnel

De valeur nutritive comparable à celle de la pomme de terre, l'igname est un peu plus riche en glucides complexes et en calories, mais moins bien pourvue en vitamine C. C'est donc un légume à éviter dans les régimes minceur et à surveiller chez les diabétiques.

Préparation

Comme la pomme de terre, l'igname est souvent consommée bouillie, rôtie et même frite. Les enfants l'apprécient en purée.

Iode

L'iode est un oligoélément indispensable à la synthèse des hormones thyroïdiennes. Il joue un rôle majeur au cours de la croissance ainsi que dans la régulation des dépenses de chauffage et de consommation d'oxygène par l'organisme.

Besoins

Ils varient en fonction de l'âge, du sexe et de l'environnement géographique.

	µg par jour
Enfants de 1 à 3 ans	70
Enfants de 4 à 9 ans	120
Enfants de 10 à 12 ans	140
Adolescents et adultes	150
Femmes enceintes	175
Femmes allaitantes	200 à 500

Sources

L'iode est présent dans de nombreux aliments en quantité minime ou à l'état de traces, mais ceux qui en fournissent le plus sont :

	pour 100 g
Fruits de mer	40 à 300 µg
Poissons de mer	25 à 75 µg
Œufs	30 à 50 µg
Lait et dérivés	30 à 100 µg

Carence

• 800 millions d'individus dans le monde sont exposés à une déficience en iode. Plus de 3 millions seraient affectés de crétinisme, manifestation d'une carence très précoce commençant dès la grossesse et l'allaitement.

• Ces grandes carences ont disparu des pays occidentaux (à l'exception de quelques foyers résiduels en Italie, Espagne et Grèce). Mais des travaux récents suggèrent que certaines catégories d'individus ont des apports insuffisants (enfants, adolescents, femmes enceintes), tout particulièrement dans les régions montagneuses, éloignées de la mer, dont l'eau et le sol sont très pauvres en iode (Alpes, Pyrénées).

• Chez l'adulte :

La carence en iode oblige la thyroïde à compenser en sécrétant davantage. Ce surcroît de travail est responsable de l'hypertrophie de la glande et de la formation d'un goitre qui déforme le cou.

• Chez l'enfant :

La carence est d'autant plus lourde

de conséquences qu'elle est précoce. En cas de carence sévère chez la femme enceinte, le développement général de l'enfant peut être perturbé et entraîner des surdités ou des troubles neuromusculaires. Si cette carence persiste au cours de la petite enfance, elle occasionne généralement un retard intellectuel ou même un crétinisme irréversible.

Prévention

Depuis les années 1950, la législation autorise l'enrichissement en iode du sel de table à raison de 10 à 15 mg/kg, qui doit, réglementairement, porter la mention « sel iodé ». L'utilisation de ce sel, associée à une alimentation variée incluant des produits de la mer, suffit à prévenir les carences dans les régions à risque.

J

Jambon

C'est la partie haute et charnue de la cuisse de porc. Le jambon est un produit de base, l'une des viandes ou des charcuteries les plus consommées en Occident, tout autant par l'enfant, l'adulte ou le vieillard.

De plus, c'est l'un des rares aliments à haute teneur en protéines consommables à toute heure de la journée sans préparation ni cuisson. C'est dire l'intérêt de connaître sa composition, ses variétés et sa valeur nutritionnelle.

Le jambon cuit

• *Préparation :*

Le jambon est salé par injection et trempage en saumure pendant quelques jours pour lui donner du goût et prévenir le botulisme, intoxication redoutable tuant encore de nombreux amateurs de jambons « maison » ou artisanaux.

• *Variétés :*

– Le jambon « au torchon » est cuit dans une toile poreuse. Tous les autres jambons sont cuits dans des moules industriels.

– Le jambon « supérieur » ne peut provenir d'une viande congelée ou traitée aux polyphosphates et prétranchée à la consommation, sinon c'est du jambon « surchoix ».

– Le jambon de Paris est désossé, les jambons d'York et de Prague sont cuits à l'os.

• *Composition pour 100 g*

Calories 169	Eau 49 g
Protides 18 g	Potassium 340 mg
Lipides 9 g	Sodium 1 g
Glucides 20 g	Fer 2,70 mg

Le jambon cuit de qualité supérieure est un aliment de très grand intérêt.

– Ses protéines, d'excellente qualité, sont en tout point comparables à celles du bœuf.

– De plus, c'est une viande peu grasse. C'est, avec le rôti (filet), la partie la plus maigre du porc, dont la teneur en lipides est même inférieure à celle du steak de bœuf.

– Contrairement à l'opinion répandue, les graisses du porc sont moins saturées que celles du bœuf. 60 % d'entre elles sont mono ou polyinsaturées et bénéfiques pour le cœur. Enfin, le jambon cuit contient très peu de cholestérol.

– En revanche, comme la plupart des charcuteries, le jambon est très salé.

• *Intérêt nutritionnel :*

– Le jambon est donc un aliment qui convient à tous les publics, tout autant au jeune enfant sans appétit qu'à l'adolescent amateur de sandwiches, à l'adulte pressé, ou au vieillard aux dents détériorées.

– De plus, le jambon est un aliment peu calorique et rassasiant, parfaitement adapté à tous ceux qui surveillent leur ligne. Il existe aussi des jambons allégés à 2 ou 3 % de matières grasses, utilisables dans les régimes amaigrissants même les plus restrictifs.

– Le jambon, bien que classé avec les charcuteries, convient aussi au sujet à risque cardiovasculaire qui peut le choisir allégé et pratiquement sans cholestérol.

– Sa teneur élevée en sel limite cependant son emploi dans l'hypertension artérielle sévère où seul le jambon sans sel sera autorisé.

Le jambon cru

• *Préparation :*

Refroidi à + 3 °C, il est salé pendant 1 mois pour le jambon de Bayonne, et 2 mois pour le Parme. Puis, après avoir été partiellement dessalé, fumé ou non, selon la tradition, il est mis à sécher pendant moins de 120 jours pour un jambon dit cru, entre 130 et 210 jours pour un jambon sec, et plus de 210 jours, voir 240 jours, pour un jambon de Parme. C'est alors un jambon dit « sec supérieur ».

• *Composition pour 100 g*

Calories 365	Glucides 3,3 g
Protides 15 g	Cholestérol 77 mg
Lipides 30,5 g	Sodium 2 g

• *Intérêt nutritionnel :*

Le jambon cru est un aliment précieux, festif et savoureux mais très calorique, riche en graisse et en cholestérol et très salé, qui n'a, sur le plan nutritionnel, que peu de rapport avec le jambon cuit.

Il est donc déconseillé dans les régimes minceur et à éviter soigneusement par le sujet à risque cardiovasculaire et surtout l'hypertendu.

Le jambon fumé d'Auvergne et des Ardennes est encore plus calorique (380 calories) et plus gras (35 g/ 100 g).

Jarret (▶ Veau)

Le jarret est le morceau qui entoure l'extrémité des quatre pattes du veau.

Viande à chair rosée, très riche en collagène et en tissus conjonctifs, elle nécessite une cuisson longue.

Le jarret est préparé bouilli ou braisé et entre dans la composition des bouillons, du pot-au-feu, de l'ossobuco et de nombreux plats familiaux économiques.

Moyennement calorique et gras, le jarret est une viande riche en acide urique, 115 mg/100 g, déconseillée aux goutteux, riche en fer, 2 à 3 mg/100 g, fort utile aux femmes enceintes ou à règles abondantes, et à bonne teneur en chlore, 70 à 80 mg, qui lui confère des propriétés acidifiantes.

Jeûne

En dehors du jeûne religieux (ramadan musulman, kippour juif et carême catholique) et de la grève de la faim militante ou contestataire, le jeûne a été proposé à des fins médicales et, depuis le XIXe siècle, pour ses vertus amaigrissantes dans le traitement de l'obésité.

Pratique

Le jeûne complet est encore pratiqué, de nos jours, par des forcenés de la minceur, soit à domicile, soit dans de célèbres maisons diététiques du nord de l'Europe.

La méthode est simple et consiste à réduire l'alimentation à des liquides non caloriques (bouillons ou infusions).

Avantages

L'efficacité est extrême et l'amaigrissement massif. Un obèse perd très facilement, en moyenne, 8 kg la première semaine, 10 kg en deux semaines et 22 kg en sept semaines. La faim ne dure que deux jours puis cesse et laisse même la place à une euphorie (ivresse du jeûne) caractérisée par une sensation de lucidité extrême et un intérêt exacerbé pour l'activité intellectuelle, la spiritualité ou le mysticisme. Ces phénomènes sont liés à la combustion des graisses et à la production de corps cétoniques, très puissants coupe-faim et euphorisants psychiques.

Inconvénients

Ils sont majeurs.

• Fonte musculaire : l'absence de protéines alimentaires oblige l'organisme à puiser dans ses propres réserves. De plus, les globules rouges ont un besoin vital de sucre qu'ils savent fabriquer à partir des protéines du muscle. Le résultat est une fonte massive des muscles et de certains organes, fonte qui, à partir de 40 ans, est difficilement réversible. Le cœur n'échappe pas à la fonte musculaire, et son atrophie a pu conduire à des morts subites dramatiques par arrêt cardiaque.

• La conséquence la plus fréquente est une reprise de poids foudroyante et inéluctable entraînant bien souvent dans son sillage une perturbation définitive du système de régulation du poids. En cours de jeûne, l'organisme, sous le choc, réduit si drastiquement ses dépenses énergétiques qu'il en conservera, à jamais, ce pli métabolique, transformant un simple curieux de mode excentrique en un condamné à l'obésité ou à la restriction sévère permanente et définitive.

• Enfin, signalons la fatigue, l'atteinte de l'état général et la baisse des défenses immunitaires responsables d'infections bactériennes ou virales récidivantes.

Jujube

Petit fruit du jujubier à chair jaune ressemblant à une datte fraîche ou à un kumquat et vendu en magasin de fruits exotiques.

Pauvre en minéraux et en vitamines, il est riche en sucre et très calorique, surtout lorsqu'il est consommé séché (314 calories et 74 g de glucides/100 g). Il est donc à exclure des régimes minceur et déconseillé au diabétique.

K

Kaki

Fruit du plaqueminier, un arbre originaire du Japon et très répandu sur le pourtour méditerranéen.

D'une belle couleur rouge vif, son goût et sa consistance évoluent avec la maturité. Lorsqu'il est bien mûr, presque blette, sa chair est très sucrée. On le préfère, en général, un peu plus vert ; il a alors une saveur âpre originale due à sa grande richesse en tanins.

Le kaki est relativement calorique, 65 cal/100 g, et aussi sucré que la cerise, 15 g de glucides/100 g. Il est à éviter dans les régimes minceur et peu conseillé aux diabétiques. Bien mûr, il possède une légère action laxative.

Kasher

L'alimentation du juif religieux est dite « kasher ». Elle est réglée par un ensemble de lois et de prescriptions, « kashrout », qui utilise la valeur symbolique de chaque aliment pour assurer la sécurité nutritionnelle de celui qui le consomme.

• Le premier grand principe de la kashrout est de séparer laitages et viande. Il est fondé sur le refus symbolique de mélanger la viande de l'abattage de la mère et le lait destiné à son petit.

La raison sanitaire est liée à l'infection facile et rapide d'un tel mélange en l'absence d'une stricte chaîne du froid.

• Le deuxième principe fixe les conditions de pureté d'une viande.

- Un animal pur et donc consommable doit être conforme au plan idéal de la création. De plus, il ne doit relever que d'un seul élément (air, terre ou mer).
- Un animal infirme ne peut donc être consommé, car le créateur ne l'a pas conçu ainsi. De plus, une infirmité peut camoufler une maladie contagieuse.
- Les animaux terrestres doivent avoir le sabot fendu et être herbivores. Le porc, omnivore, est impur, de même que le cheval et le lapin, qui n'ont pas le sabot fendu.
- Les animaux aquatiques doivent avoir nageoires et écailles, ce qui exclut coquillages, crustacés, raie, lotte, poulpe, etc.
- Grenouilles et anguilles, qui peuvent vivre à la fois sur l'eau et sur la terre, sont impropres à la consommation.

• Le troisième principe, qui interdit de consommer une viande non vidée de son sang au moment de l'abattage, obéit là encore tout autant à des raisons symboliques (le sang étant le fluide le plus intimement lié à la vie) qu'à des raisons hygiénistes (le sang pouvant soit être contaminé, soit très vite le devenir à température ambiante).

Ketchup

Sauce à base de tomate d'origine anglo-saxonne adoptée par le reste du monde dans le sillage culturel du hamburger et du Coca-Cola.

Sauce aigre-douce, veloutée et d'un rouge soutenu, le ketchup est employé pour colorer et agrémenter la consommation parfois austère de la viande grillée, de l'œuf au plat, du poisson bouilli, voire de légumes vapeur. Malheureusement, il est de plus en plus souvent utilisé avec les frites dont il majore la consommation.

Composition pour 100 g

Concentré de tomates 62 g	Sucre 14 g
	Sel 3 g
Vinaigre 17 g	Farine-épices 4 g

Le ketchup ne contient pratiquement pas de lipides et seulement 0,5 g de protides. C'est, en fait, un mélange de glucides (25 g) dont 11 g de glucides lents issus de la tomate et 14 g de sucre de table surajouté et de sel (3 g).

Intérêt nutritionnel

• Relativement riche (100 cal/100 g), le ketchup est donc à limiter dans les régimes minceur et à exclure des régimes amaigrissants.

• Sa teneur élevée en glucides et surtout en sucre le déconseille au diabétique qui trouvera facilement des ketchups diététiques sans sucre.

• Riche en sel, il est déconseillé dans les régimes sans sel de l'hypertendu, du cardiaque ou des œdémateux.

• Cependant, ne contenant aucun corps gras, il est très utile à tous ceux qui suivent un régime pauvre en graisses et en cholestérol, à condition de n'être ni diabétiques ni hypertendus, ce qui est, hélas, rarement le cas.

Kirsch (▶ Spiritueux)

Le kirsch est une eau-de-vie obtenue en laissant fermenter des cerises ou des merises, puis en les distillant.

On obtient alors une eau-de-vie dont le degré alcoolique varie entre 40 et 50°, et dont l'apport calorique est de 2 800 cal/l.

Il existe aussi une liqueur de cerise obtenue par macération du fruit dans l'alcool, et dont le taux alcoolique est plus faible (30°) et la valeur calorique moindre (1 700 cal/l).

Kiwi

Le kiwi était à l'origine une jolie petite groseille que les Chinois appelaient yang-tao, et qui était cultivée comme plante ornementale pour décorer des treilles. Les Néo-Zélandais sont parvenus, à force de sélections, à lui faire produire de très beaux fruits baptisés actinida ou groseilles de Chine. Plus tard, ayant réussi à l'exporter à grande échelle dans le monde, ils lui donnèrent le nom de l'oiseau emblématique de leur pays : le kiwi.

La France en est aujourd'hui le second producteur mondial (Périgord).

Composition pour 100 g

Calories 51, soit 40 cal pour un kiwi moyen (80 g)	Calcium 38 mg
	Magnésium 24 mg
	Vitamine B_1 0,02 mg
Glucides 10 g	Vitamine B_2 0,05 mg
Eau 84 g	Vitamine E 1,7 mg
Fibres 2,5 g	Vitamine C 250 mg
Potassium 295 mg	

Intérêt nutritionnel

• Le kiwi a conquis l'Occident grâce à son exceptionnelle richesse en vitamine C (250 mg/100 g), bien plus que le citron et l'orange. Mais certaines tables de composition lui en accordent davantage et parfois même 300 mg/100 g, ce qui lui fait devancer le cassis (200 mg) et la goyave (250 mg). Un beau kiwi pris au petit déjeuner couvre tous les besoins en vitamine C de la journée.

• Peu chargé en glucides (10 g/100 g), le kiwi est peu calorique (51 cal/100 g). Un beau kiwi (40 calories) est moins riche qu'un yaourt maigre, c'est donc un fruit idéal pour les régimes minceur.

• Le kiwi est riche en de nombreux

minéraux (potassium, calcium, fer, cuivre, zinc, magnésium) et contient une quantité intéressante de vitamine E, précieux antioxydant de protection cardiovasculaire.

• La saveur acidulée du kiwi est liée à la présence d'acides naturels (2 g/100 g), auxquels on accorde, depuis peu, une action modératrice sur l'appétit.

• Le kiwi, comme de nombreux autres fruits exotiques, est parfois responsable d'allergies. Débutant par une inflammation bénigne des muqueuses, de la bouche et de la gorge, ces allergies s'aggravent à l'usage répété et peuvent même être responsables d'accidents sérieux.

• Les fibres du kiwi sont en général bien supportées, mais, chez les bébés et chez les personnes souffrant de colite ou de diverticulose, il est conseillé de filtrer la pulpe pour éliminer les petits grains irritants.

L

Lactose (Intolérance au)

Tout comme le fructose est le sucre du fruit, le glucose celui du sang, le lactose est celui du lait (5 % du lait de vache et 7 % du lait de femme).

C'est, parmi les sucres simples, celui qui est le plus lentement assimilé, ce qui permet au diabétique d'utiliser les laitages sans contraintes ni limitations, s'ils sont allégés ou écrémés.

L'intolérance au lactose

• Cette intolérance est due au manque d'une enzyme, la lactase, indispensable à la digestion du lactose du lait. Elle se traduit par une digestion difficile, de l'aérophagie et des troubles intestinaux avec ballonnements douloureux.

– Chez l'enfant, ce déficit en lactase peut être acquis assez fréquemment au détour d'une gastroentérite sévère.

– Chez l'adulte, ce déficit est génétique. Il apparaît au moment du sevrage et fait du lait un aliment exclusif du nourrisson. Cette intolérance est très répandue dans les populations noires et jaunes, c'est-à-dire la plus grande partie de l'humanité, et chez les mammifères qui ne produisent de lactase qu'au cours de l'allaitement. Cette répartition géographique semblerait indiquer qu'une mutation récente permet à l'adulte blanc de conserver l'usage de la lactase et de pouvoir ainsi rester un buveur de lait tardif et consommer, sans inconvénient, des laitages tout au long de sa vie.

• Le traitement de cette intolérance consiste à réduire, dans les cas légers, ou supprimer, dans les cas sévères, l'apport de lactose. Il suffit donc d'éviter le lait et ses dérivés qui en sont les seules sources alimentaires.

• Les yaourts, qui possèdent leur propre lactase, et les fromages affinés totalement débarrassés de leur lactose sont, en général, parfaitement tolérés. Chez le nourrisson intolérant, on utilisera des laits de soja ou des hydrolysats de caséine.

Lait

Aliment majeur et universel, le lait, lorsqu'il est choisi demi-écrémé, est le plus complet des aliments qui conviennent à tous les âges. C'est aussi le moins onéreux de tous les fournisseurs de protéines animales.

Composition et valeur nutritionnelle

• Le lait est un aliment très énergétique : un litre de lait fournit environ 650 calories, couvrant les dépenses énergétiques d'un citadin sédentaire.

• *Les protéines du lait :*

Un litre de lait fournit 36 g de protéines de valeur nutritionnelle parfois supérieure à celle de la viande. Sa bonne teneur en lysine, un acide aminé dont les céréales sont dépourvues, facilite les régimes végétariens à la condition toutefois d'éviter l'ébullition du lait qui détruit ce précieux acide aminé. Enfin, les protéines du lait sont trois fois moins coûteuses que celles de la viande.

• *Les lipides :*

Le lait de vache est gras. Au moment de la traite, son taux varie entre 30 et 50 g/l, en fonction de la fréquence des traites et surtout de la saison. La teneur en matières grasses des différents laits est standardisée et réglementée.

Composition comparée pour 100 g

Types de lait	Calories	MG	Calcium	Couleur du capuchon
Lait cru	64	3 à 5 g	118 mg	bande jaune
Lait entier	62	3,4 g	119 mg	rouge
Lait demi-écrémé	45	1,6 g	114 mg	bleu
Lait écrémé	33	0 g	112 mg	vert

Les matières grasses du lait sont, pour l'essentiel, des triglycérides riches en acides gras saturés, indispensables à la formation des structures cérébrales du nourrisson et du jeune enfant, mais superflus pour l'adulte et parfois même dangereux pour le sujet à risque cardiovasculaire.

Les pays d'Europe qui paient le plus lourd tribut à l'infarctus sont ceux où l'on boit le plus de lait (pays scandinaves, Écosse). Les pédiatres conseillent même, aujourd'hui, le lait demi-écrémé dès l'arrêt du biberon.

• *Les glucides :*

Le sucre du lait est essentiellement du lactose dont le pouvoir sucrant est faible (six fois moins que le glucose).

Le lactose stimule le développement d'une flore lactique qui protège l'intestin de germes plus hostiles et, surtout, facilite la digestion du lait. Cette flore s'éteint parfois chez l'enfant sevré qui devient alors intolérant au lait. Cette extinction est génétiquement programmée dans la plupart des populations noires et jaunes, et chez tous les mammifères faisant du lait un aliment exclusif du nouveau-né. Il semblerait qu'une mutation récente soit à l'origine de la tolérance de l'adulte blanc au lactose et lui permette de rester un buveur de lait tardif.

• *L'eau :*

Aliment liquide, le lait a une teneur très élevée en eau (88 %).

• *Sels minéraux :*

Le lait est la meilleure source de calcium, 112 à 119 mg/100 g, et de phosphore, 90 mg, dans un équilibre parfait qui permet une fixation optimale du calcium. Le lait et ses dérivés sont donc indispensables à la croissance et au maintien de la trame osseuse tout au long de la vie et plus spécialement chez la femme ménopausée, sujette à l'ostéoporose.

• *Les vitamines :*

Certaines vitamines dites liposolubles n'existent que dans la matière grasse. C'est le cas des vitamines A et D dont le lait est très riche. Ces deux vitamines sont indispensables à la croissance, la vitamine D ayant une action spécifique sur la fixation du calcium. Il est important de savoir que l'écrémage du lait réduit la teneur de ces deux vitamines, et que le lait et les laitages écrémés en sont totalement dépourvus. C'est la raison pour laquelle les régimes amaigrissants, faisant la part belle aux laitages maigres, peuvent exacerber la tendance à la spasmophilie de certains anxieux chroniques.

Les vitamines du groupe B sont solubles dans l'eau et leur teneur n'est pas modifiée par l'écrémage du lait. Il s'agit essentiellement de la vitamine B_1 et surtout de la vitamine B_2. Cette dernière, lentement détruite par la lumière, est protégée par un conditionnement en pack du lait, compact et paraffiné.

Inconvénients du lait

Ils sont peu nombreux et peuvent être contournés.

• Le principal inconvénient du lait

réside dans sa richesse en matières grasses et en calories, deux atouts de jadis désormais indésirables.

De plus, le lait entier, riche en cholestérol, est déconseillé aux sujets à risque cardiovasculaire et tout spécialement en cas d'hypercholestérolémie. Une simple tasse de lait entier fournit 12 mg de cholestérol, mais l'écrémage réduit en proportion cette teneur. La même tasse de lait demi-écrémé n'en fournit plus que 6 mg et plus du tout si le lait est écrémé.

Pour l'obèse, qui a besoin de protéines et qui redoute la charge calorique des graisses, le lait et tous les laitages écrémés représentent une gamme d'aliments de base désormais indispensables, ayant beaucoup gagné aux récentes améliorations apportées à leur saveur et à leur consistance.

• Le lait est pratiquement dépourvu de fer. Les femmes aux règles abondantes, les femmes enceintes ou allaitantes et les adolescentes présentent fréquemment des déficiences en fer. Or il arrive assez souvent que ces femmes jeunes, pour des raisons de facilité, de mode ou de ligne, remplacent des viandes par des produits laitiers et basculent, ainsi, très vite dans la carence en fer et son principal symptôme, la fatigue, tant physique que psychique.

• Le lait ne contient pas de vitamine C, très vite détruite par son acidité naturelle et la stérilisation.

• Le lait ne contient pas de fibres que le nouveau-né ne supporterait pas et que l'adulte peut aisément trouver dans les végétaux.

• Enfin, le lait est riche en sodium, 60 mg/100 g, et sa consommation doit être limitée dans les régimes sans sel.

• Intolérance au lait :

La véritable intolérance au lait est rare. Il s'agit d'une incapacité génétique à digérer et assimiler le lactose.

Le plus souvent, en Occident, il s'agit simplement d'une difficulté à digérer le lait en quantité importante chez les sujets ayant perdu l'habitude d'en boire et dont l'ingestion occasionnelle peut provoquer des diarrhées.

Enfin, on prétend souvent que le café au lait est indigeste. En effet, la caséine du lait précipite et stagne dans l'estomac en milieu acide. Des mesures comparatives ont montré qu'un café noir traversait l'estomac en 20 minutes, une tasse de lait en 80 minutes, mais que la même tasse de café au lait nécessitait 140 minutes.

Les différents laits

Il existe des laits de nombreux animaux, mais, lorsque l'origine n'est pas précisée, il s'agit de lait de vache.

• *Le lait cru :*

Ce lait de ferme a pratiquement disparu, car il est trop gras (40 g de matières grasses par litre), se conserve mal et se transporte encore moins bien. Quelles que soient sa fraîcheur et son origine, il doit être bouilli avant d'être consommé par un enfant.

• *Le lait pasteurisé :*

C'est un lait de très bonne qualité qui est seulement chauffé (80 °C) et non bouilli. Ce simple chauffage lui conserve un goût proche du lait de ferme et toute sa valeur alimentaire (à l'exception de la vitamine C). Conservé au réfrigérateur, il peut être consommé, en l'état, pendant deux jours. Passé ce délai, il doit être bouilli pendant 4 minutes. Il perd alors son goût et une bonne part de ses vitamines.

• *Le lait stérilisé par procédé UHT :*
Avec l'ultra-haute température, le lait est chauffé à 150 °C pendant 2 secondes et refroidi brutalement, ce qui détruit instantanément tous les micro-organismes. Ainsi traité, le lait UHT se conserve 3 mois à température ambiante sans perdre l'essentiel de son goût et de sa valeur nutritionnelle. Une fois ouvert, il tient 3 jours en réfrigérateur.
• *Les laits concentrés :*
Ce sont des laits partiellement déshydratés (50 %).
- Non sucré, un lait concentré peut être entier, demi-écrémé ou écrémé. Ouvert, il doit être consommé sous 48 heures, conservé au réfrigérateur.
- Sucré, il n'est jamais écrémé. C'est alors un aliment très riche procurant 350 cal/100 g. C'est l'aliment type du sportif en pleine action. Ouvert, il peut être consommé dans la semaine, conservé au froid.
• *Les laits en poudre :*
Il s'agit de laits très faciles à conserver longtemps (1 an) et pratiques d'utilisation. Ouverts, le lait entier et le demi-écrémé rancissent en 8 jours. Le lait écrémé se maintient pendant 2 mois. La déshydratation partielle ou totale ne modifie pas la valeur nutritionnelle du lait.
• *Le lait de femme :*
Outre les anticorps et l'accompagnement émotionnel et sensoriel liés à l'allaitement maternel, il existe d'importantes différences entre le lait de vache et celui de femme qui s'expliquent par les besoins différents du jeune veau et du nourrisson humain.
- Le lait de vache est beaucoup plus riche en protéines, en calcium, en vitamine D et en lipides nécessaires à assurer la croissance rapide et les besoins énergétiques du veau.
- Le lait de femme est, en revanche, plus riche en glucides, en cholestérol, en acide linoléique nécessaires à la maturation du système nerveux central et à la croissance explosive du petit d'homme.

Laitue (▶ Salades)

Salade par excellence, la laitue est le légume-feuille le plus connu et consommé dans le monde. C'est de l'apparence laiteuse de sa sève qu'elle tire son nom.

Variétés

• La laitue pommée ou beurre, au cœur arrondi et aux feuilles lisses ou cloquées, d'un vert de plus en plus soutenu vers la périphérie.
• La batavia à pomme volumineuse et dense et à grandes feuilles croquantes et fragiles.
• La romaine, aux feuilles étroites et croquantes.

Achat

La laitue est une salade fragile qui s'abîme très vite. Sa fraîcheur est attestée par une absence de flétrissures ou de taches à l'extrémité des feuilles. Les laitues se choisissent humides mais non mouillées, car elles pèsent alors plus lourd, coûtent plus cher et surtout pourrissent plus vite.

Composition pour 100 g

Calories 18	Calcium (feuilles) 62 mg
Protides 1,2 g	Fer 0,65 mg
Lipides 0,2 g	Carotène (feuilles) 1 mg
Glucides 2,9 g	Cuivre 18 mg
Eau 94,4 g	Vitamine PP 0,50 mg
Cellulose 0,6 g	Vitamine B_6 0,20 mg

Intérêt nutritionnel

• La laitue n'a pratiquement aucun pouvoir calorique. Elle contient peu de glucides et des traces de lipides. Riche en eau et rafraîchissante, c'est l'aliment de référence du régime de la pléthore, intéressant tout autant le candidat à la minceur que le sujet à risque cardiovasculaire ou le diabétique. Cette modestie calorique est cependant souvent compromise, voire même inversée par un mauvais usage de l'huile d'assaisonnement. Ainsi, dans 100 g de salade de laitue à la vinaigrette, 18 calories seulement proviennent de la laitue et 180 calories des 2 cuillères à soupe d'huile de la sauce.

• La laitue est une source intéressante de carotène, surtout dans la partie verte de ses feuilles, et de vitamine C, deux antioxydants majeurs dont on confirme, chaque jour, le rôle de protection sur des affections aussi préoccupantes que le cancer, les maladies cardiovasculaires et le vieillissement prématuré. Cette protection est renforcée par une teneur appréciable en fibres.

• Enfin, la laitue fournit un appoint non négligeable en calcium, en cuivre (indispensable à la fixation du fer et du calcium) et en vitamine PP.

Préparation

• La cuisson détruit une grande partie des vitamines de la laitue, mais améliore sa digestibilité et sa tolérance intestinale.

• Associée à la classique vinaigrette à l'huile d'olive, la laitue est un des piliers du régime crétois qui assure à ses utilisateurs le plus faible taux de mortalité cardiovasculaire de la planète. Elle participe aussi de l'explication du « paradoxe français » qui intrigue tant les chercheurs américains.

Conservation

La laitue se conserve deux à trois jours en bac à légumes. On peut la conserver huit jours en la lavant, en l'essorant sans casser ses feuilles et en la plaçant dans un récipient hermétique au réfrigérateur.

Langouste

La langouste est un aliment de prestige et de fête à la chair très fine et au prix élevé lorsqu'elle est fraîche.

Achat

• La langouste est plus grosse que le homard mais elle est dépourvue de pinces. Vivante, la fraîcheur d'une langouste se reconnaît à sa couleur qui doit être uniforme et sans taches. De plus, la tête doit être fermement accrochée au corps.

• Sa couleur varie selon son origine : rouge en Bretagne et en Méditerranée (littoral corse) et rose au Portugal. La verte de Mauritanie et la brune de Cuba sont parfois transportées en vivier, mais voyagent plus souvent surgelées, ce qui leur fait perdre, hélas, une partie de leur saveur et de leur consistance. Le respect des règles de décongélation et le soin apporté à sa préparation permettent néanmoins d'obtenir au final un mets de qualité.

Composition pour 100 g

Calories 91	Phosphore 183 mg
Protides 16,9 g	Sodium 200 mg
Lipides 1,9 g	Calcium 29 mg
Glucides 0,5 g	Fer 0,61 mg
Eau 72,5 g	Iode 0,03 mg

Intérêt nutritionnel

• La langouste surgelée et de bonne origine, d'un prix accessible et disponible toute l'année, conserve la même valeur nutritionnelle que la langouste fraîche.

• La langouste est une excellente source de protéines de très bonne qualité : 16,9 g/100 g. De plus, sa chair est maigre et peu calorique (91 cal/100 g) et, s'il est vrai que sa teneur en cholestérol est élevée (208 mg/100 g), celui-ci est presque totalement concentré dans la tête et facile à éviter.

• C'est donc un aliment de choix

pour l'obèse et le diabétique qui, de plus, fournira de la diversité et un air de fête à leur alimentation trop souvent monotone.

• Tous ces atouts sont, hélas, souvent compromis par la richesse des sauces d'accompagnement sans lesquelles cette belle chair blanche et ferme n'est pas consommable. Il existe cependant, aujourd'hui, des mayonnaises de régime et des crèmes allégées qui pallient facilement cet inconvénient.

• Le sujet à risque cardiovasculaire, pour les mêmes raisons, pourra lui aussi tirer profit de cet aliment original, à la condition expresse d'en éviter soigneusement la tête et le jaune d'œuf de la mayonnaise, tous deux très riches en cholestérol. Il pourra avantageusement l'accommoder d'une sauce moutarde à l'huile végétale.

• La langouste, riche en sodium, reste à éviter lors des régimes sans sel.

• Chargée en iode, elle est contre-indiquée aux sujets allergiques aux crustacés et à l'iode.

Langue

La langue, et tout spécialement celle de bœuf, est un abat de consommation courante. Sous la forme de langue écarlate, c'est le seul abat qui se consomme conservé.

Composition pour 100 g

Calories 200	Potassium 250 mg
Protides 17 g	Sodium 90 mg
Lipides 14 g et 10 g pour la pointe	Fer 7 mg
	Cholestérol 140 mg (pointe)
Glucides 0,4 g	
Eau 67 g	Acide urique 165 mg

Intérêt nutritionnel

• La langue a une bonne teneur en protéines, 17 g/100 g, et sa pointe, plus musclée que sa base, ne fournit que 10 % de lipides, ce qui en fait un morceau relativement maigre et permet de l'introduire sans risques dans de nombreux régimes minceur, pour les diversifier.

• Abat le plus pauvre en cholestérol, il convient, avec modération, au sujet à risque cardiovasculaire qui souffre de l'interdit souvent excessif de la charcuterie.

• Enfin, la langue est, hélas, l'abat le plus pauvre en fer.

Lapin

Rongeur domestique, issu du lapin de garenne.

Achat

Viande peu coûteuse, saine et au goût excellent qui permet d'échapper à l'omniprésence et donc à la monotonie du poulet.

Contrairement au poulet, le lapin, mal adapté aux conditions d'élevage intensif, provient surtout d'exploitations artisanales ou semi-industrielles.

Le lapin doit être choisi avec une chair claire et rose. L'adulte de 1,5 kg est plus savoureux que le lapereau. Son râble est large et ses pattes arrière trapues. Le boucher le vend entier ou découpé et, sur demande, peut même le désosser, ce qui améliore sa cuisson et sa consistance.

Préparation

Viande maigre, blanche et musclée, le lapin s'accommode très bien de marinades, de farces ou de moutarde, d'échalotes coupées, de petits lardons, de champignons et de vin blanc (lapin chasseur). On peut aussi le consommer rôti, mais seuls une cuisson courte et l'ajout d'un peu d'eau au fond du plat lui conserveront son moelleux.

Composition pour 100 g

Calories 160 Lipides 6 g
Protides 21 g Glucides 0,1 g

Intérêt nutritionnel

C'est l'un des meilleurs produits d'origine animale. Très maigre (6 % MG maximum), très peu calorique, riche en protéines et rassasiant, pauvre en cholestérol, pauvre en purines, c'est un aliment insuffisamment utilisé qui convient parfaitement aux régimes de la surcharge pondérale comme à ceux du diabétique, du sujet à risque cardiovasculaire, du goutteux et même de l'écologiste qui apprécie ses conditions décentes d'élevage. Son seul inconvénient est d'être pauvre en fer.

Laurier

Arbuste des régions méditerranéennes dont les feuilles sont utilisées comme aromates.

Histoire

Consacré au culte du dieu Apollon, on tressait des couronnes de laurier pour récompenser les vainqueurs.

Les meilleurs étudiants recevaient des *bacca lauri*, des baies de laurier, expression qui donna naissance au mot « baccalauréat ».

Achat

À moins d'être expert, il est préférable de ne pas cueillir soi-même le laurier, car le laurier-rose et le laurier-cerise qui lui ressemblent sont extrêmement toxiques.

On le trouve frais, en rameaux, sur les marchés ou en feuilles séchées dans les grandes surfaces.

Utilisation

• C'est, avec le thym et le persil, l'un des trois éléments du célèbre « bouquet garni » qui parfume les courts-bouillons, marinades et pot-au-feu.

• Le laurier est très souvent associé au poisson et entre dans la composition de nombreuses sauces. On peut le laisser infuser dans le lait de la béchamel et même l'utiliser pour corser le goût de certains desserts comme le flan ou le gâteau de riz.

• *Important :* la puissance aromatique du laurier impose de le cuisiner d'une main légère. Ajouté en excès dans une sauce ou laissé trop longtemps à tremper dans une marinade, le laurier rend les préparations amères. Une feuille fraîche ou une demi-feuille séchée est souvent bien suffisante et demande à être ôtée sitôt la cuisson terminée.

Légumes verts

Sous la dénomination très large de légumes verts, on regroupe tout ce qui, dans une plante potagère, est consommable, aussi bien les feuilles (salade, épinards...), les racines (carottes, radis), les bulbes (oignons, ail), les fleurs (artichauts, choux-fleurs) que le fruit (tomates, courgettes, aubergines, haricots verts...). Un légume, c'est donc la partie comestible d'une plante potagère consommée cuite, en garniture de plat principal, ou crue en salade.

• *Richesse en eau :*

L'eau représente 85 à 90 % du poids total du végétal, si bien que consommer des légumes peut être considéré comme une manière de boire lentement. C'est déjà entrevoir leur rôle possible sur la régulation de l'appétit.

• *Les nutriments :*

Des glucides pour l'essentiel.

– Les lipides contenus dans les légumes verts sont négligeables.

– Les protides ne constituent que 1,5 à 3 % des légumes, à l'exception des pois (6 %). De plus, ces protéines sont de médiocre qualité car incomplètes et ne pouvant suffire à une alimentation humaine.

– Les glucides : la proportion que l'homme sait assimiler ne représente que 2 à 10 % de leur apport. Cette teneur est faible pour les feuilles (laitue : 1,9 %), moyenne pour les légumes-fruits (tomates : 3,2 %, courgettes : 5,1 %), notable pour les racines et les bulbes (oignons : 6,8 %) et maximale pour les racines (carottes : 9 %, salsifis : 12,5 %).

La partie que l'homme ne sait pas assimiler compose ce qu'il est convenu d'appeler les fibres végétales (celluloses, pectines, gommes, lignine, etc.).

• *Les calories :*

La plupart des légumes verts sont peu énergétiques. Leur valeur calorique varie de 10 cal/100 g pour le concombre à 70 cal/100 g pour le salsifis.

TENEUR CALORIQUE POUR 100 G DES DIFFÉRENTS LÉGUMES VERTS :

	Pour 100 g
Concombre	10
Cornichons	13
Endives	15
Tomates	15
Courgettes	17
Épinards	17
Laitue	18
Céleris en feuilles, radis	20
Céleri-rave	20
Poivrons	21
Cresson	21
Blettes	21
Aubergines	22
Chou rouge	24
Fenouil	25
Oseille	25
Asperges, choux verts	25
Potiron	26
Courges	26
Choux-fleurs	28
Brocolis	34
Navets	35
Poireaux	35
Champignons, haricots verts, betteraves rouges cuites	36
Oignons	36
Artichauts	40
Carottes	40
Chou-rave	41
Pissenlits	48
Chou de Bruxelles	51
Germes de soja	53
Cœurs de palmier	54
Persil	55
Petits pois cuits	59
Salsifis	70

• *Les sels minéraux et les oligoéléments :*

– Le calcium :

Les besoins journaliers en calcium varient de 600 mg chez l'adulte à 1 000 mg chez l'enfant et la femme enceinte, et 1 200 à 1 500 mg chez la femme ménopausée. Il faut savoir que les laitages et certaines eaux minérales représentent la meilleure source de calcium, mais, pour ceux qui n'aiment ou ne supportent pas les dérivés du lait, certains légumes peuvent fournir un utile complément.

Les légumes les mieux pourvus en calcium sont : le persil (200 mg), le cresson (157 mg), les épinards (80 mg), l'endive (90 mg), le céleri (60 mg), les poireaux (63 mg) et le chou (40 mg).

Chaque jour, une ration moyenne de 400 g de légumes verts procure près de 200 mg de calcium, soit le tiers des besoins de l'adulte.

– Le fer :

Certains légumes comme les épinards (4 mg/100 g), le persil (3 mg), le cresson (2,5 mg), sont d'intéressants fournisseurs de fer mais, hélas, de médiocre qualité car beaucoup moins bien absorbé que le fer d'origine animale. Il est cependant possible d'augmenter l'absorption de ce fer végétal en l'associant à des aliments d'origine animale. Un plat d'épinards peut ainsi voir doubler son apport en fer s'il est servi en garniture d'une viande, d'une volaille ou d'un poisson.

• *Les vitamines :*

La richesse en vitamines représente l'atout majeur des légumes verts. La vitamine B_9 ou acide folique, indispensable à la femme enceinte, provient en grande partie de certains légumes comme la salade ou les épinards.

De même, la courgette recèle de la vitamine B_1 et le pois de la vitamine B_2. Mais c'est surtout la vitamine C et la vitamine A qui sont à la fois les mieux représentées et les plus précieuses.

– Le bêta-carotène.

C'est le précurseur de la vitamine A. Il a, sur elle, l'avantage de ne pas être stocké et de limiter le risque de surdosage rencontré au cours d'automédications désordonnées.

Les besoins en carotène sont estimés à 3,6 mg pour l'homme et 2,9 mg pour la femme. Les aliments qui en sont les plus riches sont la carotte, dont 100 g procurent 11,5 mg, le pissenlit, 8,2 mg, le persil, 7 mg, le chou frisé, 4,7 mg, les épinards, 4 mg.

– La vitamine C.

La vitamine C a la réputation, justifiée, d'être le meilleur atout des fruits, mais certains légumes en sont, au moins, aussi riches. Les besoins quotidiens vont de 60 mg pour l'adulte à 100 mg pour la femme enceinte et bien davantage pour le fumeur. Le persil en fournit 200 mg/100 g, le poivron, 126 mg, le brocoli, 75 mg, le cresson, 70 mg, le chou vert et les épinards, 50 mg.

On connaît depuis longtemps l'action de la vitamine A sur la vision de nuit et le bronzage, et celle de la vitamine C sur l'immunité et la résistance à la fatigue. Mais, depuis peu, on reconnaît à ces deux vitamines une action autrement plus intéressante : l'action antioxydante. Cette action de protection s'exerce sur un certain nombre de molécules toxiques, les radicaux libres, tenues pour responsables du vieillissement prématuré de l'organisme, notamment du cristallin (cataracte), de la peau, des articulations, et aussi impliquées dans le développement des maladies cardiovasculaires et de nombreux cancers.

Il est, aujourd'hui, prouvé que le carotène et la vitamine C s'opposant à la production de ces molécules jouent un rôle majeur dans la prévention des maladies cardiovasculaires et de nombreux cancers, expliquant ainsi, à la fois, l'efficacité du régime crétois et le paradoxe français, deux modes d'alimentation hautement protecteurs qui font la part belle aux légumes et aux fruits.

Important : le persil, qui contient 7 mg de bêta-carotène et 200 mg de vitamine C pour 100 g, est le légume le mieux pourvu en ce couple protecteur. 50 g de persil suffisent à couvrir les besoins en ces deux vitamines. C'est une raison pour tenter de l'incorporer, le plus souvent possible, à toutes les sauces et préparations.

• *Les fibres :*

On a longtemps tenu les fibres végétales pour un résidu alimentaire mineur car non assimilable. Depuis Bruit (1974), on sait que le raffinage des aliments et la réduction progressive de leur teneur en fibres sont impliqués dans la plupart des affections charriées par la civilisation.

Proposées, au départ, comme de simples facilitateurs du transit intestinal, les fibres ont prouvé leur action de protection sur le risque cardiovasculaire et le diabète par réduction de l'absorption du cholestérol et l'étalement de la pénétration des sucres rapides dans le sang. On découvre aussi, aujourd'hui, qu'à dose suffisante, les fibres solubles (pectines), par leur capacité à réduire l'appétit et à freiner le passage des calories dans le sang, pourraient faciliter l'amaigrissement. Enfin, il est désormais établi que la consommation régulière de fibres protège du cancer du côlon. Les légumes verts sont, avec les céréales, les légumineuses et les fruits, les réserves naturelles de fibres.

Les légumes qui en contiennent le plus sont :

	Pour 100 g
Petits pois	6,1 g
Céleri-rave	4,8 g
Chou rouge	3,5 g
Carottes	3,4 g
Chou de Bruxelles	3 à 3,5 g
Épinards	3 g
Aubergines	2,5 g
Champignons	2,5 g
Endives	2,5 g
Haricots verts	2 g
Artichaut	2 g
Céleri, chou-fleur	2 g
Tomates, laitue	1,5 g
Courgettes	1,1 g

Quels que soient les bienfaits des fibres, l'abus de crudités pour le plaisir de la croque, ou dans le cadre des régimes minceur, peut provoquer une irritation intestinale, des ballonnements et réveiller parfois des colites chez des sujets sensibles. Dans ce cas, il est conseillé d'éviter les légumes aux fibres trop dures ou trop concentrées et de consommer tous les autres bien cuits.

Lentilles

Graines de légumineuses, consommées séchées, les lentilles sont connues et utilisées depuis le néolithique. Depuis la dernière guerre, les légumes secs ont progressivement perdu la place prioritaire qu'ils occupaient dans l'alimentation. Il y a à peine 50 ans, les Européens consommaient cinq fois plus de lentilles, par an, qu'aujourd'hui.

Composition pour 100 g de lentilles sèches

Calories 336	Fibres 3,7 g
Protides 24 g	Fer 7 mg
Lipides 1,7 g	Phosphore 400 mg
Glucides 56 g	Calcium 60 mg
Eau 11,6 g	

Intérêt nutritionnel

• La découverte de l'index glycémique des glucides, qui mesure la vitesse de pénétration des sucres dans le sang, a remis en faveur les légumineuses et tout particulièrement les lentilles, féculents composés des sucres les plus lents. Cette progressivité de pénétration intéresse tout particulièrement le diabétique si longtemps et inutilement privé de ces aliments, trop souvent au profit des viandes et des corps gras autrement plus toxiques pour lui.

• Les lentilles sont très riches en protéines, ce qui en fait un aliment très recherché et très utilisé par les végétariens. Ces protéines sont toutefois incomplètes et manquent d'un acide aminé essentiel, la méthionine. Ce déficit est facilement comblé par les protéines des céréales qui en sont abondamment pourvues.

Le calcul de la teneur en protéines des lentilles impose de savoir que, si les lentilles sèches contiennent effectivement 24 % de protéines, cette teneur tombe à 10 % après cuisson dans l'eau et réhydratation.

• Les lentilles, réputées très nourrissantes, ont été longtemps bannies de tous les régimes minceur, origine de leur disgrâce. Cependant, une portion de 100 g de lentilles cuites procure 160 calories, mais leur assimilation lente et leur pouvoir rassasiant réduisent le besoin ultérieur de sucre et combattent efficacement les envies de grignoter en dehors des repas.

Associées à une tranche de jambon, elles constituent un vrai repas bien équilibré et peu calorique. Leur temps de cuisson et de préparation trop contraignant pour la femme moderne a certainement contribué à leur désaffection. Aujourd'hui, il existe des conserves de lentilles cuites, sans matières grasses, à réchauffer au micro-ondes, faciles à accommoder avec, par exemple, un coulis de tomates, d'oignons et d'herbes, le tout pouvant servir de garniture à une viande ou à une volaille.

• Les lentilles sont riches en phosphore, en calcium, en fer, en vitamines du groupe B et PP, et en zinc. C'est un aliment de choix pour l'enfant en croissance et la femme enceinte.

• On accuse souvent, à tort, les lentilles de produire des flatulences. On confond ainsi lentilles et haricots. Seuls quelques intestins sensibles aux fibres, et sujets aux fermentations, pourront s'en trouver incommodés. Pour parer à cet inconvénient, il suffit de prétremper les lentilles, de les cuire longuement à l'eau non calcaire et surtout de les mastiquer suffisamment, ou, mieux encore, de les consommer préparées en purée pour broyer leur enveloppe fibreuse.

Leurres olfactifs

Concept récent utilisant l'odorat et les sensations olfactives pour combattre deux manifestations de la dépendance de bouche : l'envie de grignoter et l'envie de fumer.

De nombreuses populations du Bassin méditerranéen et d'Orient ont coutume d'utiliser des mélanges d'odeurs à forte charge sensorielle et émotionnelle pour aider les gros mangeurs, les femmes enceintes et les enfants à maîtriser leur faim lors de grands jeûnes religieux.

Fréquemment, un objet odorant est ainsi confectionné en plantant des clous de girofle dans un coing. La sève acidulée sucrée du coing humecte la tête du clou séché et exalte son odeur dense et chaude. L'objet obtenu, utilisé à longueur de journée, permet au jeûneur de tromper sa faim en se nourrissant d'odeurs.

Les fumeurs supportent la privation de tabac en utilisant d'autres arômes. Dans une tabatière à trous, le clou de girofle est mêlé à de la poudre de tabac dans laquelle sont écrasés de gros grains de café arabe. L'observation de ces deux coutumes a été le point de départ de recherches ayant abouti à la création du concept des « leurres olfactifs », utilisant pour la première fois l'odeur et l'olfaction pour réduire le besoin de grignoter et de fumer.

Des études françaises et américaines ont montré que les grignoteurs compulsifs, se nourrissant fréquemment, sans faim et en dehors des repas, trouvent dans ces leurres de puissantes odeurs de substitution émanant d'un objet de poche agréable à manipuler et relaxant, qui faciliterait la maîtrise de leurs envies de grignoter.

Lieu

Poisson d'eau de mer à chair maigre.

Achat

Le lieu est un poisson de grande taille, le plus souvent vendu en filets. Contenant peu d'arêtes, et de goût neutre, il convient bien aux enfants. Son prix abordable rivalise avec celui de l'escalope de dinde.

Il existe un lieu noir de consommation courante et un lieu pailleté de jaune dont la chair est plus savoureuse et fine.

Pour s'assurer de la qualité de ses filets, la chair doit être bien luisante et le côté dépecé, ferme et bien lisse.

Composition pour 100 g

Calories 100	Glucides 0,1 g
Protides 18 g	Eau 78 g
Lipides 2 g	Sodium 75 mg
Phosphore 250 mg	Potassium 350 mg
Magnésium 30 mg	

Intérêt nutritionnel

• Le lieu est un bon fournisseur de protéines, à peu près autant que la viande. Une portion de 150 g apporte le tiers des besoins journaliers d'un enfant et plus du quart de ceux de l'adolescent.

• Comme tous les poissons maigres, il est parfaitement adapté aux régimes de l'obèse et du diabétique, mais plus particulièrement à celui du sujet à risque cardiovasculaire qui tire avantage de l'effet protecteur de ses acides gras poly-insaturés essentiels.

– De plus, le lieu renferme une bonne quantité de potassium, 350 mg/100 g, de phosphore, 250 mg, et de magnésium, 30 mg. Sans oublier sa très bonne teneur en vitamines B_1 et PP, indispensables au bon fonctionnement du système nerveux et à l'approvisionnement en énergie.

• Enfin, la chair du lieu se digère très facilement et convient particulièrement aux personnes âgées aux dents abîmées et à l'estomac sensible.

Préparation

Le lieu noir est l'un des poissons les plus simples à préparer. Sa chair feuilletée se désagrège facilement et s'accommode bien d'une cuisson poêlée, meunière ou panée. Ainsi enfermée dans une croûte, sa chair reste compacte. Il se déguste tout aussi bien froid, en salade estivale.

Lièvre

Cousin du lapin domestique, le lièvre est un gibier à poil, consommable frais pendant la période de la chasse ou congelé le reste de l'année.

Sa chair, de couleur sombre et particulièrement tendre chez le levraut jusqu'à 3 mois, gagne à être consommée rôtie. Elle reste tendre jusqu'à la fin de la première année. Un beau lièvre de plus d'un an pèse entre 2 et 4 kg. Sa chair, riche en tissus conjonctifs, est beaucoup plus ferme et doit être préalablement attendrie par une marinade.

Composition pour 100 g

Calories 99	Glucides 0,2 g
Protides 22,3 g	Eau 73 g
Lipides 0,9 g	

Intérêt nutritionnel

La viande de lièvre est aussi maigre que la chair des poissons maigres (0,9 g de lipides).

De plus, c'est une viande très riche en protéines (22,3 g/100 g).

Pour ces deux raisons, le lièvre, surtout rôti, est particulièrement indiqué dans les régimes amaigrissants où il apaise l'appétit, et chez les sujets à risque cardiovasculaire qui redoutent la graisse animale. Enfin, c'est une viande originale et fine, source de variétés et de plaisirs.

Cependant, comme tous les gibiers, il est à consommer avec précaution chez le goutteux et les sujets dont la digestion est difficile.

Préparation

Jeune, le lièvre gagne à être cuisiné rôti ou sauté et coupé en salmis.

Plus vieux, il nécessite des préparations traditionnelles riches en graisses comme le civet.

Comme pour tous les gibiers tués par plomb, il est préférable d'éviter l'utilisation du micro-ondes.

Limande

C'est un poisson de mer maigre, de forme losangique et dont la peau brune est émaillée de taches jaune-orange.

Elle ressemble à la sole, et plus encore à la limande-sole dont la forme est plus arrondie, la couleur plus sombre et le goût plus fin, mais dont le prix est plus élevé.

Composition pour 100 g

Calories 75	Eau 82 g
Protides 15 g	Sodium 150 mg
Lipides 1,7 g	Fer 0,9 mg
Glucides 0,1 g	

Intérêt nutritionnel

• Poisson maigre, peu calorique et riche en protéines, la limande convient très bien aux candidats à la minceur et aux sujets à risque cardiovasculaire.

• De plus, riche en calcium, tendre sous la dent, facile à digérer, pauvre en arêtes et de coût très abordable, c'est un poisson recommandé aux personnes âgées et tout particulièrement aux femmes plus fréquemment sujettes à l'ostéoporose.

Litchi

Fruit exotique d'hiver, le litchi a été introduit, en Europe, par les restaurants chinois où il était proposé comme une curiosité, conservé en boîte dans son sirop. Aujourd'hui, on le trouve frais sur tous les marchés en provenance de Madagascar et de la Réunion.

Achat

Il doit être ferme sous son écorce rose uniforme qui s'assombrit lentement jusqu'à complète maturité.

Intérêt nutritionnel

• Le litchi est un fruit relativement riche en glucides (16 g/100 g) et en calories : 70 cal/100 g de partie comestible et bien davantage lorsqu'il est conservé en sirop. Il est donc à exclure des régimes minceur et à éviter par le diabétique.

• Le principal intérêt de ce fruit est son apport en vitamine C (30 mg/100 g), en potassium (150 mg), en magnésium (14 mg) et en calcium (25 mg).

Livarot

Fromage au lait de vache à pâte molle, le livarot est l'un des 33 prestigieux fromages français à appellation d'origine contrôlée (AOC). Bien affiné, il est recouvert d'une croûte lavée de couleur orangée légèrement voilée.

• Fidèle à la forme cylindrique, il existe en quatre dimensions : le livarot classique de 12 cm de diamètre sur 5 d'épaisseur, le trois quarts livarot de 10 cm de diamètre, le petit livarot de 9 cm et le quart livarot de 7 cm. Son poids varie de 300 à 500 g. Maintenu corseté dans des bandes de bois de saule (laîches), le livarot est présenté indifféremment nu ou dans sa boîte de bois.

• Le territoire de production du livarot est très restreint et limité au pays d'Auge, à cheval sur les départements du Calvados et de l'Orne.

Histoire

Lié à l'histoire de la Normandie, le livarot existe depuis le Moyen Âge et on le mentionne dans de nombreux textes du XVIIe siècle, notamment le dictionnaire universel de Thomas Corneille.

Au XIXe siècle, fromage le plus consommé de Normandie, il franchit la frontière de la Loire pour entrer dans la cour des plus grands fromages français.

De faible prix, considéré comme particulièrement nutritif et hautement gustatif, il était tenu pour la « viande du pauvre ». À cette époque, 200 producteurs affinaient déjà 4 millions et demi de livarots.

Fabrication

Comme de nombreux fromages de la famille des pâtes molles à croûte lavée (pont-l'évêque, maroilles, munster), le livarot a conservé son mode de fabrication traditionnelle.

Emprésuré, le caillé est morcelé puis broyé. Après décantage, il est mis en moule. Durant l'affinage, il est salé au gros sel et régulièrement lavé puis brossé, ce qui active la fermentation et favorise l'apparition de la couleur orangée et l'aspect humide de sa croûte. Pour lui conserver sa forme cylindrique et l'empêcher de s'étendre, il était jadis ceinturé de saule et aujourd'hui de papier, ce qui lui a valu son surnom de « colonel ».

Composition pour 100 g

Calories 357	Eau 46 g
Protides 25 g	Calcium 714 mg
Lipides 22 g	Sodium 860 mg
Glucides 4 g	Phosphore 296 mg

Intérêt nutritionnel

• Véritable œuvre d'art gustative issue d'une séculaire tradition de terroir et définitivement fixée par son appellation contrôlée, le livarot est un aliment de plaisir et de récompense qui doit rester occasionnel.

• Riche et calorique, le livarot est à éviter dans les régimes minceur. À 357 cal/100 g, il est cependant légèrement moins riche que de nombreuses autres AOC de même réputation (roquefort, 370 cal, cantal, 387 cal, ou bleus, 400 cal).

• Très gras, 45 % de la partie sèche, riche en acides gras saturés et pourvu en cholestérol, le livarot est déconseillé au sujet à risque cardiovasculaire.

• Riche en calcium et en protéines de bonne qualité, il peut être très utile à l'enfant en croissance, à l'adolescent, à la femme enceinte ou allaitante et à la femme ménopausée, tous les cinq de poids normal et non soumis à un régime sans sel.

• Enfin, très salé comme la plupart des fromages affinés, il est à exclure de tous les régimes pauvres en sel, notamment chez l'insuffisant cardiaque ou rénal et l'hypertendu.

Choix et dégustation

• Un livarot se choisit avec une croûte lissée et brillante de couleur brun rouge, une forme bien nette, une pâte fine élastique et sans trous, une odeur soutenue et une saveur relevée mais jamais acide.

• Recommandé en automne et en hiver, il se déguste en fin de repas ou en en-cas. Il s'allie judicieusement à des vins rouges ayant de la charpente et du corps tels les pommards, les côtes-rôties ou les corbières.

Lotte

Poisson de mer à chair maigre appelé aussi baudroie, la lotte vit sur les fonds sableux ou rocheux de l'Atlantique Nord-Est. Immobile et solitaire, elle nage assez mal, ne se déplace que rarement et en s'appuyant sur ses nageoires pectorales.

Elle se camoufle et laisse flotter un filament pêcheur prolongeant son épine dorsale qu'elle utilise comme un leurre. Elle attire ainsi ses proies et les happe de son énorme bouche à dents pointues qui peut ingurgiter des proies aussi grosses qu'elle. La lotte affamée devient cannibale et se nourrit de ses petits congénères.

Achat

La lotte est un poisson sans écailles, de très belle chair blanche et ferme, très appréciée et coûteuse, mais dont l'aspect à l'étal est répugnant. Visqueuse, difforme, il faut éviter de la montrer, entière, à l'enfant qui peut développer une aversion et refuser d'en consommer ultérieurement.

Préparation

• La lotte possède peu d'arêtes. Elle est simplement pourvue d'une colonne vertébrale dont on se débarrasse facilement en libérant ses filets. Les joues sont très appréciées des amateurs mais difficiles à se procurer.

• La lotte nécessite un temps de cuisson optimal au-delà duquel elle devient caoutchouteuse. Sa chair, naturellement pauvre en sodium, est un peu fade et tire profit d'une préparation qui l'agrémente et qui la relève. Le goût acidulé, sucré, d'une sauce à l'orange et au citron lui convient tout particulièrement.

• La lotte peut se préparer au court-bouillon, mais gagne à être cuite tranchée sur poêle, ou en la commandant au poissonnier présentée en rôti ou en gigot et cuite au four.

Composition pour 100 g

Calories 77	Eau 79 g
Protides 18 g	Sodium 40 mg
Lipides 1,03 g	Phosphore 190 mg
Glucides 0,1 g	

Intérêt nutritionnel

• La lotte est un bon fournisseur de protéines (18 g/100 g), à peu près autant que la viande, et une portion de 150 g fournit le tiers des besoins journaliers d'un enfant et le quart de ceux d'un adolescent. Comme tous les poissons maigres, la lotte est un aliment de choix pour l'obèse, le diabétique et le sujet à risque cardiovasculaire.

• Riche en phosphore et pauvre en sodium, la lotte est un des rares poissons tolérés dans les régimes pauvres en sel. Elle est aussi bien pourvue en vitamines du groupe B, et une portion couvre un cinquième des besoins quotidiens.

• La lotte doit toujours être très bien lavée, car son mucus parfois mal toléré peut provoquer des troubles intestinaux.

M

Macaronis

Dans la légende de la fondation de Naples, capitale de la pâte, on prétend que les Grecs furent séduits par une pâte d'orge et d'eau séchée au soleil et préparée en sauce qu'ils appelèrent « makaria », félicité, qui donna ainsi son nom aux macaronis.

Fabrication

Les macaronis ne sont en fait qu'une variété de pâtes d'origine italienne ayant la forme d'un tube creux.

Ils doivent, réglementairement, être fabriqués avec une semoule de blé dur, plus riche en protéines mais plus coûteuse que celle de blé tendre.

Composition pour 100 g

100 g de pâtes sèches donnent 300 g après cuisson dans de l'eau salée.

Calories 355	Sels minéraux 1,5 g
Glucides 71 g	Fer 0,60 à 1,50 mg
Protides 13,5 g	Calcium 22 mg
Lipides 1,7 g	Phosphore 165 mg
Eau 12 g	Magnésium 80 mg

Intérêt nutritionnel

L'intérêt majeur des macaronis comme de toutes les pâtes de blé dur est :

- de procurer une quantité appréciable de protéines de faible valeur biologique, mais de bon pouvoir rassasiant ;
- de fournir des glucides très lents dont l'index glycémique est plus bas que celui du riz, du pain ou de la pomme de terre ;
- d'avoir un temps de vidange gastrique (TVG) très long qui retarde encore l'absorption des nutriments et prolonge le rassasiement.

Index glycémique et TVG sont encore améliorés par une cuisson rapide (al dente) et l'association de lipides et de protides (fromage râpé).

Indications

- Les macaronis, comme la plupart des pâtes, conviennent à tous, car ils permettent de combler facilement et plaisamment les besoins élevés en glucides estimés à 55 % de la ration calorique pour la population générale.
- Ils sont cependant particulièrement recommandés aux sportifs et aux travailleurs de force pour leur offrir des réserves d'énergie à libération progressive, ainsi qu'aux adolescents et aux enfants pour couvrir leurs dépenses en évitant les pannes d'énergie de mi-journée, responsables de baisses de concentration et de rendement intellectuel.
- Enfin, après leur avoir été longtemps interdites, les pâtes sont désormais autorisées et même conseillées au diabétique, ainsi qu'à l'obèse après amaigrissement pour les aider à se stabiliser. Tous deux cependant devront consommer les pâtes avec modération, toujours en association à une portion de protéines (viande, jambon, poisson ou laitage allégé) et en évitant le gras d'accompagnement (beurre et huile) avantageusement remplacé par un coulis de tomates.

Préparation

Les macaronis se prêtent facilement à une cuisine légère. Ils plaisent beaucoup aux enfants, en gratin, avec du lait demi-écrémé et un velouté de fromage râpé, le tout cuit au four. On peut cependant, en multipliant les ajouts, les transformer en aliment gras et indigeste. Ainsi, le musicien Rossini, qui était tout aussi passionné de culture que de débauche alimentaire, préparait lui-même ses macaronis en les infiltrant de foie gras à l'aide d'une seringue en argent, puis en les réchauffant et en y ajoutant les ingrédients classiques : beurre et fromage. Ce faisant, une portion confortable de 200 g de macaronis nature de 235 calories peut très facilement doubler de valeur calorique.

Mâche (▶ Salades)

La mâche est un légume-feuille connu aussi sous le nom de « doucette ». C'est une variété de salades à feuilles très vertes dont il existe une forme à feuilles allongées et une forme à feuilles plus petites, plus épaisses et croquantes.

Composition pour 100 g

Calories 36	Fibres 1,7 g
Protéines 1,8 g	Sodium 4 mg
Lipides 0,3 g	Magnésium 13 mg
Glucides 5,1 g	Vitamine C 50 mg
Eau 90,7 g	Vitamine A 2 000 à 12 000 U.I.

Intérêt nutritionnel

• La mâche est peu calorique et pauvre en glucides. C'est un aliment gai, frais, qui apporte de la couleur et de la variété dans les régimes fastidieux de tous les pléthoriques (obèse, diabétique, sujet à risque cardiovasculaire).

• C'est l'une des salades les plus riches en vitamine C (50 mg), la plus pauvre étant la laitue (8 mg) et la plus riche, le cresson (70 mg).

• Enfin, c'est un des tout premiers fournisseurs de vitamine A et de carotène, antioxydants majeurs de protection de l'organisme (risque cardiovasculaire, cancer et vieillissement prématuré).

Macrobiotique

La macrobiotique regroupe une théorie et des familles végétariennes se réclamant des principes religieux de l'alimentation bouddhique zen adaptée à la civilisation actuelle par le grand maître japonais Oshawa.

Principe théorique

La revendication macrobiotique fait appel à des justifications philosophiques, morales, médicales et religieuses qui conduisent à une ascèse alimentaire progressive opposant les deux grands principes symboliques du zen : le yin et le yang. Pour Oshawa :

– le yang est mâle, il est aussi animal, chaud, salé, acide et amer ;

– à l'inverse, le yin est femelle, végétal, froid, sucré, épicé et aigre.

En pratique

Au départ, une alimentation saine doit être un compromis entre ces deux pôles extrêmes. Le type du yang est le riz associé à l'amer, à la couleur verte, alors que le yin extrême est représenté par le soja, le salé, de couleur noire.

En avançant dans son initiation, l'adepte abandonne progressivement la viande, puis le poisson, l'œuf, le lait, les fruits et les légumes et, à son terme, ne dispose plus que des céréales et des légumineuses dont l'équilibre est assuré par une habile combinaison qui doit plus à la connaissance nutritionnelle qu'à la spéculation philosophique ou symbolique.

En effet, il n'existe pas de protéine végétale complète. Les céréales manquent de lysine, les légumes secs, de méthionine, et le maïs, le pois chiche et le haricot sont

dépourvus de tryptophane. Le végétal, en général, est pauvre en fer biodisponible. Enfin, sans laitage, le calcium est très insuffisant, et son absorption entravée par les grandes quantités de son, mais hautement facilitée par les acides aminés du soja.
Sans ces connaissances complexes mais indispensables, un végétarien, et tout spécialement un adepte de la macrobiotique, parvenu à maturité idéologique et ne se nourrissant que de céréales et de légumineuses, aura de bonnes raisons d'espérer réduire les risques d'apparition d'une maladie cardiovasculaire, d'un cancer ou d'une hypertension, mais, avec une récolte de protéines aussi hasardeuse, il aura bien du mal à survivre jusqu'à l'âge où il pourrait récolter le fruit de ses efforts.

Magnésium

(▶ Spasmophilie)

Le rôle et les fonctions du magnésium dans l'organisme sont essentiels et universellement reconnus. Mais la France est le pays du monde qui lui accorde un intérêt tout particulier, en expliquant par sa carence une constellation de symptômes nerveux et psychiques très répandus et regroupés sous le nom de spasmophilie.

Rôle

Le magnésium participe à de multiples fonctions enzymatiques, mais son rôle majeur est de réguler la transmission de l'influx nerveux dans le système nerveux lui-même et dans tous les organes où il se projette (cœur, tube digestif, etc.).

Sources alimentaires

Les deux meilleurs fournisseurs de magnésium sont le cacao, 410 mg/100 g, et le soja, 310 mg. Suivent les oléagineux avec les amandes, 254 mg, les cacahuètes, 180 mg, et les noix, 130 mg. Puis les féculents : haricots blancs, 170 mg, flocons d'avoine, 130 mg, maïs, 120 mg, lentilles et pain complet, 90 mg. Quelques fruits secs : figues, 90 mg, et dattes sèches, 75 mg. Parmi les légumes, c'est avant tout l'épinard, 58 mg, l'avocat, 33 mg, ainsi que le persil, l'artichaut et la pomme de terre, 26 mg. Le seul fruit qui en contienne notablement est la banane : 32 mg.
Les sujets à tendance spasmophile, qui suivent un régime amaigrissant, ont donc tout intérêt à privilégier le soja sous toutes ses formes, l'épinard, s'ouvrir à l'artichaut et faire appel au persil, en toutes occasions.

Besoins

• Les besoins en magnésium de l'homme adulte et de l'adolescent sont de 300 mg. Ceux de la femme sont de 350 mg et de 450 mg pour la femme enceinte. Ces besoins sont loin d'être toujours couverts.
• On explique la fréquence des carences en magnésium par trois raisons.
– Le stress excessif et répété serait responsable d'une déperdition de magnésium.
– Les régimes amaigrissants sont en général carencés en magnésium, car les aliments qui en sont les plus riches sont aussi les plus caloriques et les premiers supprimés (chocolat, amandes).
De plus, ces régimes préconisent une intensification des boissons et sont parfois corsés de diurétiques et de laxatifs responsables d'une véritable fuite de magnésium urinaire et intestinale.
– De nombreux aliments qui en contiennent (céréales) sont trop souvent appauvris par raffinage industriel.

Symptômes de carence : la spasmophilie

Le déficit en magnésium se fait sentir partout où chemine l'influx nerveux. Ce qui explique l'étonnante diversité de ses symptômes de carence.

• La spasmophilie se développe presque toujours sur un fond d'émotivité, d'anxiété et d'insomnie sur lequel viennent se greffer des manifestations somatiques.

– Les premiers signes identifiables sont de petites contractions musculaires involontaires des paupières ou des lèvres et parfois d'autres territoires moins caractéristiques.

– Les crampes des mollets, des picotements ou fourmillements dans les mains et les jambes, et des engourdissements avec sensation de mains mortes suffisamment intenses pour réveiller la nuit.

– Assez souvent s'associent une sensation angoissante de « boule dans la gorge », une gêne à respirer, une oppression voire une douleur dans la poitrine pouvant simuler une affection cardiaque chez un homme de plus de 50 ans. D'autant que, très fréquemment, sont associées des palpitations angoissantes.

• Les Anglo-Saxons refusent d'accorder au magnésium la paternité de tous ces symptômes. Ils les regroupent sous l'appellation tout aussi floue d'anxiété névrotique, et l'expliquent de manière encore plus tortueuse par une accélération non consciente de la respiration, responsable d'une alcalose sanguine. En cas d'accès sévère, ils préconisent de respirer dans un sac en papier pour augmenter les quantités d'oxyde de carbone inhalé. Ce qui est parfois efficace et permet au moins de tranquilliser ces sujets dont on ne sait pas toujours si l'anxiété est la cause ou la conséquence de leurs symptômes.

• Quoi qu'il en soit, la prise de magnésium en traitement prolongé guérit la plupart de ces manifestations avec une efficacité suffisante pour exclure l'unique explication placebo.

Pour faciliter l'absorption du magnésium, il est conseillé de lui associer de la vitamine B_6 (alterner pendant quelques jours saumon frais, lapin et foie de veau). Dans les cas sévères, il peut être utile d'associer de la vitamine D : soit quelques gouttes du commerce, soit une portion par jour de foie de flétan, pendant 7 jours.

Un danger plus sérieux : l'excès de magnésium

L'accumulation de magnésium est rare et ne survient que si le rein a une fonction d'élimination insuffisante. La mode du magnésium, responsable d'automédication et de prises excessives, peut, chez l'insuffisant rénal, occasionner une fatigue sévère et, plus grave, des troubles cardiaques avec ralentissement du rythme, chute de tension et, dans certains cas, arrêt cardiaque.

Maigreur

Il existe deux types de maigreur. L'une est secondaire à une maladie suffisamment grave et prolongée pour piller les réserves et miner les résistances de l'état général. L'autre est constitutionnelle, associée à une bonne résistance physique.

Les maigreurs constitutionnelles

• *Variétés et symptômes :*

La maigreur essentielle apparaît tôt chez le grand enfant ou l'adolescent et se stabilise à un poids minimum à l'âge adulte. Lorsqu'elle est familiale, elle traduit une incapacité à tirer profit de l'aliment et à stocker le gras. Lorsqu'elle est accidentelle, c'est habituellement une séquelle définitive d'une dénutrition sévère de la petite enfance. La maigreur constitutionnelle est souvent liée à une insuffisance de cellules adipeuses tout comme l'obésité en traduit l'excès.

Le plus souvent, ces maigres se portent très bien, ont une excellente résistance, mangent normalement, voire même plus que la moyenne, et ont une espérance de vie accrue.

Cependant, la maigreur extrême, signal évocateur de morbidité, est plus « mal vécue » que l'obésité. Chez l'homme, elle réduit la masse musculaire et la présence physique, témoin symbolique de la virilité, et chez la femme elle assèche totalement le modelé adipeux (seins, hanches, genoux, visage), déclencheur morphologique du sex-appeal et témoin de la féminité.

• *Le traitement :*

– LE RÉGIME DE CHARGE

Faire grossir un maigre est bien plus difficile que de faire maigrir un obèse et, plus encore, de stabiliser cette prise de poids. De plus, lorsqu'on y parvient, on a créé un engraissement, mal réparti et inesthétique, qui vient boursoufler l'abdomen de l'homme et la culotte de cheval de la femme. Cependant, si la demande est instante et met en jeu l'équilibre psychoaffectif du maigre, le régime à instituer comprend :

– Une sélection d'aliments riches, ceux que l'on a coutume d'interdire à l'obèse, sachant que ces aliments, aussi riches soient-ils, ne seront acceptés par le maigre et assimilés par son organisme qu'en association à un traitement médicamenteux spécifique.

– La priorité sera donnée aux fruits secs (raisins, abricots) et surtout aux oléagineux (cacahuètes, noix de cajou), au pain blanc, au beurre et à l'huile, au lait demi-écrémé et aux fromages affinés, en insistant sur la nécessité de grignoter à longueur de journée.

– LE TRAITEMENT MÉDICAMENTEUX

Il associe certains antihistaminiques ayant une action marquée sur l'appétit, des neuroleptiques légers et des mélanges de vitamines. Dans les cas extrêmement rebelles, l'insuline, en cures discontinues, est le recours ultime. Il s'agit donc de traitements lourds, aux effets secondaires notables, et dont l'effet cesse à l'interruption. De plus, quelle que soit la stratégie choisie, la prise de poids n'excède pratiquement jamais 5 kg et son maintien exigerait, ce qui est irréaliste, la prolongation indéfinie du traitement et du régime hypocalorique.

Les maigreurs maladives

Il s'agit, ici, d'une perte de poids secondaire à une cause identifiable et qui s'effectue aux dépens de tout l'organisme, principalement de la masse grasse, mais aussi de la masse musculaire et même des organes nobles.

• *Origine :*

– Elle peut être d'ordre psychique (anorexie mentale) et liée à un refus pathologique de se nourrir qui s'apparente à un refus de vivre.

– Elle peut être liée à certaines maladies graves, chroniques, pour lesquelles le pronostic vital est souvent menacé.

• *Maladies amaigrissantes :*

– La maigreur du cancéreux : la perte d'appétit, la fatigue, l'anxiété, voire la dépression, l'agressivité des traitements chimiothérapiques se conjuguent pour piller les réserves et interdire leur restauration.

Une recharge en vitamines, les antidépresseurs, les oligoéléments et une sélection d'aliments pour lesquels ils gardent encore quelque appétit (œufs, laitages, boissons sucrées pétillantes, biscuits) améliorent souvent l'état général et permettent au traitement d'opérer sur un corps qui résiste.

– La maigreur liée au sida : elle est due à la perte d'appétit, à la fréquence des infections, à la diarrhée chronique et à la multiplicité des traitements lourds. Chez le sidéen, les aliments doivent tous être de première qualité, bien cuits, frais, pour éviter toute infection alimentaire surajoutée.

– La maigreur des hyperthyroïdies, de certains diabètes ou de maladies chroniques intestinales reflète l'intensité de l'affection en cause dont le traitement étiologique est souvent si efficace qu'il peut induire des obésités secondaires.

Maïs

Si l'Europe est la terre d'élection du blé, et l'Asie celle du riz, le maïs est la céréale américaine, tant par son origine que par l'importance de sa production et de sa consommation.

Histoire

Dans la mythologie aztèque, lors de la création du monde, le soleil explosa et offrit aux hommes une pluie d'éclats d'or qui, en touchant la terre, devinrent des grains de maïs.

C'est Christophe Colomb qui découvrit le maïs à Cuba. Les Espagnols n'en voulant pas, ce furent les Turcs et les Vénitiens qui en bénéficièrent et le disséminèrent en Europe. Il fut adopté plus tardivement en France, d'abord pour nourrir les animaux (volailles de Bresse), puis l'homme, dès le XVIIIe siècle dans le Sud-Ouest. Depuis, le maïs a multiplié ses champs d'usage et se consomme en épis, en grains, en farine (maïzena), en semoule (polenta), en huile et, depuis peu, maïs de manière explosive, sous forme de corn-flakes du petit déjeuner de l'enfant et de l'adolescent.

L'Europe est aujourd'hui le troisième producteur mondial après les États-Unis et la Chine.

Composition pour 100 g

• Grains séchés : c'est sa forme céréale.

Calories 350	Fibres 2,2 g
Protides 9,5 g	Sodium 1 mg
Lipides 4,4 g	Potassium 340 mg
Glucides 69 g	Magnésium 120 mg
Eau 13,5 g	Fer 3 mg

• Grains frais ou en conserve : c'est sa forme légume. Il ne fournit alors que 90 cal/100 g, 3 g de protides, 1 g de lipides, 20 g de glucides et 75 g d'eau.

Intérêt nutritionnel

• Le maïs est avant tout un fournisseur de glucides dont l'index glycémique élevé témoigne d'une pénétration rapide dans le sang et d'une sécrétion proportionnelle d'insuline favorable à l'engraissement. Mais, de toutes les présentations du maïs, ce sont les corn-flakes qui possèdent l'index le plus élevé, rivalisant avec le miel, carburant instantané. Cette facilité de pénétration est induite par les divers traitements physiques et mécaniques de raffinage qui pulvérisent le grain en paillettes, ainsi que par le mode de cuisson (laminage sur cylindre). De plus, la plupart des corn-flakes consommés par l'enfant sont fortement sucrés.

Aliments croquants, de consommation ludique, automatique et difficilement évaluable, les corn-flakes sont accusés par de nombreux nutritionnistes d'avoir été à l'origine de l'obésité des enfants puis des adultes américains et, par transfert culturel, de l'augmentation inquiétante de l'obésité infantile en Europe.

En revanche, le maïs frais ou en conserve, arrimé aux fibres d'une salade, aux protéines d'œuf et aux lipides d'une huile de vinaigrette, voit son index glycémique se réduire de moitié.

En conséquence, il convient d'être particulièrement attentif à la consommation de corn-flakes de l'enfant en privilégiant les présentations non sucrées, en veillant à ce qu'ils ne soient pas picorés isolément mais incorporés à du lait, lui-même demi-écrémé.

L'enfant et l'adulte obèses devront supprimer totalement les corn-flakes et réduire notablement la consommation du maïs en grains.

Chez le diabétique, si le maïs en grains en salade reste autorisé, il n'en va pas de même des corn-flakes qui devront être rigoureusement exclus.

• Le maïs, comme toutes les céréales, est un bon fournisseur de protéines (9,5 g/100 g) mais, hélas, de faible valeur biologique car incomplètes et dépourvues de lysine et de tryptophane, deux acides aminés indispensables. Les végétaliens radicaux, qui refusent jusqu'aux laitages, parviennent à assurer leur recette protéique en complémentant le maïs par des légumineuses (lentilles, haricots), très riches en lysine.

Dépourvu de gluten, une protéine dont est richement doté le blé, le maïs, utilisé seul, n'est pas panifiable et doit être associé à du blé. On trouve encore au Portugal du pain fait avec un mélange à parts égales de maïs et de blé.

• Le maïs est trois fois plus riche en lipides que le blé, près de 4,4 g/100 g. Ses graisses, bien localisées et concentrées dans le germe, sont pour l'essentiel composées d'acides gras non saturés. Le germe qui les concentre est recueilli et pressé pour donner l'huile de maïs. Cette huile, de consommation courante, est recommandée aux sujets à risque cardiovasculaire. Elle est à réserver à l'assaisonnement et aux cuissons ne dépassant pas 180 °C, température au-delà de laquelle ses précieux acides gras poly-insaturés risquent de se dégrader.

• Le maïs est la seule céréale à fournir du carotène ou provitamine A, responsable de sa belle coloration jaune orangé et dont on connaît aujourd'hui le rôle antioxydant majeur aux multiples fonctions de protection (cœur, cancer, vieillissement).

• Enfin, le maïs contient une antivitamine PP qui peut, dans une alimentation très déséquilibrée et très riche en maïs, être responsable de la pellagre, maladie cutanée exceptionnelle en Occident mais encore endémique dans certaines régions pauvres d'Amérique centrale.

Usages alimentaires

• Le maïs frais en épis se consomme grillé ou bouilli, légèrement beurré et salé. Il existe des maïs miniatures pouvant agrémenter des salades ou un plat cuisiné.

• Le maïs en grains précuit, en boîte ou surgelé, est un maïs plus doux et donc plus riche en sucres rapides. Facile à préparer, il colore et complète les salades composées, ou constitue la garniture d'un plat de protéines (viande, poisson ou volaille). Les enfants, qui mangent très vite, avalent parfois ces beaux grains sans même les croquer. L'enveloppe du grain est si résistante qu'il est fréquent de les retrouver intacts et non digérés dans leurs selles.

• La farine. C'est de l'amidon pur extrait du cœur de l'amande. C'est la célèbre maïzena. Son pouvoir gélifiant et gonflant, ainsi que sa légèreté, la rendent très utile pour préparer sauces et entremets. Une bonne cuisinière peut épaissir en un tour de main une sauce trop légère et ratée avec une cuillère de maïzena délayée à chaud.

• Les semoules. Elles sont préparées à partir de l'amande dure concassée en gros grains.

– En Bresse, les enfants en raffolent sous forme de gaudes, et, dans le Sud-Ouest, sous forme de milliasses, des gâteaux originaux de terroir.

– Mais la semoule sert surtout à la confection de la polenta, spécialité savoyarde et italienne que l'on retrouve aussi en Roumanie. Facile à préparer, elle se cuit dans de l'eau bouillante jusqu'à agrégation puis se sert en tranches avec beurre ou sauce tomate et fromage râpé. À proposer aux enfants ou aux adolescents, parfois lassés des pâtes.

• Le pop-corn. C'est une friandise d'enfant obtenue par éclatement des grains qui gonflent en augmentant de 30 fois leur volume. Naturellement gras car confectionné avec le grain entier, le pop-corn est aussi sucré, ce qui en fait une confiserie amusante mais hautement énergétique et qui, collant aux dents, impose un brossage soigneux.

• Les corn-flakes. Ce sont des grains de semoule de maïs laminés à chaud sur cylindre puis salés, sucrés et maltés.

• L'huile de maïs est obtenue à partir du germe qui concentre tous les lipides. Sa richesse en acide oléique (55 %) en fait une huile de sécurité, très appréciée et largement utilisée aux USA, où le cholestérol est considéré comme l'ennemi nutritionnel numéro 1.

Mangoustan

Le mangoustan est un fruit exotique importé de Thaïlande ou de Ceylan. De la taille d'un gros abricot, il est contenu dans une coque très ferme de couleur violet sombre. À pleine maturité, cette coque s'assouplit. Il est temps de le déguster, car sa durée de consommation est limitée. On le coupe alors en deux, et l'on découvre une magnifique pulpe parsemée de perles de nacre très sucrée et qui se consomme à la petite cuillère.

Intérêt nutritionnel

Le mangoustan est un fruit très sucré (16 g/100 g), très énergétique (70 cal/100 g), riche en magnésium (31 mg) et en calcium (29 mg) mais pauvre en vitamine C (6 mg). En dehors du plaisir des yeux et de la découverte, il n'est pas à conseiller aux pléthoriques (diabétiques et obèses).

Mangue

Fruit tropical par excellence, originaire des forêts de l'Inde où l'on peut encore le trouver à l'état sauvage. Les hindous vénèrent ce fruit, car c'est à l'ombre de manguiers que le Bouddha se recueillait pour recevoir son inspiration. En témoignage de fidélité, les hindous cueillent la mangue encore verte, la coupent en tranches, la font sécher au soleil et la réduisent en une poudre acidulée, « amchoor », qu'ils utilisent dans leur cuisine quotidienne pour exalter et colorer la saveur de leurs plats.

Achat

• Les mangues proviennent d'Afrique et d'Amérique centrale et du Sud, ce qui les rend disponibles toute l'année. Les mangues africaines sont en général un peu plus riches en glucides et semblent donc plus sucrées que les américaines.

• À l'achat, une mangue doit être mûre pour développer toutes ses qualités nutritionnelles. La pulpe sous la peau doit être souple (sans être molle) et dégager un parfum dense. La couleur n'est pas un bon critère, car l'amélie et la tommy atkins restent vertes à maturité.

• Une mangue insuffisamment mûre mûrit en quelques jours à température ambiante. Elle peut alors être conservée au réfrigérateur pendant deux jours supplémentaires.

Composition pour 100 g

Calories 60	Potassium 150 mg
Glucides 14,3 g	Fer 1,2 mg
Protides 0,6 g	Carotène 3 mg
Lipides 0,1 g	Vitamine C 44 mg
Eau 83 g	Vitamine E 0,8 mg
Fibres 1,9 g	

Intérêt nutritionnel

La mangue est probablement le végétal qui possède la meilleure combinaison des quatre principales substances dites de sécurité (antioxydants et fibres), dont le rôle de protection est aujourd'hui reconnu sur des affections aussi préoccupantes que les maladies cardiovasculaires, le cancer ou le vieillissement prématuré.

• Carotène ou provitamine A : c'est le fruit qui en est le mieux pourvu (dépassant le melon et l'abricot, nos meilleurs fournisseurs métropolitains). Une mangue moyenne fournit à elle seule la totalité de l'apport quotidien recommandé. Le taux de carotène augmente avec la coloration rouge foncé du fruit et avec son degré de maturité.

• Vitamine C : la mangue (44 mg/100 g), est presque aussi bien pourvue que l'orange qui est, en France, le fruit de référence. De plus, son action est démultipliée par la présence de vitamine PP.

• Vitamine E : la mangue en contient 2 à 8 fois plus que la plupart des autres fruits frais.

• Des fibres abondantes et relativement bien tolérées.

• Le fer : la mangue est le fruit qui en possède le plus, 1,2 mg, les autres fruits ne dépassant que rarement 0,4 mg. C'est donc un fruit idéal pour ceux et surtout celles si nombreuses qui en manquent (femmes enceintes, femmes aux règles abondantes et adolescentes).

• Enfin, la mangue est un fruit moyennement calorique (60 cal/100 g), à peine plus que la poire (50 calories) et moins que la cerise (65 calories). 100 g de mangue fournissent sensiblement autant de calories que 100 g de fromage blanc à 0 % de matières grasses. La mangue ne devra donc être écartée d'aucun régime, ni du régime minceur ni de celui du diabétique qui devra seulement éviter de la consommer isolément, mais, comme le veut la tradition, à la fin du repas, pour atténuer la vitesse de pénétration de ses sucres. En revanche, elle sera conseillée, voire même « prescrite », en remplacement des compléments nutritionnels pharmaceutiques à base de vitamine E, de vitamine C et de bêta-carotène, utiles certes, mais fort coûteux et jamais aussi bien assimilés que sous leur forme naturelle.

Ce trio d'antioxydants couplé aux fibres n'a pas encore livré tous ses pouvoirs, mais l'on sait déjà avec certitude qu'il a une action préventive sur le vieillissement prématuré, certains cancers et le risque cardiovasculaire. C'est bien suffisant pour se mettre à l'apprécier et à le faire apprécier par ses proches de tous âges.

Manioc

Le manioc est la racine tubéreuse d'un petit arbre des régions tropicales qui représente la base de l'alimentation de très larges populations d'Afrique occidentale et d'Amérique latine.

En Europe, on utilise un seul de ses dérivés : le tapioca.

Composition pour 100 g (racine fraîche)

Calories 109	Eau 60 g
Glucides 33 g	Calcium 25 mg
Lipides 0,4 g	Fer 0,25 mg
Protides 1,2 g	Vitamine C 27 mg

Utilisation et intérêt nutritionnel

Ce petit arbrisseau est une bénédiction pour certaines populations qui l'exploitent, car tout ce qu'il fournit se consomme.

• Les feuilles se mangent soit en salade, soit, à la manière des épinards, cuites en garniture d'accompagnement.

• Les racines se consomment soit bouillies comme des pommes de terre, soit râpées et cuites au four. On peut même en faire un dessert : le pain de manioc.

• Les produits issus du manioc sont divers :

- la fécule de manioc qui est de l'amidon pur ;
- la semoule, résidu de fabrication du tapioca dont on confectionne une sorte de polenta sucrée ;
- la farine de manioc sert à nourrir le bétail ou en brasserie.

Le tapioca

Le tapioca est de la fécule de manioc brute hydratée puis cuite longtemps, séchée et finalement pulvérisée. Elle a longtemps servi en usage familial et sert encore dans la préparation industrielle des entremets et des potages.

• Composition pour 100 g :

Calories 360	Glucides 86,4 g
Protides 0,6 g	Eau 12,6 g
Lipides 0,2 g	Fer 1 mg

• Intérêt nutritionnel :

Le tapioca est très calorique (360 cal/100 g).

Très riche en sucres à pénétration brutale, il doit être utilisé à la petite cuillère, et inciter obèses et surtout diabétiques à une lecture attentive et méfiante de l'étiquetage de préparations susceptibles d'en contenir. Son principal intérêt réside aujourd'hui dans son pouvoir liant qui améliore la digestibilité des aliments auxquels il est incorporé, ce qui le rend très utile aux dyspeptiques.

Il facilite le suivi des régimes sans gluten, sans résidu et sans fibres, ainsi que des régimes sans sel. Enfin, il agrémente les régimes dits « pâteux », prescrits lors de traitements dentaires interdisant temporairement la mastication.

Maquereau

Poisson gras d'eau de mer, prototype du poisson bleu. De forme effilée, d'une belle couleur gris acier zébrée sur le dos, le maquereau vit en profondeur, isolé du froid par son gras. Très abondant en toutes saisons sur les marchés, c'est, avec la sardine, l'un des poissons les moins coûteux et considéré à tort, malgré sa saveur, son onctuosité et ses qualités nutritionnelles, comme le poisson du pauvre.

Composition pour 100 g

Calories 205	Sodium 140 mg
Protides 18,7 g	Iode 0,01 mg
Lipides 12 g	Vitamine B_1 0,15 mg
Glucides 0,1 g	Vitamine B_6 0,20 mg
Eau 68 g	Vitamine PP 8 mg

Achat

Le maquereau est disponible toute l'année, mais c'est de mai à septembre qu'il est le meilleur, car c'est l'époque où il constitue ses réserves en graisses en se nourrissant de sprat, un petit poisson argenté. Deux mois par an, on trouve de la lisette de très petite taille, 10 à 15 cm, que l'on peut pratiquement manger entière comme les sardines. Le maquereau traditionnel est plus grand (20 à 30 cm).

Intérêt nutritionnel

• Le maquereau est, avec le saumon, l'un des poissons les plus gras, mais, tout compte fait, il est encore moins gras qu'un steak ordinaire. Il n'est donc pas du tout à exclure des régimes minceur, car sa préparation ne nécessite aucun apport de matières grasses, et il présente l'avantage de freiner puissamment l'appétit.

• La principale qualité nutritionnelle du maquereau réside dans sa richesse en acides gras essentiels et poly-insaturés (omégas 3). Pour le sujet à risque cardiovasculaire, une portion de maquereau est un véritable médicament protégeant son cœur en ralentissant son encrassement. Ces mêmes acides gras essentiels sont tout aussi cruciaux pour l'édification accélérée du cerveau en développement et font du maquereau un aliment fortement conseillé aux femmes enceintes et surtout allaitantes.

• Le maquereau, comme les autres poissons bleus (hareng et thon), est une bonne source de fer : 1,2 mg/100 g.

• Poisson bleu, le maquereau est parfois responsable d'allergies, et sa teneur en iode est suffisante pour devoir l'éviter en cas d'intolérance ou d'hypersensibilité, et lors de bilans thyroïdiens.

Préparation

• Poché au court-bouillon est le mode de cuisson qui préserve le mieux son goût délicat et sa valeur nutritionnelle.

• Cuit en papillote sur une garniture aromatique (échalote, oignon).

• Au four, soit au vin blanc, soit sur des rondelles de tomates et d'oignons, ou plus relevé, en mêlant le jus de cuisson à de la moutarde et accompagné d'un riz créole.

• Grillé, accompagné par exemple d'une compote d'oseille, ou au barbecue après avoir jeté un peu de thym et de romarin sur les braises.

Maquereau en conserve

Vers 1885, les Boulonnais eurent l'idée de conserver les filets de maquereau marinés au vin blanc et aux aromates. Cette recette représente la moitié du marché de la conserve, la façon moutarde vient en second (30 %). La conservation en boîte maintient la quasi-totalité de ses qualités nutritionnelles.

Maracuja
(ou Fruit de la passion, ou Barbadine)

Fruit exotique de petite taille dont on ne consomme que la pulpe et les graines. Sa référence à la « passion » lui vient des missionnaires espagnols à qui ses fleurs firent penser à la couronne d'épines et de clous de la crucifixion.

Variétés

- Il existe deux variétés de ce fruit :
- la passiflore, de petite taille, à peine plus grosse qu'une noix (4 cm de diamètre), de couleur marron violet, importée du Kenya ;
- le maracuja, de la taille d'une belle mandarine, de couleur jaune, importé de la Côte-d'Ivoire ou du Brésil.
- Le maracuja est mûr lorsqu'il est bien lourd et que sa coquille se plisse et se rabougrit. À ce stade, il peut encore se consommer une semaine à température ambiante.

Intérêt nutritionnel

Il repose sur quatre points forts :

- Richesse en glucides, 13,5 g/100 g, dont le goût sucré est camouflé par des acides organiques responsables de sa saveur très acidulée caractéristique.
- Une exceptionnelle teneur en vitamine A, tout spécialement la variété maracuja, 2 400 U.I./100 g, qui le situe très loin devant l'abricot, 1 000 U.I., pourtant le mieux doté de nos fruits usuels.
- Une teneur non négligeable en vitamine C : 25 mg/100 g.
- Une saveur intense antigrignotage. Cette variété maracuja a un arôme si soutenu et un goût si acidulé que de nombreux gourmands au régime utilisent sa violence sensorielle pour combattre efficacement une tendance au grignotage ou de fortes envies de sucre.

Préparation

- Les vrais amateurs de fruit de la passion affectionnent sa saveur extrêmement acidulée et le consomment frais à la petite cuillère dans sa coque.
- Le plus souvent, le maracuja est employé sucré pour l'aromatisation des sorbets.

Marinade

La marinade est un mode de cuisson à froid utilisé pour attendrir une viande ou en exalter le goût, ou pour précuire un poisson en le stérilisant en surface.

Marinade de viande

Convient essentiellement aux viandes très fermes comme le gibier à poil, tels le sanglier ou certaines vieilles volailles musclées. La cuisson se fait en général par l'acidité du vinaigre.

- Exemple de marinade de sanglier, pour 1 litre : mêler 2 dl de vinaigre à 7 dl de vin et 1 dl d'huile. Incorporer 50 g de carottes, 20 g d'échalotes, 50 g d'oignons, un bouquet garni complet, un seul clou de girofle, 2 gousses d'ail, quelques grains de poivre et quelques queues de persil.

Introduire les pièces jusqu'à totale immersion et les maintenir au réfrigérateur en les retournant toutes les 3 heures. Une marinade de qualité doit durer au minimum 24 heures mais peut nécessiter 2 jours.

Marinade de poisson

- Pour le poisson, on préfère le citron dont la cuisson est moins violente et le goût mieux adapté à sa chair blanche et plus tendre. De plus, le citron a l'avantage de neutraliser l'histamine, responsable de l'allergie au poisson.
- Les poissons qui se prêtent le mieux à la marinade sont les poissons bleus comme le thon, le maquereau, le saumon, la sardine, ou les poissons blancs à peau ferme comme la dorade royale, la lotte, le dentu.
- La plus célèbre des marinades de poisson est celle du « mérou à la tahitienne », confectionnée avec des dés de chair d'animal adulte cuits dans un jus de citron et agrémentés de tomates, de concombre et

d'herbes aromatiques comme la menthe ainsi que des épices légères. Le tout est imprégné comme pour toutes les marinades de poisson d'un filet d'huile d'olive.

Marjolaine

L'origan et la marjolaine sont deux espèces d'épices si proches, et d'arômes si voisins, qu'il est difficile de les distinguer les yeux fermés. Tous deux ont une saveur fruitée, doublée d'une touche d'amertume qui rappelle la menthe. L'origan est une plante sauvage qui pousse bien sous le soleil, dans toute l'Europe du Sud. La marjolaine est cultivée. Sa taille est légèrement inférieure et ses feuilles plus claires.

Achat et utilisations

La marjolaine et l'origan peuvent se trouver frais en bouquets, mais le plus souvent ils sont vendus séchés, conservés en flacon de verre. L'origan de la pizza est désormais classique. Les Italiens l'incorporent aussi dans leurs pâtes. La plupart des salades gagnent à être rehaussées de marjolaine fraîche hachée. Enfin, l'origan parfume en profondeur des plats très travaillés et à saveur pesante, comme les ragoûts ou les civets. La marjolaine en infusion est traditionnellement utilisée avant le coucher pour faciliter l'endormissement.

Maroilles

Fromage au lait de vache à pâte molle, le maroilles est l'un des 33 prestigieux fromages français à appellation d'origine contrôlée (AOC). Bien affiné, il est recouvert d'une croûte lavée rouge orangé.

• Le maroilles se présente sous la forme d'un pavé de 13 cm de diamètre sur 6 cm d'épaisseur pesant 720 g environ, mais il existe aussi en plus petits formats : le sorbais, 540 g, le mignon, 360 g, et le quart, 180 g. Le maroilles est habituellement présenté en boîte et parfois aussi dans une enveloppe de papier imperméabilisé.

• Produit dans un territoire très restreint, le maroilles provient d'une portion bien circonscrite de la Thiérache, qui mord au nord sur le département de l'Aisne (Vervins) et au sud sur le département du Nord (Avesne).

Histoire

Né en Thiérache près des Ardennes dans un pays de bocages et de grasses prairies, son nom lui vient du village de Maroilles (Maro Lalo ou « grande clairière » des Gaulois) au cœur du pays d'Avesnes.

Ce sont les moines de l'abbaye de ce modeste village qui inventèrent « la merveille de Maroilles ». Il devint très vite célèbre et se fraya un chemin jusqu'à la table des rois de France. Philippe Auguste, Saint Louis et François Ier ont été ses plus prestigieux amateurs.

Fabrication

Comme de nombreux fromages de la famille des pâtes molles à croûte lavée (pont-l'évêque, livarot, munster), le maroilles a conservé son mode de fabrication traditionnelle.

Le caillé obtenu par emprésurage du lait produit une ébauche de maroilles blanc qui est moulé puis salé, par frottement, à la saumure. Démoulé, le fromage est mis à sécher sous ventilation et développe en 8 à 10 jours une croûte recouverte d'une légère moisissure.

Régulièrement lavé et brossé, il termine en cave son affinage, dont la durée varie selon la taille entre 3 et 5 semaines.

La tradition affirme que seules les caves de Thiérache possèdent les configurations et l'atmosphère permettant le développement de la flore particulière qui donne le goût et l'odeur caractéristiques du maroilles.

Composition pour 100 g

Calories 344	Eau 43 g
Protides 25 g	Calcium 800 mg
Lipides 27 g	Sodium 900 mg
Glucides 2 g	Phosphore 260 mg

Intérêt nutritionnel

• Véritable œuvre d'art gustative issue d'une séculaire tradition de terroir et définitivement fixée par son appellation contrôlée, le maroilles est un aliment de plaisir et de récompense qui doit rester occasionnel.

• Riche et calorique, le maroilles est à éviter dans les régimes minceur. À 344 cal/100 g, il est cependant légèrement moins riche que de nombreuses autres AOC de même réputation (roquefort, 370 cal, cantal, 387 cal, ou bleus, 400 cal).

• Très gras (45 % de la partie sèche), riche en acides gras saturés et pourvu en cholestérol, le maroilles est déconseillé au sujet à risque cardiovasculaire.

• Riche en calcium et en protéines de bonne qualité, il peut être très utile à l'enfant en croissance, à l'adolescent, à la femme enceinte ou allaitante et à la femme ménopausée, tous les cinq de poids normal et non soumis à un régime sans sel.

• Enfin, très salé comme la plupart des fromages affinés, il est à exclure de tous les régimes pauvres en sel, notamment de l'insuffisant cardiaque ou rénal et de l'hypertendu.

Choix et dégustation

• Le maroilles se choisit avec une croûte lisse et brillante de couleur rouge orangé clair, une pâte souple et onctueuse, une odeur soutenue et corsée et une saveur relevée très caractéristique.

• Recommandé en été, en automne et en hiver, il se déguste en fin de repas. Il s'allie judicieusement à des vins rouges ayant de la charpente et du corps tel le lalande-de-pomerol. Dans la Thiérache, sa terre d'origine, il est fréquent de le marier à de la bière ou du cidre de pays.

Marrons glacés

Les marrons glacés furent longtemps une confiserie maison très bon marché qui demandait seulement beaucoup de temps et de sucre. Aujourd'hui, ils font partie intégrante de la magie et de l'euphorie des réveillons de fin d'année.

Fabrication

La fabrication artisanale ou industrielle du marron glacé est devenue très coûteuse, car elle repose toujours sur une main-d'œuvre spécialisée et nécessite beaucoup de soins et de temps.

Il faut d'abord sélectionner un fruit de qualité de belle taille et de consistance ferme. Les meilleurs marrons français viennent de l'Ardèche ou de l'Hérault. Les Italiens disposent de marrons plus gros mais rarement aussi fins. Avant cuisson, le marron est dépecé et lavé. Après cuisson douce, il faut ôter sa deuxième chemise. Le marron nu est mis alors à macérer dans un sirop vanillé puis mis à sécher. On répète cette opération jusqu'à ce que le marron soit confit. Il est alors glacé et séché. Sur cent marrons initiaux, il n'en reste plus que vingt qui sont alors mis en boîtes avec un luxe de précautions. Les marrons mal traités ou brisés sont sacrifiés et vendus cinq fois moins cher. Aussi bons, mais moins présentables, il y a matière à réflexion.

Intérêt nutritionnel

• Le marron glacé est très riche. À l'état naturel, il offre déjà 200 cal/100 g, dont 40 % de glucides. Confit, il s'est gorgé de sucre et de saveur d'un extrême raffinement.

• Quiconque, même le diabétique, peut goûter à un marron glacé. Au-delà, personne ne devrait en consommer en dehors des repas. Le sucre sous une forme aussi concentrée est absorbé massivement, bouscule les pancréas les plus robustes et déborde celui plus vulnérable de l'intolérant au sucre ou franchement usé du diabétique.

• Les marrons glacés, comme la plupart des confiseries aussi riches en sucres simples, ont donc intérêt à être lestés et arrimés à des nutriments moins volatils pour ralentir leur pénétration. Et le moment idéal pour de telles délices est celui que la tradition a fixé au dessert : la fin du repas.

Mastication

L'effort de mâcher suffisamment longtemps les aliments est enseigné par tous les parents du monde à leurs enfants, en promettant à tous ceux qui ne s'y plient pas les pires complications gastriques.

Cette recommandation de bon sens n'a jamais été confirmée par une étude statistique significative. En revanche, une équipe anglaise a testé les effets d'une insuffisance de mastication sur la prise de poids et l'obésité. L'expérience a porté sur deux groupes de femmes adultes dont on a comparé le comportement alimentaire. L'un des deux groupes était composé d'obèses, l'autre de femmes de poids normal. Après une nuit de jeûne, un repas identique a été servi à chacune des femmes des deux groupes, en salles individuelles, et filmées à leur insu, pour compter le nombre de bouchées et de mouvements de mastication.

Les obèses ont mastiqué en moyenne 465 fois, et les femmes de poids normal 735 fois. Les femmes les plus corpulentes mâchaient non seulement moins que les autres mais aussi moins longtemps à chaque bouchée. D'autre part, et bien plus important, les femmes qui mastiquaient le plus accédaient plus vite à la satiété et avaient un besoin réduit en hydrates de carbone et en sucre dans les heures qui suivaient le repas.

Une conclusion simple : la première mesure à prendre en commençant un régime est de mastiquer davantage. Un guru indien d'un ashram de la province de New Delhi guérit ses obèses avec la seule recommandation suivante : « Lors de chaque repas, nourrissez-vous et mastiquez comme vous en avez l'habitude, mais, au moment d'avaler, ramenez la bouchée sur le devant de la bouche et mastiquez une deuxième fois. En deux ans, vous aurez retrouvé un poids normal. »

Mayonnaise

Sauce universellement employée, très grasse, combinant les avantages et les inconvénients nutritionnels de ses deux composants majeurs : le jaune d'œuf et l'huile.

Préparation

• La préparation classique associe le jaune d'œuf, dont la lécithine forme une émulsion stable, avec l'huile incorporée lentement en présence de vinaigre ou de citron. Le sel est ajouté à la fin.

• Aujourd'hui, on ajoute de la moutarde, qui réduit la teneur en jaune d'œuf riche en cholestérol.

Composition pour 100 g

Calories 657	Glucides 3 g
Lipides 82 g (70 avec moutarde)	Sodium 2 g
	Cholestérol 70 mg
Protides 3 g	

Intérêt nutritionnel

• La mayonnaise est une sauce très calorique, grasse et riche en cholestérol. Elle est à éviter chez tous les pléthoriques (obèses, diabétiques, sujets à risque cardiovasculaire).

• La mayonnaise se prête particulièrement bien à des accommodements de plats très maigres comme le poisson froid et plus encore les crustacés à la chair blanche et ferme, à laquelle elle ajoute sa note d'onctuosité. En revanche, il faut refuser énergiquement l'habitude importée de fourrer les sandwiches italiens à la mayonnaise ou d'en enduire les hamburgers.

• Enfin, il existe des hérésies nutritionnelles et culinaires qui associent des aliments aussi gras que l'avocat et la mayonnaise, rendant l'ensemble indigeste, graisseux en bouche et éminemment calorique.

• Il est, de plus, toujours préférable de confectionner soi-même sa propre mayonnaise, ce qui permet de choisir une huile riche en acides gras insaturés, et de forcer sur la moutarde au détriment du jaune d'œuf.

• Les mayonnaises du commerce contiennent aussi du sucre et un liant qui peut être de la farine de maïs, du tapioca ou du lait en poudre.

Méditerranéen
(Régime)

Du « paradoxe français » au modèle crétois

Depuis quelques années, les chercheurs américains chargés de la prévention cardiovasculaire et de la surveillance du cholestérol, son principal responsable désigné, ont constaté, en établissant des statistiques comparatives, qu'à taux de cholestérol sanguin moyen comparable, le Français mourait moins du cœur et de l'infarctus que l'Américain, et, s'expliquant mal cette disparité, lui ont donné le nom de « paradoxe français ».

Cette désignation ciblée sur le Français cache l'agacement des Américains dont les efforts de prévention et les grandes campagnes nationales d'information sont parvenus à réduire les taux de cholestérol sans pour autant bénéficier d'une protection cardiovasculaire que la France, pays des 400 fromages, du foie gras, de la béchamel et de la mayonnaise, possède sans effort.

En fait, cette protection n'est pas spécifiquement française, elle couvre l'Europe, et tout spécialement l'Europe du Sud, et plus précisément le pourtour méditerranéen, dont le modèle des modèles est le régime crétois, d'une île grecque où les habitants ont le privilège de détenir le plus faible taux d'infarctus au monde.

De très larges études internationales ont ainsi comparé les effets protecteurs du régime de l'American Heart Association et ceux du régime crétois sur une cohorte de patients ayant survécu à un premier infarctus. Elles ont démontré l'écrasante supériorité de la simple alimentation traditionnelle méditerranéenne sur les régimes pourtant scientifiquement composés et médicalement conseillés.

Caractéristiques du régime méditerranéen et crétois

• Une alimentation modérément calorique. L'alimentation du Méditerranéen, et tout particulièrement du Crétois, est modérée, voire rustique. Ses choix traditionnels et familiaux l'orientent spontanément vers des aliments simples et peu énergétiques. Il y a peu d'obèses en Crète et infiniment moins sur le pourtour de la Méditerranée qu'aux États-Unis.

• Le Crétois consomme plus de poisson que de viande. Cette habitude traditionnelle lui permet d'éviter à longueur de vie les graisses saturées de la viande, dommageables pour le cœur, et de profiter des graisses insaturées particulièrement bénéfiques du poisson, notamment des acides gras omégas 3, si précieux pour le cœur qu'on les commercialise aujourd'hui sous forme de gélules en pharmacie.

• Le Crétois est un consommateur régulier de légumineuses et de légumes secs. Comme beaucoup de Méditerranéens, le Crétois apprécie, recherche et cuisine les lentilles, les pois, les haricots et les fèves. Ces aliments, composés de sucre à index glycémique très bas, modèrent la sécrétion d'insuline, si propice à l'encrassement des artères, à la prise de poids et à l'aggravation d'un prédiabète latent, trois facteurs majeurs de risque cardiovasculaire. De plus, ces aliments, très riches en fibres, freinent la pénétration du cholestérol et des sucres rapides, et génèrent, de surcroît, un puissant effet rassasiant.

• Le Méditerranéen est un consommateur régulier de fruits et de légumes verts. Fruits et légumes sont peu caloriques, riches en eau et en fibres, et réduisent l'addition calorique. Ils sont aussi d'excellents fournisseurs de fibres et leur index glycémique, surtout pour les légumes verts, est minime.

Il faut aussi savoir qu'un aliment complet, en présentation naturelle, est toujours préférable à un aliment industriellement raffiné. Ainsi, pour illustrer cette règle de manière caricaturale mais réelle, un cardiaque, surtout s'il est diabétique, vivra théoriquement plus vieux s'il consomme chaque matin de sa vie son orange entière plutôt que pressée en jus.

– Une habitude locale veut que le Crétois soit un consommateur régulier de pourpier potager (une plante vivace et légèrement grasse qui pousse partout) et de noix. Ces deux aliments constituent un apport important en acide alpha-linolénique qui serait peut-être le « bonus ultime » offert par cette alimentation si bénéfique.

• Le Méditerranéen est un consommateur régulier et souvent exclusif d'huile d'olive. L'huile d'olive dont la recherche actuelle s'accorde à reconnaître l'effet bénéfique sur le cœur de ses acides gras mono-insaturés et tout spécialement l'acide oléique, qui réduirait la tendance aux caillots.

L'huile d'olive serait ainsi l'une des pièces du puzzle de protection que constitue, dans sa globalité, l'alimentation méditerranéenne.

Cette intrication bénéfique est bien illustrée par l'habitude très française de consommer régulièrement une salade verte, riche en vitamines antioxydantes et en fibres douces, arrosée d'une vinaigrette fournissant une ration d'huile végétale crue relevée de condiments et d'aromates bourrés d'éléments cardioprotecteurs.

• L'alimentation du Méditerranéen est spontanément riche en antioxydants.

– L'une des percées majeures en nutrition humaine a été la découverte des radicaux libres, produits de dégradation très agressifs libérés dans l'organisme. L'homme possède un système de défense qui peut, surtout dans la deuxième partie de la vie, se laisser déborder, laissant ces corps toxiques occasionner des dégâts majeurs, tels l'éclosion de certains cancers, le vieillissement prématuré, et en ce qui nous concerne, ici, la détérioration du cœur et des vaisseaux.

– Or l'alimentation humaine fournit un certain nombre de substances, les antioxydants, protégeant naturellement l'organisme de ces agents toxiques. Les plus actifs d'entre eux sont la vitamine E, le carotène ou provitamine A, la vitamine C et les polyphénols.

– L'huile végétale est, de tous les aliments, le plus riche en vitamine E ou tocophérol.

– Les fruits et légumes colorés en orange, rouge, jaune ou vert sont les meilleurs fournisseurs de carotène (carotte, pêche, abricot, melon, légumes secs), tous aliments très présents dans l'assiette du Méditerranéen.

– Il en va de même des agrumes, du chou, des épinards, du persil et du cresson, qui, consommés crus, sont les meilleurs gisements de vitamine C.

– Enfin, la culture méditerranéenne repose tout autant sur l'olivier que sur la culture de la vigne. Le Méditerranéen boit régulièrement du vin, et semble-t-il à la bonne dose, qui lui fournit tanins et polyphénols. Notons que ces polyphénols coexistent avec de nombreux antioxydants dans les innombrables aromates, herbes, condiments et épices qui colorent et parfument la table du Méditerranéen.

• Le vin est depuis quelques années tenu par les Américains comme responsable n° 1 du paradoxe français, c'est une manière de se venger de ce Français qui survit mieux que lui en rappelant qu'il est aussi celui qui meurt le plus de l'alcoolisme.

En dehors de l'action antioxydante des polyphénols, le vin protégerait aussi et surtout le cœur en augmentant le bon cholestérol et en fluidifiant le sang, ce qui réduit notablement la tendance au caillot (agrégation plaquétaire et fibrinolyse).

Les statistiques des compagnies d'assurances révèlent qu'un sujet ne buvant pas du tout de vin meurt plus jeune que celui qui en consommait trois verres par jour, ce qui s'avère aujourd'hui être la dose idéale. Une étude récente suggère que cette protection serait liée à la présence dans le vin d'une petite quantité d'acide acétylsalicylique, plus connu sous le nom d'aspirine.

• Enfin, le Méditerranéen et tout particulièrement le Français du Sud de la France fait une grande consommation d'ail et d'oignon riches en substances s'opposant à la formation des caillots (thrombolyse).

Mélisse

C'est la citronnelle, une plante vivace du sud de l'Europe cueillie à l'état sauvage.

Achat

On la trouve le plus souvent séchée en flacon et parfois fraîche au printemps sur les marchés où elle a gardé tout son goût et sa saveur citronnée.

Utilisations

• En cuisine :

– la saveur acidulée de la mélisse convient bien aux poissons à chair blanche, comme la lotte, la dorade

ou le mérou, grillés ou surtout marinés ;
- elle s'accorde parfaitement aussi aux fruits de mer (moules, huîtres) ;
- enfin, de la mélisse fraîche hachée permet de donner une saveur nouvelle et originale aux salades.
• La mélisse a été très employée par de grands monastères à tradition agricole :
- l'eau des Carmes, cordial classique encore en usage, en contient une proportion notable ;
- la mélisse est aussi incluse dans la composition de deux célèbres liqueurs monastériales : la Chartreuse et la Bénédictine ;
- l'eau de mélisse est un alcoolat de ses feuilles, réputée sédative et depuis toujours utilisée en phytothérapie pour faciliter la digestion et lever les spasmes.

Melon

Légume apparenté à la courge pour les botanistes, et fruit à pépins pour le consommateur, le melon est un fruit d'été, désaltérant, mélange d'eau, de soleil et de sucre, bourré de carotène.

Histoire

Fruit de climat subtropical, connu en Chine depuis des millénaires puis retrouvé en Égypte et successivement adopté par les Grecs puis par les Romains qui le disséminèrent aux quatre coins de l'empire. Il était encore alors un légume peu sucré, consommé poivré et vinaigré. Les premiers melons sucrés, importés d'Arménie, furent cultivés par les moines de la résidence des papes de Cantalupo qui lui donnèrent son nom de cantaloup.

Variétés

• Le cantaloup ou melon à côtes et à sillons verts représente 75 % de la consommation. Sa chair est orangée, sucrée et très parfumée. Fragile et délicat, il voyage mal et se conserve peu. C'est le classique melon charentais (Cavaillon).
• Le melon brodé, très peu présent en France, a une peau réticulée. S'il est moins parfumé et sucré et moins ferme, il est plus résistant et voyage mieux.

Achat

• Un melon s'achète ferme au doigt, jamais mou. Lourd pour sa taille, il doit surprendre par rapport à ses voisins d'étal. Il doit aussi être très parfumé à l'extrémité opposée à la queue, où la tache qui sent, dite femelle, doit être large, ronde et granitée. Enfin, la queue doit se détacher facilement.
• La qualité d'un melon est liée à sa maturité et à sa teneur en sucre. Pour qu'un melon soit de qualité (mûr et sucré), il doit être de bonne race, avoir reçu beaucoup de soleil et d'eau, et avoir été cueilli à l'acmé de sa maturité. Cueilli plus tôt, il cesse de mûrir, ne s'adoucit plus et ne sera jamais à point. Aujourd'hui, on teste couramment et efficacement la saveur sucrée des melons à l'aiguille, par prélèvement et dosage d'une goutte de pulpe, ce qui permet de mentionner sur l'étiquette : teneur en sucre contrôlée.
• Au cours du transport, éviter les chocs qui « tuent » très vite un melon. Le melon ne se conserve pas au réfrigérateur, qui éteint son goût et son parfum, mais simplement au frais. Enfin, le melon se consomme avec autant d'agrément en entrée, marié à du jambon cru, qu'en dessert, nature, en coupe de fruits, en sorbet et même en confiture.

Composition pour 100 g

Calories 31	Potassium 320 mg
Glucides 6,9 g	Sodium 18 mg

Protides 1 g	Magnésium 15 mg
Eau 92 g	Provitamine A 2 mg
Fibres 1 g	Vitamine C 25 mg

Intérêt nutritionnel

• Bourré d'eau, 92 %, le melon est rafraîchissant.

• Peu calorique (31 cal/100 g) et peu sucré (6,9 g de glucides pour 100 g), c'est le fruit des régimes minceur et du diabétique.

• Le melon se classe parmi les meilleurs fournisseurs de carotène (provitamine A), surtout les melons à chair orangée dont la teneur est 15 à 20 fois supérieure à celle des melons jaunes ou verts. Une belle portion de 200 g suffit à couvrir la totalité des besoins quotidiens (4 mg). Et l'on connaît l'énorme intérêt du carotène comme antioxydant, son rôle multiple de protection cardiovasculaire, anticancer et antivieillissement.

• Le melon est riche en vitamine C, un autre antioxydant qui renforce l'action du carotène. Une portion en fournit la moitié des besoins (80 mg).

• Toutes les vitamines B sont présentes dans le melon, mais en quantité modeste.

• Enfin, la bonne teneur du melon en potassium, 320 mg/100 g, et sa pauvreté en sodium, ainsi que sa relative richesse en fibres de bonne qualité (hémicellulose et pectines), conjuguent leurs effets pour faire du melon le fruit de l'élimination, à la fois diurétique et activateur doux du transit intestinal.

Ménopause et poids

Une grande étude européenne vient de confirmer ce que toutes les femmes ont toujours su : la ménopause fait grossir. Près d'une Européenne sur deux se plaint ainsi d'avoir pris en moyenne près de 8 kg pendant la traversée de cette période houleuse. Moins connues, en revanche, sont les raisons de cette prise de poids rapide. Certaines sont classiques et liées davantage à l'âge qu'à la ménopause. D'autres sont spécifiques de la ménopause et très souvent liées au traitement hormonal de substitution.

Prise de poids non spécifique liée à l'âge

On sait d'expérience, et les statistiques des compagnies d'assurances le confirment, qu'à chaque décénie, il devient plus difficile de maigrir, puis même de contrôler son poids.

Le premier seuil notable est celui de la trentaine qui s'accentue à la quarantaine pour atteindre son acmé entre 45 et 50 ans. Cette vulnérabilité est liée à trois causes :

• La réduction du métabolisme de base, c'est-à-dire des dépenses automatiques de fonctionnement. Cette tendance à l'économie augmente avec le nombre de régimes amaigrissants précédemment suivis. À la ménopause, la femme paye la facture de son excès de censure.

• Réduction de la thermogenèse, c'est-à-dire le nombre de calories brûlées au cour de la digestion, qui dépend de la nature des aliments ingérés et de la durée du repas. Schématiquement, plus le repas est long et riche en protéines, plus la dépense énergétique est élevée. En général, l'âge, le stress et les obligations professionnelles ont tendance à rendre les repas plus courts et plus riches en glucides.

• Réduction de l'activité physique liée à la sédentarité accrue.

Prise de poids spécifique de la ménopause

Elle est essentiellement hormonale, liée à l'extinction progressive de la sécrétion des ovaires puis à la nature des traitements hormonaux utilisés.

• *Préménopause :*

C'est la période la plus sensible, celle où la prise de poids est la plus fréquente. Elle débute avec le tarissement progressif de l'une des deux hormones féminines, la progestérone, hormone de la maternité.

Ce déséquilibre est responsable de cycles irréguliers, retards de règles avec rétention d'eau, gonflements diffus et prise de poids.

Pour y remédier, un traitement de substitution par la progestérone est habituellement institué.

Or il existe aujourd'hui sur le marché un grand choix de progestérones. La plupart sont des progestérones de synthèse, responsables d'une prise de poids qui varie selon les femmes, mais qui, dans certains cas, peut être spectaculaire.

Mais il existe aussi quelques progestérones naturelles n'ayant pas ou très peu de répercussion sur le poids. Lorsqu'il n'y a pas de raisons particulières de recourir aux progestérones de synthèse (dérèglement majeur ou affection suspecte du sein) et que ces dérèglements surviennent sur des femmes surchargées ou sujettes à l'embonpoint, il faut recourir à la progestérone naturelle, la seule pouvant éviter ou limiter la prise de poids.

• *Ménopause confirmée :*

La préménopause s'achève lorsque la deuxième hormone féminine, la folliculine, hormone de la féminité, cesse à son tour d'être sécrétée. Un dosage hormonal peut le vérifier, mais l'apparition de bouffées de chaleur suffit bien souvent à confirmer la mort de l'ovaire.

Les médecins de la vieille école laissent faire la nature et s'abstiennent. La tendance actuelle est d'instaurer un traitement hormonal de substitution globale qui évite l'ostéoporose, le vieillissement prématuré tant physique que psychique, et protège le cœur et les vaisseaux. Mais, là encore, ce traitement doit être instauré en tenant compte de la sensibilité particulière de chaque femme. Certaines supportent et nécessitent même pour leur équilibre des doses confortables d'œstrogènes de substitution (folliculine). D'autres y sont très sensibles, voire intolérantes, et la moitié ou même le quart de la dose peut suffire. Pour éviter les fausses manœuvres susceptibles d'engendrer un rejet du traitement, il faut commencer par les plus petits dosages en augmentant jusqu'à disparition des bouffées de chaleur. L'apparition des signes d'intolérance, gonflement des seins et prise de poids, permet d'ajuster le traitement en réduisant les doses et, en quelques semaines, par tâtonnements, de parvenir à la dose et au rythme idéals.

Menthe

La menthe est une herbe aromatique regroupant diverses variétés utilisées dans l'alimentation, en confiserie, en pharmacie et pour la fabrication de liqueurs.

Variétés

Il existe des menthes douces et citronnées, mais la plus utilisée est la menthe poivrée, dont l'arôme est extrêmement fort et tenace.

Achat

En saison, il est préférable d'acheter la menthe fraîche et de bien la laver, mais il est aussi possible de la trouver surgelée, sous vide ou séchée.

Utilisations culinaires

• La menthe verte peut parfumer et rafraîchir les salades.

Les Libanais l'incorporent dans leur taboulé, les Vietnamiens l'ont rendue indispensable avec les nems et les rouleaux de printemps, les Anglais avec les petits pois, les Marocains avec le thé, et les Espagnols avec le gaspacho.

• La menthe s'associe très bien au citron pour relever le goût des carottes, des courgettes ou du concombre, et réduit d'autant leur huile d'assaisonnement.

• Elle se marie très bien au persil et aux échalotes pour parfumer et farcir une volaille.

• Elle fait aussi merveille avec une salade de fraises ou un fromage blanc.

• Enfin, menthe et ail ne doivent pas être associés, leurs saveurs et leurs actions se contrarient.

En phytothérapie

La menthe est utilisée comme antispasmodique dans les indigestions, comme antiseptique pour purifier l'haleine, et comme tonique en solution alcoolique concentrée sur un sucre en cas de malaise.

Mercure

Le mercure n'est pas un métal retrouvé en physiologie humaine. Il est très rare dans la nature et n'est dangereux pour l'homme que sous la forme de composés organomercuriels issus de la pollution moderne.

Les sources de pollution

Le mercure se présente sous deux formes toutes aussi polluantes :

• Le méthylmercure, surtout présent dans la mer, tout spécialement dans les coquillages qui le concentrent par filtration indéfinie de l'eau, et dans les poissons qui le consomment. On en trouve surtout dans les huîtres ainsi que dans le thon, le cabillaud, le lieu, la sardine, le maquereau, le hareng, la dorade et la raie.

Des études récentes ont montré que la protection cardiovasculaire liée à la consommation de poisson disparaissait si les poissons consommés contenaient du mercure, en raison de son action d'oxydation des lipides.

• Les fongicides organomercuriels utilisés en agriculture extensive polluent les champignons qui les concentrent, un peu à la manière des coquillages. On les retrouve aussi dans les abats, les céréales et les fruits secs.

L'intoxication mercurielle

L'intoxication au mercure, lorsqu'elle est régulière et prolongée, peut être très grave.

Au Japon, à Minamata, dans un village de pêcheurs, la consommation de poisson pollué par une usine voisine entraîna une catastrophe écologique responsable de 121 cas d'intoxication majeure, de 54 décès et de 22 enfants malformés. Le pays du monde le plus concerné par la pollution mercurielle est le Japon, qui est le plus grand consommateur de poisson et où l'absorption de mercure est trois fois plus importante que dans tous les autres pays occidentaux.

Merguez

La merguez est une saucisse créée par les Espagnols en Afrique du Nord et rapportée en France dans les bagages des rapatriés d'Algérie.

Composition

La merguez véritable est composée de morceaux gras d'élagage de découpe du mouton et du bœuf, fortement salée et assaisonnée de piment de Cayenne, de paprika et de poivre.

Aujourd'hui, la merguez industrielle contient du porc. Il est possible de trouver dans des boucheries spécialisées des merguez de pur steak de bœuf peu gras.

Composition pour 100 g

Calories 450 Glucides 1 g
Protides 30 g Eau 25 g
Lipides 44 g

Intérêt nutritionnel

- Riche en calories, en graisses saturées et en sel, elle est à interdire au sujet à risque cardiovasculaire et à l'obèse.
- En fin de cuisson, lorsque la saucisse est pleine de son jus, il est recommandé de la crever de la pointe de la fourchette pour laisser s'écouler une grande partie de cette graisse encore liquide.
- Très épicée, elle est spontanément évitée par les dyspeptiques et les sujets porteurs d'estomac sensible ou d'ulcère.

Merlan

Poisson de mer classé parmi les poissons maigres, le merlan est un poisson courant, très bon marché, et que l'on achetait pour nourrir les chats il y a à peine vingt ans, à l'époque où le poisson était encore la protéine du pauvre.

C'est un poisson de petite taille, gris, aux flancs clairs, qui se pêche toute l'année. Sa chair est très digeste mais un peu fade et surtout très fragile, se défaisant au moindre excès de cuisson. Rares sont les enfants qui l'apprécient, car il est sans consistance et riche en arêtes. En revanche, il s'effrite et se dissout très facilement dans la bouillabaisse ou la soupe de poisson auxquelles il fournit le liant en échange de la saveur corsée des petits poissons de roche associés. Il convient aussi très bien aux dents usées et à la mastication lente des personnes âgées.

Composition pour 100 g

Calories 69 Sodium 61 mg
Protides 16 g Fer 0,9 mg
Lipides 0,6 g Iode 0,01 mg
Glucides 0,1 g Potassium 300 mg
Eau 80 g

Intérêt nutritionnel

Le merlan est l'un des poissons les plus maigres. Il convient à tous les régimes hypocaloriques et à celui du sujet à risque cardiovasculaire. Il fournit aussi un appoint toujours utile en fer de bonne qualité et une charge d'iode non négligeable dont il faut tenir compte en cas d'allergie ou de régime sans iode strict.

Mesclun

Le mesclun, qui signifie « mélange » en provençal, est une composition savante d'un certain nombre de salades, mariant leur goût, leur forme et leur couleur dans un bouquet frais, savoureux et fleurant le soleil du Midi. Le bouquet se compose principalement de feuilles tendres de scarole ciselée, de salade frisée, de feuille de chêne, de rouge de Trévise. Dans le Midi, on y ajoute du cerfeuil, de la roquette, du séneçon et des pousses locales qui excitent autant le goût que la curiosité. La scarole ciselée confère au mélange une touche caractéristique d'amertume. Pour l'atténuer, ou plutôt la marier, certains y ajoutent du pourpier sauvage plus doux, onctueux, et surtout plus consistant. Le mariage est consacré avec l'introduction de la vinaigrette à l'huile d'olive, de quelques croûtons frottés à l'ail frais et de quelques morceaux de noix séchées.

Composition et intérêt nutritionnel

Rappelons que ce mélange de salades très colorées regorge de carotène, d'acide folique, de fibres, et que l'huile d'olive et ses acides gras essentiels mono-insaturés, l'ail et les noix conjuguent leurs effets protecteurs ayant depuis longtemps permis aux Méditerranéens, et tout particulièrement aux Crétois, d'être les humains les mieux protégés contre les maladies cardiovasculaires.

Miel

Le miel est un aliment de réserve et de développement. Il est à la larve d'abeille ce que le lait est au veau. Pour l'homme, c'est une denrée qui, pour porter ce nom, doit réglementairement provenir de l'abeille et du nectar de fleur.

Histoire

Les hommes préhistoriques connaissaient et utilisaient déjà le miel.

Il existe encore en Asie une tribu primitive où des initiés bravent la mort, attachés à des lianes en équilibre à des centaines de mètres du sol, environnés de nuages d'abeilles furieuses, pour ramener une fois par an ce nectar mythique.

Auréolé de vertus médicinales, le miel a, pendant des siècles, été utilisé comme une panacée et a servi d'édulcorant de prestige jusqu'à l'apparition du sucre industriel.

Production

En 1985, l'abeille a fourni à l'homme un million de tonnes de miel. Or, pour produire 1 g de miel, une abeille doit visiter 1 500 fleurs. Pour produire un modeste pot de 1 kg, il faut que 40 000 abeilles parcourent chacune le tour de la Terre.

La France, grand pays agricole, n'a qu'une production mineure de 10 000 tonnes qui ne couvre que la moitié de ses propres besoins. Les grands producteurs sont les USA, la Russie, la Chine et l'Australie.

Variétés

Le goût et la qualité du miel dépendent en grande partie des plantes butinées :

- Les miels de romarin, de lavande ou de thym ont une odeur de garrigue. C'est le miel de Narbonne.
- Les miels de sapin (Vosges), de bruyère (Landes), sont forts et ambrés.
- Les miels de sainfoin, de colza, de trèfle et de tournesol sont les plus doux. C'est le classique et recherché miel du Gâtinais.
- Le miel d'acacia est suave, ambré et très odorant. C'est une spécialité d'Île-de-France.
- Le miel d'eucalyptus est très parfumé et fourni par l'Australie et l'Espagne.
- Les miels sans origine précise sont dits « miels toutes fleurs ».
- Enfin, il existe du miel butiné directement sur du sucre, c'est du « miel de sucre ».
- Le miellat est un miel exceptionnel par son goût et son origine. Lors de vagues accidentelles d'invasions de pucerons, les abeilles les réduisent à l'esclavage, confisquent leur récolte de nectar et la transforment en un miel occasionnel mais exquis.

Composition pour 100 g

Calories 312	Calcium 5 mg
Glucides 71,2 g	Sodium 5 mg
Lipides 0,1 g	Potassium 5 mg
Protides 0,4 g	Vitamine C 3 mg
Eau 20 g	

Intérêt nutritionnel

La valeur nutritionnelle du miel est un sujet de polémique qui oppose ses passionnés et ses détracteurs.

• Les détracteurs, chiffres en main,

affirment que le miel est un désert sucré, dans lequel on ne trouve pratiquement pas de protéines ni de lipides, très peu de minéraux et encore moins de vitamines. C'est du saccharose, du sucre ordinaire en cours de digestion par une enzyme du jabot de l'abeille qui le décompose en glucose et en fructose. Cette enzyme, l'invertase, reste présente et active pendant dix ans dans le miel qu'elle rend chaque année un peu plus sucré.

D'autre part, le miel est l'un des sucres dont l'index glycémique est le plus élevé et qui pénètre le plus vite et le plus massivement dans l'organisme, ce qui représente la pire des choses pour le diabétique, l'intolérant au sucre, et l'obèse qui, tous trois saturés d'insuline, développent une extrême facilité à « faire du gras ».

• Les défenseurs du miel affirment que la richesse du miel n'est pas liée à sa teneur en nutriments mais en substances plus subtiles, tels certains métaux rares comme le bore, dont l'exploration ne serait pas achevée. Ainsi, le Pr Borneck soutient que le miel, et tout particulièrement celui de tournesol, est riche en flavonoïdes, un antioxydant extrait des fleurs, ainsi qu'en sélénium, exerçant tous deux, conjointement au carotène et à la vitamine C, une action de prévention du risque cardiovasculaire, du cancer et du vieillissement prématuré.

De plus, ils font remarquer que la pénétration massive du miel, toxique pour le diabétique, serait d'un intérêt majeur pour le sportif de très haut niveau en cours de décompensation, pour lequel il aurait les mêmes effets qu'une perfusion de glucose.

Enfin, malgré l'imposante panoplie pharmaceutique fournie par la modernité, il y a encore aujourd'hui une majorité d'êtres humains de par le monde qui soulagent leurs maux de gorge avec le miel, s'endorment avec du miel de tilleul et calment la douleur des infections urinaires avec du miel de bruyère.

Cette apologie du miel a atteint son apogée avec l'engouement suscité par la gelée royale et ses vertus miraculeuses. Le vrai miracle étant, pour ses détracteurs, de parvenir à trouver des clients acceptant d'acheter et de payer cette sorte de miel au milligramme.

Mortadelle

Charcuterie cuite d'origine italienne se présentant comme un gros saucisson à base de porc, soit pur, soit associé à du bœuf ou du veau.

Préparation

La viande, relativement maigre, est hachée fin avec du gras de couenne et des tripes. On ajoute alors de gros dés de gras, des épices et du lait en poudre. Le tout est mis en boyaux puis cuit à sec. Les mortadelles de premier choix sont faites avec les meilleures viandes et surtout gagnent en goût et en arôme par une cuisson poussée (100 °C).

Composition pour 100 g

Calories 265	Eau 60 g
Protides 18,5 g	Cholestérol 40 mg
Lipides 21 g	Sodium 0,2 g
Glucides 0,5 g	

Intérêt nutritionnel

• La mortadelle est riche, grasse, salée, pourvue en cholestérol et en purines. Elle est à déconseiller à tous les sujets pléthoriques (obèse, sujet à risque cardiovasculaire, goutteux et dyspeptique).

• Elle est toutefois riche en protéines de bonne qualité, en vitamines B_1

et B_2, se conserve longtemps et se consomme sans préparation.

Mousseux

Le mousseux, comme son nom l'indique, est un vin pétillant contenant une quantité de gaz carbonique qui varie selon les méthodes et les qualités.

• Les vins mousseux méthode champenoise

La méthode champenoise consiste, après que le vin a fermenté, à ajouter au moment de la mise en bouteille une quantité dosée de sirop de glucose qui réalise une deuxième fermentation à bouchon fermé responsable de la gazéification.

– Les grands champagnes nécessitent plus de deux ans de surveillance et de soins attentifs, d'où leur prix, leur qualité et leur réputation.

– Pour les mousseux à appellation contrôlée, neuf mois suffisent.

• Les vins mousseux ordinaires méthode Charmat

Pour ces vins, la deuxième fermentation n'a pas lieu en bouteille, mais en grande cuve scellée, ce qui réduit beaucoup la main-d'œuvre et le prix, mais hélas aussi la qualité.

• Valeur calorique :

Celle des vins mousseux est en général supérieure à celle des vins classiques, car leur fermentation est sucrée. Elle dépend aussi de son degré alcoolique. Si un bon bordeaux fournit 65 cal/100 g, un mousseux en procure 90, voire 110 pour un doux.

Moutarde

La moutarde est une épice provenant de plantes à fleurs jaunes dont on fait sécher les cosses pour en extraire les graines. Connue depuis l'Antiquité comme remède, puis comme aphrodisiaque et enfin comme épice et condiment, son ultime et unique usage actuel.

Préparation et utilisation

• On peut faire sa propre moutarde en broyant les graines brunes achetées en épicerie fine et en les laissant macérer 10 minutes dans de l'eau tiède.

• Industriellement, elle est obtenue par broyage direct des graines dans un solvant qui varie selon l'origine.

La moutarde de Dijon, la plus connue, la « forte », est diluée dans du vin blanc et du verjus (extrait acide de raisin très vert), et conservée avec quelques additifs, un peu de sel et du colorant jaune.

La moutarde d'Orléans, moins forte, est délayée dans du vinaigre.

La moutarde de Meaux est préparée avec des graines à peine concassées.

La moutarde est classiquement utilisée pour accompagner une viande froide ou confectionner vinaigrettes et mayonnaises. Elle est aussi très souvent utilisée pour cuire le lapin et le poulet.

Intérêt nutritionnel

• Le principal inconvénient de la moutarde est son acidité qui l'interdit aux estomacs vulnérables (ulcère, gastrite, reflux gastro-œsophagien).

• De plus, la moutarde est salée et doit être utilisée avec précaution dans les régimes sans sel ou pauvres en sel, notamment de l'hypertendu.

• Son intérêt principal est de fournir un liant onctueux permettant de réduire l'apport de matières grasses. Il est possible de confectionner des sauces sans huile, telles les mayonnaises au fromage blanc et à la moutarde, ou des vinaigrettes au yaourt, à la moutarde, avec un filet de vinaigre ultime.

La moutarde permet aussi de cuisiner des viandes, de la volaille, notamment le lapin, et même du poisson, sans graisse d'ajout.

• Il ne faut cependant pas oublier qu'elle contient 140 cal/100 g.

Mozzarella

Classique fromage italien ayant envahi le reste du monde dans le sillage de la pizza pour l'élaboration de laquelle il est indispensable.

Fabrication

À l'origine, il était fabriqué au lait de bufflonne. Aujourd'hui, entré dans la consommation de masse, il est réalisé au lait de vache.

Fromage à pâte fraîche, il est caillé-pressé selon une technique qui écourte considérablement son affinage et le rend propre à la consommation le lendemain de sa fabrication.

Composition pour 100 g

Calories 262	Glucides 1,5 g
Protides 19 g	Lipides 20 g

Intérêt nutritionnel et utilisation

• Fromage frais, blanc, riche en eau et sans grande saveur, il agrémente souvent des salades auxquelles il fournit son moelleux. Il n'en est pas pour autant un fromage maigre et encore moins un aliment minceur, c'est un fromage relativement gras dont il faut user avec modération.

Cuit sur une pizza et rehaussé d'origan et d'anchois cuits, il réussit un mariage parfait.

• Découpé en rondelles doublant de belles tranches de tomates coiffées d'une feuille de basilic et d'une goutte d'huile d'olive, c'est un autre mariage à la mode que les pléthoriques, sujets à risque cardiovasculaire et obèses devront préférer à la pizza, à condition de trancher des lamelles fines et de forcer bien plus sur le basilic que sur l'huile d'olive.

Muesli

Le muesli a été créé à la fin du XIXe siècle par un médecin suisse, le Dr Biercher-Brenner, rendu célèbre par son action en faveur d'un retour à une alimentation naturelle et végétarienne, privilégiant le cru et écartant les aliments raffinés.

Le muesli est une préparation à base de mélange de céréales brutes et souvent complètes et de fruits secs (raisin, banane).

Il se consomme un peu à la manière des corn-flakes, imbibé de lait demi-écrémé.

Compositions comparées du muesli et des corn-flakes pour 100 g

	Muesli	Corn-flakes
Calories	348	385
Protides	11,3 g	8,1 g
Lipides	6,8 g	0,4 g
Glucides	60,3 g	85 g
Fibres alimentaires	9,6 g	0,6 g

Le muesli est plus gras et plus protéiné que les corn-flakes, bien moins riche en glucides, et surtout sa teneur en fibres est quinze fois plus élevée. En raison de sa texture propre et du moindre raffinement de ses constituants, l'index glycémique du muesli non sucré est très inférieur à celui des corn-flakes.

Il est donc, sur le plan nutritionnel, plus équilibré et son absorption lente et prolongée convient mieux à l'enfant dont les pannes d'énergie de fin de matinée sont responsables de baisse d'attention et d'efficience intellectuelle.

Ce choix sera encore plus indiqué pour les enfants de parents diabétiques susceptibles d'avoir une sensibilité particulière aux sucres rapides.

Mulet

Poisson de mer classé semi-gras, le mulet souffre de la réputation que lui ont faite les pêcheurs paresseux qui tentent leur chance dans les eaux troubles des ports où le mulet, qui y prolifère, a souvent un mauvais goût.

Le mulet du commerce est un poisson pêché au large et souvent assez profondément. De couleur gris acier, son corps recouvert d'écailles étincelantes est profilé pour la vitesse et la petite prédation. C'est un poisson totalement méconnu dont la chair est fine, ferme, grasse et onctueuse.

• Les gros mulets se cuisent au four sur un lit de tomates, d'oignons, de poivrons et d'ail et quelques pommes de terre en tranches baignant dans le jus. Les petits mulets se cuisent à la poêle avec très peu de matières grasses.

• Signalons que les œufs de mulet séchés dans du sel pendant de longues journées sous le soleil de Provence, puis scellés dans une enveloppe de cire, deviennent de la poutargue (▶ Poutargue), spécialité originaire de Martigues. Aujourd'hui, les meilleures poutargues viennent de Mauritanie où le mulet passe chaque année en bancs fournis et où la main-d'œuvre peu coûteuse permet encore des productions aussi artisanales.

Composition pour 100 g

Calories 159	Eau 70 g
Protides 21,8 g	Sodium 100 mg
Lipides 6,7 g	Iode traces
Glucides 0,5 g	

Intérêt nutritionnel

• Poisson semi-gras qui est encore beaucoup plus maigre qu'une viande maigre, c'est l'un des rares poissons aussi rassasiants que la viande. Il est donc très utile dans les régimes minceur.

• De plus, ses graisses insaturées et certains acides gras essentiels (omégas 3), que l'on trouve surtout dans la graisse des poissons bleus, lui font jouer un rôle majeur dans la prévention et le traitement du risque cardiovasculaire. À tel point que ces précieux acides gras se vendent aujourd'hui en pharmacie sous forme de gélules, mais qu'il est bien plus simple, moins coûteux et surtout plus efficace de consommer à la source, si besoin est.

• Enfin, le mulet est riche en magnésium ainsi qu'en vitamine B_6 qui facilite sa fixation, ce qui est une bonne nouvelle pour tous les spasmophiles.

Munster

Munster est la contraction de monastère. C'est le nom de la cité alsacienne où il fut créé par des moines au Moyen Âge et où il continue d'être fabriqué. C'est un fromage fermenté à pâte molle et à croûte lavée, classiquement fait avec du lait cru (dans la vallée des Vosges, on préfère le lait pasteurisé). Comme le livarot ou le pont-l'évêque, il est ensemencé au bactérium Lineus. Une fois égoutté, il séjourne dans une cave d'affinage pendant vingt et un jours minimum, où sa surface est régulièrement lavée à l'eau salée et brossée jusqu'à maturité. Il prend alors sa belle couleur orangée. Sa pâte au goût onctueux et corsé reste molle et sa croûte humide et très parfumée.

Intérêt nutritionnel

• Le munster est un fromage très calorique, 320 cal/100 g. C'est l'équivalent d'un chèvre, 330 cal, bien plus qu'un brie, 263 cal, mais bien moins qu'un roquefort, 405 cal.

• C'est un fromage riche en protéines (20 % des cal) et gras (25 % des cal). Contrairement à beaucoup d'autres, le munster contient 5 % de glucides dont il faudra tenir compte lors d'intolérance au lactose.
• Son taux de calcium moyen est de 330 mg/100 g.
• Comme tous les fromages affinés, le munster est trop riche pour être toléré dans les régimes hypocaloriques et trop gras et trop riche en acides gras saturés pour le régime du sujet à risque cardiovasculaire.
• Malgré ces interdits, il faut se souvenir que le munster, comme la plupart des 33 fromages bénéficiant d'une AOC (appellation d'origine contrôlée), est une réelle œuvre d'art olfacto-gustative que l'on ne peut réduire à un simple mélange de nutriments. Ces aliments générateurs de plaisir et de sensations orales très denses peuvent, comme certaines études sérieuses viennent de le confirmer, jouer un rôle dans les processus d'immunité et, comme pour le chocolat, faciliter la sécrétion d'endomorphine, véritable tranquillisant et euphorisant naturel produit par le cerveau.

Dégustation

Le munster est un fromage de fin de repas, traditionnellement accompagné de grains de cumin. Les vrais amateurs l'apprécient nature, sans pain, avec des pommes de terre chaudes en robe des champs. Le munster se marie à des vins rouges puissants (côte-rôtie, haut-médoc) ou tout autre vin rouge corsé.

Mûre

Variétés

Il existe des mûres sauvages noir violacé, acidulées et sucrées, qui poussent spontanément sur les ronces des bois ou les clôtures de jardins, et que les enfants récoltent et consomment sur place en juillet et août. Lorsque la récolte est abondante, on peut en faire des confitures, des gelées ou des compotes. La mûre de culture est soit le fruit du mûrier blanc, arbre du ver à soie, dont les mûres sont rouges et sucrées, soit celui du mûrier noir, dont la couleur et le goût des fruits sont plus proches de la mûre sauvage.

Composition pour 100 g

Calories 57	Fer 1,57 mg
Glucides 12 g	Calcium 32 mg
Protides 1 g	Potassium 257 mg
Lipides 0,6 g	Magnésium 26 mg
Eau 82 g	Vitamine C 12 mg

Intérêt nutritionnel

• Il faut laisser les enfants manger des mûres, c'est plus drôle à cueillir que les bonbons, et ses colorants et sa saveur sucrée acidulée sont naturels.
• De plus, la mûre est riche en calcium avec un excellent rapport calcium/phosphore qui facilite son assimilation. Sa bonne teneur en fer (1,5 mg) profitera à l'enfant qui en manque souvent. Enfin, la mûre fournit aussi du magnésium et de la vitamine C. La consommation excessive de mûres sauvages, riches en fibres dures, est toutefois déconseillée aux intestins sensibles et aux estomacs trop acides.

Muscade

La noix muscade est le fruit du muscadier, un très bel arbre originaire des îles Moluques. Les fleurs donnent une baie qui s'ouvre à maturité et livre une belle amande de 2 à 3 cm dans sa coque rouge : le macis. Un arbre haut de 15 m fournit 2 000 fruits par an, soit 15 kg de noix et 2 kg de macis. On imagine mal aujourd'hui l'engouement du Moyen Âge pour les épices que l'on allait chercher au bout du monde. Au

XIIIe siècle, en Europe, 1 kg de macis de muscade s'échangeait contre une belle vache.

Présentations

La noix muscade se vend en poudre, mais elle perd ainsi, très moulue, une grande part de son odeur et de sa saveur. La noix entière, dans son macis, se râpe juste avant usage. La préférée des amateurs, la plus fruitée et savoureuse, est la noix muscade de Grenade. Le macis se vend aussi séparément, entier ou en morceaux. Le beurre et l'huile de muscade sont abondamment utilisés par les professionnels de l'agroalimentaire.

Utilisations

La noix muscade connaît actuellement une grande faveur. On en découvre chaque jour de nouveaux usages.

- Elle relève très bien les sauces fades et tout particulièrement la béchamel ou la sauce blanche.
- Elle s'incorpore aux potages et aux divers crèmes, soufflés ou purées qui séduisent par leur consistance, mais qui manquent de saveur. On peut l'incorporer à des farces, ou dans le plus élémentaire hamburger.
- La noix muscade relève même le goût du sucré et donne de l'allure à des pâtisseries simples, comme des galettes, ou à des crêpes, et fait merveille dans le cake. Enfin, les Anglais l'incorporent dans leur punch et les Français dans leur vin chaud.

Aujourd'hui, les plus gros utilisateurs de noix muscades sont les industriels du plat cuisiné et de la charcuterie qui en servent aux consommateurs à toutes les sauces.

Intérêt nutritionnel

- Le principal intérêt de la noix muscade, dont la saveur douce et exotique est acceptée par la grande majorité des consommateurs, est de faciliter l'allégement d'une cuisine traditionnellement préparée à la crème ou au beurre. La noix muscade permet ainsi de réduire de moitié, sans y perdre en saveur, la quantité des matières grasses de la béchamel, de la purée de pommes de terre, de la sauce poulette, des soufflés et des farces. Il est même possible de pousser encore cet allégement en renonçant à une part d'onctuosité.
- La noix muscade facilite la digestion, réduit ballonnements et flatulences et convient particulièrement aux dyspeptiques.
- Enfin, il faut savoir qu'une absorption massive de noix muscade provoque un état d'excitation psychique intense recherché par les toxicomanes.

Museau de porc

Charcuterie cuite préparée avec un mélange de tête de porc et de queue désossées.

Le tout est cuit en moule et enrobé de gelée. Le fromage ou le pâté de tête et le pied de porc ou de veau désossé sont des spécialités voisines ayant une composition et une valeur nutritionnelle similaires.

Composition pour 100 g

Calories 350	Glucides 1 g
Protides 17 g	Eau 52 g
Lipides 30 g	

Intérêt nutritionnel

- Comme toutes les charcuteries, le museau de porc est très gras, riche en calories, en cholestérol, en purines et en sel. Il est à éviter par tous les sujets pléthoriques (sujet à risque cardiovasculaire, obèse, hypertendu, goutteux).
- Il reste cependant une source notable de protéines et un aliment pratique et savoureux.

Myrtille

Baie noire cueillie au cœur de l'été dans les bois de montagnes. C'est un fruit très parfumé et savoureux mais fragile, ayant une durée de vie très courte et qui ne se conserve pas plus d'une journée ou deux dans le bas du réfrigérateur.

• Commercialisé en barquette de petite taille pour éviter l'écrasement, c'est un produit gai, festif mais onéreux. La myrtille non traitée est vulnérable à l'eau et ne doit pas être lavée. L'idéal est de consommer les myrtilles fraîches, mais, lorsque la récolte a été trop fructueuse, il peut être aussi agréable de les conserver en gelée ou d'en faire des coulis ou des sorbets.

Composition pour 100 g

Calories 16	Fibres 8 g
Protides 0,5 g	Potassium 280 mg
Lipides 0,5 g	Vitamine A 280 U.I.
Glucides 2,4 g	Vitamine C 13 mg
Eau 88 g	Acide oxalique 15 mg

Intérêt nutritionnel

• La myrtille est l'un des fruits les moins énergétiques (16 calories) et les moins sucrés, mais compte parmi les mieux pourvus en fibres (8 g). Elle possède une précieuse teneur en vitamines A et C, et en sels minéraux (potassium).

• La myrtille est un fruit idéal pour tous les régimes minceur et celui du diabétique, mais irritant pour les intestins sensibles et à exclure des régimes sans fibres.

N

Navet

Plante potagère de la famille des crucifères, apparentée au chou, dont on consomme surtout la racine blanche cerclée de mauve, et accessoirement les fanes.

Achat

• On le trouve en toute saison. Le navet primeur de printemps est le plus tendre, le moins fibreux et le plus digeste. Son goût est moins fort que celui du navet de conservation.

• Préférer toujours le navet plat en toupie, beaucoup moins résistant que les racines longues qui ne peuvent être consommées que hachées très fin ou mixées.

Composition pour 100 g

Calories 35	Fibres 1,1 g
Protides 1,1 g	Calcium 65 mg
Lipides 0,2 g	Potassium 280 mg
Glucides 7 g	Vitamine C 25 mg
Eau 90 g	

Intérêt nutritionnel

• Le navet est très peu calorique. Cuit à la vapeur ou incorporé dans un potage, c'est un aliment recommandé à tous les pléthoriques (obèse et sujet à risque cardiovasculaire).

• Le navet a également une bonne teneur en calcium et en vitamine C.

• Riche en soufre, il est cependant difficile à digérer et n'offre sa pleine saveur et sa meilleure tolérance qu'après une cuisson très poussée.

• Enfin, comme le chou, le brocoli et tous les crucifères, le navet aurait une action protectrice sur le cancer, non seulement sur le cancer du rectum comme tous les légumes riches en fibres par facilitation du transit, mais sur la plupart des cancers. L'agent actif de protection serait un composé soufré qui fournirait aussi le goût prononcé de ce légume.

Nèfle

Fruit du néflier du Japon, au goût fin et acidulé, qui mûrit au printemps et possède de gros noyaux bien lisses.

Composition pour 100 g

Calories 97	Eau 73 g
Protides 0,4 g	Potassium 246 mg
Lipides 0,4 g	Fer 0,5 mg
Glucides 23 g	

Intérêt nutritionnel

• Fruit très sucré et assez calorique, peu recommandé dans les régimes minceur et du diabète.

• Faible teneur en vitamine C, mais surprenante richesse en fer.

Noix – Noisette

Fruits oléagineux pouvant se consommer frais peu après la récolte au cours d'une saison très courte ou bien secs, le reste de l'année.

Achat

• La noix fraîche est commercialisée de la mi-septembre à la fin octobre. Elle se choisit lourde avec une coquille bien soudée. Retirer avant consommation la pellicule qui enveloppe la chair.

• La noisette est un fruit d'été que l'on ne trouve fraîche que quelques semaines. Éviter celles à coque trouée ou à fruit rabougri et sonore à la secousse.

Composition pour 100 g

	Noix fraîches	Noisettes fraîches
Calories	525	385
Glucides	5 g	7 g
Protides	11 g	8 g
Lipides	51,5 g	36 g
Fibres	5,5 g	6,5 g
Potassium	690 mg	350 mg
Phosphore	510 mg	230 mg
Magnésium	130 mg	56 mg
Calcium	61 mg	44 mg
Vitamine E	7 mg	21 mg
	Noix sèches	Noisettes sèches
Calories	660	656
Glucides	15 g	15 g
Protides	15 g	14 g
Lipides	60 g	60 g
Fibres	2,4 g	3,5 g

Intérêt nutritionnel

• Noix et noisettes sont des fruits très caloriques. Comme tous les aliments de grignotage consommés de manière machinale, ils sont, surtout à l'état sec, à exclure de tous les régimes amaigrissants.

• En revanche, ils sont d'un extrême intérêt dans la protection du sujet à risque cardiovasculaire, non obèse, pour lequel ils conjuguent 5 atouts :
- une très forte teneur en acides gras insaturés, à dominante mono-insaturée pour la noisette et polyinsaturée pour la noix ;
- une très forte teneur en vitamine E, antioxydant majeur dont on connaît le rôle de protection sur le risque cardiovasculaire prouvé par de nombreuses études sur l'infarctus ;
- une teneur très élevée en fibres solubles de la famille des pectines, connues pour leur effet de séquestration du cholestérol intestinal ;
- l'action antistress du magnésium dont on sait que la déficience constitue un facteur de risque cardiovasculaire. De plus le magnésium des oléagineux a une excellente biodisponibilité ;
- enfin, noix et noisettes, pourtant riches en lipides, sont totalement dépourvues de cholestérol.

• Noix et noisettes sont de bons fournisseurs de protéines, mais incomplètes et déficitaires en certains acides aminés essentiels comme la lysine, la méthionine, la cystine. Ces déficits sont traditionnellement comblés par des aliments qui en sont riches dans des associations tels le pain aux noix ou le taboulé aux noisettes.

• Noix et noisettes sont bien pourvues en minéraux : potassium, magnésium et même calcium ainsi qu'en vitamines du groupe B (2 à 10 fois plus que dans les fruits frais). En revanche, elles sont pauvres en vitamine C et en vitamine A.

• Noix et noisettes séchées sont fortement déshydratées, ce qui majore tous leurs avantages et leurs inconvénients, dont le plus marqué est l'extrême richesse calorique.

Noix exotiques

• *Noix du Brésil :* sa composition et sa valeur nutritionnelle sont globalement comparables à celles de la noix et de la noisette. Elle est toutefois un peu plus riche en lipides (64 g/100 g) et magnésium (225 mg) mais moins riche en glucides.

Comme beaucoup d'oléagineux, elle est conservée salée et doit, de ce fait, être évitée dans les régimes sans sel.

• *Noix de cajou :* amande de l'anacarde, elle a une composition et une valeur nutritionnelle voisines des autres oléagineux.

Elle est cependant un peu moins calorique (612 cal/100 g) et moins grasse (48 g de lipides/100 g).

Elle contient aussi davantage de glucides (24,5 g) et présente la particularité d'être très riche en fer : 5 mg/100 g.

• *Noix de coco :* fruit du cocotier contenant un lait blanchâtre, le lait de coco.

– La pulpe de coco est beaucoup plus hydratée que toutes les autres noix (47 g d'eau/100 g). Ses composants sont donc moins concentrés.

Moins calorique (467 cal/100 g), nettement moins riche en protides, (4 g/100 g), elle contient 35 g de lipides/100 g, de mauvaise qualité, en majorité saturés et riches en cholestérol (0,6 g), ce qui lui fait perdre l'atout majeur des oléagineux dans la protection cardiovasculaire, mais lui conserve une richesse calorique suffisante pour la déconseiller à tous les pléthoriques (obèses, diabétiques).

– Le lait de coco contient 94 % d'eau, 5 % de glucides et 105 mg de sodium/100 g. Ce n'est en fait que de l'eau sucrée et salée de faible valeur nutritionnelle.

Nougat

C'est l'une des plus anciennes confiseries fabriquées par l'homme, dont les Romains raffolaient déjà sous l'empire.

Composition

Depuis 1963, un nougat doit être constitué d'une pâte à base de sucre (saccharose) et d'un ou plusieurs agents sucrants, comme le miel ou du sirop de glucose, et aérée avec du blanc d'œuf ou de la gélatine, et d'une garniture composée d'oléagineux et de fruits confits.

Variétés

• Le nougat de Montélimar. Riche en miel, sa garniture contient essentiellement des amandes douces et quelques pistaches éparses.

• Le nougat de Provence. C'est un nougat noirci au sucre cuit dans un lit d'amandes.

• « La croquante » ou nougat rouge. Sa pâte n'est pas aérée et ne contient ni blanc d'œuf ni gélatine.

• Tous les nougats sont traditionnellement tapissés d'une pellicule de pain azyme ou de fécule de pommes de terre qui permet de les prendre entre deux doigts sans y coller.

Intérêt nutritionnel

• Comme toutes les confiseries, les nougats contiennent près de 70 % de glucides à absorption massive et des lipides fournis par la graisse des oléagineux. L'ensemble constitue un monument de « calories vides » fortement déconseillées à tous les pléthoriques, obèses, diabétiques et même au simple candidat à la minceur.

• Les enfants eux-mêmes devront y prendre garde, car la garniture est aussi sucrée qu'adhésive et favorise beaucoup les caries.

• Enfin, nougats et caramels, bien connus des dentistes, représentent une menace constante pour les porteurs de prothèse dentaire ou de dents fragiles et amalgamées.

Nougatine

C'est une sorte de nougat dont la pâte est un caramel dur et la garniture composée uniquement d'amandes entières ou concassées.

Préparation

• La nougatine peut être consommée seule comme une confiserie ordinaire ou servir de support à une pièce montée, à une glace, ou composer une corne d'abondance.

• On peut la réaliser soi-même en un tour de main avec deux tiers de caramel très clair, parfumé au citron, et un tiers d'amandes brisées, le tout étalé sur un marbre. Il suffit de la laisser refroidir et de la briser à la demande.

Intérêt nutritionnel

La nougatine est une confiserie très riche en sucres à absorption massive (75 %) auxquels viennent s'ajouter les lipides fournis par les amandes. Elle est donc vivement déconseillée au candidat à la minceur et davantage encore au diabétique. En raison de sa consistance à la fois dure et adhésive, elle favorise la carie de l'enfant et représente une menace constante pour les porteurs de prothèses dentaires ou de dents fragiles et amalgamées.

Nourrisson
(Alimentation du)

La première décision que doit prendre une mère avant même la naissance de son enfant est le choix de la première alimentation qu'elle lui réserve : sera-t-il nourri au sein ou au biberon ? Ce choix est bien sûr avant tout personnel et instinctif, mais il est très influencé par la culture ambiante et peut-être davantage encore par les contraintes socioprofessionnelles.

L'allaitement : nourrissage au sein.

• *Position officielle du corps médical :*
Il existe aujourd'hui de par le monde un large consensus scientifique sur les bienfaits de l'allaitement maternel. Réunis en session extraordinaire, 187 États membres de l'Organisation mondiale de la santé (OMS) ont adopté en mai 1994 une résolution qui affirme que « le lait maternel est un aliment idéal, irremplaçable pour assurer la croissance et le développement harmonieux des jeunes enfants, et l'allaitement au sein permet de nouer des liens physiques et émotionnels uniques bénéfiques à la fois à la mère et à l'enfant ».

L'OMS recommande même aux médecins « d'encourager les mères à allaiter leur bébé, même si l'on sait qu'elles sont infectées par le sida, car les risques pour l'enfant sont moindres que ceux liés à l'allaitement artificiel ».

Il en va de même des prématurés en danger pour qui le lait humain est souvent une des conditions de la survie imposant même, dans les cas d'impossibilité absolue, le recours au lait d'autres mères, nourrices et solidaires.

Pendant longtemps, les Américains, promoteurs de l'alimentation au biberon, furent fiers de la taille de leurs enfants et les GI débarquant en Normandie surprirent leurs alliés par leur allure de géants.

De nombreux nutritionnistes estiment aujourd'hui que l'excès de protides des premiers laits artificiels, responsable d'une croissance accélérée, pourrait expliquer le regain actuel de l'obésité infantile et la plus grande mortalité cardiovasculaire des adultes américains.

Certains psychiatres estiment aussi que l'abandon généralisé de l'allaitement qu'inaugura l'Amérique expliquerait en partie l'extrême fréquence de l'obésité américaine, tant par la différence des laits que par celle des expériences émotionnelles et des empreintes affectives influençant, pour le reste de la vie, la relation à l'aliment.

• *En pratique :*

– L'habitude du jeûne du premier jour est aujourd'hui abandonnée.

– Le lait maternel des trois ou quatre premiers jours, ou colostrum, est une sécrétion très riche en protéines et bourrée d'anticorps qui protègent l'intestin vierge et vulnérable du nouveau-né.

– La sécrétion lactée s'équilibre ensuite progressivement et sa composition s'ajuste parfaitement et naturellement aux besoins du nourrisson, notamment en graisses et en acides gras essentiels.

– Le nombre de tétées dépend de l'appétit de l'enfant mais ne doit pas être inférieur à six par jour, pour entretenir le fonctionnement de la glande qui fournit d'autant plus facilement qu'elle est sollicitée. En général, il n'est pas nécessaire de peser l'enfant sauf si son poids semble stagner. Il est classique de n'utiliser qu'un sein par tétée en alternance, le mamelon étant nettoyé à l'eau minérale avant et après chaque tétée.

– Pendant l'allaitement, la mère doit éviter les aliments excitants (alcool, café, thé, bière et si possible le tabac) et les aliments au goût trop prononcé comme le chou, l'ail, l'oignon, l'asperge et le gibier, et doit s'abstenir de toute médication toxique pour l'enfant ou pouvant preralentir la lactation (atropine).

– En général, en l'absence de troubles du comportement alimentaire (boulimie), la mère qui allaite n'a aucune raison de grossir. Il semble même que la lactation facilite le retour au poids antérieur. Le fait d'allaiter stimulerait la mobilisation et la dégradation des graisses de la mère pour fournir les acides gras nécessaires à la maturation du cerveau du bébé.

– Une alimentation de mère allaitante devra fournir un apport quotidien recommandé de 80 g de protéines, soit la somme de 150 g de viande, 2 œufs, 200 g de fromage blanc, 2 yaourts et un quart de litre de lait.

Elle devra aussi procurer 1 200 à 1 500 mg de calcium, soit un demi-litre de lait, 2 yaourts et 30 g d'emmenthal.

L'apport en fer, bien qu'inférieur à celui de la femme enceinte, devra fournir 13 mg par jour assez facilement apportés par une alimentation équilibrée.

Il en va de même du zinc, de l'iode, du sélénium, des vitamines A, D et des vitamines du groupe B. Seules, les femmes végétaliennes, les femmes au régime (moins de 1 800 cal/jour) ou celles qui ont une alimentation trop pauvre ou monotone peuvent s'exposer à des carences multiples.

– Il existe peu de contre-indications majeures à l'allaitement. Seules, certaines maladies mentales graves très médicamentées, une tuberculose sévère, les femmes ayant une insuffisance cardiaque ou rénale, et bien sûr, les femmes atteintes de cancer ou de leucémie.

– Aujourd'hui, malgré toutes les preuves existantes des avantages de l'allaitement maternel, seules 35 à 38 % des femmes allaitent le premier mois et seulement 8 % après, alors que ce type de nourrissage couvre tous les besoins physiologiques et surtout psychoaffectifs des enfants jusqu'à 4 mois.

Le nourrissage au biberon

• *Les laits artificiels :*

La composition des laits artificiels a longtemps opposé pédiatres et nutritionnistes. Les teneurs en protéines, en sel, en calcium, en fer et en vitamine D ont ainsi fluctué, subissant des ajustements successifs pour parvenir au consensus international actuel. Aujourd'hui, les laits maternisés sont si sûrs et si équilibrés que les mères qui ne peuvent ou ne désirent pas allaiter peuvent être rassurées et n'ont aucune raison d'être culpabilisées.

– Les quatre premiers mois : les laits pour nourrisson.

– Le biberon est aujourd'hui donné dès les premières heures qui suivent la naissance. Les laits pour nourrisson, anciennement nommés « laits premier âge », ont une composition adaptée à cette période sensible et contiennent tous les oligoéléments (fer, calcium, etc.) et toutes les vitamines nécessaires, notamment la vitamine D, qui est obligatoire.

– Les bébés gloutons bénéficient de laits à protéines non modifiées qui rassasient mieux mais constipent parfois. Les bébés à digestion très lente se portent généralement mieux avec des laits à protéines modifiées. Les enfants allergiques au lait de vache ou ayant des parents allergiques (eczéma, asthme) doivent, dès la naissance, être orientés vers des laits aux protéines hydrolysées.

Enfin, pour les régurgiteurs et les nourrissons à intestins sensibles, il existe des laits au Bifidus ou à d'autres ferments lactiques (ancêtres du yaourt).

– On prépare ces laits en poudre en les recomposant avec de l'eau peu minéralisée (robinet, Volvic ou Évian) dans des biberons stériles jusqu'à l'âge de quatre mois, en évitant de conserver ces biberons à température ambiante.

Le réchauffement des biberons peut se faire au four à micro-ondes à condition de ne jamais se fier à la température du récipient qui peut être tiède avec un lait brûlant. Le chauffe-biberon reste cependant le plus sécurisant si l'on est d'un naturel distrait.

– Pour les doses : on commence par 6 fois 10 g les deux premiers jours en augmentant progressivement pour atteindre 6 fois 80 g à la deuxième semaine, 6 fois 90 g à la troisième et 6 fois 100 g à la quatrième semaine.

On tentera de passer à cinq biberons quotidiens en supprimant celui du milieu de nuit très perturbant pour le sommeil de la mère.

– À partir du quatrième ou cinquième mois : « les laits de suite ».

Ce sont les anciens « laits deuxième âge » chargés d'assurer le relais et de fournir les éléments difficiles à trouver dans la seule alimentation diversifiée : le fer et les indispensables acides gras essentiels (acides linoléique et linolénique) cruciaux pour le développement du cerveau.

C'est la période où l'enfant découvre ses premiers aliments, soit en petits pots, soit préparés par sa mère. C'est le cas des premiers jus d'orange ou compotes, du riz ou des flocons de blé, des légumes cuits mixés telle la carotte, du poisson et du jaune d'œuf.

La viande est incorporée hachée ou coupée dès l'apparition des premières dents (6 mois). À l'âge de un an, mis à part le lait ou les laitages qui lui sont encore dispensés, le bébé, avec ses cinq repas ou collations quotidiens, peut être nourri sans réelles contraintes.

• *Les cinq erreurs les plus fréquentes, berceau de l'obésité :*

Dès que l'alimentation du nourrisson peut être diversifiée, les jeunes mères actuelles, souvent préoccupées par leur ligne, ont tendance à appliquer de manière inconsciente à leur bébé la même orientation sélective des aliments.

Les nutritionnistes actuels, qui constatent les progrès inquiétants de l'obésité infantile dans les pays occidentaux jusqu'alors les mieux protégés, accusent la conjonction de cinq causes très souvent associées :

- Un apport excessif en protéines, parfois 2 à 3 fois supérieur à la normale. Trop de viande et trop de laitage. De plus, le lait de vache, introduit trop précocement, peut être responsable de carence en fer.
- Un excès de sucres à absorption rapide (boissons sucrées, pseudo-jus de fruits sucrés et coupés).
- Un manque de fibres par insuffisance de légumes et de céréales.
- Paradoxalement et par mauvaise information, un manque de graisses, surtout de lipides crus comme l'huile ou le beurre qui, s'ils peuvent parfois être inutiles ou indésirables chez l'adulte, sont indispensables au développement du cerveau du nourrisson.
- Enfin, un excès de vitamines, sous forme de cocktails mal équilibrés, trop chargés en certaines vitamines inutiles, et ne protégeant pas toujours des carences les plus fréquentes (vitamine D, vitamine A et vitamine E).

Nuoc-mam

Le nuoc-mam, qui signifie « eau de poisson » en vietnamien, est une sauce à base de poisson fermenté utilisée par les Asiatiques pour saler et relever le goût neutre du riz ou de certaines salades.

Fabrication

Du poisson est mis dans de l'eau très salée et épicée, et laissé à macérer et fermenter au soleil. Tout au long de ces opérations, la putréfaction n'est évitée que par la présence de sel en concentration élevée. Le poisson est alors pressé et livre un jus brun foncé : le nuoc-mam. Malgré la rusticité du procédé, le nuoc-mam est un produit sain n'ayant jamais entraîné d'accident d'origine microbienne. Les nutritionnistes chinois comparent souvent le nuoc-mam au roquefort, dont la décomposition avancée, responsable du vert-de-gris, n'échappe à la putréfaction que par sa forte teneur en sel.

Le nuoc-mam est caractérisé par sa richesse en protéines de haute valeur biologique mais aussi, hélas, par une très forte concentration en sel qui le contre-indique dans tous les régimes sans sel.

Utilisation

Le nuoc-mam se trouve aujourd'hui dans toutes les grandes surfaces ou dans les magasins chinois, en grande bouteille économique ou en petit flacon verseur. Certains amateurs l'ajoutent à tous leurs aliments. Le plus souvent, il est associé aux fritures chinoises comme les nems ou sur le riz blanc. Le nuoc-mam gagne en légèreté avec quelques gouttes de vinaigre ou de citron. On peut le corser au piment ou l'amadouer à la coriandre fraîche.

Le syndrome du restaurant chinois

Le nuoc-mam vietnamien est souvent renforcé au glutamate, un exhausteur du goût auquel 15 à 25 % de la population générale réagiraient par des manifestations allergiques décrites sous le nom du « syndrome du restaurant chinois ». Au cours des heures qui suivent le repas, survient un malaise pouvant aller jusqu'à la perte de connaissance, avec rougeurs, mal de tête, urticaire et palpitations. Ce syndrome, aux manifestations spectaculaires, est cependant sans gravité et régresse en quelques heures.

O

Obésité

L'obésité, et par extension tous les troubles liés à la surcharge pondérale, traduit l'émergence d'une situation nouvelle où l'homme, aux métabolismes rendus génétiquement économiques par la longue lutte pour la survie, affronte une offre alimentaire luxuriante dans un contexte moderne de contraintes et de tensions qui le prive des moyens de réprimer ses pulsions de bouche.

Dans le même temps, l'obésité a pris la dimension d'une maladie de civilisation qui aggrave de nombreuses pathologies (maladies cardiovasculaires, cancers, affections rhumatologiques), s'affirmant comme l'un des facteurs de risque actuels les plus menaçants.

Enfin, la poursuite socioculturelle de la minceur est devenue un jeu de société cruel où les rares élus narguent une majorité culpabilisée et insatisfaite, encadrée par une médecine désarmée, des professionnels de l'agro-alimentaire toujours plus inventifs et une surenchère médiatique lancinante. Il a beaucoup été écrit sur l'obésité. Il nous appartient ici de formuler quelques notions essentielles et peu sensibles aux fluctuations des modes, de répondre aux questions les plus fréquemment posées sur le sujet et de distinguer les traitements les plus sérieux en les opposant à ceux qui relèvent de l'air du temps ou de la fantaisie.

Qui est obèse ?

À cette question, il y a deux réponses : une réponse liée à des critères esthétiques, qui tient à l'époque, au lieu, aux cultures et au besoin d'appartenance au groupe qui impose ses critères, et une réponse strictement médicale qui prend en compte les conséquences de l'obésité sur la santé et l'espérance de vie. Mais le plus souvent, la vraie réponse est mixte et tient compte de ce double impératif : esthétique à court terme, et médical à long terme.

• *La règle des 10 :* 10 kg de moins que la taille. C'est une estimation chiffrée inscrite au fer rouge dans la chair de tous ceux et surtout de toutes celles qui surveillent de près leur poids. Il s'agit d'une estimation apparue dans les années 1960 dont l'origine est inconnue mais que sa simplicité extrêmement réductrice et le soutien médiatique ont transformée en vérité première. Or, cette règle est beaucoup trop sévère et ne peut s'appliquer qu'à des femmes très jeunes ou des adolescentes à ossature légère et surtout de taille intermédiaire. En effet, une femme de 1,65 m, de petit gabarit, non sportive et peu charpentée, peut à la rigueur peser 55 kg avant d'avoir des enfants et la trentaine. Mais cette règle des 10 kg devient très vite caduque pour les tailles extrêmes. Une femme de 1,50 m ne pouvant évidemment pas peser 40 kg, de même qu'une femme de 1,80 m commencerait à s'empâter à 70 kg.

• *Formule de Lorentz :*

$$P \text{ (poids idéal)} = T \text{ cm} - 100 - \frac{(T - 150)}{N}.$$

(N = 2 pour la femme et 4 pour l'homme.)

Issue des statistiques des compagnies d'assurances, la formule de Lorentz établit un poids idéal censé assurer la meilleure espérance de vie. Selon cette formule, l'obésité commencerait au-delà de 120 % de ce poids, serait moyenne entre 120 et 140 % et massive au-delà.

Si la formule de Lorentz échappe aux critiques précédentes, elle reste encore inapplicable au sexe masculin pour lequel elle est trop rigoureuse ; mais elle convient assez bien aux femmes auxquelles les contraintes de ligne et l'image imposent des normes beaucoup plus sévères.

• *Indice de masse corporelle (IMC) :*

C'est l'indice actuel de référence du corps médical et des compagnies d'assurances.

$$IMC = \frac{\text{Poids (en kg)}}{(\text{Taille en m})^2}$$

$$\text{Ex : } \frac{74 \text{ kg}}{(1{,}77 \text{ m})^2} = \frac{74}{3{,}133} = 23{,}6$$

L'IMC a une valeur idéale de 22,4 pour la femme et de 22,7 pour l'homme. Il est acceptable entre 20 et 25. En dessous de 20 se situe la maigreur, et l'obésité commence à 25, devient franche à partir de 27 et massive après 32.

• *Paramètres supplémentaires : ossature et musculature*

Le calcul du poids idéal doit aussi tenir compte de l'ossature, légère ou pesante et de la masse musculaire liée tout autant à la génétique qu'au niveau d'activité physique.

– L'ossature :

La mesure du tour de poignet du côté dominant (droit pour les droitiers) est un bon reflet de la masse osseuse tout à la fois simple et rapide à établir.

Pour une femme, un tour de poignet moyen mesure entre 14,5 et 15,5 cm. L'ossature est menue à 14 cm et lourde à partir de 16.

Pour l'homme, la moyenne se situe entre 17 et 19 cm.

– La musculature :

Elle peut s'apprécier de manière synthétique et intuitive au vu de l'apparence morphologique et de manière beaucoup plus scientifique par l'impédancemétrie, une mesure de la résistance des tissus au courant, qui permet de quantifier la part respective de l'eau et du gras.

Danger de l'obésité

• *Répercussions psychologique et sociale :*

La surcharge pondérale modérée, si répandue aujourd'hui, et à plus forte raison l'obésité franche sont très mal acceptées de nos jours. L'incitation médiatique en faveur des régimes à la mode, la minceur agressive des top-modèles les plus prestigieux, les modes vestimentaires à l'usage exclusif des plus longilignes, les mentalités ambiantes du refus de vieillir créent une pression sévère en faveur de la minceur. Cette pression est rarement suffisante pour imposer à vie une censure alimentaire, mais l'est bien assez pour culpabiliser tous ceux qui sortent des normes imposées. Aujourd'hui, en Occident, une personne sur deux est préoccupée par son poids et ses formes.

• *Poids et santé :*

Pour des raisons mécaniques et physiques, la surcharge pondérale, lorsqu'elle est notable, sollicite trop l'organisme et génère à moyen ou long terme une série de complications préoccupantes.

– L'arthrose du genou et de la hanche très fréquente chez l'obèse à partir de 50 ans.

– L'hypertension artérielle. Un obèse sur deux est hypertendu, et son hypertension ne pourra être traitée et stabilisée qu'en association à une réduction pondérale franche.

– Le diabète gras. Le diabète de la maturité est presque toujours associé à une surcharge qui l'aggrave d'autant que sa répartition est androïde, c'est-à-dire portée par la partie supérieure du corps (épaules, poitrine, ventre).

– Les troubles cardiovasculaires. L'obésité, qui implique un usage excessif des graisses alimentaires, favorise l'élévation du taux de cholestérol sanguin, responsable d'une obstruction progressive des artères coronaires (infarctus) et cérébrales (hémiplégie). De plus, une surcharge pondérale prolongée fatigue le muscle cardiaque, occasionnant des troubles du rythme, et augmente le risque de mort subite. Ce risque s'élève notablement lors d'anesthésie générale que l'obèse supporte beaucoup moins bien que le sujet de poids normal.

• Enfin, le risque de cancer s'élève avec le surpoids. Une femme obèse a plus de risques de faire un cancer du sein, de l'utérus ou de l'ovaire, et l'homme obèse, un cancer de la prostate ou du côlon.

Pourquoi et comment devient-on obèse ?

• *L'hérédité :*

C'est, hélas, la cause prédominante et d'autant plus déterminante et active que l'obésité est précoce et apparaît dans l'enfance. Le corps de l'obèse est génétiquement programmé pour une gestion extrêmement économe de ses ressources énergétiques. Au repos, ainsi qu'au cours de la digestion, ses dépenses caloriques sont réduites au minimum. Les statistiques montrent que 69 % des obèses ont un parent obèse. L'étude des vrais jumeaux séparés et adoptés a permis de montrer que leur poids était beaucoup mieux corrélé à celui de leurs parents biologiques qu'à celui de leurs parents d'adoption et que, vivant ou non sous le même toit que leurs parents naturels, leur poids suivait une évolution comparable. Contrairement à ce que beaucoup de pédiatres pensent, l'éducation alimentaire des enfants a moins d'importance que leur hérédité, et avec des parents minces, il est peut-être moins utile qu'on ne le pensait de s'acharner à contrôler leur alimentation. En revanche, les parents obèses doivent, dès le plus jeune âge, surveiller les habitudes alimentaires de leurs enfants pour ne pas conjuguer les facteurs de risques. Cette surveillance doit être particulièrement attentive au moment de l'adolescence pour les filles, surtout lorsque leurs règles s'installent de manière chaotique.

• *L'obèse mange mal et souvent trop :*

– L'attirance pour le gras et le sucré. L'obèse a un tropisme particulier pour les aliments denses et gustatifs fournissant une récolte apaisante de sensations de bouche. Or il s'avère que ces sensations sont presque toujours déclenchées par l'onctuosité du gras ou la teneur en sucre.

Après avoir longtemps incriminé la responsabilité des sucres dans la genèse alimentaire de l'obésité, de nombreuses études nutritionnelles ont prouvé que la responsabilité première revenait aux corps gras. De plus, la coalition fréquente du gras et des sucres rapides réduisait mécaniquement la part impartie aux protéines, aux sucres lents et aux fibres, piliers de tout régime bien conduit. Le chocolat est le type même de l'aliment à la fois gras, onctueux et sucré, véritable bombe sensorielle fournissant autant de sensations que de calories sous un volume très restreint.

– L'obèse mange vite et mastique peu. L'étude du comportement filmé de l'obèse à table a établi qu'il mastiquait moins et moins longtemps que des témoins de poids normal, et, se nourrissant trop vite, était toujours en avance sur l'apparition du rassasiement. De plus, mangeant riche, il élevait encore sa facture calorique en ajoutant le qualitatif au quantitatif.

– Grignotage, compulsion et stress majorent l'obésité. Très souvent, l'obésité naît dans un contexte d'alimentation déstructurée, avec un petit déjeuner négligé, un déjeuner rapide et mal construit, des accès de grignotage en fin d'après-midi relayés par un dîner trop riche, lourd et indigeste, qui le conduit très vite au lit et l'oblige à digérer en dormant. De plus, 80 % des obèses interrogés déclarent réagir au stress, aux contrariétés et à l'anxiété en mangeant. L'obèse se nourrit alors de manière compulsive, sans plaisir, des aliments de gratification (sucrés et gras ou les deux associés) sans parvenir à se contrôler. Il se rapproche alors des boulimiques et, comme eux, peut être conduit à vomir pour éviter la sanction calorique de ses débordements ou basculer dans des régimes draconiens plus punitifs que constructifs.

– La ration calorique de l'obèse est parfois excessive. C'est le cas des bons vivants conviviaux dont les repas sont tout simplement trop copieux. C'est aussi le cas des « fines gueules », sensuels de la table qui apprécient et recherchent la cuisine travaillée et arrosée, ou plus grave, le cas des « remplisseurs », qui ont besoin de quantités et d'être « calés » avant de se lever de table.

Cependant, les obèses ne sont pas tous de gros mangeurs. Des études comparatives ont prouvé qu'un tiers d'entre eux, ayant pratiqué très tôt de nombreux régimes sévères et habitués à se restreindre, ont rendu leur métabolisme suffisamment économique pour conserver une surcharge notable malgré une alimentation très réduite.

Ces divers facteurs ne sont pas toujours réunis. Isolés, ils occasionnent de simples surcharges réductibles, mais conjugués, ils concourent à la constitution des grandes obésités déformantes. Dans ce cas, la lutte devient alors désespérée et les pertes de poids obtenues sous la contrainte extrême sont rarement stables.

• *L'obèse ne se dépense pas assez :* Dans les années 1980, on estimait que l'obèse était aussi actif que le sujet de poids normal, et que, de plus, sa surcharge, plus lourde à porter, l'obligeait à une consommation énergétique accrue. De récentes études pratiquées aux USA, pays où la prévalance de l'obésité est la plus élevée du monde (26 % de la population), ont prouvé que :

– Les différences d'incidence entre l'obésité américaine et l'européenne s'expliquent moins par l'alimentation que par le niveau d'activité (les Européens bougeant plus). Aux USA, on peut passer une vie sans parcourir plus de dix mètres par jour à pied, grâce à l'extrême efficacité des réseaux de services en ligne, telles la livraison à domicile, la banque par téléphone, et à un niveau de mécanisation unique au monde ;

– L'accroissement rapide de la population obèse américaine était de plus en plus corrélée à l'explosion de l'obésité infantile, elle-même liée à une pratique excessive de la télévision, responsable d'une réduction de l'exercice physique et d'une incitation au grignotage hypercalorique. Les statistiques démontrent que « l'enfant américain passe en moyenne quatre heures par jour devant le petit écran, plus même si l'on compte l'usage du Nintendo ». Vaste temps d'écoute agrémenté de snacks, chips et surtout de publicité alimentaire. Neuf spots sur dix aux heures de grande écoute enfantine vendent de la « pub hypercalorique ». Si les conclusions de ces études ne sont pas extrapolables aux standards européens, il semble bien, au vu de la forte progression de l'obésité infantile actuelle, que, malgré de fortes résistances culturelles et traditionnelles, le modèle américain commence à s'implanter sur le vieux continent.

• *Excès pondéral hormonal de la femme :*

– Ménopause. Les opinions divergent sur les raisons premières de la prise de poids qui accompagne la ménopause, mais l'âge, la réduction d'activité, les dérèglements hormonaux et l'usage tâtonnant des traitements de substitution contribuent dans des proportions variables à une élévation, certes passagère mais difficilement contrôlable et rarement réversible, du poids.

– Syndrome prémenstruel. Une autre prise féminine de poids, cyclique, est associée au syndrome prémenstruel, période de cinq jours précédant les règles, soumise à un fort éclairage hormonal et à une labilité émotionnelle facilitant rétention et prise de poids dans les territoires les plus féminins.

Important : il est donc conseillé à toute femme, mais plus particulièrement en période pubertaire et préménopausique, d'éviter tout écart alimentaire ces cinq jours, au cours desquels le profit alimentaire est non seulement majoré mais circonscrit au territoire traditionnel de la cellulite (culotte de cheval).

• *Les régimes amaigrissants aggravent et pérennisent l'obésité :*

Plus dangereuse que l'hérédité, plus menaçante que le chaos alimentaire ou la sédentarité, la pratique des régimes amaigrissants superflus sans maintien ni stabilisation est le moyen le plus radical de créer artificiellement une obésité. Le régime non justifié de l'adolescente, instauré pour perdre quelques kilos en urgence avant les vacances, est le type même de comportement aberrant générant une perte de poids inutile et généralement repris « avec prime » sous la pression de métabolismes devenus parcimonieux et d'abandons boulimiques.

Important : la règle formelle est donc d'éviter tout régime inutile, mais au cas où un tel régime aurait été entrepris, ne jamais l'abandonner sans une longue et très prudente stabilisation (d'une durée minimum de 10 jours par kilo perdu).

Traitement

L'obésité est une des rares affections en constante progression face à laquelle la médecine moderne reste impuissante et n'a toujours rien d'autre à proposer que le volontariat et la restriction. On ne maigrit pas mieux aujourd'hui que dans les années 1950. On a, sinon tout essayé, du moins tenté une foule de régimes et de traitements dont la résultante est un amaigrissement toujours laborieux et une reprise de poids extrêmement fréquente sinon inéluctable. Faut-il pour autant clore ce chapitre ? Non, car il y a des traitements et des régimes qu'il convient de connaître pour les éviter, et il y a quelques rares méthodes dont l'association bien orchestrée peut s'avérer utile.

Important : prévention et encadrement.

– Le seul traitement intelligent, efficace et sans séquelles de l'obésité, est la prévention alimentaire de la prise de poids qui évite l'entrée dans le cycle infernal des régimes et l'acquisition d'une mentalité d'obèse dont on ne peut jamais se défaire complètement. Il évite aussi la distension des tissus et surtout celle de la peau, elles aussi rarement totalement réversibles. Lorsque l'on a beaucoup grossi, on ne peut jamais physiquement, psychiquement et esthétiquement, retrouver intégralement la situation antérieure.

– La condition absolue d'un amaigrissement bien conduit, qui évite les fautes nutritionnelles criantes, qui propose un programme cohérent et qui seul permet d'espérer une stabilisation du poids perdu, est le recours à un thérapeute spécialisé techniquement compétent, mais surtout pédagogue, psychologue et directif.

• *Les régimes amaigrissants :*

Sujets aux modes et aux engouements, des centaines de régimes ont eu leur heure de gloire ; seuls certains, peu nombreux, ont su résister à l'exaspération des obèses et la versatilité des médias.

– LES RÉGIMES HYPOCALORIQUES

– Principe : ce sont les seuls régimes officiellement reconnus par l'Université et enseignés aux médecins spécialisés. Ils sont bien équilibrés, cohérents, sans dangers et efficaces s'ils sont poursuivis au long cours. Ils sont fondés sur le décompte calorique, ce qui impose un apprentissage de la valeur nutritionnelle des aliments et proposent des formules allant de 600 calories pour les plus sévères à 1 800 calories pour les plus souples.

– L'obèse se nourrit sans compter. Ces régimes ont théoriquement tous les attributs du régime idéal à l'exception d'un défaut qui, dans la pratique, s'avère majeur : ils prennent à rebrousse-poil la psychologie de l'obèse. L'obèse est, soit spontanément, soit par réaction, un être souvent porté aux extrêmes, un excessif dans la censure comme dans l'abandon, un flambeur et, dans le pire des cas un compulsif, mais qui a toujours une sainte horreur de compter ce qu'il a à mettre en bouche ; et l'expérience prouve qu'il ne suit jamais très longtemps ses régimes, sauf lors d'hospitalisation, d'encadrement de groupe, ou sous la contrainte très directive d'un thérapeute de qualité.

– En pratique : malgré ce défaut majeur, ce sont encore aujourd'hui les régimes les plus fréquemment prescrits, généralement sous forme de standard polycopié dans lequel on trouve un minimum de 60 g de protéines, soit 240 calories (viandes, poissons, œufs), des fruits et des légumes, un peu de pain, de féculents et de légumineuses à doses légères, voire homéopathiques, des laitages maigres, et quelques cuillères à café d'huile d'assaisonnement ou de graisse de cuisson. La proportion des nutriments respectifs est globalement de 50 % de glucides pour 35 % de protéines et 15 % de matières grasses.

– LE RÉGIME ATKINS

Régime vedette des années 1960, soutenu par un ouvrage théorique traduit et vendu à près de 20 millions d'exemplaires dans 37 pays, et dont le succès inouï fut fondé sur l'abandon du décompte des calories et la dissociation des aliments.

– Programme : le régime Atkins est fondé sur une seule consigne, aussi simple que stricte : élimination quasi systématique des glucides : sucre et produits sucrés, féculents (pâtes, semoule, riz, maïs, pommes de terre, pain, biscuit, céréales) et légumineuses (haricot, pois, lentilles, etc.), tous les fruits et les laitages frais (fromage blanc, yaourt) qui contiennent du lactose.

En revanche, il n'imposait aucune limitation sur le reste : liberté totale sur toutes les protéines (viande, poisson, œuf, fromage raffiné) et tous les corps gras (huile, beurre, margarine, mayonnaise, etc.). Ce qui, à l'époque, pour l'obèse, paraissait miraculeux. C'était donc un réel progrès dans la prise en compte de la psychologie de l'obèse, mais qui n'avait pas entrevu le danger potentiel du blanc-seing accordé aux matières grasses et au cholestérol qui les accompagnaient.

– Résultats : la méthode est simple et très efficace à court terme (2 à 4 kg la première semaine). La faim s'éteint rapidement avec la monotonie des repas et l'abondance des corps cétoniques libérés, mais rapidement la privation en sucre entraîne une diminution de la résistance musculaire.

– Inconvénients : lorsque le régime se prolonge, il génère des carences en vitamines, en sels minéraux et en fibres générant une fatigue et une constipation persistantes. Mais il est surtout responsable d'une élévation massive des graisses du sang et du cholestérol qui lui a valu le titre de « passeport pour l'infarctus ».

Enfin, la réintroduction des glucides entraîne une reprise foudroyante liée à l'absence d'un projet cohérent de stabilisation et à l'abandon difficile des graisses.

– Devenir : le régime Atkins est aujourd'hui un régime historique qui n'est plus du tout utilisé, mais qui a eu le mérite de bousculer le dogme du « tout hypocalorique », et de faire le lit d'autres régimes tout aussi efficaces, mais moins excessifs et beaucoup moins dangereux (Montignac, protéines pures).

– LES RÉGIMES DISSOCIÉS (▶ Dissociés)

Ils sont tous fondés sur la reconnaissance, la sélection et l'isolement des diverses classes d'aliments en évitant leur mélange. Le principe théorique de ces régimes est qu'un nutriment isolé (glucide, lipide ou protéine), quelle que soit sa quantité, ne fait pas grossir, et que seule une alimentation fournissant un mélange équilibré de nutriments serait responsable d'une prise de poids, l'antithèse des régimes hypocaloriques. Cet isolement des nutriments peut s'organiser dans le temps sur la semaine ou la journée.

– Le régime d'Antoine : une catégorie d'aliment par jour. Lundi : viandes, mardi : œufs, mercredi : laitages, jeudi : poissons, vendredi : légumes, samedi : fruits, dimanche : liberté.

– Le régime Shelton : une catégorie d'aliments par repas. Ici la dissociation est beaucoup plus ponctuelle et propose par exemple : jambon le matin, légumes à midi, et poisson le soir.

Ces régimes sont compliqués, ont un mode d'explication magique, ne conduisent à un amaigrissement que si les quantités sont consciemment ou non réduites et, surtout, ne permettant aucune rééducation nutritionnelle, excluent toute possibilité de stabilisation du poids perdu. Dans de nombreux cas, les abstinents finissent par se lasser des protéines et se réfugient dans des repas « fraîcheur » (fruits ou légumes), ce qui oblige l'organisme à piller ses propres réserves de protéines et conduit à une fonte musculaire difficilement réversible.

– LE RÉGIME MONTIGNAC

Le régime Montignac a connu en France un extrême engouement. La popularité de ce régime est tout autant liée à son efficacité qu'à l'ingéniosité de sa présentation et de ses astuces d'innovation, ainsi qu'à son extrême médiatisation, que le statut de non-médecin de son concepteur, expert en marketing, lui a permis d'organiser et d'orchestrer.

– Principe et déroulement : le principe fondateur de ce régime repose sur un credo formel qui voudrait que ce ne soit pas les graisses alimentaires qui fassent grossir mais les sucres « rapides ». Le standard alimentaire de base est assez proche de celui du régime Atkins, autorisant comme lui sans limitation de quantité les protéines (viandes, poissons, œufs, charcuteries), les matières grasses (beurre, huile, fromages) et de légumes verts. Deux à trois fois par semaine, en fonction du critère de dissociation, un autre type de repas est proposé où seuls les glucides à index bas sont autorisés : pain et céréales intégrales, légumineuses, féculents (pâtes et riz complets) et légumes verts à volonté. Les fruits sont autorisés mais dissociés et consommés en dehors des repas. Le vin est interdit en phase d'attaque et réintroduit en milieu de régime à la dose de trois verres par jour.

– Avantages : le régime Montignac fait maigrir intelligemment, proposant de nombreuses astuces pédagogiques et une vulgarisation nutritionnelle de bon niveau. Sa configuration générale et ses larges espaces de liberté (protéines et lipides) rendent ce régime séduisant et tout particulièrement à ceux qui sont spontanément attirés par les aliments et les plats gras et salés. Il s'ouvre enfin sur une perspective de stabilisation qui a le mérite d'annoncer clairement sa couleur : une astreinte perpétuelle et l'abandon définitif des sucres à index glycémique élevé plus facile à faire accepter aux « remplisseurs » qu'à la gourmande.

– Inconvénients : l'inconvénient majeur du régime Montignac est l'indulgence accordée aux graisses qui présente un double danger :

Une consommation excessive de graisses animales riches en acides gras saturés et en cholestérol qui, chez un homme d'affaires de la cinquantaine, stressé et souvent fumeur peut favoriser un encrassement artériel et majorer le risque cardiovasculaire.

La libéralisation des graisses lève le tabou séculaire de l'aliment gras qui modère habituellement le comportement de l'obèse. Déculpabilisé, ce dernier redécouvre avec délice le goût de l'onctueux et s'y habituera, compromettant ainsi sa future stabilisation.

De plus, le régime Montignac, conçu par un homme d'affaires à l'usage d'autres hommes d'affaires, est un régime façonné pour un homme occupé, bon vivant, peu grignoteur et rarement attiré par la chose sucrée. C'est donc un régime mal adapté à la psychologie et aux besoins féminins, et qui se coupe ainsi de la moitié, de loin la mieux représentée, de la population des candidats à la minceur.

Enfin, le credo de base du régime

Montignac, qui fait du sucre le principal responsable de la prise de poids, heurte de front le consensus scientifique international actuel pour qui la responsabilité première incombe au gras, rendant ainsi caduc le fondement théorique de cette diète si bien ficelée.

– Au bilan : il reste que ce régime, fort de sa très large audience, a permis à un grand nombre d'obèses, principalement des hommes, de maigrir sans trop de difficulté et à une proportion honorable d'entre eux de parvenir à se stabiliser. Il est à noter que la plupart de ceux qui ont obtenu de si bons résultats ont rectifié d'eux-mêmes la consigne initiale en maintenant une censure raisonnable de l'aliment gras.

– LE JEÛNE TOTAL (▶ Jeûne)

– LE RÉGIME DES WEIGHT WATCHERS

Il s'agit en fait d'une méthode globale privilégiant une résistance comportementale de groupe très bien organisée et destinée à faire accepter un programme alimentaire équilibré fondé sur le principe des aliments à basses calories.

1. Le régime : il repose sur l'utilisation de six familles d'aliments dont l'association constitue un puzzle adaptable aux goûts et au mode de vie de l'utilisateur.

– Les protéines animales et végétales : viande, poissons, fromages, œufs et légumes secs.

– Les laitages : fromage blanc, yaourt, lait.

– Les matières grasses de cuisine et d'assaisonnement.

– Les farineux : pain, féculents.

– Les légumes.

– Les fruits.

Ces six catégories sont regroupées de manière à composer un apport calorique variant de 1 000 à 2 000 cal/jour en fonction du sexe, de l'âge et de la profession.

2. L'encadrement et l'assistance comportementale : le moteur de la méthode est la réunion d'un groupe d'obèses décidés à maigrir. Ces réunions payantes sont animées par une ancienne adhérente qui a réussi à maigrir et à stabiliser son poids et dont le succès est motivant et incitatif par sa valeur d'exemple. Au cours de ces séances, les adhérents sont à la fois acteurs de leur propre partition et témoins vigilants de celle des autres, de leurs difficultés et de leur succès ou échec. À chaque réunion, une fois par semaine, la pesée sanctionne le programme de la semaine.

3. Avantages et inconvénients :

– Les avantages sont liés à la réverbération des efforts collectifs sur chaque adhérent. Il ne s'agit plus d'un amaigrissement individuel mais d'une entreprise collective, l'équivalent d'un sport d'équipe propice à émulation et où la souffrance est plus facile à surmonter. De plus, le grand nombre de réunions permet d'acquérir des connaissances nutritionnelles, diététiques et culinaires de bon niveau.

– Les inconvénients sont le revers de ces mêmes avantages. La méthode ne convient pas aux individualistes qui préfèrent l'effort solitaire et pudique à des réunions coûteuses en temps et en déplacements, composées de personnalités disparates et incitant parfois à l'exhibitionnisme.

– LE RÉGIME DES PROTÉINES (▶ Protéines)

C'est aujourd'hui, de tous les régimes, le plus efficace et le plus simple. Il n'est pas à confondre avec la diète protéique, un régime à base de protéines en poudre, ou avec le régime hyperprotéiné qui n'est qu'un régime hypocalorique renforcé en protéines.

– Le principe du régime est de sélectionner un certain nombre d'aliments naturels parmi les plus riches en protéines et de les autoriser sans limitation de quantité ou de mélange.

– En pratique, le régime démarre par une période de 5 jours de consommation exclusive d'aliments protéinés (viandes, poissons, fruits de mer, volaille, œufs, laitages maigres) et deux litres d'eau. Les légumes verts sont introduits le 6e jour et retirés le 7e jour, alternance qui devra être maintenue jusqu'à obtention du poids recherché.

– Avantages : régime simple, très actif, rassasiant, peu frustrant, facile à suivre, peu carencé et respectant le muscle et la peau.
C'est le seul régime à proposer un plan de stabilisation, crédible, très structuré, riche en consignes claires et très directives, et surtout une journée par semaine de régime sans protéines, un jour préfixé et à conserver à vie, qui convainc facilement l'obèse de son utilité et de son efficacité.

– Inconvénients : les œufs sont à limiter chez l'hypercholestérolémique, et le goutteux devra boire davantage encore que les autres (entre 2 et 3 litres).

• *Les médicaments de l'amaigrissement :*
Après avoir connu un usage abusif, toutes les médications amaigrissantes ont fait la preuve de leur inutilité, de leur toxicité, et ont été abandonnées ou interdites.

– LES EXTRAITS THYROÏDIENS élèvent les combustions générales, accélèrent les métabolismes et font effectivement maigrir pendant le traitement. Cette perte de poids s'opère pour moitié aux dépens des graisses mais pour l'autre moitié aux dépens des muscles. À l'arrêt du traitement, la graisse perdue revient très vite et déborde toujours le niveau antérieur, mais les muscles perdus ne se refont pas si simplement et jamais totalement. On obtient alors un corps globalement plus gras et moins musclé. De plus, pour être actifs, ces traitements nécessitent des doses élevées qui sont toxiques, génératrices d'agitation, d'insomnie et de troubles du rythme cardiaque parfois sévères.

– LES DIURÉTIQUES

– Les diurétiques inutiles ou toxiques. Les salidiurétiques ou diurétiques classiques n'ont aucun intérêt car sans action sur la graisse. Ils augmentent l'élimination urinaire responsable d'une déshydratation qui peut effectivement réduire le poids d'1 à 2 kg. À la moindre interruption du traitement, l'eau initialement chassée revient avec son poids. Les diurétiques sont aussi responsables de la fuite de nombreux sels minéraux, notamment le potassium, dont l'abaissement peut dans certains cas extrêmes entraîner des troubles cardiaques très sévères, voire mortels, et le magnésium, dont la réduction génère des symptômes tétaniques multiformes.
De plus, le rein prend l'habitude de travailler sous le fouet et, en l'absence de diurétique, paresse et génère des œdèmes qui incitent à prolonger indéfiniment le traitement.

– Les antialdostérones. Cependant, il existe une catégorie de diurétiques, les antialdostérones, qui ont une action beaucoup plus naturelle et avérée sur la rétention et les œdèmes provoqués par les désordres hormonaux de la préménopause et du syndrome prémenstruel. Dans ces périodes, on constate en effet que les résultats de régimes bien conduits sont parfois compromis par une élimination insuffisante des déchets de l'amaigrissement et qu'une administration ponctuelle d'antialdostérone suffit parfois à débloquer la situation et à éviter le découragement du sujet au régime.

– LES COUPE-FAIM

Les dérivés d'amphétamines ont été abondamment utilisés pendant quarante ans. Réduisant l'appétit, ils facilitaient grandement l'instauration des régimes et l'amaigrissement. Ils avaient des effets secondaires proportionnels aux quantités utilisées et dont les plus fréquents étaient la nervosité, l'insomnie, voire la réactivation de troubles dépressifs sous-jacents. Aujourd'hui, ils ont été interdits à la médecine de ville et restent utilisables chez l'obèse majeur en prescription hospitalière pour une durée très restreinte.

– LES LAXATIFS

Les laxatifs sont utilisés à contre-emploi par les boulimiques qui s'en servent comme ils vomissent pour se punir, se purifier et s'absoudre pour un temps de leurs abandons coupables.

• *L'exercice physique* (▶ Sportif) :

À la question de savoir si, aujourd'hui, l'exercice fait ou non maigrir, il faut sans hésitation répondre par l'affirmative. Non seulement le sport facilite l'amaigrissement, mais il est surtout une condition indispensable à la stabilisation du poids perdu.

– ÉVOLUTION DU MUSCLE ET DES GRAISSES AVEC L'ÂGE ET LE SEXE

Chez la femme, la masse grasse représente 23 % du poids du corps pour seulement 15 % chez l'homme. La femme est donc naturellement plus grasse que l'homme. De plus, cette masse grasse augmente dans les deux sexes de 1 g par jour tout au long de la vie, soit 1 kg de graisse tous les trois ans et, ce qui est pire, pendant ce temps la masse maigre diminue au même rythme. Ce qui explique les différences de consistance et d'apparence induites par l'âge.

– INTÉRÊT DE L'EXERCICE

Une fibre musculaire soumise à effort consomme de l'énergie pour se contracter. Lors d'un exercice physique suffisant pour accélérer le cœur et faire transpirer, sa contraction et sa consommation sont maximales. À l'arrêt de l'exercice, la contraction ne cesse pourtant pas totalement et maintient un certain tonus responsable d'une consommation d'énergie très réduite mais persistant nuit et jour pendant 72 heures. Passé ce délai, la contraction et la consommation d'énergie s'éteignent totalement. La connaissance du mode de fonctionnement de la fibre musculaire doit inciter les obèses et les diabétiques sédentaires à une activité musculaire de un quart d'heure trois fois par semaine. Ce qui leur permettrait de maintenir un feu permanent musculaire facilitant leur amaigrissement et indispensable à tout espoir de stabilisation intelligente.

– EXERCICE PHYSIQUE EN AÉROBIOSE ET EN ANAÉROBIOSE

Un muscle soumis à un effort bref et intense brûle essentiellement du sucre et très peu d'oxygène, c'est-à-dire en anaérobiose.

Un muscle soumis à un effort modéré et prolongé consomme de la graisse et brûle de l'oxygène en aérobiose.

L'obèse a donc tout intérêt à pratiquer des activités physiques en aérobiose pour brûler prioritairement ses graisses. Ces activités sont représentées par la marche, la course, la natation ou le vélo. Les activités en anaérobiose comme la musculation, la gymtonic, le cardio-training ne lui sont donc pas conseillées.

– Résultats obtenus

L'activité physique régulière diminue la masse grasse et augmente la masse musculaire, elle renverse donc les effets de l'âge. Le bilan sur la balance peut paraître minime, car graisse perdues et muscles pris se neutralisent, mais le centimètre est éloquent : la silhouette s'affine, les vêtements serrent moins, et le corps paraît plus ferme et plus compact. Tous ces effets se conjuguent pour renouer avec son corps et renforcer la motivation initiale.

Œuf

L'œuf est un aliment universellement consommé et apprécié. C'est avec la viande, le poisson et le lait, le meilleur pourvoyeur de protéines animales. Son faible coût, sa valeur nutritive très élevée et son apport calorique modéré en font un aliment incontournable.

Histoire

Les premiers œufs consommés par l'homme durent être prélevés dans des couvées d'oiseaux sauvages. L'élevage de la poule et la récolte systématique de ses œufs démarrèrent au ve siècle avant Jésus-Christ. Symbole de naissance et de l'animal en devenir, il a été consommé avec parcimonie pour éviter de tarir les couvées. Vie virtuelle, sa consommation pendant le carême a été interdite jusqu'en 1784. Les œufs de Pâques sont le reliquat de croyances païennes plus anciennes qui accordaient aux premières portées d'œufs de printemps des propriétés magiques.

Composition pour 100 g

	Œuf de 55 g	Jaune	Blanc
Calories	80	68	12
Protides	6,5 g	3,5 g	3 g
Glucides	0	0	0
Lipides	6 g	6 g	0 g
Cholestérol	270 mg	270 mg	0
Calcium	27 mg	23 mg	4 mg
Fer	1,40 mg	1,30 mg	0,10 mg
Vitamine A	0,17 U.I.	0,17 U.I.	0
Caroténoïdes	0,35 U.I.	0,35 U.I.	0

Intérêt nutritionnel

- L'œuf est un bon fournisseur de protéines dont la distribution des acides aminés est si équilibrée et surtout si complète qu'elle sert de référence pour évaluer la qualité et la valeur biologique de toutes les autres protéines alimentaires.
- Les lipides de l'œuf sont riches en lécithines et en phosphatides indispensables à la maturation du cerveau du fœtus et du jeune enfant. Mais ils sont aussi, hélas, très riches en cholestérol : 270 mg pour un seul œuf. Cette richesse, sans conséquence pour les sujets non prédisposés, oblige ceux dont le taux de cholestérol est élevé à limiter leur consommation à deux ou trois jaunes par semaine, sans aucune restriction sur le blanc qui leur serait plutôt favorable.
- La faible valeur calorique de l'œuf (80 calories), sa richesse en protéines, son goût agréable et son pouvoir rassasiant lui font jouer les premiers rôles dans la plupart des régimes amaigrissants.
- L'œuf est riche en fer, et en vitamines A et E, deux antioxydants majeurs à action de protection reconnue et recherchée, en vitamine D, agent de calcification aussi

utile au jeune enfant en croissance qu'à la femme ménopausée sujette à l'ostéoporose. Enfin, l'œuf est riche en de nombreuses vitamines du groupe B.

• L'œuf n'est toutefois pas un aliment complet. Il est pauvre en calcium, n'apporte aucun glucide, donc aucune énergie immédiatement disponible, ne fournit pas de vitamine C et ne contient pas de fibres. L'œuf gagne donc à être associé à un laitage riche en calcium et à un fruit qui fournit tout à la fois la vitamine C, les fibres et les glucides.

Digestibilité

• L'œuf a la réputation non méritée d'être mal supporté par le foie. Longtemps exclu du régime des hépatiques, il est aujourd'hui recommandé dans toutes les affections du foie, même les plus sévères (hépatites, cirrhoses). Cette réputation est généralement due à l'excès de beurre de cuisson qui réalise une véritable friture mal tolérée par les sujets à vésicule biliaire sensible. On évite cet inconvénient en utilisant une poêle antiadhésive et en remplaçant le beurre par de l'huile d'arachide appliquée au pinceau.

Il existe aussi de très rares allergies au jaune d'œuf qui ont pu conforter cette légende.

• En revanche, l'œuf est parfaitement toléré par l'estomac et l'intestin. Réduisant la sécrétion d'acides, ne contenant pas de fibres et riche en graisses émulsionnables, il est conseillé dans toutes les formes douloureuses d'ulcère et de gastrite.

• Cette digestibilité varie cependant beaucoup avec le mode de cuisson. Le mode de cuisson idéal est celui de l'œuf à la coque ou mollet. Le blanc étant cuit et coagulé et le jaune encore fluide, l'assimilation est optimale. Deux œufs à la coque traversent l'estomac en 105 minutes. Deux œufs crus demandent 135 minutes. Deux œufs sur le plat nécessitent 150 minutes. Deux œufs durs restent dans l'estomac 170 minutes. Une omelette de deux œufs cuits dans du gras stagne 180 minutes, soit trois heures sur l'estomac.

Dangers

• *Le risque de salmonellose :*
C'est, avec le cholestérol, le seul risque réel de l'œuf, ayant entraîné en Grande-Bretagne dans les années 1980 de spectaculaires intoxications et une psychose de l'œuf contaminé. Aujourd'hui, ces incidents sévères ont pratiquement disparu, maîtrisés par des mesures d'hygiène élémentaires imposées aux établissements d'élevage (combinaisons aseptisées). La détection des risques résiduels, toujours possibles, peut être facilement réalisée en bout de chaîne par le consommateur qui doit s'assurer personnellement de leur fraîcheur :

– soit en vérifiant l'étiquetage : seuls les œufs étiquetés « extra-frais » peuvent être consommés sans aucun risque, mollet ou à la coque, et ce durant 8 jours seulement. Pour les autres, dits « frais » ou « coque » ou « en vrac », il vaut mieux les cuire et les bien cuire. En cas d'épidémie, ou si un œuf n'est pas sûr, mieux vaut le consommer dur, c'est-à-dire cuit dans l'eau bouillante et vinaigrée pendant 10 minutes minimum ; soit à la manière ancienne, en les plongeant dans un bol d'eau salée (10 g/100 ml). Très frais, l'œuf coule et se couche au fond à plat. Un œuf de quelques jours est toujours au fond du bol, mais sa grosse extrémité tournée vers le haut. Un œuf de plus d'une semaine flotte à la surface de l'eau.

• L'œuf contient souvent des résidus d'antibiotiques utilisés dans les élevages industriels pour éviter d'éventuelles épidémies.

Conseils pratiques

• Éviter de placer les œufs dans le réfrigérateur à côté d'aliments trop parfumés (fromages fermentés, poissons), car ils absorbent les odeurs ambiantes.

• Refuser les œufs dont la coquille est sale.

• Éviter de laver ou de savonner un œuf, ce qui détruirait la pellicule imperméable qui l'entoure et le protège de toute contamination extérieure.

• On conseillera d'ajouter un peu de vinaigre aux mayonnaises pour neutraliser d'éventuels germes et ne pas conserver les mayonnaises « maison » plus d'un jour au réfrigérateur.

• Pour bien réussir des œufs brouillés, il faut les cuire au bain-marie et améliorer leur couleur et leur consistance en utilisant trois jaunes pour deux blancs.

• Les œufs à la coque gagnent à être parfumés en ajoutant du thym et un peu de vinaigre à l'eau de cuisson.

• Au cours d'un régime amaigrissant et avant un repas qui risque d'être trop riche et appétissant, il peut être utile de se caler avec un œuf dur, une demi-heure avant de se mettre à table.

Oie

Aliment exceptionnel, très gras et savoureux réservé traditionnellement aux fêtes de Noël.

Achat

Les oies de Toulouse et d'Alsace sont élevées pour leur foie gras prélevé après gavage, l'oie normande pour sa chair.

L'oie doit être achetée et consommée jeune (3 à 4 mois). Elle ne pèse alors que 3 ou 4 kg. Plus vieille, sa chair devient fibreuse et résistante.

Composition pour 100 g

Calories 360	Glucides 0,2 g
Protides 16 g	Vit. B_1 0,1 mg
Lipides 32 g	Purines 100 mg

Intérêt nutritionnel

• Viande savoureuse, mais très grasse et calorique, devant être réservée à des occasions exceptionnelles. Elle est à éviter dans tous les régimes minceur.

• La graisse d'oie contient 50 % d'acides gras mono-insaturés. Cette richesse, longtemps considérée comme nuisible pour le cœur et les vaisseaux, jouit aujourd'hui d'un étonnant retournement de faveur. Des enquêtes menées dans le Sud-Ouest ont établi que les habitants des départements français d'élevage d'oie, qui font traditionnellement leur cuisine à la graisse d'oie, seraient les Français les mieux protégés de l'infarctus. Cette protection est à rapprocher de celle conférée par l'huile d'olive encore plus riche en acides gras mono-insaturés, huile aujourd'hui fétiche du sujet à risque cardiovasculaire, mais qui fut pour les mêmes raisons longtemps écartée de son alimentation.

• Enfin, sa richesse en purines fait de l'oie un déclencheur classique de la crise de goutte chez le sujet prédisposé, surtout lorsque sa consommation est « arrosée ».

Préparation

• L'oie est traditionnellement cuisinée en confit, c'est-à-dire macérée dans sa graisse et conservée en pot pour des occasions extraordinaires, accompagnée de pommes de terre cuites dans cette même graisse.

• Rôtie, il faut veiller à la piquer régulièrement pour faciliter l'écoulement de la graisse que l'on recueille pour une préparation ultérieure, à condition qu'elle n'ait été ni brûlée ni fumée.

• En ragoût, l'oie est découpée en morceaux et dégraissée aussi finement que possible, et servie avec un légume léger comme des carottes cuites ou, mieux, avec des fruits cuits (pommes acidulées).

Oignon

Légume-condiment dont on consomme le bulbe. Denrée de base de la cuisine méditerranéenne et française.

Histoire

L'oignon, dont la médecine commence seulement à découvrir toute l'importance, a joué un rôle majeur de l'Antiquité au Moyen Âge avant de tomber, victime de son odeur, dans un discrédit de cinq siècles.

Pour les Chinois anciens, il symbolisait l'intelligence et la longévité. Les Chaldéens le considéraient comme un aliment magique. Les Égyptiens éminents se faisaient enterrer avec des provisions d'oignons pour leur voyage dans l'au-delà. Au Moyen Âge, l'oignon, à son apogée, était le légume le plus répandu et le plus apprécié. C'est la Renaissance et ses raffinements, relayés par les romantiques, sensibles aux odeurs fortes et soufrées, qui ont dédaigné l'oignon en l'abandonnant aux paysans.

Variétés

– L'oignon blanc frais de printemps vendu en botte avec ses feuilles.

– L'oignon de « garde » sec ou demi-sec commercialisé toute l'année.

Composition pour 100 g

Calories 36
Glucides 8 g
Protides 1,1 g
Lipides traces
Eau 88 g
Fibres 2,1 g
Potassium 180 mg
Soufre 50 mg
Calcium 31 mg
Sélénium 0,003 mg
Manganèse 0,25 mg
Cobalt 0,013 mg
Fluor 0,04 mg
Molybdène 0,01 mg
Vitamine C :
oignon sec 10 mg,
oignon frais 25 mg
Vitamine E 0,2 mg
Carotène 0,03 mg

Intérêt nutritionnel

• Légume peu calorique, essentiellement composé de glucides et surtout de fructose partiellement assimilable, convenant parfaitement aux diabétiques, qui apprécient sa saveur légèrement sucrée, ainsi qu'à tous les adeptes des régimes minceur.

• L'oignon est bien pourvu en minéraux classiques (potassium, phosphore, calcium) et très riche en certains oligoéléments rares et précieux :

– C'est l'une des meilleures sources végétales de sélénium qui, couplé à la vitamine E, renforce son action antioxydante et son rôle de prévention des affections cardiovasculaires, de certains cancers et du vieillissement prématuré.

– L'oignon contient aussi du cobalt (antianémique rare et puissant), du fluor (anticarie) et du molybdène.

• L'oignon frais est bien pourvu en vitamine C, en vitamine E et en carotène, considérés comme les trois meilleurs antioxydants alimentaires.

• L'oignon possède quatre actions qui font de lui un végétal quasi médicinal.

– L'oignon protège le cœur et ses artères : en plus de ses puissants effets antioxydants, l'oignon fluidifie le sang et réduit sa tendance à former des caillots (infarctus, accidents cérébraux). Cette double action préventive sur la survie du sujet à risque cardiovasculaire a été récemment objectivée par une équipe médicale française. Si le cardiaque en puissance n'avait qu'un seul légume et qu'un seul fruit à consommer, ce seraient l'oignon et la mangue, disposant de la plus complète et de la plus riche panoplie de substances de protection.

- Action antidiabète : le soufre, qui a l'inconvénient de faire pleurer et de durcir l'haleine, présente en contrepartie l'avantage de s'opposer à l'élévation excessive du sucre dans le sang (glycémie). Ce qui est une aubaine pour les diabétiques, et l'oignon leur sera d'autant plus conseillé que plus de la moitié d'entre eux sont aussi des sujets à risque cardiovasculaire.
- Action diurétique : elle est liée à la présence de dérivés du fructose responsables du goût sucré, ainsi qu'à une bonne teneur en potassium, antagoniste du sodium et agent antirétention.
- Enfin, l'oignon a un petit effet antibiotique, mineur en comparaison des drogues actuelles, mais qui, dans le passé, a dû largement contribuer à certains de ses pouvoirs magiques.

Un conseil pour éviter de pleurer en l'épluchant : l'oignon, préalablement refroidi pour réduire la volatilité de son facteur irritant, doit être épluché sous l'eau, ce qui dissout et retient le facteur lacrymal.

Oléagineux

Aliments de grignotage, très riches et suffisamment gras pour être, comme leur nom l'indique, utilisés dans la fabrication de l'huile.

Composition générale

Ils se différencient nettement des autres fruits frais par un certain nombre de caractéristiques nutritionnelles :

• *Une exceptionnelle richesse en lipides.* Les oléagineux les plus gras sont la noix, la noisette et le pignon : 60 g de lipides/100 g. Suivis de près par l'amande et la cacahuète : 55 mg, la pistache, la noix de cajou : 48 g, la noix de coco : 35 g, l'olive verte : 20 g, l'avocat : 14,2 g et l'olive noire : 11 g.

• Aliments les plus caloriques du règne végétal. Le plus énergétique des oléagineux est le pignon : 670 cal/100 g (soit une grosse poignée), puis la noix : 660, la noisette : 656, la pistache : 635, l'amande sèche : 620, la noix de cajou : 612, la cacahuète : 600, la noix de coco : 467, l'olive verte : 210, l'avocat : 138, et l'olive noire : 123.

• *Une très forte teneur en protéines.* Tout spécialement la cacahuète : 27 g/100 g, la pistache : 21, le pignon : 12,5, et la noix de cajou : 20 en moyenne.

• *Une teneur élevée en fibres.* Exceptionnelle pour l'amande : 2,6 g/100 g, la cacahuète et la noisette : 8, la noix : 5, et l'olive : 4.

• *Un précieux apport de magnésium.* La palme revient à la noix de cajou : 265 mg/100 g et à l'amande : 254, la cacahuète : 180, la noix : 130 et la noisette : 56.

• *Une précieuse source de vitamine E.*

• *Une concentration remarquable en minéraux et oligoéléments :*

- potassium : 972 mg/100 g pour la pistache, 690 pour la noix ;
- fer : noisette 4 mg/100 g ;
- phosphore : noix 510 mg/100 g, pistache 560.

Intérêt nutritionnel

Les oléagineux sont des concentrés de précieuses substances bénéfiques, notamment pour le sujet à risque cardiovasculaire, mais leur formidable abondance calorique représente le plus dangereux des pièges tendus à l'obèse et au candidat à la minceur.

• *Protection cardiovasculaire :*

– Les lipides surabondants des oléagineux sont presque exclusivement composés d'acides gras non saturés dont les effets de protection sur le cœur et les vaisseaux sont classiquement reconnus.

– Cette protection est doublée par la forte présence de vitamine E, l'un des trois antioxydants majeurs dont de nombreuses études récentes ont confirmé l'action de prévention sur l'infarctus.

– Cette action bénéfique est renforcée par la très forte teneur en magnésium qui agit en réduisant la susceptibilité des cellules aux agents antioxydants.

– Enfin cette coalition profite du renfort d'abondantes fibres solubles, de très bonne qualité (pectines), limitant l'absorption du cholestérol.

• *Aliments de grignotage désastreux pour la ligne.* Peu d'aliments solides sont à la fois aussi riches, gras et caloriques que les oléagineux. Ainsi, un minuscule pignon procure près de 7 calories et une cacahuète 12 calories. Or, on sait que ces petites perles onctueuses sont des pièges à grignotage : elles se consomment de manière automatique en dehors des repas et surtout sans compter et conduisent à des décomptes caloriques impressionnants pouvant atteindre 1 000 calories sur un quart d'heure dans la plus parfaite inconscience.

Les oléagineux sont donc à exclure systématiquement de tout régime minceur, tant pour leur haute charge énergétique que pour leur association fréquente aux apéritifs alcoolisés, et leur présentation grillée salée qui conjugue l'effet séduisant du croquant à la forte teneur en sel, nuisible à l'hypertendu et source habituelle de rétention d'eau chez la femme au régime.

Oligoéléments

Les oligoéléments sont des micronutriments présents en faible quantité ou à l'état de traces dans l'alimentation. Comme les vitamines, ils se distinguent des autres nutriments par leur action décisive, spécifique et à doses infimes sur de nombreux métabolismes et réactions fondamentales.

Dans les sociétés industrielles, le raffinage et les traitements imposés aux aliments (céréales, huiles, recompositions alimentaires) et l'usage très répandu de régimes restrictifs, ou franchement amaigrissants, créent des conditions favorables à l'apparition de subcarences au sein de groupes à risques comme les adolescents, les femmes enceintes ou ménopausées.

Biodisponibilité : absorption et utilisation optimale

Les oligoéléments ont une absorption qui varie beaucoup en fonction de l'aliment dont ils sont issus. L'exemple le plus classique est celui du fer d'origine animale (viandes, poissons) qui est beaucoup mieux absorbé et donc plus disponible que le fer végétal. Ainsi, il faudrait plus d'1 kg d'épinards, végétal réputé hautement ferreux, pour remplacer l'apport en fer d'un steak ordinaire. De plus, certaines associations améliorent cette biodisponibilité. Par exemple, la vitamine C renforce l'absorption du fer, mais d'autres associations peuvent la réduire. Ainsi, les phytates contenus dans les aliments riches en fibres (céréales, soja, son) peuvent séquestrer le fer, le cuivre, le zinc et le manganèse en les fixant

Apports journaliers conseillés en oligoéléments

Catégorie	Fer en mg	Cuivre en mg	Zinc en mg	Manganèse en mg	Iode en µg	Sélénium en µg	Chrome en µg	Molybdène en µg
Enfants	10-12	1-1,5	10-12	2-3	120-140	30-40	125	50-100
Adolescents	15	2	15	4	150	60	125	150
Adolescentes	18	2	12	4	150	55	125	150
Homme adulte	10	2,5	15	4	150	70	125	150
Femme adulte	18	2,5	12	4	150	55	125	150
Femme enceinte	50-100	3	15	4	175	65	125	150
Femme allaitante	13	3	19	4	200	75	125	150
Personnes âgées	10	2,5	12	4	150	70	125	150

à du calcium et réduire leur utilisation. Il en va de même de la cellulose des légumes verts qui, consommée en trop grandes quantités, peut éponger le zinc intestinal et réduire son absorption.

Carences les plus fréquentes

Une enquête de l'INSEE (1991) sur les achats alimentaires des ménages établit que la moyenne des consommateurs couvrent mal leurs besoins en zinc et en cuivre, et davantage encore en iode et en sélénium. Un organisme carencé, même partiellement, en oligoéléments peut voir ses performances considérablement réduites ainsi que l'efficacité des métabolismes dans lesquels ceux-ci interviennent.

• Un manque de fer peut ainsi freiner la production des globules rouges, induire une fatigue générale et élever la sensibilité à de nombreuses affections respiratoires (bronchites, angines). Ces déficiences touchent fréquemment les adolescents et les femmes aux règles abondantes qui devraient consommer deux fois plus de fer que l'homme, ce qui est loin d'être le cas.

• Une carence légère en iode suffit à perturber le fonctionnement de la thyroïde et à entraîner fatigue, frilosité ou trouble du sommeil.

• Un apport insuffisant en zinc perturbe les processus d'immunité, facilitant la survenue d'infections virales à répétition ou freinant la cicatrisation des plaies. Ces carences se rencontrent surtout chez l'alcoolique, les diarrhéiques chroniques et les brûlés qui éliminent trop leurs minéraux.

• Enfin, un manque de sélénium facilite l'accumulation des radicaux libres toxiques pour l'organisme, accroissant les risques de maladies cardiovasculaires, de cancers et de vieillissement prématuré.

Olive

Fruit de l'olivier dont l'essentiel de la production est destiné à la fabrication de l'huile d'olive. En consommation directe, c'est un aliment de grignotage réservé à l'apéritif.

L'olive verte est cueillie avant maturité puis conservée dans la saumure. L'olive noire est séchée au soleil ou au four puis passée en saumure bouillante et conservée dans l'huile.

Composition pour 100 g

	Olive verte	Olive noire
Calories	200	123
Protides	0,7 g	0,9 g
Lipides	20 g	11 g
Glucides	7 g	5 g

Eau	70 g	78 g
Sodium	2,7 mg	2,4 mg
Magnésium	12 mg	12 mg
Fer	2 mg	2 mg

Intérêt nutritionnel

• Fruit oléagineux, l'olive est riche en lipides composés pour l'essentiel d'acides gras poly-insaturés dont l'action bénéfique sur le cœur confère à l'huile d'olive, et par extension à la diète méditerranéenne qui en fait grand usage, leur légendaire protection cardiovasculaire.

• L'olive possède aussi une proportion non négligeable de glucides, une teneur élevée en sel et une très haute valeur calorique.

• De plus, c'est un aliment d'accompagnement de l'apéritif, consommé en convivialité, associé à une boisson alcoolisée euphorisante, avant le repas, au moment où l'appétit est le plus aiguisé. Conjonction de situations qui facilitent une consommation automatique à peine consciente dont la facture calorique peut être très élevée.

Sachant que 20 olives vertes procurent 210 calories et peuvent être ingérées en quelques minutes, on imagine très bien l'amoncellement énergétique d'un apéritif durant un quart d'heure et agrémenté d'autres oléagineux aussi attractifs que pistaches ou noix de cajou.

L'olive est donc un piège hypercalorique à éviter formellement par tous les candidats à la minceur et tout spécialement par l'obèse au régime.

Orange

Variété d'agrumes disponible toute l'année, l'un des trois fruits les plus consommés au monde, et le premier fournisseur en vitamine C de l'homme.

Histoire

Connue depuis 2 000 ans sous des formes non achevées, amères et médicinales, l'orange douce fut introduite en Europe par les Portugais. Depuis, de multiples manipulations et sélections ont donné naissance à toutes les variétés d'oranges actuelles. Longtemps considérée comme un fruit précieux, cultivée uniquement dans les orangeries des grands châteaux, notamment à Versailles pour le Roi-Soleil, elle se démocratisa très lentement. C'était encore, à la fin de la Première Guerre mondiale, un précieux cadeau de Noël qu'une très faible partie de la population pouvait se vanter d'avoir goûté.

Composition pour 100 g

Calories 45 (soit 74 calories pour un fruit moyen)	Calcium 40 mg
	Magnésium 13 mg
	Potassium 180 mg
Glucides 9,5 g	Phosphore 24 mg
Protides 0,8 g	Fer 0,3 mg
Lipides 0,15 g	Vitamine C 50 mg
Acides organiques 1,2 g	Vitamine PP 0,20 mg
Eau 85,5 g	Carotène 0,1 m
Fibres 2,4 g	Vitamine E 0,24 mg

Intérêt nutritionnel

• L'orange est très riche en vitamine C dont elle est le fruit symbole. Une orange moyenne couvre pratiquement la totalité du besoin quotidien en vitamine C (80 mg), indispensable stimulant des réactions de défense de l'organisme. Disponible toute l'année et tout particulièrement pendant la mauvaise saison, elle facilite la résistance aux affections respiratoires et grippales. Malgré sa très grande fragilité, la vitamine C est protégée par l'acidité naturelle de l'orange et par l'épaisseur de sa peau. Le jus pressé en est aussi riche que le fruit à condition d'être consommé immédiatement après avoir été pressé. Enfin, la vitamine C accroît l'absorption du fer, ce qui la recommande aux adolescentes, aux femmes aux règles abondantes et aux femmes enceintes fréquemment carencées.

• L'orange fournit un calcium abondant et bien assimilé car associé à du phosphore dans un rapport optimal et à de l'acide citrique qui améliore son absorption. Ce qui en fait un calcium d'aussi bonne qualité que celui du lait, qui en est la référence absolue.

• L'orange, surtout lorsqu'elle est bien colorée, est riche en carotène, un antioxydant majeur ayant une action de protection avérée sur les maladies cardiovasculaires, le cancer et le vieillissement prématuré. Cette action, conjuguée à celle de la vitamine C, est renforcée par la présence associée de vitamine E.

• L'orange, acide en bouche et dans l'estomac, devient alcaline dans l'organisme et joue un rôle de rééquilibrage chez les consommateurs de viande, de charcuterie et de fromage, si nombreux, qui ont une production excessive de déchets acides.

• L'orange fournit une quantité notable de fibres de très bonne qualité (pectine pour 50 %), très bien tolérées, qui facilitent le transit intestinal. De plus, la pectine, par son pouvoir gélifiant, freine la pénétration des sucres et réduit l'absorption du cholestérol qu'elle capte et entraîne avec les selles, ce qui renforce d'autant la protection du sujet à risque cardiovasculaire.

• L'orange est un fruit dont l'apport énergétique est modéré, et qui peut s'intégrer à la plupart des régimes minceur. Une belle orange fournit 74 calories, à peine plus qu'un yaourt allégé.

• Pesticides et agents protecteurs utilisés avant et après récolte pour traiter l'orange restent présents dans sa peau. L'orange consommée fraîche doit être très bien lavée, et l'usage en pâtisserie de la peau grattée est, de nos jours, déconseillé.

Orge

Céréale secondaire utilisée principalement en alimentation animale et en brasserie pour la fabrication de la bière et du whisky, et accessoirement en alimentation humaine pour épaissir bouillies et potages.

Composition pour 100 g

Calories 330	Glucides 67 g
Protides 11 g	Eau 13 g
Lipides 2 g	Fibres 5,5 g
Fer 3 mg	Zinc 2 mg

L'orge est aussi calorique mais plus riche en fibres que la plupart des céréales. Elle jouit d'une richesse particulière en vitamines du groupe B et d'une teneur élevée en fer (3 mg/100 g) et en zinc (2 mg/100 g).

Utilisation

• C'est la plus ancienne des céréales connues. Longtemps dominante dans tout le Bassin méditerranéen et au Moyen-Orient, elle était utilisée sous sa forme brute en bouillie et en soupe, usage que l'on retrouve encore de nos jours au Maghreb.

• De nos jours, l'orge est préparée et débarrassée de ses enveloppes externes. Ainsi raffinée, l'orge dite « perlée » est alors réduite en poudre et utilisée, comme le tapioca, en bouillie ou pour épaissir les potages.

• En brasserie, l'orge est mise à germer et fournit le malt, sorte d'amidon prédigéré, très digeste, et dont la plus ou moins longue torréfaction est responsable de la couleur blonde ou brune de la bière.

Origan (▶ Marjolaine)

Oseille

Légume-feuille au goût âpre et acide utilisé en salade ou en potage et d'une très grande richesse en acide oxalique.

Utilisation

- Crue, en morceaux déchirés pour parfumer les salades.
- Cuite, en purée pour accompagner l'escalope de saumon, recette désormais classique inaugurée par les frères Troisgros.
- En potage ou en garniture d'œufs au plat.
- Et comme composant de la mayonnaise verte relevant le goût de certains poissons fades.

Composition pour 100 g

Calories 25	Eau 92,5 g
Protides 2,6 g	Carotène 11 mg
Lipides 0,5 g	Vitamine C 124 mg
Glucides 2,6 g	Acide oxalique 300 mg

Intérêt nutritionnel

- L'oseille permet de parfumer à faible coût calorique un bon nombre d'aliments (salades, poissons, purées, sauces).
- Son apport en vitamine C et en carotène renforce la récolte alimentaire en ces deux précieux antioxydants dont l'action de prévention sur le risque cardiovasculaire, le cancer et le vieillissement prématuré est aujourd'hui reconnue.
- L'inconvénient majeur de l'oseille est sa très grande richesse en acide oxalique, qui la contre-indique formellement aux porteurs de calculs rénaux oxaliques.

Ostéoporose

Maladie du squelette âgé qui réduit la trame osseuse et la fragilise, elle touche surtout les femmes ménopausées, sédentaires et minces.

Mécanisme

- Le vieillissement est responsable d'une diminution progressive de la masse osseuse qui, à 70 ans, est réduite d'un tiers.
- À la ménopause, l'extinction de l'ovaire et de ses sécrétions hormonales perturbe l'entretien et le renouvellement de l'os. Le traitement de substitution hormonal réduit notablement ce risque. La femme obèse, dont les cellules adipeuses sécrètent un complément d'hormones, résiste mieux à l'ostéoporose. L'homme y est moins sujet, car l'andropause est plus progressive et plus tardive.
- La sédentarité est un facteur de risque supplémentaire, car l'activité physique régulière impose une mise en tension et un renforcement de la trame osseuse. À l'inverse, une immobilisation, ou un alitement prolongé, est responsable d'une fonte musculaire et osseuse.
- Le manque d'ensoleillement réduit la fabrication par la peau de vitamine D qui joue un rôle majeur dans la fixation du calcium par l'os.
- Enfin, une ration alimentaire insuffisante en calcium et en protéines, constituants essentiels de l'os, tend à le fragiliser.

Symptômes

Les os moins denses de la femme ménopausée perdent leur solidité et leur rôle de soutien. 30 à 40 % de la population des femmes de plus de 50 ans sont victimes d'ostéoporose.

Fréquemment, les vertèbres se tassent par enfoncement (50 000 cas par an en France) entraînant une réduction progressive de la taille.

Le col du fémur portant la moitié du poids du corps se fracture pour des chocs minimes (55 000 cas par an en France).

La population des femmes âgées

augmentant régulièrement, le coût de l'ostéoporose et de ses complications chirurgicales pose un problème de santé publique préoccupant.

Le traitement

• *Acquérir un bon squelette avant 20 ans :*

La trame de l'os se constitue et s'ossifie dans les vingt premières années de la vie et plus particulièrement entre le début de la puberté et la fin de l'adolescence, de 9 à 15 ans chez la fille où la masse osseuse connaît sa phase de croissance la plus rapide (+ 7 à 8 % par an). À 20 ans, la croissance est terminée, et l'ossification achevée ne pourra plus que régresser. Au cours de cette période décisive, l'obtention d'une masse osseuse optimale dépend de l'apport alimentaire en calcium qui, à cet âge, est principalement fourni par le lait et les laitages. Ainsi, toute carence, même légère, au cours de ces années sensibles, fragilise l'édifice osseux et augmente le risque de survenue de l'ostéoporose à la ménopause.

En France, on estime que l'enfant de 1 à 3 ans a besoin de 600 mg de calcium par jour, 700 mg ensuite jusqu'à 9 ans, 1 000 mg de 10 à 12 ans et 1 200 mg à l'adolescence (13 à 19 ans). Pour les experts américains, l'apport conseillé atteint même 1 600 mg par jour chez l'adolescente. Or, l'ensemble des enquêtes occidentales montre que cette adolescente aux besoins si importants ne consomme en moyenne que 800 mg par jour.

Cet état de subcarence est généralement dû à une consommation insuffisante de produits laitiers qui doivent, à cet âge, être largement représentés à chacun des trois repas. Chez les sujets intolérants ou réfractaires aux laitages, le seul recours possible est celui de l'eau minérale riche en calcium dont la biodisponibilité est équivalente à celle du lait. Dans certains cas, une supplémentation calcique sous forme de comprimés pharmaceutiques peut s'avérer indispensable.

• *Conserver un bon squelette :*

À partir de 25 ans, commence le déclin de la masse osseuse qui se réduit de 0,4 % en moyenne chaque année pour atteindre un déficit de 10 à 15 % à 50 ans. Pour lutter contre l'exagération de cette tendance naturelle, la femme devra assurer un apport quotidien de 900 mg et même 1 200 mg par jour si elle est enceinte ou allaitante. Là encore, seuls les laitages et les eaux calciques peuvent fournir de telles quantités.

• *À la ménopause :*

Dans les cinq à sept ans qui suivent la ménopause confirmée, l'érosion du squelette s'accélère et bien davantage encore en l'absence d'un traitement de substitution hormonal. Pour éviter l'apparition de l'ostéoporose, il convient :

– de maintenir un apport suffisant en calcium, supérieur encore à celui de l'adolescente, qui peut en cas de risques avérés atteindre 1 600 mg par jour, alors que la consommation moyenne d'une femme ménopausée ne dépasse que rarement 700 mg, voire bien moins dans les maisons de retraite. Cet apport, pour être bien fixé, doit être associé à de la vitamine D, fournie, elle aussi, en grande partie par les laitages demi-allégés ;

– de veiller à maintenir chez la personne âgée un apport suffisant en protéines, ce qui est rarement le cas. Le rejet habituel des viandes difficiles à mâcher doit inciter à privilégier la consommation de poissons, d'œufs et de laitages qui, là encore, confirment leur rôle d'aliment de l'os ;

- d'assurer à chaque fois qu'il est possible, et tout spécialement chez les femmes à faible masse osseuse, un traitement hormonal de substitution ;
- de favoriser tous types d'activité physique (marche, jardinage, escaliers) qui stimulent l'ossification ;
- enfin, de favoriser l'exposition, avec modération, aux rayons solaires qui assurent la synthèse de la vitamine D, indispensable fixateur du calcium ;
- de prévenir et de traiter tous troubles digestifs avec diarrhée qui réduisent l'absorption du calcium et de la vitamine D.

Oursin

• Produit marin dont on ne consomme que les glandes génitales de la femelle. Très apprécié au Japon, il est en Europe surtout consommé en France, cueilli le plus souvent l'été au moment de la reproduction, ce qui, conjugué à la pollution côtière, a conduit à une raréfaction progressive de l'espèce. On trouve toujours des oursins en Méditerranée et sur le littoral atlantique, vivant à faible profondeur dans des trous creusés dans la roche par leurs mouvements de rotation.

• Connu surtout du grand public pour la vigueur de ses piquants, il est recherché par un public restreint de connaisseurs et de gastronomes. C'est un produit de grand luxe dont on ne consomme que les cinq croissants moelleux et onctueux qui représentent les ovaires de l'animal. La saveur très fine de ces organes un peu gras est exaltée par quelques gouttes de citron.

Intérêt nutritionnel

• L'oursin est un aliment riche en protéines et en lipides dont la saveur légèrement sucrée est liée à une teneur inhabituelle en glucides.

• La teneur en cholestérol de l'oursin est élevée mais la consommation est si faible et si rare qu'elle ne porte pas à conséquence.

• L'oursin est riche en iode (surtout ceux d'Atlantique) et en vitamine A, expliquant sa coloration orangée caractéristique.

• En revanche, l'oursin se nourrit par filtration et peut, comme les coquillages, concentrer des produits de pollution toxiques ou des agents infectieux, viraux ou microbiens.

P

Pain

Symbolique

Aliment universel le plus consommé au monde, le pain reste encore l'un des symboles alimentaire, culturel et religieux de la civilisation occidentale. Longtemps consacré, le pain ne pouvait se couper sans y avoir tracé une croix, ni se poser à l'envers sans s'attirer un sort funeste. Le partage du pain au cours des siècles a cimenté les valeurs familiales et, au sens strict du mot, compagnon ou copain signifie « ensemble avec le pain ».

Histoire

Le pain a été longtemps l'aliment de base qu'il suffisait, dans bien des cas, de mêler au bouillon pour composer un dîner frugal classique. Lorsque les récoltes étaient mauvaises et le froment rare, il était courant d'utiliser des céréales moins nobles, principalement le seigle, mais aussi l'orge du bétail et même la châtaigne des chemins. C'était le « pain de misère ». Mais en période luxuriante, on trouvait du « pain bourgeois » agrémenté de chair à saucisse et de noix, ou du pain au lait pour les enfants et les fêtes. Les fours à voûte de brique ont cuit pendant des siècles le pain au bois. On en trouve encore en usage dans les campagnes et chez certains artisans boulangers qui répondent à une demande nouvelle de qualité.

Fabrication

La fabrication actuelle du pain s'opère en trois temps :

• *Le pétrissage* assure le mélange et le brassage de 100 parts de farine, 60 parts d'eau, 2 parts de sel et 2 parts de levain, pour en faire une trame élastique incorporant l'air qui fera monter ultérieurement le pain.

• *La fermentation* s'effectue pendant le repos de la pâte. Les ferments, comme pour la fabrication du vin ou du cidre, attaquent le sucre de la farine pour en faire de l'alcool et du gaz carbonique. L'alcool s'évapore dans le four, et le gaz carbonique fait des bulles dans la pâte et lève le pain.

• *La cuisson* se fait à 230 °C dans un four chaud et humide. La surface de la pâte soumise à forte température durcit et se caramélise en donnant la croûte ; la mie, protégée, reste moelleuse et élastique.

Composition pour 100 g

	Pain complet	Pain blanc
Calories	230	255
Eau	36 g	35 g
Protides	8 g	8 g
Lipides	1,2 g	0,8 g
Glucides	50 g	55 g
Fibres	1,5 g	0,3 g
Vitamine B_1	0,30 mg	0,06 mg
Vitamine E	1,3 mg	0,20 mg
Sodium	650 mg	500 mg

Intérêt nutritionnel

Le pain est un aliment si complet qu'il serait possible de vivre assez longtemps de pain et d'eau. Aujourd'hui, la plupart des nutritionnistes estiment qu'une alimentation saine doit fournir 50 % de glucides afin d'envahir la ration calorique et réduire d'autant la consommation de graisses. Pour satisfaire ces besoins quotidiens, il est presque obligatoire de recourir à une portion minimale de 200 g de pain par jour, à laquelle on doit ajouter une portion de pâtes ou de riz ou de pommes de terre pour atteindre 700 à 800 calories. Au début du siècle, un homme mangeait en moyenne 500 g de pain par jour. Aujourd'hui, la moyenne est de 190 g.

• Le pain est un aliment énergétique : 100 g de pain blanc fournissent 255 calories. De plus, le pain est rarement consommé seul et sert habituellement de support ou de prétexte au beurre, fromage, charcuterie ou sauce. C'est donc un aliment dont la consommation doit être surveillée et encadrée par tous ceux qui surveillent leur poids. Toutefois, le pain a un bon effet rassasiant et réduit, pendant sa digestion, le besoin et donc la tentation de l'aliment sucré.

Le pain complet est moins calorique : 230 calories. Sa bonne teneur en fibres majore son effet de satiété et ralentit tant sa propre absorption que celle des aliments avec lesquels il est consommé. Ainsi, le rendement calorique d'une tranche de pâté de campagne sera moins élevé si elle est consommée avec une tranche de pain complet.

D'autre part, le pain, mais seulement le pain complet ou intégral, après avoir été longtemps interdit au diabétique, lui serait aujourd'hui plutôt recommandé, car l'expérience prouve que la réduction des glucides, principaux pourvoyeurs d'énergie, l'oblige à compenser avec des aliments protéinés et gras qui accroissent son risque cardiovasculaire déjà très élevé.

• Le pain fournit un apport intéressant en protéines, mais de médiocre qualité, car dépourvues d'un acide aminé indispensable : la lysine. Cette déficience est facilement complémentée par les laitages qui en sont riches.

• Le pain est un aliment très maigre, car le germe de blé qui concentre les lipides est éliminé au cours de la fabrication de la farine.

• Le pain a une faible teneur minérale. Son rapport calcium/phosphore est déséquilibré, et les fibres du pain complet, riches en phytates, peuvent même séquestrer le calcium en provenance d'autres aliments.

• Le pain, surtout complet, est riche en vitamines du groupe B (surtout B_1) et fournit une quantité non négligeable de vitamine E. En revanche, il est totalement dépourvu de vitamine C et de vitamine A.

• *Pain blanc et pain complet : que choisir ?*

– Avantages du pain complet

– Plus riche en fibres, le pain complet est à conseiller aux constipés pour faciliter leur transit intestinal.

– Ces mêmes fibres freinent l'absorption des sucres, des graisses en général et du cholestérol en particulier, ce qui les rend très utiles tant au sujet à risque cardiovasculaire qu'aux diabétiques.

– Enfin, si l'obèse tient absolument à manger du pain, il gagnera à le consommer complet, car il est alors moins calorique, plus rassasiant, et réduit l'absorption des nutriments, tant ceux du pain lui-même que ceux des aliments qui lui sont associés.

– Inconvénients du pain complet

– Le pain complet est déconseillé aux enfants et aux adolescents, car ses fibres piègent le calcium à un âge où les besoins liés à la croissance sont très élevés et rarement totalement comblés. Pour les mêmes raisons, il devra être écarté de l'alimentation de la femme enceinte et de la femme ménopausée sur lesquelles plane toujours un risque de déminéralisation ou d'ostéoporose.

– De plus, cet effet de captation s'exerce aussi sur le magnésium et le fer, et vient aggraver les carences ferriques si fréquentes chez l'adolescente ou la femme aux règles abondantes, ainsi que les déficiences latentes en magnésium des spasmophiles stressés.

– Enfin, si les fibres du pain complet améliorent le transit des constipés, elles peuvent irriter la paroi intestinale des sujets sensibles et des colitiques, et être responsables de spasmes, de flatulences et de ballonnements parfois douloureux.

Les différents pains

• *Le pain blanc* est le classique pain français.

– *La baguette* est le plus courant, le plus apprécié et le plus consommé des pains. Son poids réglementaire est de 250 g.

– *La ficelle* est plus fine et plus sèche, elle ne pèse que 125 g, soit la moitié de la baguette.

– *Le pain parisien* pèse 400 g.

• *Le pain bis* contient un complément de farine de seigle, ce qui rend sa mie plus foncée. Il est à peine plus protéiné et plus gras, mais son goût est très différent.

• *Le pain viennois* est encore plus sucré et enrichi en lait. C'est presque un gâteau.

• *Le pain de mie* est un pain très blanc, enrichi en sucre et cuit au moule, il sert à préparer les toasts et les canapés.

• *Le pain brioché* est un pain de mie encore plus riche, gras et sucré, et qui contient de l'œuf.

• *Le pain complet* est riche en fibres, il contient moins de glucides et davantage de protéines, de lipides, de vitamine B et de vitamine E. Mais il contient aussi plus de pesticides, surtout présents dans l'écorce du blé.

• *Le pain de son ou pain noir*, très souvent confondu avec le pain complet, est un pain ordinaire auquel on a ajouté du son dans la proportion élevée de 250 g pour 700 g de farine blanche. Plus encore que pour le pain complet, il est à interdire en cas de risque de carence minérale (fer, calcium, magnésium, zinc). C'est en fait un pain à réserver aux constipés qui le tolèrent. De plus, compte tenu de l'apport massif en son, il est indispensable de s'assurer de l'origine biologique des cultures qui l'ont fourni et de choisir un boulanger de confiance ou un industriel de grande réputation.

• *Le pain de seigle* contient 2/3 de farine de seigle pour 1/3 de blé. Il est légèrement laxatif et moins digeste que le pain blanc. Il est classiquement utilisé beurré pour accompagner les fruits de mer.

• *Le pain azyme* est composé uniquement de farine de froment et d'eau. Il est souvent considéré comme un pain de régime peu calorique utilisable dans les régimes minceur. Il n'en est rien, car il contient tout autant de calories et très peu de fibres. De texture croquante, de consommation facile et ludique, c'est un aliment de grignotage qui rassure à bon compte. Son seul intérêt est d'être très digeste, agréable au dyspeptique et au colopathe, et totalement dépourvu de sel, ce qui peut être utile dans le cadre des régimes sans sel ou pauvres en sel.

Pain d'épice

Fabrication

Pâtisserie autant que friandise, le pain d'épice est une préparation traditionnelle à base de farine de blé et de seigle mêlée à des œufs et adoucie avec un mélange de miel et de mélasse. Il doit sa saveur corsée originale à la présence d'épices et d'aromates qui varient avec les recettes régionales mais où dominent le plus souvent le clou de girofle, la cannelle et l'anis.

Le pain d'épice est moulé et cuit sous forme de gros pavés. Les plus connus et appréciés sont les pavés de Chartres ou la couque de Dijon que l'on découpe en tranches. Mais les enfants apprécient aussi des pains d'épice aux formes plus ludiques comme les nonnettes, les ronds sucrés ou les couronnes.

Composition pour 100 g

Calories 300 à 350	Glucides 72 à 79 g
Protides 3 à 8 g	Eau 3 à 10 g
Lipides 1 à 3 g	Sodium 300 mg

Intérêt nutritionnel

• Très riche en glucides et pauvre en graisse, il est souvent servi beurré pour atténuer sa sécheresse. C'est une friandise très appréciée des enfants, très bourrative et rassasiante, dont il est difficile d'abuser.

• Toutefois, son index glycémique très élevé est responsable d'une assimilation massive qui fait du pain d'épice un aliment à éviter par le diabétique ou à consommer avec modération en dessert à la fin d'un repas complet, mais jamais entre les repas, en aliment de grignotage isolé.

• Enfin, le pain d'épice est très pauvre en minéraux et en vitamines.

Palourde

La palourde est un mollusque bivalve à coquille bombée et finement striée qui porte le nom de clovisse sur les bords de la Méditerranée. Elle est produite en Bretagne, sur les bords de la Manche et à l'île de Ré où l'on cultive de petites palourdes draguées en mer et parquées dans des viviers jusqu'à maturité.

Composition pour 100 g de chair comestible

Calories 168	Eau 70 g
Protides 18 g	Sodium 261 mg
Lipides 10 g	Iode traces
Glucides 1,5 g	

Intérêt nutritionnel

• La palourde est l'un des mollusques dont la chair est la plus grasse (10 g de lipides/100 g), dont une bonne proportion d'acides gras poly-insaturés bénéfiques pour le cœur et les vaisseaux.

• La palourde, consommée crue, est parfois responsable d'intoxications sévères avec troubles digestifs et cutanés. Ces intoxications sont plus fréquentes chez les sujets à digestion difficile ou à estomac sensible qui connaissent leur vulnérabilité et refusent les coquillages.

Préparation

La palourde se consomme crue mais doit être assaisonnée de quelques gouttes de vinaigre qui tamponne son onctuosité parfois laiteuse et réduit le risque d'intoxication. Elle se consomme aussi cuite dans des potages et des gratins, à la portugaise dans du riz ou à l'italienne dans des pâtes.

Pamplemousse

Ce que le consommateur nomme pamplemousse est en fait un pomelo. Le vrai pamplemousse est un fruit difficilement consommable, très amer et bourré de pépins, croisé avec le citron puis modifié par génie génétique. Il a été cultivé à grande échelle par les Américains, puis en

Israël, en Afrique du Sud et en Argentine. C'est aujourd'hui un fruit parfumé, sans pépins, à peau assez fine, à pulpe jaune (sweetie-marsch) et à saveur douce-amère ou acidulée. De nouvelles variétés ont été créées dont la pulpe est soit rose (thompson, ruby), soit franchement rouge (sunrise) et de saveur plus sucrée et plus douce.

Composition pour 100 g

Calories 42	Magnésium 10 mg
Glucides 9,5 g	Potassium 190 mg
Protides 0,6 g	Calcium 23 mg
Lipides 0,15 g	Vitamine C 43 mg
Eau 89 g	Carotène 0,015 mg
Fibres 1,5 g	

Intérêt nutritionnel

• Le pamplemousse a une réputation de fruit minceur qu'il mérite, car il est peu calorique : 60 calories pour une portion, sous un volume appréciable. Ce d'autant que les variétés actuelles, moins acides, se consomment facilement sans sucre ajouté.

• Grande richesse en vitamine C : un demi-pomelo fournit les trois quarts de l'apport quotidien de l'adulte et plus de la totalité de celui de l'enfant.

• Le pamplemousse est désaltérant, sa saveur acidulée stimule les sécrétions digestives. Acide en bouche et dans l'estomac, le pamplemousse acquiert, en pénétrant dans l'organisme, des propriétés alcalinisantes très utiles aux gros mangeurs de viande et de poisson, dont le milieu interne est trop acidifié.

• La peau du pamplemousse, comme celle de nombreux agrumes, est traitée avec des substances relativement toxiques. Il est donc conseillé de bien les laver avant consommation et d'éviter toute préparation incluant la peau pelée ou râpée.

Papaye

Fruit exotique poussant en climat tropical.

Le papayer est un arbre originaire d'Amérique du Sud dont la culture s'est étendue aux Antilles et à la Côte-d'Ivoire. C'est une belle baie oblongue de couleur verte, jaune ou orange, et poussant en belles grappes serrées. La papaye est moins douce que la mangue, et sa consistance proche de celle du melon.

Achat

Pour l'acheter à point, elle doit être souple à la pression douce des doigts. Ouverte, elle est creusée en son centre et comblée de grains noirs qui ne sont pas comestibles. En température ambiante, on peut la conserver trois à quatre jours.

Intérêt nutritionnel

• La papaye est un fruit peu calorique (45 cal/100 g) et qui apporte de la fantaisie, de l'exotisme et des couleurs dans le régime souvent austère du candidat à la minceur.

• C'est un fruit peu sucré (10 g de glucides/100 g) et donc utile chez le diabétique qui redoute habituellement les fruits exotiques.

• La papaye présente l'avantage d'être riche en vitamine C (60 mg/100 g) et, lorsqu'elle est d'un bel orangé soutenu, d'être tout aussi pourvue en carotène, dont on connaît l'action de protection sur les maladies cardiovasculaires, le cancer et le vieillissement prématuré.

• Sa chair est riche en fibres douces acceptées par les intestins les plus sensibles.

• Enfin, sa sève renferme une enzyme, la papaïne, qui facilite la digestion des protéines et qui entre dans la composition du sel attendrisseur. Au Mexique, les viandes trop fermes sont enveloppées quelques jours dans des feuilles de papayer pour les « fatiguer ».

Paprika

Le paprika est le nom donné en 1846 à la poudre de piment. Aujourd'hui, il est réalisé à partir de divers piments doux d'Amérique du Sud et assemblés en Hongrie, en Espagne et au Portugal.

Le paprika stimule les sécrétions gastriques et facilite la digestion de plats lourds, dont le plus connu est le goulasch hongrois, mais aussi les tripes, les daubes, la langue de bœuf, les rognons et même les œufs au plat. Sa saveur âcre et piquante relève le goût fade de certains légumes comme les céleris, les blettes ou les topinambours. Il est déconseillé aux estomacs très sensibles et sécrétant trop de suc gastrique (ulcère, gastrite, reflux).

Paraffine (▶ Huile de)

Parasites alimentaires

Les parasites transmis par les aliments proviennent généralement des eaux de cultures infestées qui polluent fruits et légumes. La contamination peut aussi être transmise par la chair d'animaux infestés ou même par contact direct avec des individus porteurs de parasites.

L'oxyure

C'est le plus fréquent des parasites. Il touche de préférence le jeune enfant. Ce sont les habituels petits vers blancs qui démangent l'anus, et dont l'infestation s'entretient et se propage par grattage et contact direct des parents. Il existe aujourd'hui des traitements éclairs, mais pour éviter les récidives, il est nécessaire de couper très court les ongles des enfants atteints et de soigner le reste de la famille en même temps.

Le ténia

Il provient de viandes de bœuf ou de porc crues ou insuffisamment cuites (tartares, carpaccios) et occasionne un amaigrissement inexpliqué, des douleurs intestinales et des malaises.

Le toxoplasme

Le parasite provient aussi de viandes crues ou d'excréments de chat. L'affection se présente sous les apparences d'un état grippal mineur, dont les conséquences peuvent être graves chez la femme enceinte (malformations, avortements).

La trichine

Périodiquement, un cheval infesté passe à travers les mailles serrées du contrôle vétérinaire et fait la une de la presse. Quelques cas de trichinose surviennent alors avec fièvre, troubles digestifs et douleurs musculaires assez vite diagnostiqués mais longs à traiter. Ces quelques bavures sporadiques ne doivent pas occulter pour autant les hautes qualités nutritionnelles de la viande de cheval, surtout en ces temps de vaches folles.

L'amibiase

Transmise habituellement par l'eau ou les crudités, l'amibiase est une parasitose fréquente en pays chauds, parfois grave (dysenteries et atteintes hépatiques) laissant des séquelles intestinales souvent définitives.

L'anisakiase

Transmise habituellement par l'eau ou les crudités, l'anisakiase est une parasitose, de découverte récente, très fréquente au Japon et qui commence à s'implanter en Europe (Allemagne). Elle est transmise essentiellement par le poisson cru tardivement vidé. Dans des conditions d'hygiène insuffisantes, éviter la consommation trop fréquente de harengs crus, de poissons marinés au citron (tahitiens), les tartares de saumon et les sushis. Les inconditionnels du poisson cru élimineront tout risque en congelant le poisson avant de le consommer, précaution aujourd'hui systématiquement pratiquée par les fabricants de saumon fumé.

Parmesan

Fromage italien consommé râpé. Son appellation couvre quelques fromages à pâte pressée cuite dont le plus connu est le Parmigiano Reggiano.

Fabrication

Le parmesan est obtenu à partir d'un lait de vache nourrie au fourrage vert et donnant un lait biquotidien. Après repos prolongé, ce lait est écrémé puis subit un affinage interminable (deux ans). Il finit par devenir une énorme meule cylindrique d'un poids minimum de 24 kg recouverte d'une croûte épaisse, sombre et huileuse.

Composition et intérêt nutritionnel

• Grande richesse en protéines (36 g/100 g), de très bonne valeur biologique et que la longue maturation a rendues particulièrement digestes.

• Fromage peu gras (25,6 g/100 g de lipides, composés d'acides gras à chaîne courte facilement assimilés).

• Le parmesan est le fromage le plus riche en calcium de la planète (1 350 mg/100 g), largement en tête devant l'emmenthal qui n'en contient que 1 080, et le gruyère, 1 010.

• Fromage très salé, son utilisation râpée dans les pâtes rend superflu tout salage ultérieur.

• Enfin, il possède une teneur appréciable en vitamine A et en vitamine B (B_6 et B_{12}).

Le parmesan est donc un fromage particulièrement intéressant. Peu gras et peu calorique, il peut faciliter les régimes hypocaloriques en leur fournissant de très bonnes protéines. À peu de frais, il peut relever le goût de légumes cuits en gratin. Gisement de calcium, il intéresse l'enfant en croissance, la femme enceinte ou allaitante et plus particulièrement la femme ménopausée, si souvent menacée d'ostéoporose. Beaucoup trop salé, il est à exclure des régimes sans sel ou pauvres en sel (hypertension, œdèmes, etc.).

Pastèque

Fruit d'été caractérisé par sa taille, sa pulpe rouge et ses graines noires. Désaltérant, sa valeur nutritionnelle est nettement inférieure à celle du melon.

Introduite en Europe à l'époque des croisades, la pastèque reste un fruit très lié à la culture et à l'agronomie arabes. Peu cultivée en Europe, elle est importée d'Espagne et du Maghreb.

Achat

La pastèque doit être lourde et avoir une peau brillante et de couleur uniforme. Il faut la choisir de grande taille. De nos jours, elle est présentée en quartier ou en moitié, ce qui permet de juger de sa qualité à l'intensité de la belle couleur rouge de sa pulpe.

Composition pour 100 g

Calories 30	Potassium 73 mg
Protides 0,4 g	Sodium 8 mg
Lipides 0,2 g	Calcium 11 mg
Glucides 6,3 g	Vitamine C 7 mg
Eau 92 g	Carotène 0,08 mg

Intérêt nutritionnel

• C'est le fruit le plus désaltérant, le plus riche en eau et le moins calorique. Et donc, par excellence, le fruit minceur de l'été.

• Cependant, comparé au melon, auquel il est souvent associé, il est infiniment moins riche en vitamines et en minéraux, contenant notamment trois ou quatre fois moins de vitamine C, de carotène, et de potassium.

Pastis

Spiritueux composé d'alcool et de plantes aromatiques au sein desquelles domine l'anis.

Fabrication

Le pastis est fabriqué avec de l'alcool rectifié dont la teneur est limitée à 45°. L'anis doit sa saveur à l'anéthol contenu naturellement dans les essences d'anis et dont l'usage est dépourvu de toxicité. Les pastis contiennent de petites quantités de sucre et de colorants qui varient avec la marque et facilitent l'identification commerciale. Le pastis peut se consommer pur, mais le plus souvent il est additionné d'eau, ce qui le trouble et lui donne une couleur irisée caractéristique.

Effets physiologiques

Par sa forte teneur en alcool, le pastis est responsable des divers effets physiologiques :

- un effet diurétique, par l'alcool éthylique ;
- une action sur la digestion, par stimulation de la sécrétion des sucs gastriques et digestifs. C'est sa fonction apéritive, connue aussi pour ouvrir l'appétit ;
- action vasodilatatrice sur les vaisseaux et irritante sur les veines, varices et hémorroïdes ;
- enfin, une action de désinhibition psychique.

Intérêt nutritionnel

• À dose modérée (inférieure à 50 g chez l'homme et à 30 g chez la femme), le pastis est inoffensif pour l'adulte sain. À ces doses, il protégerait même le coronarien en réduisant la tendance aux caillots et en élevant le taux de bon cholestérol. Une consommation supérieure à 40 g par jour est déconseillée en cas d'hypertension artérielle, de troubles du rythme cardiaque et de taux sanguin élevé en triglycérides.

• Le pastis, comme toutes les boissons alcoolisées, apporte 7 calories par gramme d'alcool. On a longtemps cru que cet apport calorique venait s'ajouter à la ration alimentaire et facilitait la prise de poids. Or, curieusement, de nombreuses enquêtes alimentaires montrent qu'il n'en est rien. Certains chercheurs pensent que l'alcool pourrait réduire l'appétit lors du repas suivant. D'autres pensent que l'assimilation de l'alcool est pour l'organisme un réel travail difficile et coûteux qui consomme plus d'énergie qu'il n'en procure.

• Enfin, le pastis de convivialité peut très facilement dégénérer en dépendance alcoolique. Ce passage à l'alcoolisme est facilité par une personnalité de type toxicomaniaque, un contexte psychosocial difficile, la précocité de l'initiation, l'existence d'un alcoolisme parental et la répétition fréquente des ivresses.

Patate douce

Contrairement à sa dénomination et à sa ressemblance de forme et de consistance avec la pomme de terre, la patate douce est une plante exotique dont on consomme les tubercules, comme l'igname.

Composition pour 100 g

Calories 110	Magnésium 12 mg
Protides 1,8 g	Potassium 390 mg
Lipides 0,2 g	Calcium 38 mg
Glucides 25 g	Fer 0,9 mg
Eau 70,8 g	Vitamine C 22 mg
Fibres 1 g	Acide oxalique 56 mg

Intérêt nutritionnel

• Sucrée et calorique, la patate douce est déconseillée à tous ceux qui surveillent leur poids ainsi qu'aux diabétiques.

• Riche en fer, en vitamine A, en potassium et contenant de la vitamine C, la patate douce peut devenir un dessert insolite et amusant pour l'enfant.

Pâte d'amande

Confiserie très ancienne que l'on préparait déjà avec du miel, bien avant de connaître le sucre.

Fabrication

Confiseurs et ménagères broient leurs amandes dans un mortier régulièrement refroidi pour garder le broyat solide. Le sucre pilé est alors introduit dans une proportion de 1/3 de sucre pour 2/3 d'amandes. Le mélange obtenu est parfumé à l'eau de rose et à l'essence d'amande amère, puis coloré selon le goût et l'usage. Cette pâte maison fournit 550 cal/100 g.

La pâte d'amande industrielle est un peu moins riche (500 cal/100 g) car elle contient autant de sucre que d'amandes. Moins parfumée, elle est débitée en plaques.

Intérêt nutritionnel

• Sur le plan gustatif, la pâte d'amande allie l'onctuosité de l'amande broyée et l'intense saveur sucrée d'un mélange de saccharose et de sirop de glucose. Le fruit de cette alliance est un aliment extrêmement calorique à écarter résolument de tous les régimes minceur et riche en sucres des plus rapides et de pénétration massive nuisibles aux diabétiques.

• Quant aux graisses de l'amande, elles sont, pour l'essentiel (75 %) de l'acide oléique réputé favorable au cœur, mais elles sont bien trop richement accompagnées pour être recommandées aux sujets à risque cardiovasculaire.

Utilisation

• Les sujets en pâte d'amande moulés en forme de personnages et coloriés sont destinés à l'enfant.

• Les bonbons de terroir :

– Les fameux calissons d'Aix dans lesquels la pâte d'amande est renforcée en fruits confits puis découpée en losanges et recouverts d'une pellicule de pain azyme.

– Les aboukirs, spécialité alsacienne ou provençale, ressemblant à des dragées de pâte d'amande avec son amande entière centrale.

– Les chardons à la liqueur et certains bonbons de chocolat sont fourrés à la pâte d'amande.

• La frangipane de la galette des rois est une pâte d'amande liée à l'œuf et fortement enrichie en sucre.

Pâtes alimentaires

Les pâtes, considérées pendant des siècles comme un plat du pauvre, servant de légume d'accompagnement de viande ou occupant les fonds de potage, ont reçu leurs lettres de noblesse en s'enrichissant de la tradition italienne, où, accompagnées de viande et de sauces raffinées, elles devinrent un plat principal.

De plus, ayant longtemps symbolisé l'image du féculent riche en calories, difficile à digérer et propice à l'embonpoint, elles bénéficient aujourd'hui d'un renversement d'image nutritionnelle et d'un engouement nouveau. Aliment majeur de l'adolescent et de l'enfant, aliment royal du sportif, aliment à index glycémique peu élevé, les pâtes sont en passe de devenir l'aliment du diabétique et, pourquoi pas, préparées sans graisse, celui de l'obèse stabilisé.

Fabrication et dénomination

L'origine des pâtes est discutée. Longtemps attribuée aux Chinois, des études récentes ont prouvé leur existence sur le pourtour de la Méditerranée des milliers d'années avant notre ère.

Les pâtes sont fabriquées exclusivement avec du blé dur (riche en protéines), mêlé et pétri avec 20 % d'eau. Elles sont alors laminées et tréfilées pour prendre leur forme définitive (spaghettis, vermicelles, coquillettes, macaronis...). Elles sont alors mises à sécher pour pouvoir être conservées sans perdre leur consistance et leur goût. Lors de la préparation, les pâtes regagnent l'eau abandonnée : 25 g de pâtes séchées pèsent 100 g après cuisson en eau salée.

Composition pour 100 g

	Pâtes crues	Pâtes cuites
Calories	376	118
Protides	12,8 g	4 g
Lipides	1,4 g	1,2 g
Glucides	76,5 g	22,2 g
Eau	8,6 g	70 g

Cuisson

La cuisson des pâtes nécessite beaucoup d'eau : 100 g de pâtes pour 1 litre d'eau salée, bouillante, dans une casserole large et basse et sans couvercle. Il y a un moment précis (à la minute près) où les pâtes ont la consistance idéale *al dente*. Avant ce moment, elles sont trop crues, dures et indigestes, car inaccessibles aux enzymes qui dégradent l'amidon. Passé ce moment, elles se ramollissent et deviennent aussi indigestes, car elles ne stimulent plus la mastication indispensable à la pénétration de la salive.

Intérêt nutritionnel

• *Le diabétique et les pâtes :*

L'intérêt majeur des pâtes tient à leur richesse en glucides complexes à index glycémique bas, ainsi qu'à leur teneur en protéines. De plus, les pâtes sont presque toujours accommodées avec un peu de fromage et de beurre. Ce mélange crée un plat complet, bien équilibré, qui séjourne longtemps dans l'estomac et est absorbé lentement et progressivement par l'organisme, protégeant des « à-coups glycémiques » si dangereux pour les diabétiques et qui facilitent l'engraissement de l'obèse. Sachant que le diabétique en perpétuel danger d'encrassement artériel doit éviter les graisses et trouver dans son alimentation quotidienne 50 % de glucides très lents, les pâtes alimentaires, surtout si elles sont peu grasses, représentent aujourd'hui l'aliment le mieux adapté à cette recherche.

• *Les pâtes et la minceur :*

Une portion correcte de pâtes (50 g de pâtes pesées crues, soit 150 g de pâtes cuites) apporte 225 calories, ce qui est peu. Il suffit de les consommer accommodées avec un coulis de tomate et de leur associer deux yaourts maigres riches en protéines pour composer un repas complet et agréable de 325 calories, qui convient aux régimes amaigrissants les plus sévères. De plus, les pâtes, de par leur richesse en protéines, leur temps de vidange gastrique très long et leur assimilation très progressive, fournissent à l'organisme une perfusion de glucides étalée équivalant à un goutte-à-goutte sucré qui réduit dans les heures qui suivent les envies impérieuses d'aliments sucrés des grignoteurs compulsifs et des boulimiques.

Important : plus les pâtes sont cuites, plus la pénétration de leurs sucres se fait rapide et massive et plus elles deviennent caloriques et élèvent la glycémie et plus les bénéfices qu'elles procurent à l'obèse et au diabétique se réduisent. Pour ces deux types de consommateurs, la cuisson idéale est l'*al dente* italien conjuguant la résistance en bouche, la saveur et la pénétration lente.

• *Les pâtes, l'adolescent et l'enfant :*

Les enfants et les adolescents sont très souvent des passionnés de pâtes, tant pour leur goût et leur consistance, que pour leur infinie variété qui permet de voyager à travers des formes, des saveurs et des préparations ludiques et stimulantes.

Chez eux, assorties de beurre et de fromage râpé, ou améliorées par une sauce tomate à la crème ou à la viande, les pâtes représentent un plat complet, énergétique, digeste, peu coûteux et très facile à préparer. Pour les enfants, toujours avides de nouveauté et de « bricolage maison », il peut être amusant de préparer soi-même ses pâtes qui sont dites alors « fraîches ». Elles sont bien plus riches en eau, puisque non séchées, mais après cuisson, leurs valeurs nutritionnelles s'équivalent.

• *Les pâtes et le sportif :*

Il faut savoir que les besoins d'un athlète s'entraînant quatre heures par jour sont de 4 000 cal/jour, dont 55 à 70 %, selon les sports, doivent provenir de glucides complexes, soit 2 000 à 2 500 calories, ce qui représente d'énormes quantités d'aliments glucidiques rarement conformes au goût de tous les athlètes. Appréciées par la grande majorité, énergétiques, digestes, peu dosées en fibres, riches en eau, les pâtes représentent l'aliment idéal du sportif préconisé par la plupart des entraîneurs actuels.

Pour le sportif de haut niveau, le dîner qui précède la compétition doit privilégier les sucres lents et tout spécialement les pâtes ; le pain et le riz sont souvent un peu trop rapides, et les légumes secs susceptibles de provoquer des flatulences. Trois heures avant l'épreuve, il est trop tard pour les pâtes, qu'il faut remplacer par des pommes de terre plus pénétrantes, et une heure avant l'épreuve, c'est le moment des sucres rapides et des biscuits sucrés. Pendant la compétition, il faut surtout de l'eau et du sucre (boissons « spéciales pour sportif »).

Pâtisseries

Il existe autant de pâtisseries que de traditions régionales et familiales, mais la plupart des recettes tournent autour de quatre ingrédients de base : la farine de blé, le sucre, l'œuf et le beurre, et quatre ingrédients secondaires destinés à personnaliser la recette : le lait, le chocolat, les fruits et l'alcool.

Les trois grandes classes de pâtisseries

Comme n'importe quel aliment, les pâtisseries sont composées des trois nutriments élémentaires : glucides, protides et lipides. En fonction de la primauté de l'un de ces trois nutriments, on distingue :

• Les pâtisseries à dominante glucidique : ce sont les farineux, dont l'exemple type est la crêpe, et qui regroupent aussi les viennoiseries aux fruits secs (pains aux raisins) et les tartes aux fruits.

• Les pâtisseries à dominante lipidique : ce sont les gâteaux gras ou à la crème, dont l'exemple type est le gâteau au chocolat ou mille-feuille, mais aussi les pâtes sablées ou aux amandes.

• Les pâtisseries à dominante protéique. Ici, les ingrédients privilégiés sont l'œuf et le lait. L'exemple type est le flan ou les œufs au lait ainsi que l'île flottante.

Les produits intermédiaires : pâtes, crèmes, glaçages

Ils servent de base et d'étape intermédiaire dans la confection des pâtisseries sophistiquées.

• *Les diverses pâtes de pâtisserie :*

- La pâte feuilletée : à base de farine et d'eau profondément fourrée au beurre et constituée d'un entassement de pliages que la cuisson sépare et rend croustillante.
- La pâte brisée et la pâte sablée : réalisées avec de la farine, du sucre, du beurre et des œufs pour obtenir un grain croquant qui se délite en bouche.
- La pâte d'amande est un broyat de sucre et d'amandes.
- La pâte à brioche, dans laquelle la farine associée à de la levure est mêlée à des œufs et du beurre (brioche, kouglof, pain aux raisins).
- La pâte à chou nécessite du lait et du sucre ou du sel selon l'usage. C'est la pâte de base de l'éclair, des petits-fours, du paris-brest, des choux et des saint-honoré.

• *Les crèmes :*

Elles sont en général réalisées avec du lait, du jaune d'œuf et du sucre.

- La crème pâtissière est épaissie avec de la farine et parfumée à la vanille, et fournit le moelleux du mille-feuille et le remplissage des choux et des éclairs.
- La crème au beurre se réalise sans jaune d'œuf. C'est un beurre sucré avec de la meringue, ce qui introduit du blanc d'œuf et davantage de sucre.

• *Les glaçages* servent à napper et à décorer la surface de nombreux gâteaux, et c'est encore une occasion d'ajouter du sucre et du chocolat.

Intérêt nutritionnel

La pâtisserie, et tout particulièrement la grande pâtisserie, se rapproche davantage de l'œuvre d'art que de l'aliment. Née du terroir et affinée jusqu'à un certain degré de perfection, puis figée dans la tradition, la pâtisserie est une récompense sensorielle destinée bien davantage à fournir du plaisir et de la gratification que des nutriments.

Or, ces aliments jadis issus d'une cuisine artisanale ou familiale, et consommés occasionnellement pour célébrer les fêtes et favoriser la convivialité, ont été investis par les industriels de l'agroalimentaire qui en ont fait des aliments du quotidien, ciblés sur l'enfant gourmand et l'adulte grignoteur.

• Extrêmement riche en calories, la pâtisserie doit rester un aliment occasionnel pour tous ceux qui surveillent leur ligne et doit être interdite à l'obèse et exclue de tout régime amaigrissant cohérent. Une portion moyenne d'une banale tarte Tatin fournit ainsi, à elle seule, 400 calories, ce qui représente la moitié de l'apport d'un régime restrictif. Mais la Tatin, dérivé sophistiqué de la tarte aux pommes, n'est pas la plus redoutable ni la plus énergétique des pâtisseries. Une portion de fraisier fournit 434 calories, un mexicain, 531 calories, un mille-feuille, 634 calories, un moka, 780 calories et une portion de succès, fondant de crème au beurre et d'amande, atteint près de 1 000 calories.

• La pâtisserie a longtemps été interdite aux diabétiques. Aujourd'hui, la pratique des index glycémiques a prouvé qu'il était possible de la réintroduire occasionnellement dans leur alimentation, à la condition expresse de la consommer à la fin d'un repas complet pour l'arrimer à des aliments de pénétration moins rapide, de choisir une pâtisserie à dominante protéique (flan, île flottante) et d'utiliser toutes les ressources des édulcorants de synthèse.

• Riche en graisses saturées (beurre, jaune d'œuf, crème du lait), en sucres rapides et en calories, la pâtisserie est un aliment très agressif pour le sujet à risque cardiovasculaire, surtout s'il est obèse, et davantage encore s'il est diabétique, ce qui, hélas, est si souvent le cas.

Pêche

Fruit vedette de l'été, à chair jaune ou blanche.

Histoire

Originaire de Chine, la pêche a été adoptée et développée par les Perses, d'où l'appellation de *Prunus persica*. Parvenue en Égypte, elle devient le fruit d'Harpocrate, dieu du silence. Les Romains en héritent enfin et la diffusent dans l'empire. Ils en identifiaient déjà cinq variétés. La France, dès le XVe siècle, devient le centre de sa culture en Europe. À Versailles, le verger du Roi-Soleil en comportait plus de trente variétés aux noms évocateurs telles les célèbres « Tétons de Vénus » ou « Belle de Chevreuse ». C'est à la même époque qu'apparaissent les cultures en escaliers qui rendent célèbre la pêche de Montreuil. Depuis, de nombreux croisements et sélections ont perfectionné la saveur, la couleur et la période de maturité.

Composition pour 100 g

Calories 40	Sodium 2 mg
Glucides 10 g	Magnésium 10 mg
Protides 0,7 g	Calcium 8 mg
Lipides 0,1 g	Vitamine C 8 à 10 mg
Eau 87 g	Carotène 0,3 mg
Fibres 1,5 g	Vitamine E 0,6 mg
Potassium 230 mg	Vitamine PP 0,9 mg

Intérêt nutritionnel

• Riche en eau, juteuse, modérément sucrée et légèrement acidulée, la pêche est un fruit rafraîchissant, réhydratant et désaltérant.

• La pêche est peu calorique. Elle constitue un dessert, ou un encas, très gratifiant et incorporable à tous les régimes minceur. Un fruit moyen de 120 à 140 g ne procure que 50 calories, l'équivalent d'un yaourt maigre. Peu sucrée, elle peut être consommée avec modération et en fin de repas par le diabétique.

• Richesse en vitamine C et en vitamine A : une pêche moyenne fournit 12 mg de vitamine C, soit 15 % du besoin quotidien.

Son action est renforcée par des pigments flavonoïdes qui augmentent la résistance des petits capillaires sanguins et protègent de la couperose et des varicosités. Ces pigments d'un rouge vif sont abondants dans les parties colorées de la chair, au contact du noyau.

De plus, une pêche de même taille, et choisie jeune, couvre aussi 25 à 30 % du besoin quotidien en carotène. Le carotène, associé à la vitamine C, forme un beau couple d'antioxydants, dont on connaît le rôle de protection sur le risque cardiovasculaire, le vieillissement prématuré et, surtout, l'apparition de certains cancers.

• Bonne teneur en fibres bien tolérées : un tiers de ses fibres sont de précieuses pectines qui deviennent solubles au cours de la maturation, transformant la pêche dure en un fruit tendre et moelleux. Lorsqu'elle est récoltée trop tôt, cette transformation n'a pas lieu, et le fruit restera toujours dur.

Les pectines sont des fibres très précieuses, qui non seulement régulent le transit avec douceur et efficacité, apaisent la faim, mais surtout retardent et étalent l'absorption des sucres, du cholestérol et des calories. Enfin, ces fibres sont bien tolérées par le jeune enfant qui peut, très tôt, consommer la pêche pochée et écrasée, ou même mixée crue.

• Enfin, la pêche participe à la minéralisation de l'organisme avec un apport non négligeable en potassium, magnésium, phosphore et fer. De plus, son métabolisme, qui libère des composés alcalins, s'oppose à l'influence acidifiante et trop riche en viande de l'alimentation actuelle.

Variétés

• *Les pêches à chair blanche :* 30 % de la production. Elles sont assez fragiles mais juteuses, parfumées et très recherchées par le consommateur. En commercialisant des variétés différentes, on étale la récolte pendant tout l'été. Les plus précoces sont la primerose, en moyenne saison, on trouve surtout la red robin et la saison des pêches finit avec la mireille.

• *Les pêches à chair jaune :* 70 % de la production. Plus grosses, plus résistantes aux manipulations et au transport, plus riches en carotène, elles ont été longtemps moins prisées car plus fermes et moins juteuses, mais l'amélioration des espèces les a beaucoup valorisées.

• *La pêche de vigne* est un fruit de petite taille au corps soufflé et mal calibré et à la peau violette, excessivement parfumé. C'est une variété occasionnelle, presque sauvage, et qui n'apparaît sur les marchés qu'à l'été finissant.

Achat

Une pêche doit s'acheter mûre, car elle ne mûrira pas et restera ferme. Pour s'assurer de sa maturité « à point », c'est-à-dire à son optimum de saveur, il faut qu'elle ait un parfum marqué et qu'elle cède à la pression légère du doigt.

• Un secret de maraîcher : effleurer délicatement la peau de la pêche, si son duvet est rêche, c'est qu'elle est mûre à point.

• Une astuce de cuisinier : pour ceux que le contact de la peau horripile, la passer quelques secondes à l'eau bouillante, ce qui décolle instantanément la peau et permet de la retirer d'un bloc.

Pectine

Les diverses fibres alimentaires sont des substances composées pour l'essentiel de glucides complexes que le corps humain n'a pas le pouvoir d'assimiler et que l'on classe en fonction de leur consistance et de leur solubilité.

Les fibres dures constituent le squelette rigide du végétal. C'est le cas de la cellulose et surtout de la lignine. Elles sont insolubles, se gorgent moins facilement d'eau et sont irritantes pour l'intestin. La pectine est une fibre alimentaire à la fois tendre et soluble, présente dans la paroi de nombreux légumes (courgette) et fruits, notamment la pomme, qui en est la mieux pourvue.

Pectine et diabète

Le principal intérêt de la pectine est de freiner, et donc de retarder en l'étalant dans le temps, le passage du sucre dans le sang, ce qui réduit la sécrétion d'insuline et protège le pancréas. Cette double propriété exerce à long terme une action de protection avérée sur l'évolution du diabète.

Pectine et amaigrissement

La pectine, fibre soluble par excellence et douée d'un fort pouvoir gélifiant, parvient dans l'intestin mêlée au bol alimentaire. Elle y forme un vaste gel visqueux et épais qui l'englue et séquestre les nutriments et leurs calories dans ses vacuoles, ce qui gêne l'absorption passive des graisses dans le sang et ralentit celle des sucres et des protéines. Cette triple action se solde par un moindre passage des calories à travers la paroi des intestins, que l'on retrouve non utilisées dans les matières fécales.

Au bilan, il s'agit donc purement et simplement d'une déperdition d'énergie, d'un gaspillage calorique contraire à l'économie générale de l'organisme en temps de précarité alimentaire, mais extrêmement utile à l'obèse et à tous ceux qui surveillent leur poids dans le contexte de surabondance actuelle. Des études récentes ont montré qu'à doses utiles (10 g/jour) et consommée régulièrement au début de chacun des trois repas, la pectine serait responsable d'une déperdition de 100 cal/jour. Il est donc aujourd'hui possible de considérer la pectine comme une substance alimentaire possédant une action amaigrissante modeste mais naturelle, et, mis à part quelques flatulences initiales, dénuée d'effets secondaires.

Pectine, cholestérol et cœur

La pectine, pour les mêmes raisons, possède la propriété de capturer les sels biliaires dans les mailles de son filet gélifiant et de réduire de manière simple et naturelle le taux de cholestérol. La pectine est donc particulièrement conseillée, en appoint à d'autres traitements plus offensifs, à tous les sujets à risque cardiovasculaire présentant un taux de cholestérol élevé. La vieille médecine populaire anglo-saxonne, qui a fait de la pomme, si riche en pectine, son fruit fétiche, résume ainsi ses effets bénéfiques en un dicton célèbre : « Two apples a day keep the doctor away » (Deux pommes par jour éloignent le médecin).

Pectine et transit intestinal

La pectine, fibre soluble et très hydrophile, se gorge d'eau dans le tube digestif, augmente le volume des selles et facilite le transit en cas de constipation.

Effets indésirables

- La pectine, par le même mécanisme qui facilitait la déperdition de nutriments et de calories, serait responsable d'une fuite modérée de certains micronutriments comme le calcium, le phosphore, le magnésium, le fer et zinc, toutes pertes qu'il est facile de compenser par des compléments alimentaires.
- La pectine, dégradée dans l'intestin, peut, à doses importantes, augmenter la production de gaz intestinaux responsables de flatulences. Cet inconvénient, qui peut être évité par une utilisation progressive, cède habituellement après quelques jours d'adaptation intestinale.

Additif alimentaire

La pectine est aussi utilisée sous le numéro de code réglementaire E 440, comme substance gélifiante extraite de la pomme ou du citron pour faciliter la confection des confitures, la réalisation de desserts et surtout la fabrication de bonbons et diverses confiseries.

Perche

Poisson d'eau douce à chair maigre, de petite taille, 25 à 30 cm, dont la peau brun verdâtre très sombre au niveau du dos contraste avec le beau rouge vif des nageoires et de la queue. Sa chair est maigre, ferme et très fine. Ses écailles s'agglutinent très vite, il faut veiller à l'écailler aussitôt pêché, ou être réduit à le consommer sans sa peau. On recommande d'éviter ses œufs réputés toxiques.

Composition pour 100 g

Calories 100	Sodium 75 mg
Protides 19 g	Calcium 20 mg
Lipides 1,51 g	Potassium 238 mg
Glucides 0,1 g	Fer 1 mg
Eau 75 g	Phosphore 198 mg

Intérêt nutritionnel

• Sa chair est maigre, peu calorique, très riche en protéines de qualité et bien pourvue en fer. Elle ne contient pas d'iode, mais sa teneur en sel est élevée pour un poisson d'eau douce.

• C'est donc un poisson fin et rare, à introduire dans les régimes minceur souvent trop restreints et dans le régime du sujet à risque cardiovasculaire, malgré une teneur en cholestérol de 70 mg/100 g, relativement élevée pour un poisson maigre mais toujours moindre que celle de la plupart des viandes. Enfin, la perche est à éviter dans les régimes sans sel.

Perdrix – Perdreau

Le perdreau est une jeune perdrix qui se reconnaît au bout pointu des plumes de ses ailes, différent de celui arrondi de la perdrix. Perdreau et perdrix se chassent en automne, et comme tous les gibiers à plume, se consomment frais. Leur chair est parfois trop ferme et a longtemps justifié la coutume du faisandage aujourd'hui abandonnée en raison de l'évolution des goûts et des risques d'intoxication alimentaire parfois sévère. Le plus souvent, il suffit, après les avoir vidés, de les laisser rassir pour attendrir leur chair et en faciliter la digestion.

Composition pour 100 g

Calories 115	Glucides 0,5 g
Protides 25 g	Eau 72 g
Lipides 1,4 g	

Intérêt nutritionnel

• Perdrix et perdreau sont très riches en protéines et très pauvres en lipides. Ce sont donc des aliments à ne pas oublier d'introduire dans les régimes amaigrissants pour diversifier et colorer ces diètes souvent trop monotones.

• Pauvres en graisses et en cholestérol, ils peuvent aussi améliorer l'ordinaire du sujet à risque cardiovasculaire.

• Perdrix et perdreaux, comme tous les gibiers, sont hélas riches en acide urique et donc à éviter par le goutteux ou plus généralement en cas de surcharge en acide urique, notamment après faisandage qui conduit à un enrichissement massif en toxines, en purines et en acide urique.

Préparation

• Dès la mi-octobre, la perdrix se chasse ou s'achète sur tous les marchés. Elle peut aussi être congelée et consommée tout au long de l'année. Elle gagne alors en tendreté, mais perd en saveur.

• Le perdreau, plus jeune et plus tendre, demande à être préparé rôti ou sauté. La perdrix, au goût plus fort et à la chair bien plus ferme, gagnera à être attendrie et rassise puis cuisinée en daube ou même en terrine ou pâté.

• Traditionnellement, le perdreau est accompagné de champignons ou de choux ou, mariage encore plus raffiné, avec des fruits comme les pommes, poires ou raisins. On peut aussi l'accommoder de pâtes fraîches, ce qui élève la note calorique.

Perrier (Eau de)

Perrier prend sa source à Vergèze dans le Gard, dans une zone sous influence volcanique incluant le volcan d'Agde, les sources chaudes de Balaruc. La source est entourée d'un territoire de protection à l'abri des pollutions industrielles et des cultures extensives.

La source était déjà connue dès le Ier siècle avant Jésus-Christ. Les Romains y construisirent un bassin au lieu-dit Les Bouillins, ainsi dénommé pour la nature bouillonnante des eaux qui y jaillissaient. Il fallut attendre le Second Empire pour voir Vergèze redevenir une station thermale à la mode.

En 1894, un médecin nîmois, le Dr Perrier, reprend la source, mais c'est un aristocrate anglais, sir Saint John Harmworth, qui en assure le financement et le contrôle en conservant à la marque le nom du médecin fondateur.

C'est lui qui eut l'idée de donner à la bouteille de Perrier sa forme légendaire au cours d'une rééducation, après un accident de voiture, avec des haltères en forme de massue indienne.

Composition en mg/l

Minéralisation totale 447 mg	Bicarbonates 390 mg
Calcium 147 mg	Chlorures 22 mg
Magnésium 3 mg	Sulfates 33 mg
Potassium 1,1 mg	Nitrates 18 mg
Sodium 9 mg	pH 5

Perrier est une eau naturellement gazeuse, mais pour accroître sa pétillance, on effectue une réincorporation de gaz carbonique provenant du gisement d'origine, expliquant la mention d'étiquetage : « renforcé au gaz de la source ».

Intérêt nutritionnel

Perrier est une eau minérale gazeuse faiblement minéralisée.

• C'est avant tout une eau pétillante, une eau de plaisir ludique et désaltérante dont les caractéristiques lui ont valu le titre enviable de « champagne de régime ».

Sa pétillance légèrement acidulée associée à une faible teneur en bicarbonates de sodium lui confère sa consistance et sa saveur particulière qui étanchent très vite la soif et décapent les bouches sèches et les haleines lourdes.

• Faiblement minéralisée et peu salée, Perrier peut être très utile lorsqu'une diurèse ou un drainage de l'organisme sont indiqués chez de petits buveurs rebutés par l'eau plate et incapables de boire les habituelles quantités d'eau diurétiques requises.

C'est le cas des affections urinaires (cystites récidivantes ou tendance aux calculs) dans lesquelles l'élévation du volume de boisson facilite le travail du rein et l'élimination des déchets.

• Pour les mêmes raisons, Perrier est une eau conseillée dans les régimes amaigrissants, où la combustion des graisses de réserve et la consommation accrue de protéines intensifient la production de déchets cétoniques et uriques. De plus, elle génère une sensorialité de bouche qui, s'ajoutant à celle des aliments, facilite la réplétion et accélère la survenue de la satiété.

• La femme enceinte sujette aux nausées du premier trimestre est souvent soulagée par l'ingestion régulière de petites quantités d'eau de Perrier réparties sur les moments les plus sensibles.

• L'eau de Perrier est cependant déconseillée dans les digestions difficiles et les gastrites, et contre-indiquée dans le reflux gastro-œsophagien, où les régurgitations acides sont majorées par le dégagement gazeux et son pH légèrement acide.

Persil

Le persil est l'un des condiments les plus utilisés pour son goût, son parfum et sa fonction décorative. C'est l'herbe classique des potagers français et méditerranéens, composant de base du bouquet garni et de la persillade.

Histoire

Originaire de Grèce. Comme le laurier, il y servait à tresser des couronnes pour honorer les champions. On utilisait beaucoup les tiges et les feuilles de persil dans les banquets pour dissiper les vapeurs d'alcool. Les Romains l'ont utilisé les premiers en cuisine et l'ont disséminé aux quatre coins de l'empire.

Variétés

• *Le persil à feuilles plates*, le plus courant, est le plus aromatique et le plus riche en saveur. C'est le persil de cuisine.

• *Le persil frisé*, beaucoup moins parfumé mais plus pimpant et coloré, sert surtout à la décoration des plats.

Composition pour 100 g

Calories 55	Sodium 30 mg
Protides 3,5 g	Potassium 800 mg
Lipides 1 g	Soufre 190 mg
Glucides 7,6 g	Calcium 200 mg
Eau 84 g	Vitamine C 200 mg
Fibres 1,8 g	Carotène 7 000 U.I.
Fer 2 à 20 mg	

Intérêt nutritionnel

Le persil est un concentré de vitamine C, de carotène et de minéraux extrêmement intéressants. En tant qu'aromate, il n'est utilisé qu'en petites quantités, mais la répétition et la régularité de son emploi créent un appoint non négligeable qui participe de la protection cardiovasculaire offerte par le régime méditerranéen.

Utilisation

• Le persil, surtout le frisé, fournit la touche finale décorative de nombreux plats (garniture autour des viandes froides et litière pour les poissons ou diverses croquettes).

• Élément de base du traditionnel bouquet garni avec le thym, le serpolet et le laurier, qui parfume les ragoûts, les potées, les sauces, les farces et les bouillies.

• Haché fin, il permet de saupoudrer les omelettes et les poissons et de donner une personnalité et du goût aux vinaigrettes.

• La persillade est un mélange haché de persil et d'ail qui est cuit avec la morue à la provençale ou mêlé aux pommes de terre sautées ou saupoudré et relève les rognons ou le foie sur poêle.

• Le beurre persillé et aillé est l'accompagnement traditionnel du beurre d'escargot qui peut aussi accommoder les moules farcies.

• En phytothérapie, le persil est utilisé mâché pour parfumer l'haleine et en infusion pour faciliter la digestion difficile des dyspeptiques.

• Le persil peut se conserver séché et garder toutes ses caractéristiques. Il se congèle aussi très bien après avoir été lavé et placé en sachet plastique.

Personnes âgées
(Alimentation des)

L'allongement de la vie se traduit par une augmentation du nombre de personnes âgées. Aujourd'hui, on recense en France plus de 10 millions de personnes ayant dépassé 60 ans, soit 19 % de la population. Pour de multiples raisons, un pourcentage élevé de cette tranche de population est malnutrie.

Pourquoi et comment l'âge prédispose aux carences et à la malnutrition ?

• Réduction des dépenses physiques et de l'exercice. Cette perte d'activité réduit les besoins caloriques et instaure un cercle vicieux où sédentarité et réduction de l'appétit se renforcent l'un l'autre.

• Solitude sociale et alimentaire associée à une difficulté à se déplacer conduit à une alimentation élémentaire et insuffisamment diversifiée. À partir d'un certain âge se surajoute fréquemment une détérioration mentale.

• Réduction des ressources économiques qui se répercute sur le choix des aliments et leur attrait.

• Mauvaise dentition qui fait éviter les efforts de mastication et les aliments trop résistants, comme la viande, qui y obligent.

• Prise régulière de médicaments qui réduit l'appétit.

• Réduction progressive du goût et de l'odorat.

Toutes ces raisons plus ou moins combinées peuvent être à l'origine de carences larvées qui vulnérabilisent l'organisme et la résistance générale de la personne âgée. Ainsi, un vieillard mal nourri, mais en bonne santé apparente, peut voir sa santé se détériorer brutalement à la suite d'une banale maladie infectieuse.

Six recommandations essentielles

• *Consommer suffisamment de protéines.*

Avec l'âge, les muscles s'atrophient progressivement et ne peuvent plus jouer leur rôle de réserve de protéines et d'acides aminés indispensables. L'alimentation qui devrait y suppléer n'y parvient pas toujours, car insuffisante en viande (dégoût, mauvaises dents) et en œufs (crainte du cholestérol). La carence en protéines est alors responsable d'une baisse de l'immunité avec mauvaise résistance aux infections, fatigue et aggravation d'un état dépressif.

La viande n'est pas nécessaire à tous les repas, mais elle est indispensable au moins deux fois par semaine. De plus, une personne âgée doit consommer au minimum 1 g de protéine par kilo de poids corporel, soit en moyenne 60 à 65 g par jour, c'est-à-dire 100 g de viande ou de volaille (19 g de protéines) plus un œuf (8 g) plus deux yaourts (8 g), plus 100 g de poissons (18 g) plus 35 g de gruyère (9 g), sans tenir compte des céréales (pain) et des légumes secs (lentilles, pois) qui en contiennent aussi mais de médiocre valeur nutritionnelle.

Sur le plan économique, il y a des variations importantes dans le prix moyen des protéines. Ainsi :

- le gramme de protéine de poisson est le plus coûteux : 0,05 €
- le gramme de protéine de viande : 0,05 €
- le gramme de protéine de fromage : 0,04 €
- sauf l'emmenthal qui est bien moins coûteux : 0,03 €
- le gramme de lait coûte : 0,02 €
- le gramme de protéine d'œuf : 0,02 €
- la protéine la moins onéreuse est la sardine : 0,01 €

• *Consommer suffisamment de calcium.*

– Prévenir l'ostéoporose :

L'absorption du calcium dans l'intestin décroît régulièrement à partir de 50 ans. De plus, les statistiques prouvent que 40 % des hommes et 60 % des femmes âgés ont des apports de calcium inférieurs à 800 mg par jour, alors qu'ils devraient être de 1 200 à 1 500 mg selon le sexe et la substitution hormonale. Cette insuffisance d'apport facilite l'ostéoporose, perte osseuse et réduction progressive du squelette débutant à la cinquantaine, surtout chez la femme ménopausée sans traitement de substitution hormonal, et responsable de nombreuses fractures, dont celle du col du fémur (55 000 cas en France, mortels dans un quart des cas).

– Comment trouver 1 200 à 1 500 mg de calcium par jour ?

– Ils sont pour l'essentiel fournis par les laitages. Un bol de lait apporte 300 mg de calcium, autant que deux yaourts ou 300 g de fromage blanc ou 30 g d'emmenthal qui détient le record de la concentration en calcium.

– Mais on en trouve aussi dans les légumes secs (lentilles, pois) et certains fruits et légumes verts, mais il faut 1 kg d'oranges ou 850 g de chou pour fournir 400 mg de calcium.

– Enfin, certaines eaux minérales comme Vittel, Hépar ou Contrexéville, ou même l'eau du robinet riche en calcium, peuvent représenter un appoint très intéressant.

• *Boire suffisamment.*

Avec l'âge, la sensation de soif diminue, alors que le rein a besoin de davantage d'eau pour éliminer les déchets. Ce déséquilibre crée une insuffisance d'hydratation et une légère intoxication latente qui peuvent se décompenser en cas de fièvre, de traitement par diurétiques ou lors de fortes chaleurs (canicule d'été).

Passé 60 ans, il est indispensable de boire un minimum de 1,25 litre de liquide par jour, dont la moitié peut être fournie par des aliments aqueux (yaourts, fruits frais, soupe). Les eaux calciques sont recommandées mais peuvent être remplacées par du lait demi-écrémé, du café, des tisanes, des infusions, du bouillon.

Important : en cas de fièvre, la quantité doit être augmentée d'un demi-litre par degré au-dessus de 37°. Ainsi, lors d'une infection grippale, une fièvre de 40° impose un apport liquidien global de 3 litres par jour, surtout si s'y associe la prise d'antibiotiques ou d'anti-inflammatoires.

• *Éviter le réflexe anticholestérol.*

À partir de 65 ans, le taux de cholestérol sanguin n'est plus un facteur significatif de risque. Des études récentes menées chez des personnes âgées ont même montré qu'un régime trop pauvre en graisses pouvait avoir un effet opposé, et que les vieillards ayant un taux de cholestérol trop bas mouraient statistiquement plus tôt que les autres. Il n'est donc pas justifié, sauf chez les sujets à risque majeur, de restreindre les aliments contenant des graisses d'origine animale, car les œufs, les produits laitiers et les viandes sont des fournisseurs irremplaçables de protéines, de calcium et d'acides gras essentiels indispensables.

• *Oublier la mode de la minceur.*

La pression de la mode et des cultures ambiantes s'exerce aussi sur le 3e âge. La coquetterie n'a pas d'âge et incite souvent à des régimes restrictifs inutiles. En effet, après 70 ans, il n'est licite de maigrir que lorsque l'excès de poids fatigue le cœur, gêne la respiration et pèse sur des articulations arthrosiques douloureuses.

En dehors de ces cas médicaux, tenter de maigrir provoque inévitablement des carences et des malnutritions responsables d'une fonte musculaire, d'une fatigue et de chutes qui réduisent encore les possibilités d'exercice physique. La seule restriction qui puisse être concevable, et même conseillée, porte sur l'abus de sucreries et d'aliments de grignotage qui font grossir et réduisent l'appétit et le besoin d'aliments riches en protéines, en vitamines et minéraux essentiels.

Schématiquement, on considère qu'en deçà de 1 000 cal/jour, la personne âgée ne couvre plus tous ses besoins en micronutriments (minéraux, vitamines).

• *Conserver une activité physique.*

L'exercice physique minimum maintient en état de fonctionnement les muscles, les os et les articulations et freine les progrès de l'ostéoporose. Une certaine dose quotidienne de marche entretient le cœur et les artères, l'élasticité des poumons, conserve l'appétit et réduit l'anxiété. À partir de 60 ans, toute interruption d'activité, toute immobilisation prolongée est difficilement réversible et fait franchir un cran supplémentaire dans la sédentarité et la perte d'autonomie.

Garder toujours en mémoire qu'une bonne alimentation permet le maintien d'une bonne activité physique et, en retour, une bonne activité physique entretient l'appétit et surtout l'envie de se nourrir.

Pesticides

Les pesticides sont des produits controversés dont la protection des cultures humaines a ouvert la voie de l'abondance et de la profusion alimentaire, mais dont l'utilisation excessive, liée à des critères de productivité, est responsable d'une pollution en retour de l'alimentation. Cette inévitable rançon pose des problèmes qui intéressent un certain nombre d'experts et de scientifiques, d'industriels et de politiques, mais qui dépassent et rebutent le consommateur moyen. Il est donc indispensable de lui fournir un certain nombre de faits et de connaissances simples qui lui permettent de se faire une opinion et d'éviter les nuisances les plus avérées.

Définition

Les pesticides sont surtout des substances chimiques utilisées en agriculture pour protéger les cultures de ses principaux parasites : insectes, champignons, microbes, virus et rongeurs. Mais ce sont aussi des produits issus de la pollution industrielle, ainsi que des additifs utilisés dans l'industrie agro-alimentaire.

Principaux pesticides

• Ce sont surtout les insecticides, et le plus connu d'entre eux est le DDT, universellement utilisé jusqu'en 1972. Interdit depuis cette date, il est encore présent dans la plupart des aliments car non éliminé par l'organisme qui le porte et l'accumule. Le DDT est aujourd'hui remplacé par les organo-phosphorés, principalement pour la protection des agrumes, des céréales et des endives, et les carbamates pour les fruits et légumes.

• Les produits de culture et de jardinage : ce sont les herbicides, fongicides et poisons anti-rongeurs à la disposition du grand public et dont les manipulations inconsidérées peuvent être responsables d'accidents et d'intoxications, principalement des atteintes digestives et neurologiques parfois sévères.

Avantages et inconvénients

• *Avantages :*

– L'abondance alimentaire : les pesticides ont permis à l'homme de maîtriser ses cultures vivrières, d'échapper à la concurrence de leurs si nombreux parasites. Les experts estiment que les pesticides ont permis de doubler la productivité de l'agriculture mondiale et d'éviter la survenue des grandes famines qui ont jalonné l'histoire (famine irlandaise de 1845 par parasitose de la pomme de terre et dévastation du vignoble français par le mildiou). Les partisans des pesticides en font les artisans majeurs de l'abondance alimentaire dans laquelle baigne l'Occident.

– Qualité et apparence des aliments : les blés parasités ont une composition nutritionnelle altérée et sont souvent impropres à la consommation. Leur farine, pauvre en amidon et en gluten, est difficilement panifiable. Les pesticides ont bouleversé la culture du blé et de la plupart des céréales en améliorant considérablement leur qualité. Leur action s'exerce non seulement sur les insectes mais aussi sur un grand nombre de microbes, de virus et de moisissures souvent toxiques qui frelatent le blé et donnent au pain un goût désagréable.

• *Inconvénients :*

De l'avis unanime des toxicologues, les pesticides sont dangereux. En quantité suffisante (organochlorés), ils ont été désignés comme cancérigènes par l'OMS en 1979. Ils pourraient être responsables d'anomalies génétiques et participeraient à la progression régulière des cas d'allergie. Des normes internationales fixent des concentrations maximales, mais elles sont souvent dépassées, car les parasites deviennent progressivement résistants. De plus, tant d'aliments sont traités que leur concentration et leur toxicité s'additionnent. Enfin, des pesticides chimiquement très différents peuvent interagir en créant des toxicités nouvelles encore mal identifiées.

Recommandations pratiques

Le consommateur moyen, dépassé par un problème aussi complexe que celui de la pollution par les pesticides, peut néanmoins suivre quelques recommandations simples qui réduisent ou évitent les dangers les plus manifestes.

• *Réduire au maximum la consommation de champignons.*

La plupart d'entre eux, et même le classique champignon de Paris, ont la particularité de concentrer, dans la texture de leur chair, tous les polluants agricoles et industriels qui imprègnent les sols de cultures intensives.

• *Éviter la trop grande consommation d'huîtres.*

Bien qu'interdit en 1972, le DDT est encore présent dans la plupart des aliments des sols et des mers. L'huître, qui vit en filtrant l'eau de mer, est capable de concentrer ces polluants et tout spécialement le DDT, dont la concentration peut être 10 000 à 70 000 fois plus élevée que celle de l'eau de mer.

• *Les agrumes :*

Tous les agrumes produits en cultures extensives sont traités aux pesticides (parathion) avant et après la récolte. Ces produits pulvérisés recouvrent leur surface et s'infiltrent même dans la peau. Il est donc nécessaire de bien les laver et de les éplucher soigneusement. De plus, l'incorporation de citrons entiers ou de peaux d'agrumes dans des plats ou des desserts est aujourd'hui déconseillée.

• *Le son et les céréales :*
Le son de blé est la partie externe et l'enveloppe du grain. C'est donc elle qui reçoit, absorbe et concentre les pesticides. Il est donc essentiel, surtout en cas de consommation importante et régulière, de choisir des sons provenant de blés cultivés sans pesticides de synthèse et conformes aux normes d'agriculture biologique.

• *Fraises et poires :*
Ces fruits sont intensément traités aux carbamates qui, bien que moins dangereux que les organo-chlorés, imposent un lavage à grande eau et prolongé, tout particulièrement pour les fraises qu'il est impossible de peler et dont les irrégularités de surface se laissent pénétrer par les agents protecteurs pulvérisés. La poire doit être d'abord lavée puis pelée.

• *Tomates et cresson :*
Tomates et cresson sont eux aussi traités par les carbamates. Le cresson doit être mis à tremper puis lavé et rincé abondamment. Chaque fois que cela est possible, les tomates doivent être pelées. Sinon, les laver en les frottant à l'eau vive.

• *Les endives :*
Pour obtenir des endives calibrées, sans flétrissures et d'une parfaite blancheur, il faut recourir aux pesticides les plus actifs (diméthoate). Ici encore, le lavage doit être intense et prolongé, après avoir arraché les deux ou trois premières feuilles qui servent d'enveloppe à l'endive et sur lesquelles se concentrent les pesticides.

• *Éviter la monotonie alimentaire* qui consiste à se nourrir régulièrement d'aliments de même nature, ce qui peut, s'il s'agit d'aliments riches en pesticides, faire prendre le risque d'accumulation et de dépassement des seuils de toxicité. Cette mesure est surtout destinée à l'enfant qui manifeste plus souvent que l'adulte des préférences alimentaires, et qui, compte tenu de son faible poids, a une dose journalière acceptable (DJA) de pesticides bien inférieure à celle de l'adulte.

Pesticides et agriculture biologique

L'agriculture biologique est née de la réaction aux excès de l'agriculture moderne et de la pollution imposée par ces cultures intensives. Régie par des lois et des règlements précis, elle est tenue de n'utiliser aucun engrais chimique soluble, ni produit traitant de synthèse.

La protection de ces terres est assurée par la rotation des sols, l'alternance des cultures et le recours à des prédateurs se nourrissant des insectes parasites. Ces précautions et astreintes réduisent les rendements, augmentent le coût des cultures et fournissent des produits plus fragiles et moins présentables.

Depuis peu, tous les produits dits « biologiques » doivent être certifiés par un organisme qui contrôle chaque étape de la production. Le logo AB, propriété du ministère de l'Agriculture, est une garantie officielle réservée aux produits dont au moins 95 % des ingrédients sont issus de cultures biologiques, proportion facile à atteindre pour les produits peu ou pas transformés, comme le pain les pâtes ou les biscottes.

Petit déjeuner

Premier repas de la journée faisant suite à près de 10 heures de jeûne nocturne, le petit déjeuner doit assurer la remise en fonction de l'organisme et couvrir les besoins de la matinée.

Rôle et intérêt

• Statistiques sur le petit déjeuner français :

– Un Français sur cinq ne consomme rien le matin.

– Un Français sur deux se contente d'un café avec ou sans tartines selon l'humeur ou l'horaire.

– Et 16 % des enfants partent à l'école l'estomac vide.

• *Situation au matin :* la nuit a épuisé les réserves énergétiques de l'organisme. La respiration et le travail du rein ont appauvri les réserves d'eau et réduit la tension artérielle. Le cerveau, embrumé par le sommeil, n'a pas encore retrouvé son plein niveau d'éveil.

• *Rôle nutritionnel du petit déjeuner :* le petit déjeuner idéal doit assumer six fonctions essentielles.

– APPORTER SUFFISAMMENT D'ÉNERGIE

Près de 10 heures séparent la fin du dîner du réveil au cours desquelles l'organisme a vécu sur ses réserves, consommant près de 500 calories. Paradoxalement, le petit déjeuner est parmi les trois repas celui où l'appétit est le moins stimulé. Une anorexie est même fréquente au cours de l'heure qui suit le lever. En théorie, le petit déjeuner devrait couvrir le quart des besoins énergétiques de la journée, soit 500 calories, ce qui n'est pratiquement jamais le cas.

L'énergie nécessaire pour couvrir la matinée doit être majoritairement fournie par les glucides, carburant idéal des muscles et du cerveau. Glucides rapides (confitures, sucre) qui assurent le démarrage en fournissant une énergie immédiatement disponible, et glucides complexes (pain complet, céréales) qui prennent le relais et dont la libération progressive couvre la matinée et évite les pannes de 11 heures. Les enseignants connaissent bien ces baisses de performance intellectuelle de l'enfant liées à un défaut de concentration et de mémorisation en fin de matinée, et de nombreuses enquêtes statistiques révèlent, chez l'adulte, un pic d'accidents de voiture et d'accidents du travail entre 11 heures et midi.

– FOURNIR DES PROTÉINES

Aliment bâtisseur, les protéines sont nécessaires à la croissance et à l'entretien de l'organisme (renouvellement de la peau, des globules, des cheveux, de la mémoire, etc.) et leur apport alimentaire est crucial pour l'homme qui ne sait pas, contrairement à d'autres espèces, les synthétiser ; toute privation se solde par un pillage de ses propres réserves et une fonte musculaire. De plus, pour être efficace, cet apport doit être réparti sur les trois repas principaux. Sauter le petit déjeuner ou boire un simple café ou même un jus d'orange n'est pas suffisant, ni même une tartine de pain ou un bol de corn-flakes dont les protéines sont incomplètes. Seul l'œuf, le jambon et le lait assurent un approvisionnement de qualité et un entretien ininterrompu de l'organisme.

– RAVITAILLER EN EAU

La respiration et l'élimination rénale ont asséché les réserves en eau qu'il faut combler. Mais, là encore, la soif n'apparaît que très tard dans la matinée. Le manque d'eau perturbe la fonction rénale, réduit la tension artérielle et entraîne de la fatigue et une moindre résistance aux efforts physique et intellectuel. Le matin, il faut apprendre à boire sans soif.

– FOURNIR DU CALCIUM

Sauf attirance particulière pour les laitages et les fromages affinés, il faut beaucoup d'attention pour couvrir les 800 mg de calcium quotidien recommandés.

L'adolescent, la femme enceinte ont des besoins encore plus importants pouvant atteindre 1 200 mg. L'ostéoporose, extinction progressive de la trame osseuse, responsable de fractures et de douleurs, véritable cauchemar de la femme ménopausée, se prévient dès l'adolescence avec une alimentation fournie en calcium, principalement du lait, des laitages ou du fromage.

Une fois l'ostéoporose installée, l'apport en calcium doit être encore plus soutenu que jamais, et les auteurs américains préconisent même de dépasser la barre des 1 500 mg. Ces sujets en quête de calcium n'ont pas trop de trois repas pour parvenir à combler les apports conseillés. Sauter le petit déjeuner oblige à une compensation acrobatique sur les deux autres repas, rarement réalisée.

– PROPOSER UNE BOISSON STIMULANTE

Après une longue nuit de sommeil, le système nerveux central peine à retrouver ses pleines fonctions de veille. Nombreux sont ceux qui, impatients, préfèrent stimuler ces fonctions avec un excitant naturel comme le café, le thé ou, à un moindre degré, le chocolat.

– UNE OCCASION DE CONVIVIALITÉ PARTAGÉE

Les conditions de vie actuelles raréfient les repas familiaux. Assez souvent, lorsque les enfants sont jeunes, le petit déjeuner est une occasion de réunir la famille, d'empêcher les prises alimentaires trop rapides et d'inculquer aux enfants des habitudes qui persisteront le reste de la vie. Il faut savoir que le profit d'un repas provient non seulement de la somme des calories et des nutriments ingérés, mais aussi du plaisir pris, du goût, et des saveurs récoltés, et tout autant sinon plus de l'ambiance « affective » du repas. Ce profit, en apparence immatériel, retentit sur les quantités consommées en les équilibrant, tout particulièrement lors de désordres du comportement alimentaire comme le grignotage compulsif et les boulimies.

Composition idéale

• *Aspect quantitatif :*

Un vieil adage affirme qu'il faut prendre « un petit déjeuner de roi, un déjeuner de prince et un dîner de pauvre ». Il a été prouvé de nombreuses fois que la même quantité de calories répartie en trois prises était mieux utilisée, et, à l'usage des passionnés de minceur, que les calories du matin coûtaient moins cher que les calories sur lesquelles on s'endormait. Le petit déjeuner idéal devrait couvrir 25 % des calories totales de la journée, soit près de 500 calories, à la condition expresse que cet apport soit équilibré et ne repose surtout pas, comme c'est si souvent le cas, sur les seuls glucides rapides.

• *Aspect qualitatif :*

– LES PROTÉINES

La qualité d'un petit déjeuner dépend de l'apport en « calories lourdes » des protéines. Le matin, les protéines idéales sont celles du lait et des laitages (yaourt, fromage blanc), fournissant dans le même temps la ration utile de calcium, ainsi que des corps gras dont la teneur peut être choisie dans la large gamme des allégés. Il est aussi possible de choisir un œuf, ou du jambon, ou même du blanc de volaille. Les céréales, pain, cornflakes représentent une autre source de protéines, mais d'origine végétale et incomplètes car dépourvues de lysine, mais que l'association aux laitages complète avantageusement. Le classique bol de lait demi-écrémé ou l'œuf à la coque ont, à juste titre, la faveur du public, mais deux yaourts ou une belle tranche de jambon sont tout aussi intéressants.

– LES SUCRES OU GLUCIDES

Le matin, les sucres lents les plus appréciés sont les céréales et les farineux, le pain et les corn-flakes. Les sucres rapides sont apportés par la confiture, le jus d'orange et le sucre d'ajout. La tartine de pain à la confiture (15 cm de baguette ou 50 g) ou un bol de corn-flakes légèrement sucrés fournissent deux formules glucidiques bien équilibrées, de même valeur calorique, avoisinant 180 calories.

– LES CORPS GRAS

Le beurre, d'origine animale, et la margarine végétale ont rigoureusement la même valeur calorique. 10 g suffisent à tartiner le pain. C'est l'équivalent du paquet miniature de restaurant. Mais le lait et le laitage, surtout entiers, véhiculent aussi leur part de matières grasses qui peut devenir excessive avec certains fromages affinés comme le gruyère, qui se grignote sans trop compter. Ne pas oublier que le beurre est la seule matière grasse à contenir en quantité importante l'indispensable vitamine A.

– LA BOISSON

Le matin, plus qu'à tout autre moment, il est essentiel de boire. De l'eau, du lait, du jus d'orange ou du café ou du thé. Une orange pressée ou un bol de lait ont à peu près la même valeur calorique (50 calories), mais le bol de lait est bien plus intéressant car plus complet, fournissant à la fois les protéines et le calcium nécessaires, des matières grasses, des sucres semi-rapides, et il se mélange très bien au café, le stimulant idéal du début de journée.

Cas particuliers

• *Le candidat à la minceur :*

Lors des régimes amaigrissants, il n'est pas souhaitable d'imposer un petit déjeuner à ceux, hélas nombreux, qui n'en ont jamais pris et n'en souhaitent pas. Pour les autres, supprimer le petit déjeuner génère des fringales et du grignotage tout au long de la journée. Ici encore, le bol de lait reste l'élément de base mais sera choisi demi ou totalement écrémé et sucré à l'aspartame. Mais deux tranches de jambon maigre, un œuf ou deux yaourts ou du fromage blanc maigre avec une belle tranche de pain complet sont tout aussi valables.

• *Le sujet à risque cardiovasculaire :*

Ici, c'est le gras animal, ses acides gras saturés et son cholestérol qui sont à éliminer et qui disparaissent avec le beurre, les viennoiseries et les fromages affinés. Mais, plus que pour tout autre, sauter le petit déjeuner représente pour le sujet à risque cardiovasculaire un danger supplémentaire, celui de se nourrir de ses propres graisses et d'encrasser ses artères bien plus sûrement qu'avec le plus gras des beurres. Aussi, le bol de lait écrémé avec une tartine à la margarine et à la confiture, arrosés d'un jus d'orange, représentent pour lui le petit déjeuner idéal.

• *Le diabétique :*

Chez lui, le problème se complique, car c'est tout autant le sucré et le gras qui sont à contrôler puisque tout diabétique est un sujet à risque cardiovasculaire qui s'ignore. Les sucres rapides, dont l'absorption massive brutalise son pancréas déjà déficient, sont à éviter. Le carré de sucre est à remplacer par un édulcorant, le pain blanc par du pain complet et la confiture par une compote.

• *Le sportif :*

Fournissant d'intenses efforts musculaires, le sportif a des besoins énergétiques supérieurs qu'il doit couvrir dès le matin avec un apport de 500 à 600 calories. Cet apport doit être particulièrement fourni en glucides complexes (60 %) pour entretenir ses réserves et éviter les baisses de glycémie en cours d'effort. Certains sportifs n'hésitent pas à consommer des pâtes au réveil.

Un cas particulier est le petit déjeuner qui précède une compétition. La digestion étant par elle-même un travail intense produisant de la chaleur et attirant le sang dans le territoire digestif, le sportif devra impérativement éviter de fournir le gros de son effort au cours des quatre heures qui suivent un repas copieux. Le dernier vrai repas sera pris la veille et devra être modéré, composé de pain ou de pâtes, marmelade, jambon et boisson faiblement sucrée. Le matin de la compétition, la priorité sera accordée aux boissons, car l'effort et la sudation qui l'accompagne réduisent la masse sanguine et peuvent provoquer des chutes de tension préjudiciables. L'idéal, préconisé par les entraîneurs, est fourni par des boissons faiblement sucrées, associées à des biscuits sucrés et salés pris régulièrement à raison d'un biscuit tous les quarts d'heure, du réveil jusqu'à l'épreuve.

• *La femme enceinte ou allaitante :*

La femme enceinte possède l'une des plus mauvaises résistances au jeûne. Pour elle, sauter un petit déjeuner équivaut à un jeûne d'une semaine et provoque un effondrement de son taux de glucose sanguin. Or, le glucose de la mère est le seul aliment du fœtus. Toute future mère doit rompre le jeûne de la nuit avec des aliments riches en glucides et consommer un tiers de baguette ou six biscottes ou encore 60 g de céréales non sucrées. Pour couvrir les besoins élevés en calcium de la grossesse (1,5 g/jour pendant 9 mois), il faut absolument associer des produits laitiers. La femme qui allaite a des besoins comparables mais encore plus soutenus en calcium et donc en laitages.

Petit pois

Légume frais dont on consomme la graine immature et dont la bonne teneur groupée en sucres lents, en pectines et en protéines, en fait un des rares aliments capables d'apaiser les « fringales de sucre ».

Histoire

Le pois à l'état sauvage, très proche du pois chiche, était déjà consommé par l'homme du néolithique il y a près de 10 000 ans. Cultivé, il n'a existé que sous sa forme séchée jusqu'au XVIe siècle. Louis XIV et les grands de sa cour s'entichèrent alors du « pois vert ». La mode se répandit, et le pois envahit tous les potagers familiaux.

Les 95 % de la culture du pois sont destinés à la conserve ou au surgelé. Frais, il est commercialisé en mai et juin.

Composition pour 100 g (cuits)

Calories 59	Lipides 0,4 g
Glucides 8,8 g	Eau 80,1 g
Protides 5,1 g	Fibres 6,1 g

Intérêt nutritionnel : l'un des meilleurs « anti-fringales » de sucre

Sur le plan des calories et des sucres, le pois se situe entre le légume vert (salade) et le féculent (pomme de terre).

• Une portion confortable de 150 g de pois cuits, soit 90 calories, n'est guère plus calorique que deux yaourts à 0 % MG, mais la richesse du pois en amidon, en protéines et en fibres lui confère un fort effet rassasiant. De plus, sa forte teneur en glucides lents passant très progressivement dans l'organisme maintient une imbibition suffisante en sucre pour lutter efficacement contre les fringales de mi-journée. Le pois est l'un des meilleurs remèdes naturels de la compulsion sucrée des grignoteurs.

• Le pois fournit une quantité appréciable de protéines végétales cependant incomplètes et dépourvues d'un acide aminé essentiel, la méthionine, dont regorgent les céréales. Quelques bouchées de pain ou un plat de pâtes suffisent ainsi à compléter les protéines du pois et optimiser leur utilisation.

• Les fibres du pois sont de très bonne qualité (hémicellulose et pectines) et facilitent le transit intestinal. Pour les intestins très sensibles, il suffit de choisir des pois très jeunes, bien tendres et encore peu chargés en lignines irritantes, plus tardives.

De plus, les pectines, de par leur fort pouvoir gélifiant, sont capables de retarder la pénétration des sucres rapides et de séquestrer une certaine quantité de cholestérol et de calories qu'elles entraînent avec elles dans les selles, ce qui fait du pois un légume tout aussi précieux pour le candidat à la minceur que pour le diabétique ou le sujet à risque cardiovasculaire.

• Enfin, le pois est riche en vitamines du groupe B, fournit 25 mg de vitamine C et des quantités non négligeables de carotène et de vitamine E, deux antioxydants jouant un rôle majeur dans la prévention du vieillissement prématuré et du risque cardiovasculaire.

Petit-suisse

Le petit-suisse est une catégorie de fromage frais. À ce titre, il subit la fermentation lactique puis un égouttage de courte durée mais sans affinage, ce qui lui permet de conserver une teneur élevée en eau. Contrairement aux autres fromages frais, il est alors mis en forme et devient le classique cylindre onctueux enveloppé de son papier humide.

Le vrai petit-suisse est réglementairement étiqueté 40 % MG. Mais il faut savoir que cette teneur est calculée non pas sur sa masse totale mais sur le poids sec obtenu après avoir éliminé l'eau. Ce qui ramène le taux réel de graisse à 8 g/100 g de produit entier.

Il existe aujourd'hui des fromages blancs étiquetés « genre petit-suisse » qui peuvent être allégés à 30 et 20 %, nature ou présucrés et aux fruits.

Le règlement impose l'étiquetage précis et contrôlé des caractéristiques nutritionnelles (protides, lipides, glucides, calories) que tout consommateur moyen est à même d'interpréter sans difficulté.

Phosphore

Le phosphore est, avec le calcium, l'élément minéral le mieux représenté dans l'organisme. 80 % du phosphore sont associés au calcium pour former la trame de l'os et des dents. Le reste est dans le sang et les tissus mous.

Rôle

Le phosphore joue un rôle métabolique important dans la production d'énergie libérée par les sucres et les acides aminés, et, avec le calcium, assure la rigidité du squelette.

Sources

Aliments	Teneur en phosphore (mg/100 g)
Gruyère	600
Soja	580
Noix	510
Sardine	470
Amande	470
Haricot	400
Lentilles	400
Chocolat	400
Thon	300
Riz	300
Viande	200
Poisson	200
Œuf	200
Pâtes	160
Camembert	140
Champignons	100
Lait de vache	50-100
Persil	50-100
Pomme de terre	50-100
Pain	50-100

Apports journaliers recommandés

Adulte (homme et femme) : 800 mg/jour.

Femme enceinte ou allaitante : 1 400 mg/jour.

Adolescent : 1 200 mg/jour.

Carences

• Le phosphore étant présent dans de très nombreux aliments, sa carence alimentaire est exceptionnelle. Cependant, les traitements par les sels d'alumine (pansements gastriques antiacides) et par les sels de magnésium (utilisés dans la spasmophilie) peuvent neutraliser le phosphore et créer des carences qui se manifestent par des douleurs osseuses, une fatigue intense et une perte de l'appétit. Ces carences sont aggravées par une déficience en vitamine D, si fréquente dans les régimes amaigrissants dépourvus de matières grasses et suivis trop strictement et trop longtemps.

• On a longtemps attribué au phosphore une action stimulante sur le cerveau, et au poisson, qui en est riche, un rôle favorable sur les performances intellectuelles, la mémoire et le tonus psychique. Il s'agit en fait d'un mythe sans fondement, né au XIXe siècle et suffisamment tenace pour agir encore de nos jours, malgré les dénégations des nutritionnistes, mais qui a eu au moins le mérite de favoriser la consommation de poisson, par ailleurs si bénéfique.

• Enfin, un excès de phosphore porte rarement à conséquence. S'il se prolonge, il peut cependant perturber le métabolisme du calcium et menacer la calcification générale et la rigidité du squelette.

Pieds de porc, mouton et veau

Les pieds sont considérés avec la tête, les tripes et le ris, comme les abats blancs. Ils sont en général vendus ébouillantés puis panés et prêts à être poêlés.

Composition pour 100 g

Calories 350	Glucides 1 g
Protides 17 g	Eau 52 g
Lipides 30 g	

Intérêt nutritionnel

• Le pied a la particularité d'être très riche en collagène, tissu conjonctif de soutien particulièrement dense, long à digérer et très bourratif, qui peut être d'un grand secours chez les sujets à fort appétit, difficiles à rassasier.

• Le pied, et tout spécialement le pied de porc, est riche en lipides et en cholestérol. Il est donc déconseillé chez le sujet à risque cardiovasculaire et chez l'obèse. Cependant, il faut savoir que le pied se prête à un dégraissage facile et à un allégement calorique qui réduisent la portée de cette mise en garde.

• Enfin, il faut savoir que le pied est riche en purines, et sa consommation est donc à limiter chez le goutteux ou en cas d'excès d'acide urique.

Pigeon

Volaille sauvage ou d'élevage, de petite consommation et aux qualités nutritionnelles méconnues.

Élevage

Le pigeon échappe aux grandes batteries d'élevage industriel. Il est surtout produit dans des exploitations artisanales de Vendée et de Bretagne. Il atteint l'excellence en Bresse où il est élevé en semi-liberté.

Composition pour 100 g

Calories 110	Glucide 0,5 g
Protides 22 g	Eau 75 g
Lipides 2 g	Acide urique 175 mg

Intérêt nutritionnel

• Volaille très maigre, peu calorique et riche en protéines d'excellente qualité, le pigeon convient particulièrement au régime minceur, d'autant plus qu'il est riche en os et impose dans l'assiette un temps de désossage favorable à l'apparition de la satiété.

• De plus, sa chair est fine, savoureuse et très rassasiante. Originale, elle introduit de la fantaisie dans les régimes restrictifs qui en manquent souvent.

• Le pigeon est cependant très riche en acide urique (175 mg/100 g), ce qui le déconseille aux goutteux et plus généralement en cas de taux élevé d'acide urique.

Achat - Préparation

• Le pigeonneau domestique est consommé à l'âge de 4 à 5 semaines, il pèse en général entre 300 et 500 g. Sa chair est tendre, naturellement foncée, et sa peau, fine. Il peut être rôti au four pendant 20 minutes à température modérée ou en papillote enveloppé dans une feuille de chou. Sa garniture traditionnelle est le petit pois, mais on l'accommode tout aussi bien avec des champignons et des lardons qui évitent son dessèchement.

• Le pigeon adulte, plus ferme, nécessite une cuisson plus longue et gagne à être mitonné en sauce.

• Le pigeon ramier, sauvage, a un goût plus relevé mais une chair plus dure, moins digeste et très riche en acide urique. On le réserve souvent aux pâtés et compotes. Éviter le micro-ondes pour les animaux tués par plombs.

Pignon

Le pignon est la graine d'un fruit, la pomme de pin, d'une catégorie bien précise de pin, le pin parasol. Les pignons peuvent être cueillis « à la sauvage », ramassés au pied de l'arbre dans certaines pinèdes, mais on les trouve tout prêts à l'emploi en sachet. Ils sont alors consommés grillés en amuse-gueules ou pour garnir pâtisseries ou confiseries. Ils peuvent aussi être incorporés dans le riz (pilaf) ou dans certaines salades composées.

Composition pour 100 g

Calories 670	Calcium 12 mg
Protides 12,5 g	Phosphore 604 mg
Lipides 60 g	Fer 5,2 mg
Glucides 20 g	Vitamine B_1 1,28 mg
Fibres 1 g	Vitamine B_2 0,23 mg
Eau 5,7 g	

Intérêt nutritionnel

• Le pignon est le plus riche des oléagineux (660 cal/100 g), devant la noix (670) et la noisette (656), bien loin devant la cacahuète (600 calories). Un seul minuscule pignon apporte près de 7 calories. Il est donc à écarter résolument de tout régime minceur. D'autant plus qu'il est généralement consommé comme aliment de grignotage, en dehors des repas, de manière automatique, sans réelle conscience des quantités ingérées, ce qui occasionne des coûts caloriques impressionnants. Une centaine de ces petites pépites onctueuses en bouche peuvent être liquidées en quelques minutes, un verre d'apéritif en main, et fournir 700 calories, soit la valeur d'un repas complet et équilibré.

• Très riche en graisses, le pignon est cependant composé en majorité d'acides gras poly-insaturés (75 % d'acide oléique) favorables au cœur et aux artères mais bien trop caloriques pour être conseillés dans cette indication.

• Comme tous les oléagineux, le pignon est très riche en magnésium, phosphore et potassium, un bon trio défatigant et déstressant.

• Le pignon est aussi très riche en vitamine B_2 dont les carences occasionnent des crampes et le syndrome des pieds brûlants.

• Enfin, il faut savoir que le pignon est riche en fibres résistantes qui peuvent, en cas de grignotages excessifs, irriter l'intestin et occasionner ballonnements et douleurs.

Pilule contraceptive et nutrition

Il existe une grande variété de pilules contraceptives, de marques et de formules très diverses, mais dont la caractéristique commune est de fournir un mélange variable d'œstrogènes et de progestatifs, les deux hormones sexuelles de la femme. Cette association est destinée à créer un cycle artificiel qui interrompt la production de l'ovaire et le rend temporairement stérile. Cet apport d'hormones est susceptible de perturber principalement le métabolisme des graisses et, accessoirement, celui des sucres, ce qui peut, si le traitement se prolonge, élever le risque cardiovasculaire et favoriser la prise de poids.

Pilule et risque cardiovasculaire

La pilule, par son apport en œstrogènes, tend à élever le taux sanguin des triglycérides et, par son apport en progestatifs, celui du mauvais cholestérol. Ces modifications facilitent l'encrassement des artères et élèvent le risque de survenue d'un accident cardiovasculaire ultérieur, de phlébite chez la femme jeune et d'infarctus ou d'accident cérébral chez la femme de la quarantaine. Ce risque s'élève chez la fumeuse et s'accroît encore en cas de surcharge pondérale franche. On sait toutefois que ces modifications métaboliques sont réversibles après six semaines d'interruption de la pilule.

Sucre et diabète

La pilule a des effets moins nets sur le métabolisme des sucres. Cependant, la plupart des auteurs s'accordent à reconnaître que si la pilule n'est pratiquement jamais en cause dans le déclenchement d'un diabète, elle peut révéler un diabète sous-jacent ou aggraver un diabète installé.

Pilule et carences en vitamines B_6 et B_9

On sait aujourd'hui qu'une contraception orale de longue durée peut induire des carences en vitamines B_6 et B_9. Ces carences provoquent des fatigues profondes et injustifiées, et pour la vitamine B_6, des états dépressifs qui peuvent être prévenus par une recharge systématique en vitamine B_6 alimentaire ou parfois même médicamenteuse. Ces carences sont aggravées par l'abus d'alcool.

Prévention nutritionnelle

Il est toujours préférable d'éviter la pilule chez des femmes présentant un risque cardiovasculaire élevé ou un diabète latent. La contre-indication est absolue si ces facteurs de risques s'associent à un tabagisme franc. Dans certains cas où le risque est faible et le besoin de contraception fort, la pilule doit être assortie de quelques précautions nutritionnelles indispensables.

• En cas de risque cardiovasculaire, il est conseillé de réduire au minimum l'ingestion de graisses saturées et d'aliments riches en cholestérol (graisses animales, viandes, charcuteries, fromages, gâteaux, crèmes, etc.) et de contrôler dans le même temps la prise de vin et de sucres rapides.

• En ce qui concerne le risque diabétique, il est simplement conseillé de limiter la prise de sucres à assimilation massive, pâtisseries, pain blanc, céréales raffinées, et tous les aliments à index glycémique élevé.

• En ce qui concerne les carences vitaminiques :

– intensifier la consommation de vitamine B_6 alimentaire (viandes, poulet, foie, thon, hareng, chou, épinards) et réduire l'alcool ;

– intensifier la consommation de vitamine B_9 (viandes, foie, thon, chou, épinards, asperges, tomates, bananes). Mais il est souvent nécessaire de recourir à un apport médicamenteux plus fortement dosé.

Piment Cayenne

Variété de poivron nain, fruit d'une plante vivace, d'un rouge brillant et de forme oblongue, ayant une violente saveur piquante recherchée pour relever de nombreuses cuisines exotiques. Le piment est originaire de Cayenne mais produit aussi par le Brésil et le Mexique. Partout cependant, et quel que soit le sol qui les produit, les piments les plus forts sont souvent les plus petits.

Intérêt nutritionnel

La composition du piment est comparable à celle de nombreux légumes. Sa seule particularité est d'avoir une teneur extrêmement élevée en vitamine C, deux fois celle de l'orange, ce qui explique l'usage abusif qu'en font certaines populations de régions désertiques et dépourvues de fruits pour éviter le scorbut, au mépris des inévitables gastrites qui lui sont associées.

Utilisation

• Rares sont les utilisateurs qui prennent le risque de le consommer entier, car croqué en l'état et avalé, le piment Cayenne peut déclencher des incendies de bouche et des catastrophes intestinales.

• Il est en général conservé dans de l'huile, du vinaigre ou de la sauce tomate qu'il imbibe et relève. Quelques gouttes suffisent alors à réchauffer la saveur d'un plat.

• Il entre dans la composition de la sauce tabasco, de la harissa et de la rouille.

• Le piment Cayenne, ou piment oiseau, ou piment enragé, ou piment caraïbe sont des multiples dénominations qui traduisent sa présence dans de nombreuses cultures, principalement aux Antilles, dans la cuisine créole mais aussi dans les cuisines mexicaine, sud-américaine et orientale (couscous-harissa).

Pintade

Volaille d'élevage artisanal au plumage foncé dont la chair est plus ferme, moins onctueuse, mais plus savoureuse que celle du poulet. Contrairement au poulet, la pintade vole, et ses ailes sont plus musclées, charnues et consistantes.

Achat

La pintade doit être choisie jeune et de petite taille. Jusqu'à 8 à 9 mois, sa chair est rouge et tendre. Au-delà, elle devient trop ferme pour être rôtie et surtout perd une bonne partie de son goût. La pintade est à peine plus coûteuse qu'un poulet ordinaire, et il existe des élevages fournissant un label fermier qui atteste sa qualité.

Composition pour 100 g

Elle est très proche du celle du poulet.

Calories 140	Glucides 0,1 g
Protides 21 g	Eau 70 g
Lipides 5 g	

Intérêt nutritionnel

La viande de pintade est riche en protéines (21/100 g), peu calorique et surtout très maigre. La pintade agrémente et diversifie les régimes hypocaloriques. Elle est donc à recommander à l'obèse et à tous les sujets à risque cardiovasculaire.

Préparation

La pintade ne doit pas être cuite au four, qui la dessèche, mais en cocotte, dorée puis cuite à feu doux, mi-couverte, pendant plus d'une heure. Traditionnellement, elle est servie parée de chou ou de choucroute, ce qui renforce son statut d'aliment minceur.

Pissenlit

Légume-feuille consommé en salade ou cuit, riche en vitamines antioxydantes et en sels minéraux.

Composition pour 100 g

Calories 48	Sodium 76 mg
Protides 2,7 g	Phosphore 50 mg
Lipides 0,7 g	Calcium 156 mg
Glucides 8 g	Fer 3,1 mg
Eau 85,4 g	Vitamine C 30 mg
Fibres 1,8 g	Carotène 6 mg
Potassium 446 mg	

Intérêt nutritionnel

- Le pissenlit est très riche en carotène et en vitamine C, deux antioxydants majeurs, précieux agents de prévention des maladies cardiovasculaires, du vieillissement prématuré et de nombreux cancers.
- Le pissenlit est une salade relativement calorique (48 cal/100 g), deux fois plus énergétique que l'endive (15 calories) ou que la laitue (18 calories). Elle est aussi relativement riche en glucides (8 g/100 g contre 2,4 g pour l'endive et 2,9 g pour la laitue), ce qui explique la légère douceur de sa saveur.
- Très bonne teneur minérale, particulièrement en calcium, en phosphore, en sodium, en fer et en potassium.
- Enfin, le pissenlit est très riche en fibres relativement fermes (cellulose), 1,8 g/100 g, soit deux fois plus que l'endive et trois fois plus que la laitue. Ces fibres peuvent être utilisées pour réveiller un transit intestinal paresseux, mais sont mal tolérées par l'intestin sensible.

Pistache

Petit fruit à coque dure dont on consomme l'amande de couleur vert clair. La saveur de la pistache s'intègre aussi bien à des préparations sucrées que salées. Elle est ainsi largement utilisée en pâtisserie et en confiserie (nougat, rahat-loukoum) et tout autant grillée et salée en aliment de grignotage et d'accompagnement de collation et d'apéritif.

Composition pour 100 g

Calories 635	Calcium 131 mg
Protides 21 g	Phosphore 560 mg
Lipides 54 g	Fer 7,3 mg
Glucides 19 g	Potassium 972 mg
Eau 5,1 g	Vitamine A 230 U.I.
Magnésium 130 mg	Vitamine B_1 0,67 mg

Intérêt nutritionnel

• La pistache, comme la plupart des oléagineux, est un aliment excessivement calorique (635 cal/100 g), autant que l'amande sèche (620 calories) et plus que la cacahuète (600 calories). Une seule pistache fournit près de 13 calories. De plus, la pistache est un aliment de grignotage qui n'apaise pas l'appétit et ne modifie pas la quantité d'aliments ingérés au repas suivant. Enfin, sa consommation est paradoxalement stimulée par la présence de la coque qui induit un geste d'ouverture automatique, relaxant et incitatif. Dans de telles conditions, un consommateur ordinaire peut très facilement picorer une cinquantaine de pistaches sans réelle conscience des quantités ingérées mais qui peut occasionner des coûts caloriques souvent supérieurs à ceux d'un repas complet et équilibré.

• La pistache est très riche en lipides. Ces graisses sont en majorité (70 %) composées d'acides gras poly-insaturés connus pour leur effet bénéfique sur le cœur et les vaisseaux, mais hélas bien trop caloriques pour être utilisables dans ce registre.

• La pistache est une véritable mine de précieux minéraux. C'est l'oléagineux le plus riche en phosphore (560 mg/100 g), en fer (7,3 mg) et en potassium (972 mg), auxquels s'ajoute une teneur élevée en magnésium et une bonne dose de calcium.

• Enfin, la pistache, comme tous les oléagineux, est riche en fibres assez résistantes, facilitant le transit mais mal supportées en cas d'excès par les intestins sensibles.

Pizza

Spécialité du sud de l'Italie ayant conquis le monde et se partageant avec le fast-food américain et le sandwich français le marché de l'alimentation rapide.

Fabrication

C'est une sorte de galette fine préparée avec de la pâte à pain plus ou moins levée puis garnie et cuite dans un four à même la plaque.

À l'origine, la pizza traditionnelle, plat frugal des régions pauvres du Sud italien, n'était confectionnée qu'avec de la tomate, de l'huile d'olive et de nombreux aromates, dont l'inévitable origan. Chaque région de l'Italie lui a ensuite ajouté sa marque et un ingrédient fétiche : la mozzarella au lait de bufflonne, l'anchois napolitain et, bien plus tard, le jambon, les fruits de mer, l'œuf, l'artichaut, etc.

Composition

Pour une pizza de dimension standard :

Calories 575	Lipides 28,75 g
Glucides 69 g	Protides 10 g

La composition varie peu avec les diverses variétés de pizza, car les ingrédients de base, farine, huile, fromage, tomate, restent constants et quelques anchois ou morceaux de jambon modifient peu le profil nutritionnel global.

Intérêt nutritionnel

• Une pizza ordinaire apporte près

de 600 calories. C'est peu si elle tient lieu de repas complet, assortie d'une boisson peu calorique et d'un café pour dessert, mais c'est fastueux et bien trop riche s'il s'agit seulement d'une entrée à laquelle viennent s'ajouter un plat principal, une boisson calorique ou surtout un dessert.

• L'apport en glucides est correct, car il représente près de la moitié de la valeur calorique. Toutefois, provenant de farine blanche raffinée, ces glucides ont un index glycémique élevé et doivent être considérés comme des sucres relativement rapides.

• Le reste de la formule nutritionnelle est profondément déséquilibré au profit des graisses, 45 % de lipides fournis par l'huile d'arrosage et le fromage, ce qui laisse bien peu de place aux protéines du fromage ou du jambon (7 %).

• La pizza est donc un aliment qui doit être consommé avec modération et servir de repas et non de plat, même principal. Elle peut occasionnellement être introduite comme aliment festif dans certains régimes minceur, mais doit être rigoureusement exclue du régime de l'obèse.

Il est possible de rééquilibrer la formule de la pizza en y introduisant un œuf, des fruits de mer, des champignons ou du jambon. On peut aussi demander au pizzaïolo de forcer sur la pâte et d'avoir la main légère sur l'huile et lourde sur la tomate.

• La pizza fait aussi mauvais ménage avec les régimes sans sel, mais il est là encore possible de composer en évitant la napolitaine et ses anchois, et en signalant sa particularité pour réduire le sel d'ajout.

• Enfin le diabétique, s'il n'est pas obèse, peut se réjouir, car la pizza, si elle reste occasionnelle, ne lui est pas interdite. Les sucres rapides de la farine blanche sont ralentis et lestés par les lipides et les protides de l'huile et du fromage.

• Quant à l'enfant, il n'est pas question de le priver de cette galette de roi, mais il faut savoir que sa ration ne peut être celle d'un adulte et qu'il convient de la réduire ou, plus simplement, de commander la petite pizza spéciale enfant.

Poire

Comme de nombreux fruits, la poire est originaire d'Asie centrale. Elle était déjà consommée dans la préhistoire, comme l'attestent des pépins trouvés sur des lieux de fouilles. Les Grecs l'ont appréciée à l'état de nature et les Romains ont opéré les premières greffes, pratique qui n'a jamais cessé depuis. À la fin de l'Empire romain, il existait déjà soixante variétés de poires, deux cents à la Renaissance, cinq cents sous le règne du Roi-Soleil, dont certaines reçurent des noms aussi évocateurs que « cuisse-madame », « virgouleuse », « frangipane », etc.

Aujourd'hui, il en existe plusieurs milliers de par le monde, mais une dizaine seulement ont une réelle importance commerciale, toutes déjà sélectionnées et fixées en l'état au siècle dernier.

Achat et usage

• La poire est un fruit fragile qui ne peut être bousculé ou trop manipulé.

• De plus, elle se conserve mal et devient très vite blette. Pour faciliter la conservation de certaines poires de toute première qualité et de grand prix, on trempe parfois l'extrémité de leur queue dans une très belle cire écarlate.

• La poire est un fruit qui peut continuer à mûrir à température ambiante. Il est donc intéressant de les acheter à différents degrés de maturation pour les consommer progressivement.

Variétés

• La williams est l'une des plus connues et des plus appréciées. Elle est sucrée, parfumée et juteuse. Elle sert à la fabrication de la Williamine, un alcool blanc très fruité. Elle est aussi massivement employée en conserverie.

• La guyot est un gros fruit délicat, mais dont la chair est juteuse, rafraîchissante, tendre et sucrée. Williams et guyot sont deux poires d'été qui, à elles seules, représentent 50 % de la production totale.

• La comice est l'une des plus grosses poires. Elle est très parfumée. On l'utilise de préférence à toute autre pour la confection des tartes.

• La classique beurrée hardy est juteuse, sucrée et particulièrement parfumée.

• La louise bonne est appréciée de certains connaisseurs pour sa saveur originale, âpre, acidulée mais modérément juteuse.

• La conférence à forme très allongée est la moins fragile des poires.

• La passe-crassane, la seule poire d'hiver, à peau épaisse, est très juteuse et acidulée, mais parfois granuleuse.

• Enfin, pour la légende, la poire bon-chrétien rapportée de Calabre par saint François de Paule pour guérir le roi Louis XI et qui se répandit très vite dans les vergers français.

En fruit de table, il est préférable de choisir la catégorie extra. Pour les enfants, préférer les peaux fines et éviter les chairs granuleuses, sinon les leur servir épluchées ou éventuellement mixées (crues) avec un filet de citron pour empêcher la chair de noircir.

Composition pour 100 g

Calories 50	Magnésium 7 mg
Glucides 12 g	Phosphore 10 mg
Protides 0,3 g	Calcium 8 mg
Lipides 0,1 g	Fer 0,2 mg
Eau 84 g	Vitamine C 5 mg
Fibres 2,75 g	Vitamine B_1 0,03 mg
Potassium 130 mg	Vitamine B_6 0,02 mg

Intérêt nutritionnel

• Riche en eau (84 g/100 g), la poire est un fruit rafraîchissant qui justifie l'adage : « Garder une poire pour la soif. » Les plus juteuses sont la guyot, la williams et la comice.

• La poire est un fruit modérément énergétique dont la valeur calorique dépend de sa teneur en sucres, légèrement plus rapides que ceux de la pomme. La poire peut donc participer à la composition des régimes minceur et ne doit pas être interdite aux diabétiques qui ont besoin, surtout l'été, d'être suffisamment hydratés.

• Enfin, la poire possède une quantité notable de fibres tendres qui stimulent efficacement le transit intestinal. Lorsque le fruit est bien mûr, ces fibres sont tolérées par les intestins les plus sensibles et sont même compatibles avec les régimes pauvres en fibres des colitiques.

Poireau

Légume-bulbe de la famille des liliacées, proche de l'ail et de l'oignon dont il partage les nombreuses qualités nutritionnelles et l'odeur caractéristique.

Histoire

Le poireau était déjà apprécié des Égyptiens : le pharaon Kheops récompensait ses meilleurs guerriers avec des bottes de poireaux.

Les Hébreux, lors de la fuite d'Égypte,

regrettaient trois aliments auxquels ils étaient très attachés : le concombre, le melon et... le poireau. Mais c'est l'empereur Néron qui fut le plus célèbre de ses inconditionnels, à tel point qu'il fut surnommé « le porrophage ». Il utilisait ses vertus pour adoucir ses cordes vocales de chanteur.

En Angleterre, les Gallois gagnèrent une bataille célèbre grâce à un signe de reconnaissance tactique, un poireau fiché sur leur chapeau, et c'est depuis ce jour que le poireau a été choisi comme emblème protecteur du pays de Galles.

Composition pour 100 g

Calories 35	Phosphore 43 mg
Glucides 6 g	Fer 1 mg
Protides 2 g	Vitamine C,
Lipides 0,3 g	vert 30 mg
Eau 86 g	blanc 18 mg
Fibres 3,5 g	cuit 15 mg
Potassium 300 mg	Vitamine E 1 mg
Soufre 72 mg	Carotène,
Calcium 63 mg	vert 2 mg
Magnésium 18 mg	blanc 0,02 mg

Intérêt nutritionnel

• De faible apport calorique, long à digérer, riche en fibres, c'est un des aliments minceur les plus appréciés et utilisés. Le blanc, à la différence du vert, contient des traces de saccharose responsable de sa saveur douce.

• Légume diurétique en raison de sa teneur en fructosane et de sa richesse en potassium, associée à un faible taux de sodium. Consommé sous forme de bouillon, il facilite efficacement l'élimination rénale.

• La partie verte du poireau est riche en carotène, en vitamine C et en vitamine E, trois précieux antioxydants dont on confirme régulièrement l'action de prévention du risque cardiovasculaire, de certains cancers et du vieillissement prématuré. Il faut noter cependant que le vert de poireau est cent fois plus concentré en carotène et deux fois plus en vitamine C que le blanc.

• Le poireau est très riche en fibres diversement réparties. Le blanc contient de précieuses pectines qui lui confèrent après cuisson sa consistance moelleuse mais aussi son rôle régulateur de l'absorption du sucre, du cholestérol et des calories, ainsi que son action douce et utile sur le transit intestinal. Le vert a des fibres dures et indigestes, parfois mal tolérées par les intestins sensibles.

• Enfin, sa teneur en composés soufrés responsables de son odeur caractéristique peut limiter sa tolérance et rebuter l'enfant. On réduit beaucoup cette présence soufrée en cuisant le poireau à découvert pour laisser s'échapper les composés volatils et pas trop longuement, le fût ne devant pas s'effondrer si on le sert en légume.

Pois (chiche, sec ou cassé)

Longtemps utilisés comme aliments de base recherchés pour leur valeur calorique, leur richesse en protéines et leur bonne conservation, les pois secs sont aujourd'hui sous-employés (cinq fois moins qu'au début du siècle) en raison de leur temps de préparation et de leur réputation, pas toujours justifiée, d'aliments de la flatulence et de l'embonpoint.

Composition pour 100 g

	Pois chiche	Pois sec	Pois cassé
Calories	360	330	350
Protides	28 g	23,5 g	22,5 g
Lipides	5 g	1,7 g	1,5 g
Glucides	61 g	58 g	63 g
Fibres	5,3 g	5,4 g	5,3 g
Eau	10,5 g	11 g	13 g

Intérêt nutritionnel

• Aliment en théorie très calorique sous forme sèche, mais qui, une fois réhydraté et gorgé d'eau, voit sa valeur énergétique réduite des 2/3 et n'excède que rarement 180 cal/portion.

• Les pois possèdent l'un des index glycémiques les plus bas. Cette précieuse caractéristique, qui en fait des sucres extrêmement lents, leur permet de pénétrer très progressivement dans l'organisme et d'éviter les réponses insuliniques trop brutales, si préjudiciables au pancréas épuisé du diabétique. De plus, cette absorption très ralentie maintient une présence sucrée dans l'organisme, qui réduit la violence des fringales de sucre des grignoteurs compulsifs et des boulimiques.

• Les pois, comme la plupart des légumes secs, ont une teneur élevée en protéines incomplètes et dépourvues d'un acide aminé essentiel, la méthionine, sans lequel la synthèse des protéines est bloquée.

Les végétariens contournent cet obstacle en associant les pois à des protéines d'origine animale comme les laitages et les œufs, qui en sont bien pourvus.

Les végétaliens stricts, qui n'ont pas même cette ressource, mais plus experts par nécessité, ont recours aux céréales, riches en méthionine mais pauvres en lysine, dont les pois secs regorgent.

Ces associations savantes se retrouvent dans de nombreuses traditions de pays pauvres où les protéines animales ne sont pas accessibles à tous. C'est le cas du pois sec et du riz africain, de la semoule de blé aux pois chiches du couscous.

• Les pois secs représentent une précieuse source de minéraux et de vitamines, tels le phosphore (380 mg/100 g), le potassium (930 mg pour le pois sec et cassé), le calcium (149 mg pour le pois chiche, 60 mg pour le pois sec), le fer (7,2 mg pour le pois chiche et 5,5 mg pour le pois sec). À noter également, une bonne teneur en vitamines B_1, B_2 et PP. Cette richesse nutritionnelle est d'autant plus appréciable qu'elle est assortie d'un prix d'achat modique.

• Une mention spéciale pour le pois chiche qui est pratiquement le seul légume sec à être doté de lipides, ce qui le rapproche ainsi des oléagineux et fait de lui le plus nourrissant des légumes secs.

• Enfin, inconvénient sérieux et souvent rédhibitoire, une teneur élevée en fibres, avoisinant les 6 g/100 g, entraîne une fermentation intense, responsable de flatulences et de gaz qui découragent un grand nombre de consommateurs. Pour éviter le rejet de ces aliments, par ailleurs si précieux, il est recommandé de s'y habituer en les introduisant progressivement dans l'alimentation et de veiller à les cuire lentement et longtemps, après les avoir préalablement blanchis. Pour améliorer encore leur tolérance, on peut les consommer en purée ou, passés au mixeur, dans le potage. Une précaution ultime, qui vaut pour tous et pour tout aliment, mais tout particulièrement pour les pois secs : mastiquer jusqu'à réduire totalement les enveloppes fibreuses.

Poisson

Longtemps considéré comme la viande du pauvre, le poisson a beaucoup souffert de son étiquette religieuse d'aliment maigre. Nourriture de carême, il a longtemps été considéré comme un aliment anémié, maigre et froid, qui l'oppose toujours à la viande, rouge, riche et chaude.

De plus, on est souvent rebuté par le fait d'avoir à l'écailler, le vider et, par-dessus tout, on redoute son odeur de cuisson et sa mauvaise conservation.

Toutefois, la découverte récente de ses avantages nutritionnels, de sa faible pollution, et les présentations nouvelles qui améliorent sa conservation et son pouvoir attractif (bâtonnet, surimi) tendent progressivement à sa réhabilitation.

Il existe douze mille espèces de poissons dont une grande majorité ne sont pas ou peu comestibles. La plupart sont trop petits, certains contiennent trop d'arêtes, d'autres ont un aspect repoussant, enfin, ils peuvent être toxiques, comme de très nombreuses variétés de poissons de coraux dont se nourrissent, en s'intoxiquant, des poissons aussi appréciés que le mérou ou le thon.

Composition et intérêt nutritionnel

Le meilleur moyen d'explorer la valeur nutritionnelle du poisson est de le comparer à celle de la viande, une autre chair animale.

• *Le poisson est moins calorique que la viande*. En effet, les poissons maigres (sole, colin, cabillaud, merlu, raie) n'atteignent pas 100 cal/100 g, alors que le bœuf le plus maigre fournit encore 160 calories. Et les poissons les plus gras, comme le saumon et le maquereau, ne dépassent pas 200 calories, alors que la viande grasse fournit environ 340 calories, et certains morceaux de porc peuvent atteindre 480 calories. Ainsi, le plus gras des poissons est souvent encore moins calorique qu'un steak de bœuf ordinaire. Le poisson est, de ce fait, particulièrement recommandé dans les régimes minceur, à la condition expresse de lui éviter la cuisson en friture qui élève brutalement sa facture calorique.

• *La valeur de ses protéines :* composants essentiels de la chair animale, les protéines de la viande et du poisson s'équivalent. Elles sont d'excellente qualité et de très haute valeur biologique car, complètes, elles contiennent tous les acides aminés indispensables, dans une proportion proche de l'idéal. Sur le plan quantitatif, la teneur en protéines du poisson se situe entre 15 et 22 % et dépasse souvent celle des viandes. Les poissons les plus riches en protéines sont le thon rouge (27 g/100 g), le maquereau et la roussette.

• *Le bienfait des graisses de poisson :* C'est l'atout majeur du poisson, le cœur de la différence avec les viandes.

– Le poisson est moins gras que la viande :

– La plupart des poissons courants contiennent moins de 5 % MG, du plus maigre : sole, 0,5 %, merlan, 0,6 %, dorade, 2 %, à la truite, 2,5 %.

– Les poissons semi-gras se situent entre 5 et 10 %, tels la sardine, 5,2 %, le mulet, 6,7 % et le rouget, 7,9 %.

– Enfin, quelques rares poissons dépassent 10 % de matières grasses : le saumon, 9 %, le maquereau, 12 % et le thon, 13 %.

En revanche, à l'exception du cheval, 2 % de matières grasses, des abats, 5 à 6 %, les viandes courantes dites moyennement grasses comme l'entrecôte, le faux-filet, certains steaks, le bourguignon et le poulet dans sa peau, se situent entre 10 et 20 % MG, et certaines viandes grasses comme le porc et l'oie entre 25 et 30 % MG.

– Le gras du poisson est très riche en acides gras insaturés (65 à 75 %), protecteurs du cœur, alors que la viande est surtout riche en acides gras saturés qui encrassent le cœur et les vaisseaux.

– De plus, des travaux récents ont montré que certains poissons dits des mers froides, comme la sardine, le thon, le maquereau, le hareng et le saumon possédaient des acides gras particuliers, les omégas 3, dont l'action de protection s'exerce en freinant la formation de caillots, ce qui expliquerait le faible taux d'infarctus chez les Japonais et les Esquimaux qui en sont de grands consommateurs. L'étude comparée des différents poissons a montré que la concentration en omégas 3 était d'autant plus forte que le poisson était gras et âgé et donc de grande taille. Enfin, la teneur en cholestérol de la chair de poisson (en moyenne 45 mg/100 g) est inférieure à celle des viandes (72 mg), la morue étant le poisson qui en contient le moins (20 mg).

Pour toutes ces raisons, le poisson, et tout particulièrement le poisson gras, est en passe de devenir l'aliment clé du régime du sujet à risque cardiovasculaire. 30 g de poisson par jour semblent être la quantité minimale pour obtenir cette protection, soit au moins deux portions de 105 g par semaine de poisson choisi plutôt gras et de grande taille (darne). Toutefois, lorsque la maladie cardiovasculaire est confirmée, il est recommandé d'augmenter cet apport et de devenir un adepte du saumon sous toutes ses présentations, du thon, de la sardine fraîche ou en boîte, surtout à l'huile d'olive, et du maquereau, surtout au vin blanc. Se protéger peut aussi devenir un plaisir.

• *Les vitamines du poisson :*

– Vitamines liposolubles : le poisson, et surtout le poisson gras, est une source exceptionnellement riche en deux vitamines au rôle fondamental : la vitamine A et la vitamine D, dont la viande est curieusement dépourvue. C'est dans le foie que la concentration en ces deux vitamines est la plus élevée, et l'huile de foie de morue était jadis le meilleur aliment de prévention contre le rachitisme. À l'exception du thon, 6 mg/100 g, poissons et viandes contiennent très peu de vitamine E.

– Vitamines du groupe B : poissons et viandes en sont de bons fournisseurs. Le poisson surpasse très largement la viande pour son apport en vitamine B_{12} dont il est l'une des meilleures sources naturelles connues, et en vitamine B_6. En revanche, la viande est un bien meilleur fournisseur de thiamine (B_1), de riboflavine (B_2) et d'acide pantothénique (B_5).

– Vitamine C : poissons et viandes en sont dépourvus. La viande en fournit une faible quantité qui est détruite à la cuisson, et, à l'exception du saumon (chair, œufs et foie), le poisson n'en contient pas du tout.

• *Minéraux et oligoéléments :*

Le poisson est en moyenne plus minéralisé que la viande, notamment en phosphore, calcium, sodium et iode.

– Sa teneur en phosphore est élevée, elle peut même atteindre 500 mg/100 g pour la sardine. Cette richesse est à l'origine du mythe du poisson « bon pour la cervelle », la mémoire et l'attention, et du gavage en produits de la mer des étudiants en préparation d'examens. Mythe sans fondement, mais tenace et encore actif de nos jours malgré les dénégations régulières des nutritionnistes.

– La teneur en calcium du poisson

(hareng, thon et maquereau), bien que modérée, est supérieure à celle de la viande, mais, surtout, son rapport phosphore/calcium est bien meilleur et facilite l'absorption de ces deux minéraux.

– La chair de poisson, surtout le poisson de mer, est naturellement plus salée que celle de la viande (91 mg/100 g de sodium).

– Enfin et surtout, le poisson est très riche en iode nécessaire à la synthèse des hormones thyroïdiennes et dont la viande est dépourvue.

– En revanche, la viande est nettement plus riche en fer. Le poisson ne fournit en moyenne que 1 mg/100 g de chair, alors que la moyenne des viandes se situe à 2 ou 3 mg, 5,4 mg pour le foie de veau, 7 mg pour la langue, et 12 mg pour le foie de bœuf.

• *Le poisson est plus digeste mais moins rassasiant :*

En effet, la chair de poisson est beaucoup moins riche en tissu conjonctif et en graisses que la viande. Elle est donc bien plus digeste et cette supériorité est particulièrement nette pour le poisson maigre, qui, tels la sole ou le cabillaud, séjourne à peine plus de 2 heures dans l'estomac. Seuls les poissons très gras y demeurent autant que la volaille ou le bœuf (3 ou 4 h). Le poisson est donc recommandé aux dyspeptiques, dont la digestion est lente et difficile, aux porteurs de hernie hiatale et aux victimes de reflux gastro-œsophagien.

Mais l'avantage de cette digestion plus facile et rapide est contrebalancé par un inconvénient : le poisson est moins rassasiant que la viande. Moins bourratif, il ne « cale » pas, apaise moins la faim et donne, à tort, l'impression d'être moins nourrissant.

• *Le poisson se conserve moins bien que la viande :*

– SAVEUR, ODEUR, ALLERGIE. Les graisses insaturées, qui représentent un atout en prévention cardiovasculaire ont l'inconvénient de s'oxyder très vite, de rancir et d'être responsables d'une mauvaise conservation. Le poisson est fragile, et même en glaçage permanent, sa conservation dépasse rarement la semaine pour un poisson entier et dix jours pour un poisson vidé de ses viscères. Mal conservé, il prend très vite une odeur et un goût d'ammoniac rédhibitoire, et libère de l'histamine responsable d'allergie ou de bouffées de chaleur. Le cabillaud est le poisson qui se conserve le mieux et le plus longtemps.

– POLLUTION. La pollution des mers s'est fortement accentuée sur le littoral à activité industrielle et dans les espaces peu brassés. Pour cette raison, les poissons de la Méditerranée ou les poissons des régions côtières d'Atlantique sont plus pollués en pesticides et en métaux lourds que les poissons d'océan pêchés en haute mer.

– À L'ACHAT, un poisson doit avoir une légère odeur de marée, une chair ferme, une peau tendue, des écailles bien accrochées, un œil bombé et transparent et des branchies brillantes, rouges et humides. De plus, il faut savoir que le prix du poisson varie beaucoup en fonction de sa présentation (frais ou surgelé), de la saison et surtout de l'état de la mer et de l'heure d'achat. Sur les marchés du samedi, les prix s'effondrent après midi.

Conservation

• *Le poisson surgelé :*

Le poisson surgelé est plus économique, indépendant des saisons, et conserve sa pleine valeur nutritionnelle. En revanche, la surgélation réduit ses qualités gustatives et culinaires. Avec le temps, elle altère en surface ses protéines et oxyde ses graisses en détruisant une partie de sa vitamine A. La chair ternit, se déshydrate, peut devenir résistante et, en cas de conservation défectueuse, franchement fibreuse.

Conseil : préférer toujours des surgélations récentes et si possible effectuées en mer. Respecter les consignes de décongélation. Bien acheté, un poisson se conserve mieux et plus longtemps en congélateur.

• *Le poisson en conserve :*

La stérilisation du poisson conservé en boîte n'affecte pas la qualité de ses protéines mais réduit sa teneur en vitamine A et surtout en vitamines B. Dans les conserves au naturel (thon, saumon en boîte), les vitamines B, solubles, migrent dans le jus et sont éliminées avec lui. Dans les conserves à l'huile (sardine et thon), ce sont les vitamines liposolubles A, B et E qui passent dans l'huile. Il ne faut jamais jeter cette huile précieuse qui peut être utilisée pour les vinaigrettes de salades. Conseil aux cardiaques : la sardine à l'huile, combinant les effets bénéfiques du gras de poisson et ceux reconnus de l'huile d'olive, est le meilleur ami du sujet à risque cardiovasculaire. Un aliment savoureux, de prix modeste et de conservation quasi indéfinie qui peut avantageusement être comparé à bien des compléments nutritionnels pharmaceutiques.

Dérivés du poisson

• *Le surimi* (▶ Surimi)

Le surimi est un aliment nouveau conçu par les Japonais. Il est fabriqué en extrayant du poisson blanc un broyat de protéines aussitôt congelé puis associé à du blanc d'œuf, de l'amidon, de la chair de crustacé et des arômes marins. Ces opérations s'effectuent en mer dans des conditions de fraîcheur optimales. Le surimi est présenté surtout en bâtonnets au goût de crabe ou en médaillons aux allures de tranches de langouste, de homard ou de blanc de coquille Saint-Jacques, le tout parfumé au goût qui lui correspond. On peut être réservé sur la saveur ou la valeur culinaire de ces préparations aujourd'hui largement diffusées, mais leur valeur nutritionnelle n'est pas contestable. Il faut cependant savoir que la composition du surimi diffère de celle du poisson. Il est ainsi deux fois moins protéiné, 11 g/100 g, et nettement moins gras, 0,3 g/100 g, que lui mais contient des sucres, 5 g/100 g, dont le poisson est totalement dépourvu. Enfin, il est 5 fois plus salé et 2 fois moins calorique (62 cal/100 g) que le poisson de mer maigre. Facile à préparer, bon marché, c'est un passe-partout peu exaltant mais qui convient aux consommateurs pressés et aux inconditionnels de la minceur.

• *Le nuoc-mam* (▶ Nuoc-mam)

Produit asiatique introduit en Occident par les restaurateurs chinois. C'est une sauce très salée au goût puissant. Il est obtenu en laissant se décomposer le poisson qui baigne dans le jus de ses propres enzymes et en l'arrosant régulièrement d'eau salée pour empêcher la putréfaction.

Cuisine

• Un poisson frais, de qualité et bien souvent coûteux, nécessite une préparation très sobre.

– Les gros poissons épais gagnent à être cuits au four, garnis d'herbes et décorés de citron tranché.

– Les poissons de petite ou de moyenne taille sont en général pochés au beurre. Il faut savoir que cet apport bouleverse complètement leur formule nutritionnelle. Une raie préparée au beurre noir ou une sole meunière sont deux à trois fois plus riches que pochées. Il en va de même du poisson frit qui, roulé dans la farine, devient une véritable éponge à huile.

• Pour la cuisine minceur ou de prévention cardiovasculaire, les cuissons recommandées sont surtout le gril, la cuisson à la vapeur, en papillote, au micro-ondes ou sur poêle à revêtement anti-adhésif. La cuisson au court-bouillon n'est pas, comme on le pense, la plus diététique, car elle fait perdre tout autant le goût qu'une part notable des protéines, des vitamines et des sels minéraux du poisson qui s'évadent dans le bouillon.

• Préparations originales :

Elles permettent d'introduire de la variété et de l'insolite dans des régimes qui en manquent souvent.

- Cuisson au sel ou à la bohémienne

Le poisson entier, le plus souvent une daurade ou un petit bar, est cuit au four dans un mélange de gros sel et de blanc d'œuf qui l'enveloppe entièrement. Une fois cuit, il suffit de casser la coquille en présence des invités.

- Poisson cru

 - La préparation la plus connue est le mérou à la tahitienne, découpé en petits cubes, mariné dans du jus de citron. Cette cuisson acide élimine l'histamine, réduisant les risques d'allergie, et détruit les microbes de contact. On peut y ajouter quelques cubes de tomate et de concombre et quelques feuilles de menthe.

 - Le tartare de saumon cru est lui aussi mariné puis haché et mêlé à une sauce à base d'huile, de citron, de jaune d'œuf et de moutarde. C'est gai, frais, sain, et peut convaincre les adolescents qui ne sont guère tentés par le poisson.

 - Enfin, le sushi japonais, très en vogue, n'est pas mariné et donc bien plus vulnérable aux germes. Au Japon, où il est consommé abondamment, le poisson cru est responsable d'une curieuse parasitose, l'anisakiase (▶ Parasites alimentaires) ou « maladie du ver du hareng », qui commence à se développer en Europe. Les trois poissons les plus touchés sont le saumon, le lieu noir et le hareng.

Pour manger sans crainte du poisson cru, il est préférable d'éviter la partie ventrale des filets, celle qui est en contact avec les viscères. Pour une sécurité maximale, il est préférable de passer par une congélation préalable qui détruit les larves en profondeur.

Poivre

Originaire d'Orient, le poivre fut la première épice introduite et consommée en Europe. Elle reste encore le condiment de base le plus utilisé en Occident.

Variétés

Le poivrier est un arbuste qui donne des grappes tombantes de petits fruits globuleux. Au milieu de chaque fruit, on trouve une graine très odorante : le poivre.

• Le poivre vert est cueilli avant maturité, conservé avec sa branche dans un bocal de vinaigre. En l'écrasant entre deux doigts, on libère son arôme extrêmement subtil, mais aussi sa saveur piquante qui peut être redoutable.

• Le poivre noir est le fruit entier. La graine est entourée de sa peau brune et ridée. Il est cueilli un peu avant complète maturité.

• Le poivre blanc est cueilli parfaitement mûr. On le frotte dans de l'eau pour retirer sa tunique externe. Sa longue maturité lui a retiré une partie de sa pipérine, il est donc moins fort et moins brûlant. En revanche, il contient plus d'huile aromatique, et c'est le plus parfumé des trois.
• Le gris est un simple mélange de poivres noirs et blancs.

Achat

Il est toujours préférable d'acheter le poivre en grains et de le moudre peu avant consommation pour conserver son parfum intact. Les poivres noirs et blancs se vendent secs. Seul le poivre vert, plus fragile, se vend en boîte dans du vinaigre ou, depuis peu, en surgelé ou en sachet sous vide.

Teneur pour 100 g en minéraux et oligoéléments

Soufre 100 mg	Magnésium 45 mg
Phosphore 130 mg	Calcium 120 mg
Chlore 60 mg	Fer 10 mg
Sodium 7 mg	Cuivre 1 mg
Potassium 42 mg	

Intérêt nutritionnel

• Le poivre est utilisé pour ouvrir l'appétit. Il peut être utile en quantité modérée chez l'enfant « sans faim », ou pour stimuler l'appétit d'un maigre.
• C'est aussi un excitant actif des sécrétions digestives qui prépare une attaque efficace des aliments et une digestion facilitée et raccourcie.
• Cependant, le poivre est irritant pour tout le tube digestif, principalement l'estomac, où il peut réveiller un ulcère, et au niveau de l'anus, où des fragments non digérés peuvent irriter des hémorroïdes ou des fissures anales, notamment au cours de repas arrosés.
• Le poivre est à éviter en cas de cystite dont il majore l'irritation locale.
• Enfin, le poivre est très riche en acide oxalique (302 mg/100 g) et devrait être interdit en cas de goutte ou de calcul rénal, mais les faibles quantités utilisées sont rarement suffisantes pour devoir se priver d'un si précieux condiment. Néanmoins, il est préférable de l'éviter au cours de la crise de goutte aiguë très douloureuse.

Poivron

Légume-fruit d'une espèce géante de piments non piquants.

Histoire

Originaire d'Amérique centrale et introduit en Europe au XVIe siècle, en même temps que le piment auquel il est apparenté sans en avoir la saveur brûlante. C'est en Hongrie que le poivron a gagné ses plus belles médailles. En effet, il y constitue la base du plat national : le goulasch. C'est aussi en Hongrie, en 1932, qu'un chercheur, S. Györgyis, découvre et extrait la vitamine C du poivron. Il l'isola sous forme d'une poudre blanche cristallisée dont il réussit à extraire 500 g en utilisant 2 000 kilos de poivron ! C'est lui qui lui donna le nom d'acide ascorbique, c'est-à-dire « capable de prévenir le scorbut ».

Composition pour 100 g

Calories 21	Magnésium 13 mg
Glucides 3,5 g	Calcium 9 mg
Protides 1,1 g	Sodium 2 mg
Lipides 0,3 g	Fer 0,7 mg
Eau 91 g	Vitamine C 126 mg
Fibres 1,9 g	Carotène 0,7 mg
Potassium 205 mg	Vitamine E 1,4 mg
Phosphore 26 mg	

Intérêt nutritionnel

• Légume très peu calorique : une portion de 50 g de poivrons crus ne fournit que 10 calories, soit une cacahuète ; et un plat copieux de poivrons cuits, 42 calories, soit encore moins qu'un yaourt maigre. De plus, sa richesse en fibres et l'obligation de le mastiquer longuement en font un aliment bourratif et rassasiant. Il est donc particulièrement recommandé dans tous les régimes minceur, surtout aux gros mangeurs aimant être « calés », et mériterait de ravir la palme du légume minceur au haricot vert qu'il surclasse.

• Le poivron est le légume frais le mieux doté en vitamine C, bien plus que l'épinard ou le chou, pourtant bien pourvus. De plus, le poivron contient des flavonoïdes qui renforcent l'action de la vitamine C.

• Le poivron est aussi très riche en carotène ou provitamine A (0,7 mg/100 g), voire 1 mg dans les poivrons très rouges. 200 g de ces poivrons très colorés fournissent plus de la moitié de la ration quotidienne conseillée.

• Rôle antioxydant. L'apport groupé de vitamine C, de carotène et d'un appoint non négligeable en vitamine E fait du poivron une des meilleures sources végétales d'agents antioxydants recherchés pour leur rôle de prévention des maladies cardiovasculaires, de certains cancers et du vieillissement prématuré.

• Riche en fibres variées, le poivron améliore le transit intestinal du constipé, mais peut parfois être mal toléré par les intestins sensibles. Dans ce cas, il faut le découper en fins tronçons, bien le mastiquer et le consommer de préférence cuit après avoir ôté sa peau.

Préparation

• Le poivron peut se consommer cru incorporé dans des salades mixtes.

• Il peut garnir des brochettes, intercalé, accompagné d'oignon, entre les morceaux de viande ou de poisson.

• Mais c'est grillé au four qu'il atteint à l'excellence. Cuit en profondeur 10 minutes par côté à four très chaud, il suffit alors de l'envelopper dans un papier aluminium jusqu'à refroidissement pour ôter sa peau sans difficulté. Il est alors servi coupé en lambeaux, parsemé d'ail et arrosé d'un filet d'huile d'olive.

• Enfin, il entre dans la composition de nombreux plats traditionnels comme le célèbre goulasch hongrois, la ratatouille provençale, la piperade basquaise, la paella espagnole et les antipasti italiens.

Polenta (▶ Maïs)

Semoule de maïs, la polenta est une spécialité savoyarde et italienne ayant gagné les pays environnants, tels que la Roumanie ou la Corse, pays jadis très pauvres où elle était préparée avec de la farine de châtaigne.

De préparation facile et rapide, la semoule est cuite dans de l'eau bouillante jusqu'à agrégation. Elle est alors servie en tranches avec du beurre ou de la sauce tomate et du fromage râpé. Les enfants et les adolescents l'apprécient souvent, ce qui permet de diversifier leur alimentation souvent trop sélective. Sa composition et son intérêt nutritionnel sont strictement ceux du maïs.

Pollution des aliments

La pollution des aliments, de par sa complexité et ses multiples implications, est considérée comme un problème d'experts, mais qui concerne en premier lieu le consommateur. Ce dernier est de deux types : l'inconscient qui en rit et se fie à son instinct ou le méfiant absolu qui voit des complots partout. Le consommateur non expert, dont la vie ne cesse de s'allonger, se doit de posséder les informations de base élémentaires, démontrées et non sujettes à contestation, et qui, surtout, débouchent sur des applications pratiques immédiates.

Nitrates – Nitrites

• Que savoir ? Les nitrates arrivent dans notre assiette après un long chemin. Ils proviennent des excès d'engrais utilisés pour augmenter les rendements agricoles et des déjections de porcs dans les régions d'élevage intensif. Les eaux de pluies entraînent ces nitrates qui polluent légumes et nappes phréatiques.

• Que faire ? Le nitrate ne devient dangereux que transformé en nitrosamines, et cette transformation a lieu surtout lors d'affections chroniques de l'estomac et de l'intestin. Dans ces cas, éviter l'eau du robinet et certains légumes de culture intensive comme les carottes, les betteraves, les haricots verts et les épinards, en provenance de régions à porcs (Bretagne) et de régions à blé (engrais massifs). Pour les nouveau-nés et les bébés vulnérables, préférer les légumes en pots très contrôlés.

Pesticides

(Voir page 306.)

Métaux

• *Le plomb.* Il a longtemps été un polluant majeur. Aujourd'hui, le risque est limité, et les seules sources résiduelles de pollution viennent du vin, des vaisselles émaillées et de l'essence.

– Le vin, lorsqu'il est de qualité, est toujours capsulé dans une jupe de plomb qui peut diffuser à travers le bouchon et se concentrer dans le vin en quelques mois. Le vin ordinaire peut provenir de vignes traitées à l'arséniate de plomb.

– L'émail des poteries et céramiques qui contient du plomb peut s'éroder lentement avec les détergents de vaisselle, le vinaigre et le citron, et polluer les aliments.

– Enfin, depuis peu, le plomb additionné à l'essence se retrouve dans l'air pollué des villes.

Que faire ? Donner l'exemple en choisissant de l'essence sans plomb. Choisir son vin en en parlant à son détaillant et de manière générale éviter les vaisselles émaillées.

• *L'aluminium* (▶ Aluminium). Jusqu'à la fin des années 80, l'aluminium était considéré comme un corps dépourvu de toxicité, qui entre encore dans la composition de nombreuses préparations pharmaceutiques. Mais depuis peu, à la suite d'observations troublantes, de nombreux chercheurs suspectent l'aluminium d'être impliqué dans la genèse de la maladie d'Alzheimer.

Que faire ? En cas de suspicion de démence débutante, ou de risque héréditaire patent, il est préférable d'éviter d'utiliser sans avis médical les préparations à base d'aluminium pour calmer les acidités ou les brûlures d'estomac.

Sur le plan alimentaire, la plupart des végétaux comestibles contiennent de l'aluminium, mais certains en sont bien plus pourvus que d'autres, tels l'oignon, la laitue, la cerise et surtout la pomme de terre, qui est le végétal qui en est le mieux doté. Enfin, utiliser avec parcimonie les emballages et papiers « alu » qui diffusent dans les aliments et surtout ne jamais gratter les fonds de casseroles pour en décoller le croustillant, car dans ces dernières bouchées, certes savoureuses, il y a des trésors d'aluminium et, en prime, des corps carbonisés cancérigènes.

• *Les autres métaux polluants.* Les problèmes de pollution liés à l'arsenic, au cadmium et au mercure sont complexes et divisent les experts eux-mêmes. Il faut pourtant savoir que ces métaux sont normalement présents dans notre alimentation, mais qu'ils se retrouvent dans des proportions inquiétantes dans les crustacés et les mollusques, les champignons, les abats et certains poissons : thon pour le mercure et poissons plats pour l'arsenic, tous aliments dont il est conseillé d'user avec modération voire d'éviter au cours de la grossesse et de la lactation.

Pollution par la viande et les abats

• Que savoir ? Après le long débat sur la viande aux hormones, la maladie de la « vache folle » a réactivé le problème de la toxicité des résidus de médicaments utilisés en élevages industriels.

– Les antibiotiques curatifs ou de précaution peuvent être responsables d'allergie ou de résistance ultérieure aux antibiotiques. Ils sont aujourd'hui interdits, mais cette réglementation est difficile à faire uniformément respecter.

– Les hormones utilisées pour accroître la taille et le poids des animaux sont suspectées d'être cancérigènes et de perturber l'équilibre hormonal. Leur interdiction totale a fait l'objet d'un long débat et d'une guerre commerciale au terme desquels l'argument économique a fini par imposer une tolérance partielle.

• Que faire ?

– La viande est aujourd'hui la cible régulière du discours écologique qui sensibilise le public aux dangers du cholestérol et, plus récemment, aux incertitudes liées à la maladie de la vache folle. La viande est cependant une denrée rivée ataviquement au cœur de l'homme, et pour elle plus que pour tout autre aliment, cet attachement conduit à des réponses passionnelles. Il y a donc aujourd'hui les inconditionnels, pour lesquels aucun argument rationnel ne jouera, et ceux qui n'ont pas attendu les preuves pour l'avoir désertée. Une attitude modérée consiste à équilibrer sa ration de protéines entre la viande, le poisson, les laitages et les œufs. À la lumière des dossiers actuels, il est préférable de ne pas consommer de la viande deux fois par jour et encore moins sept jours sur sept.

– D'autre part, tous les résidus médicamenteux se retrouvent concentrés dans le foie, dont la consommation doit rester occasionnelle et déconseillée à la femme enceinte ou allaitante comme aux femmes ayant des antécédents familiaux de cancers.

Cuisson, préparation et pollution

• Le modernisme et l'activité industrielle génèrent un certain nombre de polluants incontournables qui représentent le prix à payer du confort et des facilités qu'il procure. C'est le cas du célèbre benzopyrène produit par le chauffage urbain, l'automobile, l'industrie et l'agroalimentaire, et qui est admis à doses raisonnables comme un moindre mal dans le circuit alimentaire. Or ces doses de pollution ambiante inévitable peuvent être majorées par certains modes de préparation familiale ou artisanale des aliments.

On sait ainsi que le fumage mal maîtrisé du poisson ou des viandes est cancérigène, et que les fritures excessives avec des huiles inadaptées, les grillades de contact brutal, la cuisson sur plaque ou sur flamme (barbecue) produisent du benzopyrène.

• Que faire ?

– Éviter la consommation excessive et régulière d'aliments fumés en cas de maladies chroniques de l'estomac (ulcère, hyperacidité) et ôter systématiquement les surfaces de contact de fumaison (bordure foncée de la tranche de saumon, peau de poulet fumé, etc.).

– Surveiller les températures de fritures (éviter de dépasser 200 °C) et le choix des huiles (l'huile d'arachide et l'huile d'olive sont les plus stables à la chaleur).

– Enfin, éviter systématiquement d'ingérer un aliment qui a été carbonisé, surtout sur une partie grasse (surface du gigot, barbecue léché par les flammes, gratinage) et ne pas gratter les fonds de poêle où les matières grasses accumulées atteignent des températures extrêmes.

Pomme

Fruit symbole des jardins d'Eden aux dix mille variétés, l'un des plus consommés en Occident, fruit fétiche de la tradition anglo-saxonne et considéré avec le poisson, les laitages et les céréales comme un des piliers de la nutrition moderne.

Histoire

Connue dès l'époque néolithique, les Grecs en possédaient sept variétés et les Romains une trentaine qu'ils diffusèrent en Europe. Olivier de Serres en répertoriait plus de cinquante variétés à la fin du XVIe siècle. Aujourd'hui, il en existe une multitude, mais le choix du marché tourne autour d'une trentaine de variétés sélectionnées pour leur goût, leur apparence, mais aussi pour leur rendement, leur résistance et leur aptitude au transport.

Composition pour 100 g

Calories 54	Fibres 2,5 g
Glucides 12,6 g	Potassium 144 mg
Protides 0,3 g	Magnésium 6,4 mg
Lipides 0,4 g	Calcium 7,1 mg
Eau 85,3 g	Vitamine C 2 à 12 mg

La peau contient cinq fois plus de vitamine C que la pulpe, mais les fruits sont si traités qu'il est aventureux de nos jours de croquer la peau de pomme sans l'avoir lavée et essuyée énergiquement.

Intérêt nutritionnel

• *Le fruit minceur par excellence.*

Modérément calorique, une belle pomme dépasse rarement 100 calories. Mais, surtout, la pomme est un excellent réducteur d'appétit. En effet, sa consistance fibreuse offre une résistance à la mastication, dont il est prouvé qu'elle raccourcit le temps d'apparition de la satiété.

De plus, ses fibres occupent l'estomac sans se départir de leur teneur en eau, ce qui majore son effet de rassasiement. Enfin, sucrée et acidulée, la pomme est l'un des végétaux les plus riches en pectine, qui retarde et étale la pénétration de ses sucres dans le sang, et y maintient une longue présence sucrée. Ce goutte-à-goutte prolongé permet à la pomme de modérer les envies compulsives de grignoter des aliments sucrés en dehors des repas.

Il est aussi traditionnel d'accorder à la pomme une action apaisante, et croquer une pomme, en cas d'insomnie ou de cauchemar, gratifie, détend et favorise la survenue du sommeil.

Il faut noter que toutes les pommes n'ont pas la même valeur calorique. La moins énergétique est la royal gala qui ne contient que 9 g de sucre/100 g, la granny-smith, 11,5 g, la golden, 15,4 g et la plus riche et la plus sucrée est la gloster, 15,5 g.

• *La pomme réduit le taux de cholestérol.*

Les Anglais ont toujours affirmé « qu'une pomme chaque matin éloigne le médecin ». Des chercheurs ont objectivé et prouvé cet effet. Deux à trois pommes par jour, pendant quarante-cinq jours en moyenne, entraînent une baisse de cholestérol de 10 à 20 % (40 % dans certains cas).

Mais le mécanisme de cette action est encore hypothétique. De nombreux nutritionnistes incriminent la pectine, fibre soluble qui gélifie dans l'intestin et séquestre le cholestérol, ou une synergie regroupant pectine, vitamine C, connue pour son action antioxydante, le magnésium et le fructose. Mais d'autres nutritionnistes pensent qu'il s'agirait d'un principe actif propre à la pomme, agissant directement sur le métabolisme du cholestérol, non encore identifié, et qui serait renforcé par ses effets classiques.

La pomme est donc tout particulièrement recommandée à tous les hypercholestérolémiques, et par extension à tous les sujets à risque cardiovasculaire, notamment les grignoteurs compulsifs « sucrés ».

• *La pomme freine l'absorption des sucres.*

Sous l'action retardatrice de la pectine, le sucre pénètre plus lentement dans le sang et réduit la vivacité de la réaction d'insuline. Cette action est précieuse au diabétique dont le pancréas est déjà épuisé et que chaque effort achemine vers sa fin. La pomme, fruit modeste et apparemment anodin, gagne là encore un de ses plus beaux galons.

• *Action sur le transit intestinal.* Cette action est encore liée à sa forte teneur en pectine.

– Crue, la pomme a des propriétés astringentes. On l'utilise râpée pour arrêter les diarrhées de l'enfant.

– Cuite, elle devient laxative et accélère sans irritation le transit des constipés.

Variétés

La France, premier exportateur mondial de pommes, en produit 1 800 000 tonnes par an et une vingtaine de variétés de grande qualité.

• Curieusement, 80 % de la consommation sont couvertes par seulement trois variétés : la golden, la red et la granny-smith australienne introduite en France en 1952, acidulée, verte et volumineuse.

• En dehors de ces trois variétés, les grandes stars du verger français sont la reine des reinettes, la melrose, la royal gala, la cox orange, la reinette du Canada (particulièrement parfumée) et la jona gold (très juteuse).

• Enfin, citons la mythique calville, si rare, si chère, apparaissant fugitivement en décembre et en janvier, et si délicieuse que les maraîchers la réservent à leurs clients privilégiés.

Utilisation

• Pour la compote : utiliser des fruits très mûrs et parfumés comme l'elstar, la canada ou la reine des reinettes.

• Pour la pomme au four, la golden bien sucrée est parfaite.

• Pour accompagner une viande ou une volaille, préférer la jona gold ou la belle de Boskop.

• Pour les beignets, les enfants préfèrent souvent la melrose.

• Pour garnir une tarte, choisir de préférence une reinette grise du Canada.

Pomme de terre

Légume tubercule le plus consommé au monde.

Histoire

Originaire d'Amérique du Sud, la pomme de terre fut ramenée du Pérou par les Espagnols, puis gagna lentement l'Europe. En France, elle fut rejetée par la Faculté et longtemps boudée par la haute société, bien que largement consommée et sans conséquence dans les classes pauvres.

C'est Parmentier qui a rendu célèbre son nom en réhabilitant la pomme de terre au cours d'un banquet célèbre où les grands de son temps et de nombreux scientifiques furent conviés et goûtèrent de la pomme de terre à chaque plat, de l'entrée au dessert.

Jusqu'au XIXe siècle, la pomme de terre ne fut consommée qu'à totale maturité. Personne ne voulait de pommes de terre primeurs que l'on trouvait insipides et même dangereuses. En 1850, les maraîchers de l'Île-de-France forcèrent leur marché avec des pommes de terre nouvelles qui connurent un grand succès et s'implantèrent dans des terres à climat suffisamment doux (Bretagne, Roussillon, Provence, Aquitaine).

Composition pour 100 g

Calories 85	Magnésium 30 mg
Glucides 19 g	Phosphore 60 mg
Protides 2 g	Fer 1 mg
Lipides 0,1 g	Sodium 5 mg
Eau 77 g	Vitamine C
Fibres 2,1 g	primeur 45 mg
Potassium 500 mg	courante 12 mg

Intérêt nutritionnel

• *La pomme de terre ne fait pas grossir.*

Pendant longtemps, la « patate » a été considérée comme un aliment riche, facilitant la prise de poids, boudée par les nutritionnistes et écartée de bien des régimes. Aujourd'hui, il existe un consensus international sur la nécessité de réduire la ration quotidienne de graisse et d'élever à 55 % celle des glucides en accordant un statut privilégié aux glucides complexes, que le public connaît surtout sous le nom de sucres lents.

Parmi ces derniers, la pomme de terre occupe, sur le plan calorique, une très bonne place, car elle n'apporte que 85 cal/100 g, alors que la même quantité de pâtes cuites en fournit 150, et 100 g de pain, 250 calories.

D'autre part, il convient de comparer aussi l'index glycémique (IG) de ces trois glucides complexes de base, c'est-à-dire l'importance et la vitesse de leur pénétration dans le sang et leur répercussion sur la prise de poids. Le pain blanc est, de loin, le plus rapide (IG : 100), puis la pomme de terre (IG : 81) et les pâtes (IG : 65). Il est possible de réduire l'index de la pomme de terre en la cuisant au four en atmosphère sèche, ce qui limite l'éclatement de ses grosses molécules d'amidon et réduit d'autant leur vitesse d'absorption.

Toutefois, ces comparaisons ne sont valables que si la pomme de terre est préparée « nature », sa forme tranquille et vertueuse. Mais la pomme de terre peut être accommodée de bien d'autres manières qui bouleversent sa valeur calorique. Ainsi, pour 100 g de chaque préparation :

- pomme de terre en robe des champs au beurre : 125 calories et 5 g de lipides ;
- pomme de terre au four plus crème fraîche : 150 calories et 8 g de lipides ;

– frites : 283 calories et 13,6 g de lipides ;
– chips : 580 calories et 40 g de lipides.

La pomme de terre, coupée fine, sous forme de frites ou de chips, perd son eau, concentre ses sucres et devient une véritable éponge bourrée d'huile de friture à 9 calories le gramme, très fortement salée et contenant des additifs utilisés pour stabiliser les huiles à grande chaleur. Sous cette forme, la pomme de terre est très « grossissante ». Elle est à exclure de tout régime amaigrissant et à déconseiller aux sujets à risque cardiovasculaire pour son huile frite et son sel.

• *Richesse en vitamine C :*

La pomme de terre nouvelle, consommée peu après la récolte, contient près de 125 mg/100 g. Il suffit d'une portion ordinaire de 200 g et de 170 calories pour couvrir le besoin quotidien. Mais, après stockage de deux semaines, elle n'est plus que de 25 mg/100 g et 12 mg après six mois.

• *Apport en magnésium :*

La pomme de terre contribue efficacement à la couverture des besoins en magnésium souvent déficitaires dans l'alimentation actuelle. Une portion de 200 g en procure 60 mg, ce qui n'est pas négligeable, compte tenu du besoin quotidien qui est de 350 mg par jour. Pour préserver cette teneur, il est préférable de choisir la cuisson vapeur ou au four et d'éviter la cuisson à l'eau qui laisse le magnésium s'évader dans le bouillon.

Pont-l'évêque

Fromage au lait de vache à pâte molle et à croûte lavée, le pont-l'évêque est l'un des 33 prestigieux fromages français à appellation d'origine contrôlée (AOC). À point, il est recouvert d'une croûte striée de couleur jaune d'or à orangé.

• Il se présente comme un carré de 10 à 11 cm de côté sur 3 cm d'épaisseur pesant 350 à 400 g. Il existe aussi sous la forme du petit pont-l'évêque carré de 8,5 à 9,5 cm de côté, et du grand pont-l'évêque de 20 cm de côté.

Les pont-l'évêque sont présentés dans des boîtes de bois mince ou vendus non emballés.

• Produit dans un territoire relativement restreint, le pont-l'évêque provient essentiellement des cinq départements normands (le Calvados, l'Eure, la Manche, l'Orne, la Seine-Maritime) et de la Mayenne.

Origine

Très apprécié dès le Moyen Âge en Normandie, il est déjà cité au XIIIe siècle dans le *Roman de la Rose* (1230). On le retrouve au XVIe siècle sous le nom d'« augelot » qui signe son appartenance au pays d'Auge et aux riches pâturages de la vallée de Touques.

C'est au XVIIIe siècle qu'il prend définitivement le nom de sa petite ville d'origine de Pont-l'Évêque, située à mi-distance entre Lisieux et Deauville.

Fabrication

Le pont-l'évêque est fabriqué au lait de vache non acide. Après emprésurage, le caillé est découpé en fines lamelles puis broyé et mis en moule. L'égouttage est facilité par retournement régulier dans le moule et continué quotidiennement après démoulage. Dès le cinquième jour, le pont-l'évêque est salé au sel ou en saumure et affiné en cave pendant près de 20 jours. Sa croûte y est lavée ou simplement brossée selon les régions.

Composition pour 100 g

Calories 300	Eau 49 g
Protides 23 g	Calcium 564 mg
Lipides 23 g	Sodium 1200 mg
Glucides 0 g	Phosphore 296 mg

Intérêt nutritionnel

• Véritable œuvre d'art gustative issue d'une séculaire tradition de terroir et définitivement fixée par son appellation contrôlée, le pont-l'évêque est un aliment de plaisir et de récompense qui doit rester occasionnel.

• Riche et calorique, le pont-l'évêque est à éviter dans les régimes minceur. À 300 cal/100 g, il est cependant légèrement moins riche que de nombreuses autres AOC de même réputation (saint-nectaire, 332, reblochon, 322, roquefort, 370, cantal, 387, bleus, 400).

• Très gras, 45 % de la partie sèche, riche en acides gras saturés et pourvu en cholestérol, le pont l'évêque est déconseillé au sujet à risque cardiovasculaire.

• Riche en calcium et en protéines de bonne qualité, il peut être utile à l'enfant en croissance, à l'adolescent, à la femme enceinte ou allaitante et à la femme ménopausée, tous les cinq de poids normal et non soumis à un régime sans sel.

• Enfin, très salé comme la plupart des fromages affinés, il est à exclure de tous les régimes pauvres en sel, notamment ceux de l'insuffisant cardiaque, rénal ou de l'hypertendu.

Choix et dégustation

• Un pont-l'évêque se choisit avec une croûte lisse et jaune d'or orangé, et une odeur musquée de champignon. Sa pâte doit être souple et tendue sous le doigt, et son goût prononcé de terroir ne doit être ni trop fort ni trop doux.

• Recommandé en hiver et en automne, il se déguste en fin de repas ou en encas.

• Il s'allie parfaitement à des vins rouges de Bordeaux ou de Bourgogne aux bouquets corsés, mais, en Normandie, il est souvent associé au cidre sec.

Pop-corn

Friandise enfantine à base de grains de maïs soufflés sucrés ou salés.

Fabrication

Il est obtenu avec une variété de maïs à petits grains que l'on utilise entiers. Sous l'action de la chaleur, ces grains gonflent jusqu'à 30 fois leur volume. Soufflés à point, ils éclatent en flocons blancs très légers.

Intérêt nutritionnel

• Aliment très calorique, riche en sucres complexes fournis par le maïs et en sucre d'ajout (saccharose). Contrairement aux corn-flakes, le pop-corn est préparé avec des grains entiers, pourvus de leur germe très riche en acides gras insaturés. Enfin, le pop-corn industriel est très salé.

• Aliment de grignotage automatique consommé sans compter, il doit être écarté des régimes minceur, du régime des diabétiques et des régimes sans sel tel celui de l'hypertendu. En revanche, il peut constituer, en quantité raisonnable, une friandise enfantine amusante en consommation de rue, ou composer occasionnellement un goûter d'enfant.

Porc

Une des quatre viandes universelles d'élevage, avec le bœuf, l'agneau et la volaille.

Histoire

Le gibier porcin, chassé dès la préhistoire, est l'un des premiers à avoir subi l'élevage. Les juifs interdisaient sa consommation, non pas pour des raisons d'hygiène, mais pour des raisons symboliques. Le porc, possédant un sabot onglé et fendu mais ne ruminant pas et étant omnivore, échapperait aux normes de la création divine. Le pape Grégoire III ayant repris cet interdit au ve siècle, le porc disparut de la consommation courante jusqu'au début du xxe siècle. Cet interdit a aussi été repris par le Coran, ce qui l'étend à une part notable de la population actuelle du monde.

En revanche, dans d'autres cultures comme en Chine ou en Indochine, le porc est un animal sacré et vénéré. Symbole de vie et de richesse, c'est l'animal d'élevage par excellence, et sa viande est consommée sous toutes ses formes depuis la préhistoire.

Composition pour 100 g

Calories 250-350	Sodium 60 mg
Protides 15-17 g	Phosphore 200 mg
Lipides 15-25 g	Cholestérol 60 mg
Glucides moins de 0,5 g	Acide urique 125 mg
Potassium 300 mg	Fer 2 mg

Intérêt nutritionnel

• *Une viande réputée grasse :*

Le porc a longtemps été classé parmi les viandes les plus grasses, mais, depuis vingt ans, de nouvelles races de porcs ont été sélectionnées qui fournissent une viande en de nombreux points comparable à celle du bœuf. Certains morceaux ont même des taux de lipides inférieurs à ceux du bœuf. Ainsi, le filet de bacon ne contient que 3 g de lipides/100 g. Le jambon découenné et dégraissé, 3 à 4 g, l'épaule cuite, 6 g, le jambonneau cuit et le fromage de tête, 7 g. Tous ces morceaux sont, aussi, moins riches en cholestérol que le bœuf.

Il n'y a donc aucune raison d'exclure globalement la viande de porc des régimes hypocaloriques, et encore moins du régime du sujet à risque cardiovasculaire. Il suffit d'interdire le porc gras et de permettre sans restriction particulière le rôti de porc, à condition qu'il soit découpé dans le filet et non dans l'échine, le jambon dégraissé et la noix de côtelette. La pointe et la palette, un peu plus grasses, sont autorisées avec les mêmes réserves que pour un steak ordinaire.

• *Un bon fournisseur de protéines :*

Moins abondantes que dans la viande de bœuf, les protéines du porc, 15 à 17 g/100 g, sont d'aussi bonne qualité. Le fromage de tête, très riche en protéines, 47 g/100 g, et très maigre, 7 g de MG/100 g, est un morceau de grand intérêt pour les gros mangeurs. Riche en gélatine, peu calorique, très rassasiant, il peut être très utile en début de repas à tous ceux qui mangent vite et voracement jusqu'à réplétion complète.

• *Une bonne teneur en fer :*

Cette teneur est comparable à celle des autres viandes et se situe aux alentours de 2 mg/100 g. Elle a, comme tous les fers dits « héminiques », une bien meilleure assimilation que le fer d'origine végétale.

• C'est la viande la plus riche en vitamine B_1.

• *Une viande très digeste :*

Pauvre en tissus conjonctifs, elle est plus facile à mastiquer par les personnes âgées aux dents défectueuses et surtout plus facile à digérer.

Morceaux et préparation

• La viande fraîche de porc provient presque uniquement de la longe (partie supérieure de l'animal) et des jambons. Elle se prête à trois types de cuisson :

– au gril : surtout pour les côtes secondes et l'échine, morceaux très gras et persillés, que la grillade

allège le mieux. Pratiquer des cuissons à feu doux mais prolongées avec recueil régulier du jus ;
- à la poêle pour les côtes premières et surtout le filet, morceau maigre qui ne doit pas être trop desséché ;
- les rôtis sont surtout préparés à partir de la longe, de la pointe ou de la palette, et sont cuits soit au four, soit à la cocotte, qui lui conserve mieux tout son moelleux. Le rôti de porc est deux fois plus long à cuire que celui du bœuf et nécessite souvent une demi-heure par livre pour un utile dégraissage. Ne jamais ajouter de matières grasses supplémentaires.

• Les potées se cuisinent avec de la viande demi-sel obtenue par salage de la viande fraîche. Le meilleur morceau pour cette préparation est la palette, que l'on dessale pendant deux à trois heures et que l'on cuit dans sa graisse avec du chou ou des lentilles.

Potassium

Le potassium est le minéral le mieux représenté dans la cellule. Il y règle les mouvements d'eau et joue un rôle majeur dans la transmission du courant nerveux et la contraction des muscles.

Sources alimentaires

La plupart des aliments contiennent du potassium. Il est donc difficile de l'éviter, mais les champions de l'apport en potassium sont l'abricot sec, les lentilles et le vin.

TENEUR ALIMENTAIRE EN POTASSIUM (mg/100 g ou mg/l)

Abricots secs	1 500
Lentilles	1 200
Vin	1 040
Figues sèches	983
Pois cassés	930
Amandes	800
Raisins secs	800
Cidre	750
Noix	690
Dattes	650
Jambon fumé	600
Champignons	520
Sardines à l'huile	510
Pommes de terre	500
Thon en conserve	480
Chocolat au lait	420
Noisettes	350
Bananes	310
Légumes (choux, carottes, tomates)	300
Viandes (bœuf, veau, mouton)	300
Poissons (églefin)	300
Abricots frais	300
Porc	300
Groseilles	280
Cerises, prunes	250
Raisins	250
Haricots verts	248
Pêches	230
Biscuits secs	200
Cheval	160
Biscottes	160
Pommes	144
Poires	130
Pain	100
Lait, œufs	100

Apports journaliers recommandés

Petit enfant : de 1 g à 2 g.
Adolescent : de 1,5 g à 3 g.
Adulte : de 2 g à 5 g selon l'activité physique et la température ambiante.

Carences

Une alimentation courante couvre très largement les besoins recommandés. Cependant, dans certaines situations, le métabolisme du potassium peut être perturbé et conduire à des déficiences, voire à des carences menaçantes. Ainsi, en cas d'efforts physiques intenses et prolongés avec hypersudation, la teneur en potassium peut baisser dangereusement. Les régimes amaigrissants drastiques associés à des prises sauvages de diurétiques ou de laxatifs peuvent, surtout s'ils sont associés à des vomissements volontaires, conduire à des accidents gravissimes, voire mortels. Enfin, l'alcoolisme chronique est responsable de carences multiples parmi lesquelles celle du potassium est l'une des plus fréquentes.

Ces carences se manifestent par une fatigue intense pouvant aller jusqu'à la paralysie, et des troubles cardiaques avec chute de la tension artérielle ou même arrêt cardiaque.

Le traitement d'urgence de ces troubles majeurs est une complémentation médicamenteuse, mais leur prévention chez le sportif, le sujet au régime restrictif et l'alcoolique peut être diététique et facilement obtenue par une alimentation riche en fruits et légumes secs, sans craindre l'excès de potassium que les reins éliminent facilement.

Potiron (▶ Citrouille)

Poulet

Jeune mâle de 4 à 12 semaines, le poulet est un animal de très grande consommation qui représente à lui seul 90 % des volailles commercialisées. Sa consommation moyenne par habitant est passée de 8 à 20 kg/an en 30 ans.

Composition pour 100 g

Calories, blanc 108, cuisse 140	Eau 70 g
	Potassium 350 mg
Protides 21 g	Sodium 70 mg
Lipides, blanc 2,6 g, cuisse 6 g	Cholestérol, aile 67 mg, cuisse 88 mg
Glucides négligeables	Acide urique 90 mg
	Fer 1 à 2 mg

Intérêt nutritionnel

• Bonne source de protéines d'excellente qualité, comparable à celles des viandes et contenant, comme elles, tous les acides aminés essentiels.

• Viande pauvre en graisse : la teneur en matières grasses du poulet augmente avec l'âge et varie en fonction du morceau choisi. La peau est la partie la plus grasse de l'animal et concentre aussi son cholestérol. L'aile est plus grasse que la cuisse, et le haut de cuisse plus gras que le pilon. Le blanc est de très loin le morceau le plus maigre : 2 % MG. Le poulet est donc l'aliment de base du candidat à la minceur et du sujet à risque cardiovasculaire, à la condition expresse d'en retirer la peau et le foie avant consommation pour réduire encore son taux déjà bas de cholestérol. D'autant plus que la graisse de poulet est riche en acides gras insaturés bénéfiques pour le cœur et les vaisseaux.

• Viande blanche, le poulet est deux fois moins riche en fer (1,5 mg) que les viandes rouges (3 mg/100 g) mais ce fer est héminique et donc particulièrement bien assimilé.

• Teneur intéressante en vitamine B mais absence totale de vitamine C, de vitamine A et D.

• Très bonne digestibilité : viande tendre, maigre, pauvre en tissu conjonctif, elle est très digeste et davantage encore si elle provient de volailles jeunes et maigres.

Catégories et qualité

Elles sont obligatoirement inscrites sur l'étiquette qu'il faut savoir lire.

• Le poulet banal et sans label provient de très grandes batteries où 11 poulets doivent tenir dans 1 m^2. Sa viande est molle et fade.

• Le poulet de marque garantit un

âge de 11 semaines et une chair de goût et de consistance plus affirmés.

• Le label rouge garantit un âge de 12 semaines et le fermier assure un élevage « civilisé », quelques jours de grand air avant l'abattage et une alimentation au blé ou au maïs.

• Le poulet de Bresse garantit la race, la région, la vie au grand air et 100 jours à l'abattage. C'est en général un animal de bonne taille, assez gras, savoureux mais bien plus coûteux que les autres.

• Le coquelet est un petit poulet de 4 semaines et de moins de 500 g.

• Le poulet a entre 6 et 12 semaines, il pèse en moyenne 1 kg.

• Le « coq à rôtir » est plus vieux, pèse près de 2 kg. Sa chair est ferme, parfois résistante mais savoureuse.

• Le chapon et la poularde, castrés et gras, sont à réserver aux soirs de fêtes et se préparent rôtis.

Préparation

• Poulet rôti. La cuisson au four ou à la broche nécessite un poulet de qualité et de bonne taille. Suffisamment gras, il n'est pas nécessaire de le graisser. Un jus de citron, ou une préparation à l'estragon, relève son goût.

Le candidat à la minceur et le sujet à risque cardiovasculaire auront intérêt à prélever le jus de cuisson et à le laisser décanter au réfrigérateur. Le gras surnage, se solidifie et peut très facilement être éliminé. Reste un jus gélifié composé de protéines et de sels minéraux qui peut servir d'accompagnement au poulet froid ou même donner du goût aux légumes vapeurs.

• Poulet en morceaux et en sauce. Vendu prédécoupé ou découpé maison, il peut être préparé sous de multiples formes, de la basquaise à la normande.

Poulpe

Mollusque marin classé parmi les céphalopodes, le poulpe possède un pôle cartilagineux qui solidifie sa prise de mâchoire et huit à dix bras garnis de ventouses. Il est doté d'une glande sécrétant un liquide très dense et noir, « l'encre », qui lui permet en cas de danger d'en lâcher quelques gouttes pour camoufler sa présence ou masquer sa fuite. De nombreuses recettes méditerranéennes utilisent l'encre pour une préparation originale et particulièrement savoureuse connue sous le nom de « sépia au noir ».

Composition pour 100 g

Calories 72	Eau 86 g
Protides 10,5 g	Sodium 250 mg
Lipides 0,9 g	Iode 0,04 mg
Glucides 2 g	

Intérêt nutritionnel

• Le poulpe, riche en protéines, possède l'une des chairs animales les plus maigres (0,9 g de MG/100 g) et les moins caloriques de la création (72 calories). C'est donc un aliment idéal pour le candidat à la minceur. Toutefois, sa préparation fait traditionnellement appel à des sauces qui incluent souvent de l'huile d'olive et majorent notablement la note calorique.

• Le poulpe est un bon coupe-faim naturel. Riche en tissu conjonctif, la chair du poulpe est longue et difficile à digérer. Sa préparation nécessite un attendrissage préalable que les pêcheurs réalisent d'une manière barbare en battant l'animal encore vivant sur les rochers. Il doit être cuit à feu très doux et très longtemps. Donner du moelleux à du poulpe est un exploit qui mérite d'être tenté, car il fait alors découvrir une saveur et une consistance rares.

Cette résistance à la digestion et son

effet bourratif peuvent être mis à profit chez les gros mangeurs voraces et difficiles à rassasier, qui sont tenus de bien mastiquer chaque morceau et de passer un long moment à digérer le tout à l'abri des tentations et de la faim.

• Sa teneur élevée en sodium (250 mg/100 g) l'exclut des régimes sans sel stricts et limite son emploi en cas d'hypertension artérielle menaçante.

• Le poulpe est à limiter dans les régimes pauvres en iode ou lors d'examens approfondis de la thyroïde, et dans les cas rares mais spectaculaires d'allergie à l'iode.

• Contrairement aux mollusques à coquille qui filtrent l'eau, le poulpe ne concentre pas les polluants de mer et ne présente aucun risque particulier de contamination bactérienne ou virale.

Poutargue

Œufs de poisson séchés traditionnellement préparés dans de nombreux pays méditerranéens pour accompagner l'apéritif.

Fabrication

Les poutargues les plus recherchées sont réalisées avec des grands œufs de mulets, mais on en trouve de bonne qualité préparées avec des œufs de bonites ou de très gros rougets. Aussitôt extraits et rincés, les œufs sont salés et exposés au soleil pendant près d'une semaine. Régulièrement retournés et salés, les œufs se dessèchent. À terme, ils ont acquis une belle couleur lie-de-vin et ont perdu les deux tiers de leur volume. Ils sont alors trempés dans de la cire fondue et peuvent être ainsi conservés pendant des années. Produit de luxe, jadis préparée en Provence, la poutargue vient aujourd'hui de Mauritanie, pays de pêche et lieu de passage des grands bancs de mulets et de bonites, et où la main-d'œuvre est très peu coûteuse.

Intérêt nutritionnel

Comme tous les œufs de poisson, la poutargue est riche en protéines de qualité mais aussi en lipides et tout spécialement en cholestérol et en phospholipides, ce qui doit l'exclure du régime des sujets à risque cardiovasculaire. Sa très forte teneur en sel l'écarte de tous les régimes sans sel, même les plus souples, notamment de l'hypertendu.

Utilisation

La poutargue est principalement utilisée tranchée fin comme amuse-gueule salé en accompagnement d'apéritif. En Provence, on l'utilise aussi râpée dans les pâtes et le riz ou effritée dans des œufs brouillés.

Pralines

Confiserie à base d'amandes enveloppée d'une couche granuleuse de sucre cuit.

Composants

Les pralines maison ou artisanales, comme on les trouve encore dans les fêtes foraines, sont confectionnées avec des amandes ou des cacahuètes, du sucre en poudre et un incontournable colorant rose fuchsia ou brun qui séduit les enfants.

Fabrication

Les amandes, patiemment remuées et retournées dans le sucre en ébullition, s'épaississent lentement de couches de sucre solidifié. Contrairement à la dragée, les couches doivent être irrégulières pour former le grainage caractéristique de la praline. À la fin de la cuisson, l'épaisseur de l'enveloppe sucrée ne doit pas dépasser 2 mm. Enfin, pour rendre leur surface brillante, les pralines sont lissées dans une solution de gomme arabique.

Variétés

Elles dépendent du choix de l'amande.

• Classiquement, il s'agit d'une belle amande d'amandier, bombée comme pour la célèbre praline de Montargis, enveloppée dans un feuilletage tendu de six à sept couches de sucre poreux.

• Mais il peut aussi s'agir d'une cacahuète, d'une noix de cajou, d'une amande d'abricot ou même de noisette ou de noix.

Intérêt nutritionnel

• Une praline, c'est une amande et du sucre. Le fruit de cette rencontre compose une confiserie extrêmement calorique avoisinant les 500 cal/100 g.

• Combinant la consistance feuilletée glacée de l'enveloppe sucrée et le croquant de l'amande, la praline offre une texture et déclenche une salivation propices au grignotage automatique. Le candidat à la minceur doit s'en écarter pour éviter d'amorcer une pompe qu'il est souvent incapable d'arrêter. De plus, le sucre d'ajout, du saccharose, est un sucre à pénétration massive qui brutalise le pancréas à bout de souffle des diabétiques.

• Quant aux graisses de l'amande, elles sont pour l'essentiel, 75 %, de l'acide oléique réputé favorable au cœur, mais elles contiennent aussi du cholestérol et sont surtout trop richement accompagnées pour pouvoir être recommandées aux sujets à risque cardiovasculaire.

Protéines

Rendues célèbres par de nombreux régimes à la mode, dans tous les substituts de repas ou préparations pour sportif, ce n'est souvent pour le consommateur moyen qu'un terme abstrait fréquemment remarqué sur l'étiquetage alimentaire.

Qu'est-ce qu'une protéine ?

Les protéines représentent, avec les glucides et les lipides, l'un des trois grands nutriments naturels. Ce sont des substances qui composent la trame des tissus vivants animaux et végétaux. Elles se présentent sous forme de longues chaînes dont chaque chaînon élémentaire est un acide aminé. L'homme s'en nourrit et, au cours de la digestion, doit les décomposer en acides aminés pour pouvoir les assimiler et les réassembler en protéines humaines.

À quoi servent les protéines ?

Si les glucides fournissent l'approvisionnement en carburant de l'organisme, et si les lipides assurent le stockage des réserves d'énergie, les protéines remplissent de multiples fonctions, du simple matériau de construction à la transmission de messages chimiques sophistiqués.

• Rôle de bâtisseurs. Comparables à des briques, l'assemblage des protéines permet l'édification de tous les organes et tissus d'un organisme vivant : muscle, os, sang, cerveau...

• Rôle de messagers d'élite. Si, au sein de l'organisme, la communication élémentaire est assurée par l'influx nerveux, la communication fine est prise en charge par des messagers d'élite comme les hormones, les anticorps ou les médiateurs chimiques, qui sont de précieuses molécules de protéines hautement spécialisées. Le code génétique, qui conserve, dans le noyau de chaque cellule, le mode de fonctionnement et de fabrication de l'espèce, est entièrement écrit avec des protéines. Chaque espèce et chaque individu possèdent des protéines qui leur sont propres, ce qui explique les réactions d'allergie au sérum de cheval ou de rejet de greffe d'organes d'individus ou d'espèces différents.

Sources : protéines animales et végétales

• Les protéines animales sont fournies par les viandes rouges et blanches, les charcuteries, les poissons et les fruits de mer, les œufs, le lait, les fromages et les laitages (yaourt, fromage blanc).

• Les protéines végétales proviennent de deux grandes sources : les céréales (blé, avoine, riz, maïs, etc.) et les légumineuses (soja, lentilles, haricot, pois).

TENEUR EN PROTÉINES ANIMALES (en g/100 g)

Fromage blanc à 0 % MG	7
Fromage blanc à 10 % MG	8
Lait écrémé	3
Yaourt nature ou maigre	4
Fromages pâte molle (camembert, brie, munster)	20
Fromages pâte cuite (gruyère, hollande)	27
Œuf (par unité)	6,5
Jaune	3,5
Blanc	3
Poissons frais	20
Poissons en croquettes ou panés	14
Moules	12
Huîtres (12)	15
Caviar	26
Viande de bœuf	
Steak haché 10 % MG	20
Steak haché 20 % MG	17
Entrecôte grillée	24
Pot-au-feu, bourguignon	30
Agneau	
Épaule	19
Côtelette grillée	23
Gigot rôti	25
Lapin cuit	29
Porc	
Échine rôtie	21
Rôti cuit	24
Côtelette	29
Volaille (viande)	
Canard rôti	25
Poule bouillie	30
Abats	
Foie (veau, bœuf, porc)	26
Rognons	17
Charcuterie	
Boudins blancs et noirs	11
Saucisses	15
Jambon cru ou fumé	15
Saucisson sec	26

TENEUR EN PROTÉINES VÉGÉTALES (en g/100 g)

Cacahuètes	27
Lentilles	24
Légumineuses (pois cassés, haricots)	22
Amandes	19
Pâtes crues	13
Semoule crue	13
Biscottes	11
Noisettes	8
Pain	8
Riz cru	7
Pommes de terre au four	3
Légumes à feuilles (épinards)	2,7
Haricots verts	2,4
Asperges	1,8
Pommes de terre bouillies	1
Légumes verts ou tomates	1
Concombre	0,6
Fruits frais	0

Besoins

• *En quantité :*

– Au cours de l'enfance, la croissance impose un apport régulier et soutenu en protéines. Toute carence pendant cette période de la vie perturberait gravement le développement.

– À l'âge adulte, les protéines sont indispensables au renouvellement permanent des tissus et à la restauration de l'organisme (peau, cheveux, ongles, globules, cicatrisation, mémorisation).

– En cas d'insuffisance d'apport, l'homme, incapable de synthétiser des protéines à partir de graisses ou de sucre comme le font d'autres espèces, et ne disposant d'aucune réserve, est contraint de se nourrir de ses propres muscles. Ce qui explique l'extrême toxicité des régimes alimentaires dépourvus de protéines tels le régime de Beverly Hills, composé exclusivement de fruits, ou le jeûne complet qui conduisent à des fontes musculaires difficilement réversibles.

– Les besoins moyens sont liés à la vitesse de développement ou à l'importance de l'entretien à assurer et sont d'environ 1 g/kg de poids. L'enfant en cours de croissance et le sportif en expansion musculaire peuvent élever leur ration à 2 g/kg.

• *En qualité :*

Les protéines sont composées de chaînons ou « pièces détachées » : 19 acides aminés dont 11 que l'organisme sait convertir entre eux et 8 dits indispensables car non synthétisables et devant impérativement être fournis par l'alimentation.

– L'ABSENCE D'UN SEUL DE CES 8 ACIDES AMINÉS INDISPENSABLES BLOQUE TOUTE LA SYNTHÈSE DES PROTÉINES.

– Les protéines les plus complètes sont fournies par les aliments d'origine animale : viande, poisson, laitage. Mais la plus pure d'entre elles, celle qui possède la plus haute valeur biologique, est le blanc d'œuf, modèle d'équilibre servant de référence à l'évaluation de toutes les autres protéines.

– Les protéines végétales sont pratiquement toujours incomplètes. Les céréales manquent de lysine et les légumineuses de méthionine. Ne se nourrir que de pain, de riz ou de haricots conduirait très vite à un état de dénutrition encore observé dans certains pays très pauvres du tiers-monde.

– IL EXISTE DEUX MOYENS DIÉTÉTIQUES D'AMÉLIORER LA VALEUR BIOLOGIQUE D'UNE PROTÉINE VÉGÉTALE INCOMPLÈTE.

– Soit l'associer au cours du repas à une protéine animale pour combler les « trous » des acides aminés manquants. Ainsi, dans un sandwich au jambon, la lysine déficitaire du blé et du pain est suppléée par les protéines de la viande de porc qui en sont pourvues. On retrouve cette association dans le café au lait-tartine ou les corn-flakes au lait.

– Soit d'associer deux protéines végétales complémentaires dont les acides aminés manquants diffèrent. Ainsi, une céréale pauvre en lysine mais riche en méthionine peut être avantageusement mariée à une légumineuse qui possède de la lysine mais pas de méthionine. Ce qui réalise un mélange de protéines de valeur biologique voisine de celle de la viande.

Ce type d'association apparemment savante s'est faite instinctivement au cours des temps dans de nombreuses cultures où la viande n'était pas toujours accessible à tous. Ainsi, riz et pois sont fréquemment associés en Afrique, maïs et haricot rouge en Amérique du Sud, ou semoule de blé du couscous et pois chiche au Maghreb, offrant des combinaisons de protéines efficaces et de très faible coût.

Cette gymnastique d'assemblage est familière aux végétariens qui utilisent toutes les ressources du lait et des œufs. Les végétaliens stricts, qui compliquent le jeu, conjuguent céréales et légumineuses en accordant une faveur particulière au soja. Il faut toutefois savoir que ces compensations ne fonctionnent que si elles sont réalisées au cours de chaque repas, et que les aliments qui s'entraident en s'enrichissant mutuellement doivent parvenir ensemble dans l'intestin grêle et être absorbés conjointement.

Les protéines, nutriments majeurs de la diététique amaigrissante

En dehors du rôle vital des protéines dans l'édification et l'entretien de l'organisme, les protéines présentent quatre caractéristiques spécifiques qui leur font jouer un rôle majeur en diététique amaigrissante.

• Les protéines sont des aliments peu caloriques. Ils ne fournissent que 4 calories au gramme contre 9 calories pour les lipides.

• Les protéines s'appauvrissent au cours de la digestion. En effet, la désintégration des protéines, longues chaînes d'acides aminés fortement soudés, occasionne un travail coûteux et une production de chaleur qui réduisent leur valeur calorique. C'est cette élévation de température de l'organisme qui rend périlleuse la baignade en eau fraîche au cours de la digestion, cause classique d'hydrocution.

D'autre part, l'organisme ne sait pas stocker les protéines. Consommées en excès, elles sont soit détruites, soit laborieusement converties en sucres ou en graisses dans des circuits métaboliques très coûteux. Au cours de ces opérations, les protéines peuvent perdre jusqu'à 25 % de leur valeur initiale. Ce qui signifie que 100 calories de protéines consommées ne représentent plus que 75 calories utilisables.

Cette caractéristique peu connue est d'un extrême intérêt en diététique amaigrissante, car elle offre un aliment de première nécessité, de consommation agréable, rassasiant, peu calorique, et qui, de surcroît, s'allège en cours d'assimilation.

• Les protéines sont les aliments qui freinent le mieux l'appétit. En effet, la lenteur de leur digestion et l'échauffement qui en résulte donnent une sensation de plénitude et d'apaisement de la faim bien supérieure à celle des lipides et des glucides. Cet effet de satiété est encore plus marqué avec les viandes qu'avec les poissons, plus digestes. Il est encore plus net avec des viandes de qualité médiocre riches en tissu conjonctif comme les bas morceaux ou la gélatine issue de tendons.

Une étude comparative faite en milieu hospitalier sur les différents grignotages de milieu d'après-midi a prouvé que seul le grignotage portant sur des aliments protéinés pouvait diminuer la sensation de faim, retarder l'heure du dîner et y réduire la consommation calorique, alors que le grignotage portant sur des aliments sucrés ou gras était toujours bien plus calorique et non seulement ne retardait pas l'heure du dîner, mais y aiguisait l'appétit et augmentait la prise d'aliments.

• Les protéines sont les seuls nutriments utilisables sans limitation ni danger. En effet, l'abus prolongé des lipides ou aliments gras, surtout s'ils sont d'origine animale, représente un danger majeur pour le sujet à risque cardiovasculaire.

De même, les glucides, surtout s'il s'agit de sucres rapides, représentent un danger tout aussi menaçant pour les diabétiques.

Les protéines, lorsqu'elles sont pures, ne présentent pas de tels inconvénients. Pour être sécurisant, leur emploi doit donc exclure les protéines animales trop grasses, comme de nombreuses charcuteries, les morceaux gras du bœuf et du mouton, et les protéines végétales trop riches en glucides comme les céréales et les légumes secs. En diététique amaigrissante, les protéines les plus pures et les plus faciles à utiliser sont les laitages maigres, le poisson maigre, le blanc d'œuf, les viandes maigres, les charcuteries maigres ou allégées et les fruits de mer. Encore faut-il savoir que les protéines sont riches en acide urique et qu'une consommation importante peut perturber le métabolisme des goutteux. Boire deux litres d'eau au cours de repas riches en protéines est une précaution qui réduit ce risque en augmentant, une fois encore, l'effet de satiété.

Protéines (Régime des)

Il existe aujourd'hui un certain nombre de régimes se réclamant du label des protéines et une confusion dans le public qu'il convient de lever avec des définitions claires et précises.

Les régimes hyperprotéinés sont de simples régimes à basses calories qui accordent une place privilégiée aux protéines.

La diète protéique est une méthode d'amaigrissement proposant une alimentation composée de poudres de protéines pratiquement pures fabriquées industriellement et présentées en sachets. Ce régime, d'une efficacité redoutable, est à réserver à l'amaigrissement en hôpital ou sous haute surveillance médicale, et incompatible avec les occupations familiales et professionnelles ordinaires.

Principe

Le régime des protéines dont il est question ici est composé d'aliments sous leur forme naturelle choisis parmi les mieux pourvus en protéines et pouvant être consommés sans restriction quantitative. De tous les régimes utilisant les aliments naturels, le régime des protéines paraît aujourd'hui le plus efficace et le plus simple. Il agit en instaurant le monopole d'un nutriment, les protéines, dont on connaît peu de nuisances, au détriment des deux autres, lipides et glucides, graisses et sucres, porteurs, chez l'obèse, de tous les dangers. Néanmoins, ce régime, aussi performant soit-il, est porteur d'un déséquilibre qu'il convient d'aménager en compensant, s'il se prolonge, les éventuelles carences en vitamines, en sels minéraux, et en fibres.

Conduite du régime : le régime des protéines alternatives

• *La période d'attaque* des cinq premiers jours fournit cinq catégories d'aliments utilisables sans restriction de quantité, d'horaire ou de mélange. La seule consigne imposée est de ne pas sortir de cette liste.

- Les viandes maigres : veau, bœuf (sauf entrecôte et côte de bœuf) et le jambon maigre à 2 ou 3 % de matières grasses.
- Tous les poissons et tous les fruits de mer sans exception.
- Toute la volaille sans peau.
- Œufs : le blanc d'œuf à volonté et un jaune par jour sauf en cas d'hypercholestérolémie (2 à 3 par semaine).
- Laitages maigres à 0 % MG.
- 2 litres d'eau par jour incluant toutes les infusions (café, thé, tisane, boissons light).

• *Période de croisière :*

Le sixième jour : en plus des protéines précédemment citées viennent s'ajouter, sans restriction quantitative, tous les légumes verts, à l'exception des féculents et des avocats. Les sauces sont faites à la paraffine ou aux yaourt, moutarde, vinaigre. Le septième jour : retour aux protéines pures et abandon des légumes.

La suite est bâtie sur l'alternance d'un jour sans légumes et d'un jour avec. Vinaigre, poivre, aromates, épices sont autorisés. Sel et moutarde sont admis avec modération.

Avantages

• Le régime des protéines, surtout lorsqu'il est pur, est d'une simplicité telle qu'il interdit malentendu, fausse manœuvre et alibis.

• Les cinq premiers jours de protéines pures déclenchent une perte de poids décisive allant de 2 kg, pour de très légères surcharges, à 5 kg, pour des obésités franches. Cette perte rapide crée une confiance et une stimulation euphorique qui renforcent puissamment la motivation.

• La faim disparaît dès le troisième jour avec l'apparition d'une cétose issue de la dégradation des graisses de réserve.

• La liberté de manger sans restriction des aliments aussi basiques que les protéines et les légumes verts à toute heure de la journée crée un espace de liberté absolu qui surprend et convient particulièrement au profil psychologique de l'obèse.

• De plus, ce type d'alimentation simple, surtout lorsqu'il inclut les légumes, est facile à réaliser dans de nombreuses circonstances et tout particulièrement au restaurant.

• Le régime des protéines est celui qui protège le mieux la masse musculaire, surtout si, comme il le permet, la prise alimentaire est répartie sur plusieurs repas quotidiens. L'amaigrissement s'opère donc presque essentiellement aux dépens des graisses de réserve et conserve à la peau sa tension et son éclat.

• Les risques de carences sont très limités :

– L'apport en légume un jour sur deux fournit la vitamine C nécessaire. Il est recommandé d'utiliser abondamment le persil, l'ail, l'oignon et les divers aromates riches en minéraux et vitamines C et A et de nombreuses vitamines hydrosolubles.

– Le fer est toujours très richement fourni par les viandes et les poissons.

– Le calcium est introduit par les laitages.

– La vitamine D est fournie par les poissons, le foie, les œufs et l'exposition solaire.

– Enfin, les fibres procurées par les légumes verts un jour sur deux suffisent en général à assurer un transit suffisant.

Inconvénients

• Le régime des protéines, quels que soient ses avantages, demeure un régime et interdit un grand nombre d'aliments gratifiants. Il ne présente que peu d'inconvénients et aucun danger si l'on exclut les grands cardiaques, la femme enceinte ou allaitante, l'enfant et les atteintes graves du foie et du rein.

• Deux précautions importantes restent de mise :

– Chez les sujets menacés par le cholestérol, on privilégiera la consommation du poisson et de la volaille aux dépens des viandes, on ne consommera pas la tête des crustacés, mais seulement la chair, et on limitera les œufs à trois jaunes par semaine, les blancs restant conseillés.

– Chez le goutteux et l'hyperuricémique, il faudra insister pour que les deux litres d'eau soient effectivement bus, ce qui suffit en général à éliminer correctement les déchets uriques. Dans les cas sévères et non traités, s'en remettre à son médecin.

La stabilisation

• *Principe :*

Comme pour tout régime amaigrissant, la période cruciale est le retour à une alimentation suffisamment ouverte pour être qualifiée de normale. Au cours de l'amaigrissement, l'organisme réagit spontanément au pillage de ses réserves en devenant économe pour limiter ses dépenses et vorace pour soutirer l'essentiel de tout aliment. Cette stratégie de défense et de survie persistera bien après la fin du régime et serait responsable, si l'on n'y prenait garde, d'une reprise de poids foudroyante. Cette « réaction revancharde » s'émoussera avec le temps et se normalisera en une durée minimale que l'on peut schématiquement fixer à dix jours par kilo de poids perdu.

La stratégie de la stabilisation intégrant ce palier d'adaptation se constituera en deux temps avec deux régimes s'ouvrant en enfilade :

- un régime de transition surveillée capable de contenir la violence de la réaction conservatrice de l'organisme ;
- un régime de stabilisation au long cours qui tient compte de la tendance de base originelle ayant conduit l'obèse à grossir.

• *Régime de transition :*

Les protéines et les légumes qui étaient autorisés pendant la période d'attaque le demeurent. Sur ce socle désormais familier et parfaitement exploré viennent s'ajouter un certain nombre d'aliments de base qui vont ouvrir et faciliter l'alimentation :

- un fruit par jour : n'importe lequel sauf banane, raisin et cerises ;
- deux tranches de pain complet rehaussées de beurre ou de margarine allégés ;
- une portion de fromage affiné par jour (40 g) ;
- une portion de féculents deux fois par semaine : du riz (l'équivalent d'un bol chinois) ou une grosse pomme de terre, ou une assiette moyenne de pâtes à la sauce tomate, ou un bol de lentilles ou de petits pois, maïs ou haricots blancs ;
- le gigot d'agneau, le rôti de porc dans le filet et la noix de côte d'agneau ;
- deux repas de gala par semaine au cours desquels tous les aliments sont permis en respectant deux conditions : ne jamais se resservir deux fois du même plat et ne jamais accepter deux repas de gala successifs ;
- enfin, chaque jeudi, pratiquer une journée de pures protéines identique à celle des cinq premiers jours.

Ce régime de transition doit durer dix jours par kilo perdu, soit par exemple : 90 jours ou 3 mois pour 9 kg perdus.

• *Stabilisation à vie :*

– PRINCIPE

S'il y a des prises de poids accidentelles, il n'y a pas d'obésités passagères et guérissables. De plus, il n'existe à ce jour aucun traitement ni régime qui puissent réaliser ce rêve que caresse tout obèse : changer le métabolisme. Si l'obèse tient à garder le fruit de son effort après avoir obtenu sa consolidation, il doit accepter d'incorporer dans son mode de vie une mesure permettant d'éviter la reprise toujours menaçante, et accepter que cette mesure soit définitive, c'est-à-dire pour le reste de sa vie. Compte tenu du profil psychologique de l'obèse, cette mesure doit être simple, facile à suivre, ponctuelle, très efficace et surtout extrêmement directive, ne laissant aucune possibilité de négociation ni de malentendu. Après avoir utilisé un grand nombre de mesures, celle que j'ai personnellement choisie est l'instauration d'un jour de protéines pures, le jeudi, exclusivement le jeudi, et ce pour le reste de la vie.

– Réalisation

Un jour de protéines par semaine, scrupuleusement exécuté et régulièrement suivi, associé à deux litres d'eau, peut suffire à endiguer une tendance moyenne à l'obésité. En cas d'empêchement exceptionnel, le jeudi peut être déplacé au mercredi ou au vendredi. Un jeudi « sauté » est remplacé par deux jours la semaine suivante qui s'ajoutent au jeudi imposé, soit un total de trois jours.

Les grandes obésités déformantes ne peuvent être stabilisées avec une seule journée de protéines hebdomadaire. Dans ces cas, heureusement rares, deux jours seront nécessaires, mais rarement suffisants. Seule l'adjonction supplémentaire de 15 minutes d'exercice quotidien pourra équilibrer une tendance aussi extrême.

Prune – Pruneau

Fruit d'été aux nombreuses variétés dont la forme séchée au soleil a des propriétés laxatives.

Histoire

La prune est l'un des plus vieux fruits du monde. On a retrouvé ses noyaux dans des festins préhistoriques et plus tard dans les tombeaux de pharaons. Les Romains en avaient déjà cultivé douze variétés et, dès le Moyen Âge, c'était avec la pomme le fruit de prédilection des Français et des Espagnols.

De nombreuses variétés de prunes doivent leur nom à l'histoire :

– la reine-claude porte le nom de l'épouse du roi François Ier ;

– la mirabelle porte le nom du petit village lorrain où le roi René la baptisa ;

– la prune de Damas fut une piètre consolation rapportée de Syrie par les croisés. Revenant bredouilles de cette longue épreuve, ils claironnaient s'être battus « pour des prunes ».

Composition pour 100 g

	Prune	Pruneau
Calories	55	290
Protides	0,8 g	2,3 g
Lipides	0,1 g	0,4 g
Glucides	13 g	68,7 g
Eau	83 g	24 g
Fibres	2-2,5 g	4,5 g
Potassium	250 mg	950 mg
Magnésium	9 mg	40 mg
Calcium	15 mg	45 mg
Sodium	3 mg	10 mg
Fer	0,4-2 mg	2,9 mg
Vitamine C	3 mg	0-3 mg
Carotène	0,1-0,6 mg	0,5-2 mg

Intérêt nutritionnel

• *La prune réduit le grignotage sucré :*

La prune est riche en fructose, en pentosane et en sorbitol qui lui confèrent un goût bien plus sucré que ne le voudrait sa valeur calorique, 55 cal/100 g. Elle est à conseiller tout particulièrement aux grignoteurs « accro » de sucré pour leur éviter de succomber à des tentations bien plus énergétiques de sucreries et confiseries de grignotage.

• *Intéressante formule minérale et vitaminique :*

– Riche, comme la plupart des fruits, en potassium, la prune se distingue par une teneur intéressante en calcium et en magnésium, et pour sa variété violette, une teneur record en fer.

– Sur le plan vitaminique, la prune est pauvre en vitamine C mais bien pourvue en vitamines B. Sa variété violette est riche en vitamine PP, en carotène, et contient suffisamment de vitamine E pour composer un mélange aux vertus antioxydantes, si recherché aujourd'hui en prévention cardiovasculaire, en cancérologie et dans le vieillissement des tissus.

• Mais, surtout, *la prune est un fruit laxatif.* Cette action est due à la conjonction de trois effets :

– richesse en fibres diverses dont la cellulose, qui accélère le transit, et la précieuse pectine, qui se gorge d'eau et augmente le volume des selles ;

– la prune est, de plus, le fruit le plus riche en sorbitol, ce sucre-alcool responsable d'une vidange expresse de la vésicule biliaire et d'une accélération du transit intestinal ;

– enfin, la prune renferme un indole rare possédant un effet laxatif propre.

Variétés

• Les prunes précoces, l'allo, bien rouge, ou la golden japan, jaune vif, sont plus résistantes que savoureuses.

• Les reines-claudes à dominante verte, dont la variété de Bavay et la reine-claude « vraie », sont les plus juteuses, sucrées et savoureuses.

• La mirabelle, et tout spécialement la lorraine, de couleur jaune orange, dont le label garantit une taille supérieure à 28 mm.

• La quetsche, violet foncé, moins sucrée et légèrement acidulée, est utilisée pour la production d'eau-de-vie et de conserves.

• La prune d'Ente, rouge-violet, est la variété utilisée pour la fabrication du célèbre pruneau d'Agen.

Utilisations

Les prunes sont mûres et savoureuses en plein été et doivent être consommées aussitôt.

• Quelle que soit leur origine, il faut les choisir enveloppées de ce léger voile superficiel et brillant, la « pruine », qui garantit sa fraîcheur et renferme des corps gras, inhabituels dans la composition des fruits.

• Toutes les prunes peuvent se consommer crues, mais quetsches et mirabelles se marient bien aux viandes (côtes de veau à la mirabelle et filet de bœuf aux quetsches). Les prunes font de très bonnes confitures et de précieuses eaux-de-vie (quetsche et mirabelle).

Le pruneau

C'est la prune et tout spécialement la variété d'Ente séchée au four ou au soleil. Comme tous les fruits secs, le pruneau est un condensé énergétique (290 cal/100 g), très riche en sucre (68,7 g/100 g) et doté d'une excellente conservation. Sa déshydratation le rend très riche en calcium (45 mg), en fer et en carotène, mais démultiplie aussi l'action intestinale de la prune et le transforme en un aliment-médicament à vocation laxative, dont la consommation est à éviter par les sujets à intestin sensible et les enfants.

Q

Quetsche (▶ Prune)

Variété de prune de couleur violet foncé, de forme oblongue, modérément sucrée et légèrement acidulée, utilisée pour la fabrication d'eau-de-vie ou de conserves.

Quiche

Tarte charcutière, spécialité lorraine composée d'une pâte brisée garnie d'une préparation composée de crème et d'œufs, enrichie en lardons et en petits morceaux de jambon.

Intérêt nutritionnel

Riche en graisses animales saturées fournies par le beurre de la pâte, la crème et les lardons, et en cholestérol (œufs), la quiche est à la fois très calorique et grasse, et doit être écartée des régimes minceur et du régime du sujet à risque cardiovasculaire.

R

Radicaux libres

Découverts dans les années 1960, les preuves s'accumulent qui confirment l'implication des radicaux libres dans la genèse des trois pathologies actuelles les plus redoutées, tant des médecins que du grand public : les affections cardiaques et vasculaires, le cancer et le vieillissement prématuré. Depuis, leur connaissance s'est approfondie, et un grand nombre d'antidotes ont été découverts dont les plus efficaces, regroupés sous le terme générique d'antioxydants, véritables piégeurs de radicaux libres, sont issus de l'alimentation, confirmant une fois de plus l'immense impact de la nutrition sur la santé.

Qu'est-ce qu'un radical libre ?

C'est une molécule rendue agressive par la possession d'un électron libre dit célibataire, l'équivalent d'une main ouverte cherchant un autre électron célibataire pour se stabiliser. C'est au cours de cette recherche violente que le radical libre peut altérer les parties les plus nobles de la cellule.

Le corps humain produit-il des radicaux libres ?

Les radicaux libres jouent de nombreux rôles utiles dans l'organisme. Ils peuvent ainsi diriger leur agressivité vers les germes ou virus environnants, et participer ainsi à la défense de l'organisme. À l'état normal, la production de radicaux libres est bien contrôlée, et l'organisme possède des systèmes de protection qui équilibrent leur production. Toutefois, dans certains cas, ces systèmes peuvent se révéler insuffisants ou défectueux, laissant libre cours à leur activité destructrice.

Toxicité des radicaux libres

Les radicaux libres ont une affinité particulière pour la membrane des cellules ou pour les protéines sensibles des chromosomes qu'ils fouillent et oxydent pour obtenir leur électron manquant. Cette oxydation, hautement toxique, conduit à la mort de la cellule.

Conséquences sur l'organisme

Au niveau du cœur et des vaisseaux, l'oxydation du mauvais cholestérol (LDL) altère progressivement la paroi des artères qui peuvent s'obstruer, conduisant notamment à l'infarctus.

L'agressivité des radicaux libres s'exerce aussi sur les protéines des chromosomes, sanctuaire du code génétique et dont la dégradation fait le nid de nombreux cancers.

Pour les mêmes raisons, les radicaux libres sont aussi impliqués dans le vieillissement prématuré de l'organisme : vieillissement des articulations avec l'arthrose, du cerveau (Alzheimer), de l'œil (cataracte), de l'appareil respiratoire (emphysème).

Les antidotes naturels : les antioxydants

Pour lutter contre les radicaux libres, l'organisme dispose de plusieurs systèmes de défense dont un très particulier, les antioxydants, un groupe de vitamines et d'oligoéléments apportés par l'alimentation et qui sont capables de piéger les radicaux libres en les épousant, ce qui les neutralise. Les antioxydants les plus connus du grand public sont le trio de vitamines E, C, A, et le trio d'oligoéléments : sélénium, zinc, cuivre.

• La vitamine E est surtout fournie par les huiles alimentaires (tournesol, olive, arachide) ainsi que par le beurre et les céréales.

• La vitamine C, vitamine fétiche du grand public, est présente dans de nombreux fruits et légumes. En plus de ses effets antioxydants, elle protège de l'action cancérigène des nitrates et renforce l'action bénéfique du sélénium.

• La provitamine A, plus connue sous le nom de carotène, est fournie par les légumes secs et les végétaux les plus colorés en jaune orangé comme la carotte, la pêche ou l'abricot.

• Le sélénium, dont l'action est couplée à celle de la vitamine E, provient des aliments riches en protéines comme les viandes, poissons, œufs, légumes secs et céréales.

• Le zinc, dont on découvre chaque jour de nouveaux rôles dans des processus aussi essentiels que l'immunité, la croissance, la fabrication d'hormones ou la biologie de la sexualité.

Qui est menacé par les radicaux libres ?

Les radicaux libres deviennent menaçants dans deux types de circonstances.

• Soit lorsque leur production est excessive, notamment après expositions solaires imprudentes et répétées, ou traitements lourds par les rayons X, abus de certains médicaments ou intoxication chronique par le tabac ou l'alcool.

• Soit lors d'un affaiblissement des défenses de l'organisme. L'âge, une maladie chronique, un régime amaigrissant trop sévère ou trop prolongé ou des carences en vitamines et en oligoéléments indispensables vulnérabilisent l'organisme et peuvent conduire à un débordement de ses défenses.

Comment utiliser les antioxydants ?

• *Les compléments alimentaires :*
De très nombreuses études sont en cours qui testent l'intérêt d'une supplémentation médicamenteuse en antioxydants. Les résultats de ces études ne sont pas tous concordants et les doses utilisées restent à préciser. Il semble, de plus, que les techniques d'extraction et l'isolement de ces antioxydants de leurs aliments d'origine réduisent leur rôle protecteur. Enfin, l'automédication associant des mélanges voisins mal identifiés peut conduire à des cumuls inutiles, coûteux et parfois même toxiques, comme c'est le cas pour la vitamine A, le sélénium ou le zinc.

• *La source alimentaire :*
Dans l'attente d'une interprétation globale de ces nombreux travaux, il est recommandé de suivre le consensus scientifique actuel qui accorde un rôle majeur de protection à certains aliments riches en antioxydants. Cette protection porte sur les trois affections actuelles les plus préoccupantes : les affections cardiovasculaires et le cancer, qui se disputent la palme du record de mortalité, et le vieillissement prématuré, spectre mythique de l'Occidental. Ces recommandations insistent sur l'intérêt de consommer ces aliments protecteurs en quantité suffisante au sein d'une alimentation aussi diversifiée et équilibrée que possible. Il faut aussi rappeler à cette occasion que la rigueur actuelle des critères de minceur et le terrorisme anticholestérol conduisent à des évitements ou des restrictions qui

menacent le ravitaillement régulier en ces précieux antioxydants.

Rahat-loukoum

Sucrerie orientale très prisée au Moyen-Orient et importée ou fabriquée en France selon la recette traditionnelle.

Composition et fabrication

Le loukoum se présente sous forme de cubes translucides à la fois moelleux et légèrement élastiques. Sa consistance originale lui est fournie par un gel naturel d'amidon (fécule de maïs ou de pomme de terre) enrichi en sucre, en miel, aromatisé à l'extrait de rose et coloré. Ces cubes sont ensuite décorés en les roulant dans un mélange d'amidon et de sucre glace. Les meilleurs loukoums sont enrichis de fruits secs, d'amandes ou de pistaches, îlots de fermeté croquants dans un enrobement moelleux gélifié.

Intérêt nutritionnel

- Le loukoum simple est principalement composé de glucides dans une proportion équilibrée de sucre lent (amidon) et de sucres rapides (saccharose et glucose).
- Sa facture calorique est modérée pour une friandise aussi savoureuse (250 cal/100 g), mais atteint 450 calories pour les qualités supérieures enrichies en fruits secs.
- L'intérêt du loukoum réside dans sa consistance qui nécessite une mastication engluée et longue mais ludique, et une salivation intense. Bourratif, le loukoum reste une friandise d'exception qui donne rarement lieu aux excès que suscitent le chocolat ou les bonbons à la menthe. Il peut donc sans grand danger fournir une récompense occasionnelle à un obèse maintenu trop longtemps sous la pression d'un régime restrictif, et tout autant au diabétique à la fin d'un repas mixte.

Raie

Les raies (rapidés) représentent une grande famille comptant 35 espèces dont 18 consommées, tout spécialement la raie lisse, la raie fleurie et la réputée raie bouclée.

Grand losange large et plat de 70 à 10 cm d'envergure, la raie vit sur les fonds sableux et chasse en plaquant ses proies sur le sable. Son corps est cartilagineux, sans os ni arêtes. Ses nageoires pectorales appelées ailes sont recouvertes d'une peau rugueuse garnie d'épines.

La raie fait rarement l'objet d'une pêche ciblée. Elle est prise accessoirement dans les filets lors de pêche en Manche ou en mer d'Irlande. La production française est de 4 918 tonnes, consommée deux fois plus en région parisienne et dans l'ouest de la France que dans le reste du pays.

Achat

- Parmi les nombreuses espèces de raies, la plus fine et la plus savoureuse est la raie bouclée. On la reconnaît à sa peau marbrée de taches claires et à ses célèbres boucles piquantes tant redoutées des pêcheurs.
- Sur l'étal, on trouve surtout des ailes de raies, voire des tronçons si l'animal est de grande taille. Il arrive même de la trouver parée (débarrassée de sa peau).

Sa fraîcheur se lit sur sa peau, qui doit être recouverte d'un léger enduit visqueux. Si la peau a été retirée, on se fiera à la coloration légèrement rosée de la chair, qui témoigne d'un épluchage récent.

Composition pour 100 g

Calories 89	Potassium 240 mg
Protides 20 g	Magnésium 24 mg
Glucides 0,1 g	Phosphore 240 mg
Lipides 0,94 g	Calcium 20 mg
Eau 79 g	Fer 1 mg
Sodium 75 mg	

La raie contient aussi des vitamines B et PP ainsi que les oligoéléments habituellement présents dans les produits de la mer.

Intérêt nutritionnel

• La raie est, avec 0,94 g de lipides, l'un des poissons les plus maigres des océans, et avec 89 cal/100 g, l'un des moins caloriques. Compte tenu de la finesse et de la saveur de son épaisse chair blanche, c'est le poisson idéal du menu minceur.

• La raie est une très bonne source de protéines complètes et de haute valeur biologique.

• La raie dispose d'une très bonne composition minérale où prédominent phosphore et potassium. On y trouve aussi en quantité non négligeable du magnésium et du fer, deux minéraux souvent déficitaires.

• Sans arêtes, facile à digérer, elle convient aux enfants qui raffolent des câpres et aux personnes âgées qui mâchent sa chair sans difficulté.

Préparation

• La raie, contrairement aux autres poissons, sent naturellement l'ammoniac provenant d'une glande située sous son cartilage. Une raie qui ne développe pas cette odeur est suspecte. Cependant, pour l'ôter, il suffit de laver sa chair à grande eau ou, mieux, de la laisser tremper une à deux heures dans de l'eau vinaigrée, salée et recouverte à l'abri de l'air. La raie est un poisson qui ne se conserve pas longtemps.

• Cuisson :

– La cuisson pochée convient parfaitement à sa chair fine et fragile et ne doit pas excéder 12 à 15 minutes dans une eau seulement frémissante et non bouillonnante qui altérerait sa chair.

– La raie doit être cuite avec sa peau qui sera retirée juste avant de servir. Elle s'enlève alors plus facilement et permet de présenter une chair bien blanche qui, de surcroît, se tient mieux.

– Poisson très maigre, la raie peut aussi se frire après trempage dans du lait froid et farinage.

• La célèbre sauce au beurre noir traditionnellement associée à la raie tire sa saveur et sa couleur d'un début de carbonisation de graisse que la Faculté considère comme une hérésie nutritionnelle et potentiellement cancérigène. Elle tend heureusement à être remplacée par le beurre noisette qui se prépare de la même manière mais en s'arrêtant au simple brunissage. On déglace alors le beurre au vinaigre et on le parsème de persil cuit et acidulé pour relever la saveur sucrée de la raie.

• Les morceaux du pêcheur : foie et joue de raie. La joue de raie, escalope charnue et fine, et le foie, moelleux de consistance et onctueux en bouche, sont des morceaux rares qui se préparent sensiblement de la même manière. Tous deux sont d'abord pochés 5 minutes dans une eau frémissante pour les saisir en surface. On peut, alors, soit les « escaloper » dans une poêle vinaigrée, soit en faire des beignets dans une pâte à frire après les avoir laissés mariner dans de l'huile d'olive citronnée.

Raifort

Crucifère à usage condimentaire très utilisé en Europe du Nord-Est.

Présentation

Le raifort est une plante potagère

de la famille des crucifères dont la racine, seule comestible, peut être préparée en salade comme son cousin le radis noir. Mais, en raison de sa saveur forte, piquante et soufrée, le raifort est surtout utilisé comme condiment. Il se présente, alors, soit en poudre, soit en racine entière à râper ou râpé dans du vinaigre et prêt à l'emploi en bocal.

Composition pour 100 g

Calories 62	Fibres 1,8 g
Protides 3 g	Soufre 212 mg
Lipides 0,2 g	Phosphore 73 mg
Glucides 12 g	Potassium 500 mg
Eau 77 g	Vitamine C 80 mg

Intérêt nutritionnel

Le raifort a une valeur nutritive médiocre et n'a d'autre intérêt que condimentaire. Sa richesse en soufre et en fibres lui confère une digestibilité médiocre qui le contre-indique aux dyspeptiques sujets aux aigreurs et aux personnes souffrant de reflux gastro-œsophagien.

Utilisation

Le raifort appartient traditionnellement au registre culinaire des pays nordiques et tout particulièrement des pays d'Europe du Nord-Est. En Pologne, en Allemagne et en Autriche, il accompagne systématiquement les viandes bouillies, le gibier et les pommes de terre. Il entre aussi dans la composition de saucisses et de diverses charcuteries traditionnelles.

Raisin

Fruit de la vigne destiné en partie à la table mais servant surtout à la fabrication du vin.

Histoire

C'est probablement l'un des fruits les plus anciens. Des feuilles de vigne fossilisées ont été retrouvées dans des sédiments calcaires antérieurs à la naissance de l'espèce humaine. Présent à l'état sauvage dans de nombreuses parties du monde, il a été initialement cultivé, façonné et sacralisé sur le pourtour de la Méditerranée.

Les meilleurs raisins de table, comme bien d'autres fruits, ont gagné leurs lettres de noblesse à la table de Louis XIV, tels le chasselas de Bar-sur-Aube ou le muscat de Touraine. À cette époque, les raisins de Provence étaient acheminés jusqu'à Paris à dos de mulets, protégés dans des caisses rembourrées de son. Aujourd'hui, on trouve du raisin partout et en toutes saisons, y compris l'hiver avec des raisins importés du Chili ou d'Australie.

Composition pour 100 g

Calories 72	Calcium 18 mg
Glucides 17 g	Magnésium 7 mg
Protides 0,6 g	Phosphore 20 mg
Lipides 0,2 g	Fer 0,3 mg
Eau 81 g	Vitamine C 7 mg
Fibres 0,7 g	Vitamine B_1 0,04 mg
Potassium 250 mg	Vitamine PP 0,23 mg

Intérêt nutritionnel

• *Le raisin est un fruit très calorique* (72 cal/100 g), aussi riche que la figue fraîche, et n'est surpassé que par la banane (90 cal/100 g). Pourtant, au début de ce siècle il était largement prescrit sous forme de « cures uvales » aux obèses, gros mangeurs de viande, exclusivement nourris avec trois livres de raisin par jour, parmi les plus savoureux (chasselas, pinceau ou riesling). Ces régimes amaigrissants et détoxiquants ont longtemps valu au raisin la réputation de fruit minceur. Ce type de régime, repris dans les années 1980 aux USA sous le nom de régime de Beverly Hills, ne proposant que des fruits exotiques, est une aberration nutritionnelle. Totalement dépourvu de protéines et d'acides gras, il oblige le curiste à se nourrir tout autant de sa graisse que de ses muscles. Suivi durablement, il peut être aussi toxique que le jeûne total.

La richesse calorique du raisin doit l'écarter de la plupart des régimes minceur.

• *Le raisin est l'un des fruits les plus riches en sucre* (17 g/100 g) et peut, à sa pleine maturité, atteindre 22 à 25 g/100 g, alors que la plupart des fruits ne dépassent pas 12 g. Avant maturité, les sucres du raisin sont principalement composés de glucose, le plus rapide de tous les sucres, alors que, bien mûr, le raisin contient surtout du fructose, le plus lent d'entre eux. Le diabétique non obèse pourra donc consommer du raisin, mais à la condition de le choisir très mûr, en évitant les raisins aux grains trop fermes et à la tige rigide. De plus, le fructose ayant un pouvoir sucrant deux fois supérieur à celui du glucose, le diabétique recevra pour cette rare occasion la surprenante consigne d'avoir à choisir le plus sucré de tous les raisins.

• *Riche en potassium et pauvre en sel,* ce déséquilibre minéral fait du raisin un fruit diurétique. Draineur, le raisin est aussi un fruit alcalinisant qui rééquilibre le milieu interne du consommateur moyen, fréquemment acidifié par une alimentation trop riche en viande.

• *Raisin et transit intestinal.* Le raisin a une légère action laxative qu'il doit à la présence de fructose et à ses diverses fibres (pectine de la pulpe et cellulose de la peau). De plus, ses pépins sont bourrés de lignine, une fibre très dure et mal tolérée par les intestins sensibles.

• *Vitamines du raisin.* Le raisin a une teneur modeste en vitamine C, mais il est riche en certains pigments qui dopent son activité. Les vitamines du groupe B sont toutes bien représentées, en particulier la vitamine B_1, la vitamine B_5 et la vitamine PP.

• *Le raisin et le cœur.* Le raisin est riche en tanins et en pigments qui le colorent et se retrouvent dans le vin. Longtemps négligées, ces substances aujourd'hui très étudiées présentent un double intérêt nutritionnel.

– Regroupés sous la dénomination large de vitamine PP, on reconnaît à ces pigments une action de protection de la paroi des petits vaisseaux capillaires sanguins très utile dans la prévention ou le traitement de la couperose et des varicosités si fréquentes et disgracieuses chez la femme.

Les polyphénols, une famille particulière de ces pigments, font aujourd'hui l'objet de nombreux travaux prometteurs. Ils auraient un effet protecteur sur le cœur et les vaisseaux qui participerait à l'explication du paradoxe français et de l'efficacité du régime méditerranéen. Les Américains, malgré une lutte acharnée et victorieuse contre le cholestérol (abaissement du taux sanguin moyen national), conservent une mortalité par infarctus bien supérieure à celle du Français réputé bon vivant et laxiste, vivant dans le pays du camembert et du foie gras. En 1994, pour expliquer cet « irritant paradoxe français », ils ont émis l'hypothèse d'une protection liée à la consommation régulière de vin et à l'action probable de ces polyphénols sur l'agrégation des plaquettes et la formation du caillot. Relayée par la grande presse, cette hypothèse a démultiplié en quelques mois la vente des vins aux USA. Dans cette perspective, il convient de savoir que le raisin noir est bien plus riche que le blanc en polyphénols cardioprotecteurs, et que sa transformation en jus puis en vin réduit encore notablement cette teneur.

• *Raisin et cancer.* Une étude américaine récente a évalué les effets du resvératrol, une substance extraite du raisin. L'observation sur culture et sur l'animal a mis en évidence sa capacité à prévenir le développement des tumeurs. Le raisin pourrait donc avoir chez l'homme une action de prévention du cancer.

Variétés de raisins de table

La saison du raisin en France s'étale d'août à novembre. Elle est précédée par l'apparition, dès juillet, des raisins italiens. Puis ce sont les pays de l'hémisphère Sud qui fournissent les raisins d'hiver (Chili, Afrique du Sud, Australie).

• *Le raisin blanc :*

– Le chasselas est le plus fameux d'entre eux. Son grain est bien rond et de taille moyenne. Sa peau est fine et sa pulpe bien sucrée. Son meilleur niveau de qualité est atteint dans le Sud-Ouest. Le chasselas de Moissac est le seul raisin à avoir reçu la consécration, rarissime pour un fruit, d'une appellation d'origine en 1971.

– La variété alphonse lavallée est plus tardive, provençale, et donne de lourdes grappes volumineuses. Sa peau est épaisse et sa pulpe un peu moins savoureuse.

• *Le raisin noir :*

– Le cardinal est le plus précoce des raisins noirs (juillet). Son grain est gros, sa peau épaisse et son goût peu marqué.

– Le muscat de Hambourg est provençal malgré son nom. Son grain est petit et son goût musqué très recherché. Conservé au froid, il se commercialise jusqu'à Noël.

Préparation

• Le raisin se choisit bien mûr, la tige verte et souple. Sa fraîcheur est attestée par la présence sur la surface de ses grains, comme pour la prune, d'une pellicule superficielle et brillante : la pruine.

• Consommé cru, le raisin, chimiquement traité, doit impérativement être lavé, de préférence à l'eau vinaigrée.

• Les sujets à intestin sensible doivent éviter les pépins, et on retirera aussi la peau pour les enfants jeunes.

• Le raisin se sert en jus, en sorbet. On en fait aussi des confitures originales avec du chasselas ou d'autres variétés très sucrées.

Il peut aussi servir de garniture à des préparations classiques comme les cailles aux raisins ou accompagner des gibiers à saveur très soutenue (sanglier, canard).

Raisins secs

(▶ Fruits secs)

Comme tous les autres fruits séchés, les raisins secs sont obtenus par dessiccation poussée au soleil ou en fours industriels. C'est un concentré caricaturé de la formule nutritive du raisin.

Composition pour 100 g

Calories 324	Sodium 22 mg
Protides 3 g	Magnésium 36 mg
Lipides 1,3 g	Calcium 40 mg
Glucides 70 g	Potassium 800 mg
Eau 24 g	Fer 3,3 mg
Fibres 6,8 g	Vitamine C 2 mg

Intérêt nutritionnel

• Les raisins secs sont très riches en calories. Ils ont une saveur attachante et une consistance qui incite à mastiquer. Ils se consomment de manière automatique, sans grande conscience des quantités ingérées, et occasionnent des prises caloriques élevées. Ils sont donc à écarter de tout régime minceur et à réserver aux sportifs en cours de compétition, aux travailleurs de force et à l'adolescent anorexique.

Cette richesse calorique provient presque essentiellement des glucides (70 g/100 g), les protéines (3 g/100 g) étant de médiocre qualité et les lipides négligeables (1,3 g). Bien que l'index glycémique de leurs sucres soit réduit par la présence de fructose, les raisins secs ne peuvent entrer dans l'alimentation du diabétique que de manière occasionnelle, et seulement en fin de repas, ou au cours de collations équilibrées.

• Grande richesse minérale :

– Comme de nombreux fruits secs, le raisin regorge de magnésium (36 mg/100 g), moins toutefois que les dattes (75 mg), les noix (130 mg), les noisettes (56 mg) et surtout l'amande (254 mg). Comme le chocolat qui en est bien pourvu, les fruits secs servent souvent de doux alibis déculpabilisants aux grignoteurs spasmophiles.

– Il est aussi très riche en potassium et en sodium.

– Il dispose enfin d'une étonnante teneur en fer (3,3 mg/100 g), presque autant que le foie de veau (5 mg) mais végétal et moins bien assimilé.

• Très haute concentration en fibres. Ce sont essentiellement des pectines et des celluloses qui facilitent le transit intestinal, mais aussi de la lignine, fibre dure et irritante, mal tolérée par les intestins sensibles.

• Les raisins secs, comme la plupart des fruits secs, sont des produits importés, le plus souvent de Turquie ou de Grèce, et traités au soufre contre les parasites. Cet additif, l'anhydride sulfureux E 220, est utilisé dans bien d'autres aliments, tels le vin, les moutardes, les jus de fruits... ce qui peut donner lieu à des cumuls ignorés et occasionner des maux de tête et des nausées.

Rascasse

Poisson de mer classé parmi les poissons maigres.

Il en existe deux variétés, la rascasse rouge et la rascasse grise, toutes deux de taille moyenne, dotées d'une grosse tête inquiétante, hérissée d'épines et de nageoires dangereuses à manipuler car garnies de piquants venimeux. Leur chair est blanche, ferme, mais truffée d'arêtes et systématiquement refusée par les enfants et les personnes âgées.

Variétés

• Les petites rascasses au goût de mer très prononcé, mais très épineuses, sont réservées à la confection de la soupe de poisson et de la célèbre bouillabaisse, dont elles ont fait la renommée.

• Les grandes rascasses peuvent être préparées en filets à saisir très brièvement sur poêle, car leur chair est très fragile. Un soupçon d'huile d'olive sur cette chair maigre est toujours le bienvenu.

Composition pour 100 g

Calories 82	Sodium 88 mg
Protides 16,2 g	Calcium 34 mg
Lipides 1,4 g	Phosphore 250 mg
Glucides 0,8 g	Fer 0,9 mg
Eau 79 g	Magnésium 34 mg

Intérêt nutritionnel

• La rascasse est un poisson maigre, un honnête fournisseur de protéines de qualité, très pauvre en lipides et donc très peu calorique. Desservie par son excès d'arêtes, elle n'aurait, sur le plan nutritionnel, pas plus d'intérêt que la plupart des poissons maigres à chair banale.

• Ce serait compter sans la ressource de son étrange saveur qui l'impose comme l'ingrédient de base de la soupe de poisson. Préparée de manière diététique, en limitant les matières grasses et le sel, la soupe de poisson est un aliment royal pour le candidat à la minceur.

Peu calorique, comme le poisson qui la compose, très rassasiante, comme toutes les soupes, et développant une puissante charge gustative, la soupe de poisson apporte aussi de la diversité et un air de fête aux régimes restrictifs qui en manquent cruellement.

• Pour les mêmes raisons, les sujets à risque cardiovasculaire et les diabétiques pléthoriques trouveront intérêt à consommer la rascasse sous cette forme aussi colorée et dans son jus de mer.

Reblochon de Savoie

Fromage au lait de vache cru et entier, à pâte molle, légèrement présurée, le reblochon de Savoie est l'un des 33 fromages à appellation d'origine contrôlée (AOC). Sa croûte lavée est naturellement fleurie.

• C'est un cylindre plat d'environ 14 cm de diamètre et de 3,5 cm d'épaisseur, pesant 450 à 500 g. Il existe aussi un format réduit, le petit reblochon, de 9 cm de diamètre et 3 cm d'épaisseur, pour un poids d'environ 260 g. Tous les reblochons sont réglementairement présentés sur un fond d'épicéa tranché.

• Sa fabrication est réservée aux communes du canton de Thônes. Il est produit dans les massifs montagneux de Savoie et de Haute-Savoie.

Origine

Connu dès le XIVe siècle dans le pays de Thônes. À cette époque, le fermier qui louait l'alpage devait au propriétaire une rétribution proportionnelle à la quantité de lait produite. Le jour où celui-ci venait mesurer le lait, le fermier pratiquait une traite incomplète. Dès son départ, il achevait la traite. Ce lait de seconde traite, très gras, produit de la rebloche (maraude), était utilisé à faire un fromage que l'on nomma « reblochon ».

Fabrication

Trois races de vaches sont autorisées à fournir le lait de fabrication du reblochon (d'abondance, montbéliarde et tarine). Le lait cru est emprésuré et mis en moules, et légèrement pressé. Il ne subit aucune fermentation. Sa croûte est fréquemment lavée pendant les deux semaines d'affinage en caves fraîches.

Composition pour 100 g

Calories 322	Glucides 4 g
Protides 21 g	Cholestérol 91 mg
Lipides 24 g	Calcium 535 mg

Intérêt nutritionnel

Véritable œuvre d'art gustative, le reblochon est un aliment de plaisir et de récompense qui doit rester occasionnel.

• Fromage très calorique, il est à écarter de tout régime minceur.

• Très gras, 45 % MG, à haute teneur en acides gras saturés, il est déconseillé au sujet à risque cardiovasculaire, ou à taux de cholestérol élevé.

• Riche en calcium (535 mg/100 g), il peut être utile à l'enfant en croissance, à la femme enceinte ou allaitante et à la femme ménopausée, tous quatre de poids équilibré.

Choix et dégustation

• Sa belle croûte jaune safran est voilée d'une fine mousse blanche. Sa pâte jaune ivoire est onctueuse et souple. En bouche, elle est crémeuse et douce avec un petit goût de noisette et une précieuse odeur de cave.

• Recommandé en été et en automne, il s'allie parfaitement à tous les vins blancs fins et fruités de Savoie, crépy et roussette, et aux rouges légers et fruités comme le beaujolais.

Reflux gastro-œsophagien

Définition et symptômes

Affection extrêmement fréquente caractérisée par la contraction défectueuse d'un petit muscle circulaire, le cardia, qui, à l'état normal, ferme l'orifice supérieur de l'estomac. Ce défaut de fermeture est responsable d'une remontée du contenu acide de l'estomac vers l'œsophage, un conduit vulnérable non conçu pour supporter cette agression à contre-courant. Ce reflux, lorsqu'il persiste, engendre une œsophagite.

On reconnaît le reflux à ces deux symptômes : une douleur à type de brûlure partant du creux de l'estomac et montant dans la poitrine, et le pyrosis, une régurgitation dans l'arrière-gorge de liquide acide. Le reflux est l'une des rares affections de l'estomac où les règles de diététique et d'hygiène sont parfois plus importantes que la prescription médicamenteuse.

Mesures de protection

• Éviter la distension de l'estomac. Lors de la digestion, l'estomac se contracte énergiquement et le reflux sera d'autant plus marqué que l'estomac sera plein.

- Supprimer les repas abondants, préférer les repas fractionnés.
- Supprimer ou réduire les aliments qui ballonnent et sont responsables d'aérophagie : féculents, choux, flageolets, lentilles, pain, pâtisserie.
- Réduire au minimum le volume des boissons, y compris les soupes et tout spécialement au cours du souper.

• Éviter les aliments irritants ou agressifs.

- Supprimer les aliments qui dilatent les orifices supérieurs de l'estomac, tels le café, l'alcool, le chocolat, les graisses.
- Éviter les aliments acides : vinaigre, citron et autres agrumes, tomates, yaourts.
- Éviter le poivre, le piment, l'alcool, les fritures qui agressent la muqueuse de l'œsophage.

• Éviter de s'allonger immédiatement après les repas, ce qui refoule mécaniquement les aliments en cours de digestion vers l'œsophage. Éviter la sieste. Mais, surtout, dormir en surélevant le plan du lit par la pose d'une cale de 20 cm du côté où repose la tête.

• Éviter les entraves vestimentaires, les ceintures, les gaines, surtout au moment des repas. Acheter des bretelles.

• Éviter les efforts après les repas, surtout ceux de défécation, traiter la constipation ou la toux.

• Réduire l'obésité ou les surcharges pondérales qui compriment l'estomac et aggravent le reflux.

• Mastiquer le plus possible pour réduire le temps de la digestion gastrique.

• Enfin, éviter, après les repas, de se pencher en avant et vers le bas. Pour ramasser un objet, plier plutôt les genoux en maintenant le tronc vertical, les vertèbres y gagneront aussi.

Régime sans sel

Le sel est présent dans pratiquement tous les aliments usuels. Aujourd'hui, dans les pays occidentaux, la consommation de sel est de 11 g par jour et par personne, alors que les besoins de l'organisme se situent entre 0,6 et 4 g par jour. Un régime sans sel strict n'existe pas, l'apport minimal compatible avec une alimentation acceptable au long cours est de 0,3 à 0,5 g. Un régime aussi strict a longtemps été imposé dans l'insuffisance cardiaque et pour divers œdèmes, mais les diurétiques ont considérablement réduit son intérêt. Aujourd'hui, la plupart des régimes dits sans sel ne sont en fait que des régimes pauvres en sel dont l'apport se situe entre 1 000 et 2 000 mg/jour.

Indications du régime pauvre en sel

- La restriction en sodium est de rigueur dans un certain nombre d'affections où l'élimination du sel est insuffisante et peut être responsable d'œdèmes. C'est le cas de l'insuffisance cardiaque chronique où les diurétiques ne suffisent pas toujours à réduire les œdèmes des membres inférieurs.
- C'est aussi le cas de certaines affections rénales, de l'hypertension artérielle, de grossesse à forte rétention et de cirrhose du foie.
- Un régime pauvre en sel peut être justifié au cours de la préménopause ou de syndromes prémenstruels sévères pour s'opposer à la rétention d'eau induite par le dérèglement hormonal.

Pratique du régime pauvre en sel

- Éliminer totalement le sel d'ajout ; le remplacer par un sel de régime qui doit contenir moins de 10 mg de sodium pour 100 g. Pour faciliter l'acceptation du régime, utiliser fines herbes, aromates, épices.
- Écarter les aliments ou plats préparés à l'extérieur par le charcutier, traiteur ou boulanger, ou les plats congelés.
- Exclure tous les fromages affinés, limiter à 250 ml la ration de lait, mais conserver le fromage blanc et le petit-suisse.
- Éliminer toutes les charcuteries, y compris les jambons allégés et la chair à saucisse.
- Supprimer les conserves de poisson, même « au naturel », le poisson fumé (saumon, haddock, etc.), en saumure ou séché, le caviar, les œufs de lump, le poisson surgelé.
- Éliminer tous les fruits de mer : crustacés, mollusques, coquillages.
- Éviter le pain et les biscottes ordinaires, biscuits et pâtisseries du commerce, y compris les viennoiseries, et davantage encore le chocolat, les crackers d'apéritif et les fruits secs salés (cacahuètes, amandes, etc.). Le pain et les biscottes sans sel sont autorisés ainsi que les pâtes, le riz, la semoule et la farine du commerce.
- Supprimer la moutarde ordinaire, les olives, les cornichons et les câpres. Il existe des moutardes et du ketchup pauvres en sel.
- Éviter certains légumes naturellement très riches en sel comme les bettes, le fenouil, la choucroute, et réduire la consommation des légumes à teneur en sel non négligeable et dont l'abus élève la note sodée, tels l'artichaut, la betterave, la carotte, l'épinard et le navet. Éliminer les légumes en conserve, les jus en boîte et les potages industriels.
- Les fruits sont tous utilisés sauf le melon, la pastèque, les brugnons et les fruits tropicaux (mangues, kiwis, papayes, noix de coco). Amandes, noix, noisettes et cacahuètes dans leur coque sont autorisées.
- Boire des eaux minérales peu salées, tout spécialement Évian, mais aussi Vittel Grande Source, Contrexéville,

Volvic, Charrier. Éviter Vittel Hépar. Abandonner toutes les eaux gazeuses à l'exception du Perrier. L'eau du robinet, à la condition de ne pas être adoucie, est autorisée. Le vin est salé, ainsi que la bière, le cidre, le soda, les apéritifs et digestifs.

Réglisse

La réglisse est un jus noir au goût aigre-doux extrait des racines d'un arbrisseau aromatique, le glukurrhiza.

Histoire

La réglisse est utilisée depuis l'Antiquité pour son action médicinale sur la toux et les affections respiratoires. Sa carrière en confiserie a débuté au XVIIe siècle de part et d'autre de la Manche. En France, à Blois, furent fabriqués les premiers petits carrés d'un mélange de macérat de réglisse englué dans de la gomme arabique et miellé. En Angleterre, la célèbre maison Dunhill créait parallèlement les premiers bonbons de réglisse. Au XIXe siècle, c'est le grand confiseur Carénou qui offre – en guise de marque aux réglisses – la moitié de son nom et crée le célèbre « Car » encore dans les mémoires. Il eut des concurrents et des suiveurs célèbres tels Florent, Zan, etc.

Variétés et composition

• La réglisse dure conserve la formulation traditionnelle. Elle doit sa dureté à la gomme arabique et son goût au produit sucrant (un mélange de sucre de mélasse et de sirop de glucose).

• La réglisse souple est obtenue en remplaçant la gomme arabique par de l'amidon et de la farine de blé dur.

• Le cachou. Créé par Léon Lajaunie, le secret de sa composition est toujours bien gardé, mais l'on sait qu'elle contient du quinquina et de l'extrait de noix d'arec, plus connu sous le nom familier de cachou !

• Les boissons à la réglisse. Elles contiennent seulement le principe actif : la glycyrrhizine.

– L'antésite : un concentré de glycyrrhinate dont il suffit de quelques gouttes pour rendre l'eau désaltérante et en masquer le goût chloré.

– Le coco se présente sous forme d'une poudre ocre dont 2 g permettent de reconstituer une boisson à la réglisse non sucrée mais très salée.

Intérêt nutritionnel

• La réglisse traditionnelle contient en moyenne 270 cal/100 g, mais sa saveur extrêmement puissante en limite la consommation, ce qui n'est pas le cas des bonbons parfumés à la réglisse, très sucrés et très caloriques.

• Pour la même raison, il ne semble pas justifié d'inquiéter le consommateur habituel avec les effets hypertenseurs de la réglisse, dont il faudrait des quantités extravagantes pour dérégler une tension artérielle normale. En revanche, en cas d'hypertension installée, la réglisse doit être évitée, tout particulièrement chez les sujets à risque cardiovasculaire qui, tentant régulièrement de cesser de fumer, ont l'habitude de compenser leur perte de sensations et de gestes de bouche avec des pastilles à saveur puissante (réglisse ou menthe).

• Enfin, les bonbons à la réglisse, bien moins réglissés que sucrés, et privés de leur saveur extraforte, ne sont en fait que des bonbons ordinaires. L'enfant, qui en est le consommateur attitré, en trouve sous de multiples formes, mais prend un plaisir particulier à dérouler des serpentins noirs dont la valeur calorique se calcule au mètre. Ces bonbons, riches et sucrés, ont en plus l'inconvénient de coller aux dents et nécessitent un brossage impeccable.

Rhubarbe

La rhubarbe est une plante potagère d'été dont seule la tige est comestible. Celle-ci doit être bien verte avec une bordure rose, ferme, cassante, et laisser sourdre une sève dense à la brisure. Les feuilles, amères et trop riches en acide oxalique, sont toxiques et ne se consomment pas.

Composition pour 100 g

Calories 16	Eau 93,1 g
Protides 0,5 g	Fibres 0,7 g
Lipides 0,1 g	Sodium 8 mg
Glucides 3,8 g	Potassium 280 mg

Intérêt nutritionnel

• La rhubarbe est très pauvre en calories (16 cal/100 g) et en glucides (3,8 g/100 g), mais extrêmement acide et souvent même amère. Elle est donc presque exclusivement utilisée sucrée et cuite. Elle fournit alors 141 cal/100 g, ce qui n'est plus tout à fait la même chose. Elle peut cependant être cuite et sucrée avec un édulcorant.

• La rhubarbe est laxative et peut être utilisée chez le constipé, en alternance ou même en association avec le pruneau.

• La rhubarbe est très riche en acide oxalique, autant que l'oseille : 300 mg/100 g. Elle est donc à déconseiller en cas de prédisposition aux calculs rénaux oxaliques.

Utilisations

• En cuisine, la rhubarbe ne se consomme jamais crue car très amère. Cuite, en accompagnement de viandes blanches ou de volailles, elle se marie très bien à la vanille et au gingembre.

• En compote, elle est pelée et coupée en bâtonnets, puis cuite dans un fond d'eau à peine sucrée. C'est la forme qui convient le mieux aux constipés.

• En confiture, elle est noyée dans le sucre pour étouffer son amertume.

• Sur une tarte, elle cuit à même la pâte, puis on la recouvre d'un mélange d'œufs très sucré et de crème fraîche.

• En liqueur ou en apéritif, elle offre une saveur originale, à la fois amère et sucrée.

Rhum (▶ Spiritueux)

Les rhums sont des eaux-de-vie de canne à sucre, produits principalement par les grands pays d'Amérique centrale et du Sud qui la cultivent.

Les Anglais, très présents en mer des Caraïbes, et grands amateurs de boissons fortes et d'exotisme, furent les premiers à les importer. Ils en profitèrent pour substituer ce joli nom aux anciens tafias indigènes.

Variétés

• Le rhum de qualité « agricole » est obtenu en laissant fermenter du jus de canne à sucre puis en le distillant en alambic. L'alcool obtenu était jadis vieilli dans des tonneaux de chêne dont on brûlait l'intérieur pour obtenir la coloration noisette et le parfum recherché. De nos jours, ces rhums bruns sont préparés plus rapidement et colorés au caramel de sucre.

• Les rhums industriels sont obtenus à partir de mélasse, un sirop visqueux et sombre, composé pour l'essentiel de saccharose et de fructose.

Intérêt nutritionnel

• *Doses et effets :*

– La plupart des rhums titrent entre 40° et 50° d'alcool et fournissent en moyenne 315 cal/100 g.

– À dose modérée, inférieure à 50 g

chez l'homme ou 30 g chez la femme, le rhum est bien toléré. Il pourrait même protéger le sujet à risque cardiovasculaire en élevant son bon cholestérol et en réduisant sa tendance au caillot.

– Une consommation supérieure à 40 g/jour est déconseillée en cas d'hypertension artérielle, de trouble du rythme cardiaque et de taux sanguin élevé en triglycérides.

• *Rhum et surpoids :*

Comme toutes les boissons alcoolisées, le rhum apporte 7 cal/g d'alcool qui viennent s'ajouter à la ration calorique journalière et qui, en toute logique, devraient faciliter la prise de poids. Or, de nombreuses enquêtes alimentaires établissent que ce type d'alcool ne fait pas grossir.

Certains chercheurs expliquent cette action paradoxale par une réduction de l'appétit lors du repas suivant. D'autres pensent que l'assimilation de l'alcool est si difficile et coûteuse qu'elle consomme plus d'énergie qu'elle n'en procure. Ce constat établi pour le rhum pur ne concerne pas le punch, préparation exotique excessivement sucrée et calorique à éviter formellement tant par le candidat à la minceur que par le diabétique.

Rillettes (▶ Charcuterie)

Famille de charcuterie issue de diverses viandes. La plus célèbre, la rillette du Mans, est de pur porc, mais il existe des rillettes d'oie et des rillettes de canard.

Fabrication

Les rillettes sont confectionnées avec du maigre de viande haché menu puis cuit dans un bain de graisse, en proportion telle que le mélange après cuisson se solidifie et s'opacifie à température ambiante.

Composition pour 100 g

Calories 432	Glucides 0,15 g
Protides 14,5 g	Sel 1,35 g
Lipides 41,5 g	Eau 41,88 g

Intérêt nutritionnel

• Les rillettes sont à la fois les charcuteries les plus caloriques, les plus grasses et les plus riches en acides gras saturés. Ce sont essentiellement des aliments de plaisir particulièrement onctueux, et s'alliant à merveille au pain et au vin. C'est dire combien elles sont à exclure de tout régime minceur et à éviter par les sujets à risque cardiovasculaire et le diabétique.

• De plus, leur richesse en purines doit les écarter de l'alimentation du goutteux et du sujet à taux d'acide urique élevé.

Ris de veau et d'agneau (▶ Abats)

Ce sont des abats « blancs », de consistance et de saveur délicates. Le ris correspond au thymus de l'animal, une glande située à la base du cou n'existant que chez l'animal jeune et s'atrophiant chez l'adulte.

Composition pour 100 g

Calories 130	Sodium 96 mg
Protides 20 g	Calcium 11 mg
Lipides 4 g	Vitamine C 70 mg
Glucides 0,1 g	Cholestérol 235 mg
Eau 72 g	Acide urique 990 mg

Intérêt nutritionnel

• Le ris de veau est un aliment peu calorique, maigre et riche en protéines, trois caractéristiques qui devraient en faire un aliment idéal pour tout régime minceur.

• Cependant, comme la plupart des abats, c'est un aliment très riche en cholestérol et davantage encore en purines. Il est donc à éviter en cas d'excès de cholestérol et, par extension, au sujet à risque cardiovasculaire, et à interdire aux personnes souffrant de goutte ou présentant un taux d'acide urique élevé.

Riz

Céréale la plus cultivée (111 pays) et la plus consommée dans le monde (2/3 des habitants). Les Français sont de modestes consommateurs : 4 kg/personne et par an (80 g par semaine).

Histoire

Le riz sauvage aurait été découvert dans le delta du Gange par des pêcheurs venus se nourrir après le retrait des eaux. C'est dans le pourtour marécageux des grands fleuves d'Asie, propice à sa culture, qu'il fut domestiqué.

Une telle découverte diffusa très vite en Indonésie, en Indochine et à Madagascar. On attribue à Alexandre le Grand le mérite de l'avoir introduit en Europe, dont il atteint la pointe extrême du Portugal en l'an 1000. C'est de cette période que date l'origine de la paella valencienne, rencontre culinaire de la cuisine arabe et espagnole.

Le hasard du naufrage d'un navire chargé de riz le fait débarquer en Caroline du Sud, où il est offert à des colons britanniques. Nouvelles terres et nouvelles mains, de cette rencontre hasardeuse naît une variété nouvelle qui éclipsa en qualité tous les riz précédents.

La France, terre à blé et fidèle au pain, a beaucoup tardé à adopter le riz, refusant même de l'utiliser, comme ce fut le cas pour les Auvergnats lors des grandes famines du XVIIIe siècle. Son implantation en Camargue s'est faite lentement pour exploser au cours de la guerre, entraînant une surproduction responsable de désordres écologiques (prolifération de moustiques). Le reste de la consommation française est fourni par Madagascar et les importations du riz long américain.

Culture et traitements

Le riz a autant besoin d'eau que de soleil. Il pousse donc en climat chaud sur des terres inondées. En Asie, sa culture est intensive. Il est souvent repiqué à la main après avoir commencé de germer en pépinière. En France, comme en Italie ou aux États-Unis, les terres inondées sont ensemencées à la volée par avion.

Le riz récolté peut être soumis à quatre types de traitements :

• *Le déballage :*

– Le riz paddy est le grain brut fraîchement récolté et encore revêtu de sa gangue scléreuse non comestible.

– Le riz cargo a été débarrassé de sa gangue, mais il n'est toujours pas nu. Il lui reste une dernière enveloppe et son péricarpe, certes ferme, mais consommable. En l'état, il est dit « entier ». Il est riche en fibres, en sels minéraux et en vitamines, mais il est bourré d'acide phytique.

– Le riz complet est très long à cuire et se digère mal. On améliore ces deux inconvénients en le libérant de sa dernière enveloppe : c'est alors le riz brun, nettement moins rustique.

• *Le blanchiment :*

Le riz blanc, séparé de son péricarpe, est enfin nu. Il a alors perdu une bonne partie de ses protéines, de ses lipides et de ses vitamines, mais il se conserve mieux. Son aspect est terne et peu séduisant.

• *Le polissage :*

Le riz poli est obtenu par brossage entre des cylindres recouverts de peau de mouton. Il est alors nettement plus attractif, mais s'effrite trop facilement au cours de la cuisson.

• *Le glaçage :*

On obtient le riz glacé en l'enrobant

d'un mélange de talc et de glucose qui le rend brillant. Un riz talqué doit être lavé pour ne pas coller, mais aussi parce que certains talcs étrangers sont mêlés d'amiante et peut-être à l'origine de la fréquence anormale de cancers de l'estomac constatés dans les pays de très grande consommation.

• *L'étuvage :*
Technologie américaine innovante, l'étuvage a beaucoup amélioré les qualités nutritionnelles et diététiques du riz. Dès sa récolte, le riz brut est plongé dans l'eau pour dissoudre ses sels minéraux, ses vitamines et ses protéines. Il est ensuite soumis à un jet de vapeur qui fait migrer ces précieuses substances de la périphérie au cœur du grain. Il est alors possible de le déshabiller sans lui faire perdre sa richesse nutritive. De plus, le riz étuvé ne colle jamais, son goût et son aspect sont améliorés ainsi que sa digestion et sa conservation. C'est aujourd'hui le riz qui réunit le plus grand nombre d'avantages.

Variétés de riz et usages alimentaires

Le riz est le féculent le plus facile et le plus rapide à digérer. Selon la taille de son grain, on distingue :

• *Le riz à grain rond :*
Ce sont des riz très riches en amidon, cuisant vite, et dont les grains s'agglutinent facilement. Ils sont, de ce fait, exclus des garnitures de plats, mais recherchés pour la confection d'entremets sucrés (gâteau de riz, riz au lait). Économique, il est originaire de Camargue, d'Italie et d'Espagne.

• *Le riz à grain long :*
Légèrement nacré, plus ferme, ne collant pas, son goût et sa consistance sont plus appréciés. Il sert essentiellement de garniture en accompagnement de plats salés et tout particulièrement du poisson. De culture plus délicate, son prix est supérieur. Le riz à grain long est avant tout américain, mais la demande mondiale augmentant sans cesse, il est aussi cultivé à Madagascar, en Thaïlande et en Camargue.

• *Riz particuliers :*
– Le riz basmati est un riz asiatique très parfumé et très savoureux ayant les mêmes caractéristiques nutritionnelles et le même temps de cuisson que le riz blanc.
– Le riz gluant. La composition particulière de son amidon lui confère une consistance pâteuse et un goût surtout apprécié des Asiatiques.
– Le riz sauvage a constitué pendant des siècles l'essentiel de la nourriture des Indiens d'Amérique du Nord. Ce n'est pas du riz mais un crucifère dont les grains noirs ressemblent à du riz. Plante rare, il est commercialisé mélangé à du riz à grain long.

Composition pour 100 g

	Riz blanc cru	Riz complet cru	Riz complet cuit
Calories	378	357	132
Protides	7 g	7,5 g	2,5 g
Lipides	0,5 g	2,5 g	1 g
Glucides	87 g	77 g	29 g
Fibres	1,5 g	3 g	1 g

Intérêt nutritionnel

• *Un aliment énergétique riche en sucres et en calories :*
– Le riz est principalement constitué d'amidon, un glucide complet à digestion lente, qui libère son énergie progressivement en évitant les réponses brutales d'insuline. Son index glycémique, qui mesure sa vitesse de pénétration dans l'organisme, varie en fonction des traitements subis, allant de 50 pour le riz complet à 66 pour le riz brun plus raffiné. Ce qui est plus lent que le pain blanc (69) mais plus rapide que

les pâtes (40 à 60) et surtout les légumineuses (lentilles, haricots : 30).

– Il est aujourd'hui admis qu'une alimentation équilibrée doit apporter 50 % de glucides, pour l'essentiel des « sucres lents », dont le riz est, avec les pâtes et les légumineuses, l'un des meilleurs fournisseurs. Carburant du muscle et du cerveau, le riz protège les réserves énergétiques du sportif ou du travailleur de force, mais aussi du travailleur intellectuel et de l'étudiant surmené au cours de leurs efforts.

– L'obèse au régime doit éviter le riz qu'il pourra reprendre après amaigrissement au cours de la stabilisation. Il devra cependant contrôler sa consommation, préférer le riz complet, éviter l'adjonction de matières grasses, qui élèvent fortement la valeur calorique, et, enfin, veiller à l'incorporer à un repas complet pour réduire sa vitesse de pénétration.

– Il en va tout autrement du diabétique que l'on a longtemps inutilement privé de tout glucide, et pour lequel le danger vient seulement des sucres rapides et davantage encore des graisses, cause première de ses complications cardiovasculaires. Une alimentation dépourvue de glucides oblige le diabétique à basculer mécaniquement vers les protéines grasses, à la fois riches et toxiques pour lui. Les glucides complexes, dont le riz, non agressifs pour son pancréas, sont non seulement autorisés, mais vivement conseillés, et la règle des 50 % de l'apport calorique en glucides vaut tout autant pour le diabétique. Mais là encore, il est préférable d'utiliser du riz aussi complet que possible et de l'incorporer à un repas mixte et préparé sans beurre.

• *Un fournisseur non négligeable de protéines :*

La teneur en protéines du riz est de 7,5 g/100 g, comparable à celle de la pomme de terre, mais bien inférieure à celle des pâtes (12,8 g/100 g). Toutefois, comme toutes les protéines végétales, elles sont de faible valeur biologique car incomplètes et manquant de lysine, un acide aminé indispensable. Globalement cependant, la valeur biologique de ces protéines est supérieure à celle du blé et du maïs, ce qui explique que d'immenses populations puissent encore survivre en s'appuyant sur le célèbre bol de riz quotidien.

Les végétariens compensent l'absence de lysine en recourant aux laitages qui en regorgent. Les végétaliens, plus stricts mais plus experts, marient le riz, pauvre en lysine mais riche en méthionine, avec les légumineuses (lentilles, pois, flageolets) qui possèdent la formule inverse, riches en lysine mais pauvres en méthionine.

Enfin, le riz est dépourvu de gluten, une protéine qui coagule à la chaleur, ce qui lui interdit la panification. En revanche, cette absence fait du riz la céréale de référence du nourrisson intolérant au gluten et dans la fabrication des farines diététiques sans gluten.

• *Un aliment riche en vitamine B et en vitamine PP* :

La notion de vitamine est née en cherchant l'origine d'une maladie énigmatique et gravissime, le béribéri, qui touchait les populations se nourrissant exclusivement de riz très raffiné et dont les symptômes disparaissaient avec la consommation de riz complet. Une substance indispensable à la vie était détruite au cours du raffinage, et sa réintroduction restaurait l'équilibre vital. La première vitamine était découverte, la vitamine B_1, dont le riz est très riche. Vitamines B_1 et PP sont concentrées dans l'enveloppe du riz. Pour en profiter pleinement, il est préférable de consommer le riz complet qui en est quatre fois plus riche, ou de choisir du riz étuvé, dans lequel ces vitamines ont été refoulées par étuvage de la périphérie au cœur du grain.

• *Le plus digeste des féculents :*
L'amidon du riz, composé de grains de très petite taille, est facile à assimiler et, de ce fait, conseillé à tous les intestins sensibles.
De plus, le riz a des propriétés astringentes (anti-diarrhéiques) que redoutent les constipés, mais qui sont d'un grand secours en association à des carottes chez l'enfant diarrhéique ou chez le nourrisson, pour lequel l'eau de cuisson du riz est incorporée à la préparation des bouillies.

• *Sur le plan minéral, le riz est très pauvre en sodium*, ce qui en fait le féculent le mieux adapté aux régimes sans sel. Il est aussi pauvre en calcium, et il est judicieux de l'associer aux produits laitiers qui en regorgent (gratins, riz au lait).

Rognons (▶ Abats)

Les rognons font partie des abats « rouges » avec le cœur, le foie et la langue. Ils correspondent aux reins de l'animal. Les rognons les plus fins et les plus consommés sont les rognons de veau, habituellement accommodés d'une sauce, mais le rognon d'agneau, au goût plus prononcé, et préparé grillé, est aussi recherché. Les rognons de bœuf et de porc, moins fins, mais moins coûteux, se consomment aussi.
À l'achat, la graisse qui entoure les rognons doit être bien blanche et très ferme.

Composition pour 100 g

Calories 120	Vitamine B_{12} :
Protides 17 g	– bœuf 26 µg
Lipides 6 g	– veau 42 µg
Glucides 0,5 g	Potassium 310 mg
Eau 75 g	Cholestérol :
Sodium 200 mg	– bœuf 436 mg
Fer :	– veau 396 mg
– bœuf 9,5 mg	– porc 360 mg
– veau 5 mg	Acide urique 290 mg

Intérêt nutritionnel

• Comme la plupart des abats, le rognon est un aliment peu calorique, relativement maigre, riche en protéines, ce qui lui confère une très bonne valeur nutritive et une place de choix dans tous les régimes minceur.

• De plus, le rognon est très riche en fer et en vitamine B_{12}, coalition hautement utile aux anémiés.

• Malheureusement, toutes ces qualités nutritionnelles sont gâchées par une des teneurs les plus élevées en cholestérol et en acide urique, ce qui l'exclut de l'alimentation courante et l'interdit formellement aux sujets à risque cardiovasculaire ainsi qu'aux goutteux et aux sujets surchargés en acide urique.

Romarin

Plante aromatique très répandue sur le pourtour méditerranéen. Il tient son nom d'une contraction de rose marine, donné par les Romains pour rappeler qu'il se plaît à pousser à l'état sauvage sur les rocailles du bord de mer. Ses feuilles sont, en fait, de petites aiguilles vert foncé très résistantes, rappelant les aiguilles résineuses du pin.

Achat

On peut l'acheter frais en saison, confectionner des bottes et le laisser sécher en cuisine qu'il parfume agréablement. Mais on le trouve prêt à l'emploi et déjà séché, soit en branche, soit pulvérisé en flacon verseur.

Utilisation

• Traditionnellement, le romarin, au goût envahissant et amer, est utilisé d'une main très légère pour relever le goût peu prononcé des viandes blanches (poulet ou lapin rôti).

• Il est aussi classique de l'introduire dans le mélange aromatique des marinades de viandes ou de poissons.

• Le romarin est encore très apprécié sur de l'agneau en grillade et tout particulièrement en barbecue, car, comme tous les résineux, il ne se calcine pas mais perd son amertume.

• De grands chefs de la cuisine « nouvelle » ne craignent pas de l'intégrer dans certaines recettes de pâtisserie comme les crèmes brûlées ou les salades de fruits.

• En phytothérapie, le romarin aurait des propriétés raffermissantes sur la peau. On a longtemps utilisé ses fleurs pour composer la classique « eau de la reine de Hongrie », ancêtre prestigieux de toutes les lotions toniques et raffermissantes actuelles. Il peut être amusant et économique de la reconstituer en laissant ses feuilles en décoction prolongée, mêlées à des feuilles de menthe et de sauge, dans de l'eau de rose, et de parfumer le tout avec quelques gouttes d'huile essentielle de néroli.

Roquefort

Seul fromage persillé de brebis à moisissures internes.

Histoire

Une légende prétend qu'un berger, ayant oublié son fromage blanc de brebis sous un rocher, le retrouva quelques mois plus tard veiné de bleu et rétracté. Le roquefort était né.

Les Romains le connaissaient déjà. Pline affirme que « le fromage le plus estimé à Rome est celui de la région de Nîmes, de la Lozère et des villages du Gévaudan ». En 1393, Charles VI accorde aux habitants de Roquefort « le monopole de l'affinage du fromage tel qu'il est pratiqué de temps immémorial dans les grottes dudit village ». En juillet 1925, une loi est votée qui protège son appellation contrôlée.

Fabrication

Le roquefort est fait de pur lait de brebis provenant d'une zone de collecte très précise appelée « le rayon de Roquefort ». Elle se situe pour les deux tiers dans l'Aveyron et pour le tiers restant dans les départements limitrophes : Gard, Hérault, Lozère et Tarn. Le lait est ensuite traité, mis à cailler puis ensemencé avec une moisissure, le *Penicillium Roqueforti*. L'affinage dure au moins trois mois et doit être effectué exclusivement dans les caves naturelles ou bâties autour du village de Roquefort-sur-Soulzon. C'est là, dans des conditions d'aération et d'humidité bien particulières, que la moisissure va se développer et veiner de bleu le fromage.

Désignation légale et appellation contrôlée

Le roquefort entre dans la famille des fromages à pâte persillée, sous l'appellation de laquelle la loi regroupe toutes les pâtes à moisissures internes. Le roquefort est le seul persillé au lait de brebis, les autres persillés sont au lait de vache et désignés sous le nom de « bleus » (d'Auvergne, de Causse, de Bresse).

Composition pour 100 g

Calories 370	Sodium 1 600 mg
Lipides 32,8 g	Vitamine A 309 µg
Protides 18,7 g	Vitamine B 0,7 mg
Glucides 0	Calcium 600 mg
Eau 41,3 g	

Intérêt nutritionnel

• Comme de nombreux fromages affinés, le roquefort est riche en protéines, en calcium et en vitamines A et B. Mais il est très gras et très salé. Véritable œuvre d'art gustative, un des fleurons du terroir français, son goût, son onctuosité, l'intrication du salé et du moelleux sont d'une telle originalité qu'il n'est pas concevable de l'interdire à quiconque.

Le roquefort doit cependant être résolument écarté du quotidien de l'obèse en raison de sa très haute valeur calorique, du sujet à risque cardiovasculaire et du diabétique pour sa richesse en acides gras saturés et en cholestérol, et de l'hypertendu pour sa concentration vertigineuse en sel. Ces quatre affections sont fréquemment associées, comme par exemple chez le diabétique souvent obèse ou hypertendu et presque toujours sujet à risque cardiovasculaire. Enfin, le roquefort est un fromage plutôt difficile à digérer, surtout s'il est accompagné de beurre.

Roquette

Petite plante herbacée à fleurs odorantes dont les jeunes feuilles participent autant de la salade que de l'aromate.

Utilisation

Dotée de petites feuilles à forte saveur aromatique, elle entre dans la composition de salades mêlées qu'elle relève par son goût légèrement piquant et acidulé. Les feuilles de roquette écrasées participent à la confection de sauces, et quelques feuilles en suspension suffisent à personnaliser la saveur d'un beau vinaigre de cidre translucide.

Intérêt nutritionnel

Comme toutes les salades, elle n'a pratiquement aucun pouvoir calorique, mais fournit du goût, une occasion de consommer des fibres bien tolérées, et lorsque ses feuilles sont bien colorées, elles fournissent du carotène, ce précieux antioxydant, agent de prévention avéré du risque cardiovasculaire, du cancer et du vieillissement prématuré.

Rouget-barbet

Poisson de mer à chair semi-grasse.

Variétés

Le rouget-barbet regroupe en fait deux poissons très voisins et de même couleur rouge.

• Le rouget de roche ou surmulet, le plus savoureux, se reconnaît à son flanc rayé de quatre bandes jaunes. On le trouve sur des fonds rocheux.

• Le rouget de vase, de plus petite taille et d'un rouge plus foncé, préfère les fonds sableux qu'il fouille de ses barbilles.

À l'étal, ils sont souvent déjà écaillés, ce qui accentue leur rougeur. Le rouget-barbet se reconnaît à ses deux barbillons mentonniers qui le différencient du grondin rouge avec lequel il peut être confondu.

Pêche

La saison d'abondance du rouget débute au cœur de l'été et dure jusqu'en novembre sur nos côtes. Le rouget français se pêche en Atlantique et en Méditerranée où il est le plus savoureux. Le rouget du Sénégal, plus petit mais moins fin, est pêché en hiver. Avec ses 1 648 tonnes annuelles, le rouget se place au 20e rang des poissons pêchés en France, ce qui explique son prix élevé.

Composition pour 100 g

Calories 131	Eau 71 g
Protides 19 g	Sodium 292 mg
Lipides 7,9 g	Calcium 26 mg
Glucides 0,1 g	Fer 1,8 mg

Intérêt nutritionnel

• Riche, comme tous les poissons, en protéines de bonne qualité, et particulièrement pourvu en fer, le rouget est un aliment idéal de l'adolescent et de la femme enceinte.

• Poisson semi-gras, riche en acides gras insaturés réputés favorables au cœur, c'est un aliment de choix du sujet à risque cardiovasculaire et du diabétique.

• Plus calorique que les poissons maigres, le rouget reste cependant nettement moins riche que la plus maigre des viandes.

• Le rouget est une bonne source de vitamine A et de vitamine D très concentrées dans son foie, morceau du connaisseur, au goût très prononcé.

• Enfin, c'est l'un des poissons les plus naturellement salés (292 mg/100 g), qu'il convient d'éviter lors de régimes sans sel stricts.

Achat

Le rouget est un poisson fragile qu'il faut savoir acheter frais et consommer rapidement. Frais, sa peau est bien tendue mais plisse en deux jours, son corps est rigide et son œil saillant est translucide. La chair du rouget est bien blanche et très ferme, son goût est particulier et très marqué. Son seul défaut : la présence d'arêtes tout le long de la partie ventrale.

Préparation

• Les petits rougets se préparent grillés ou poêlés, et les minuscules rougets de bancs, très rares et coûteux, sont délicieux en friture.

• Les rougets moyens se cuisent en papillote, sur une tomate pelée, quelques lamelles de carotte, du persil haché, de l'oignon, du thym, du romarin et une cuillerée d'huile d'olive.

• Les gros rougets se cuisent au four.

• Le rouget est l'un des rares poissons qui doit être consommé, sans risque, avec ses entrailles et surtout son foie, dont le goût puissant parfume tout le poisson. Ceux que la vue des entrailles indispose peuvent l'écraser et l'incorporer dans une sauce.

Roussette

Petite et grande roussettes, ou chiens de mer : poissons de la famille des requins (*Scyliorhinus*).

La petite roussette grise, longue de 40 à 60 cm, et la grande brune, de 80 à 120 cm, sont des poissons tachetés, requins miniatures et inoffensifs pêchés au chalut, tant en Méditerranée qu'en Atlantique, sur les bancs de marées. La consommation française est de 4 523 tonnes, portant essentiellement sur les tranches et filets vendus dépecés sous le nom de saumonette.

Achat

• La roussette, particulièrement abondante à la fin de l'été, est le poisson de la rentrée par excellence. Rarement entière sur les étals, les poissonniers préfèrent la vendre dépiautée pour des raisons commerciales, car les requins effraient, et des raisons pratiques, car la peau de roussette est si dure et rugueuse que le pelage peut nécessiter des gants et des tenailles. Au siècle dernier, les ébénistes l'utilisaient comme papier de verre.

Sans peau, sans tête ni queue, elle est vendue sous l'appellation de « saumonette » en raison de la couleur légèrement rosée de sa chair.

• Deux critères permettent de s'assurer de sa qualité :

– La fraîcheur : très riche en urée, sa chair, même très fraîche, a une légère note ammoniaquée qui devient très vite désagréable avec le moindre délai de vente.

– La couleur de la chair pelée doit être blanche ou rosée mais pas grise ou terne. Les filets colorés dit « rouges », plus rares, sont plus prisés que les blancs.

Composition pour 100 g

Calories 106	Sodium 100 mg
Protides 25 g	Soufre 230 mg
Lipides 20 g	Phosphore 202 mg
Glucides 0,1 g	Calcium 30 mg
Eau 75 g	Magnésium 30 mg

Intérêt nutritionnel

• La roussette est à la fois l'un des poissons les plus riches en protéines d'excellente qualité et l'un des plus pauvres en calories et en matières grasses. Sa teneur en protéines (25 %) dépasse de très loin la moyenne de l'ensemble des poissons (18 %). Récemment, lors des entraînements pour la course autour du monde en équipage, les marins se préparaient en mangeant de la roussette pelée, sans autre assaisonnement qu'un filet de citron, afin d'absorber des protéines sans prendre de poids.

La roussette est donc recommandée à tous les candidats à la minceur, mais plus particulièrement aux enfants gros dont la croissance impose une teneur suffisante en protéines.

• La roussette fournit un apport parfaitement équilibré en sels minéraux et oligoéléments, associant potassium, phosphore, chlore, sodium, calcium, magnésium et soufre. Outre son intérêt nutritionnel, cet équilibre minéral si particulier est mis à profit en agronomie et en cosmétologie. La roussette entre ainsi dans la fabrication de nombreux engrais (naturels) et de plus en plus fréquemment dans la composition de produits d'hygiène et de beauté.

• La roussette est un poisson « avantageux », sans arêtes, avec seulement un cartilage central qui s'ôte très facilement après cuisson. Il convient très bien au bébé ou au jeune enfant et à la personne âgée.

Préparation

• Une fois pelée, la roussette se conserve 4 à 5 jours, à condition d'être placée à l'abri de la lumière et de la chaleur. La roussette ne doit jamais être glacée, la glace transforme sa chair, lui fait perdre sa belle couleur rose et lui donne très vite une odeur ammoniaquée.

• La cuisson au bain-marie est celle qui conserve le mieux tous ses éléments nutritifs. Recommandée par les pédiatres, elle fournit aisément les 20 ou 30 g du premier repas du bébé.

• Pour le reste de la famille, la roussette se prépare de bien des façons. Il faut seulement lui éviter les cuissons trop longues qui rendent sa chair fade et lui font perdre toute fermeté. Sa chair au goût suave s'accommode très bien des préparations douces-amères, comme la purée de tomates fraîches, la ratatouille niçoise ou la fondue de poivrons rouges. Elle se marie aussi très bien à une poêlée de champignons des bois (trompettes ou girolles).

Rutabaga (Chou-navet)

C'est un légume-racine se présentant sous forme d'une belle boule blanche ou jaune. Peu apprécié en raison de son goût fort et souvent indigeste, il reprend régulièrement du service au cours des guerres et du rationnement.

Composition pour 100 g

Calories 34	Phosphore 40 mg
Protides 1,2 g	Potassium 250 mg
Lipides 0,1 g	Calcium 50 mg
Glucides 7 g	Magnésium 15 mg
Eau 89 g	Fer 0,6 mg
Fibres 1,3 g	Vitamine C 30 mg

Intérêt nutritionnel

Peu calorique et pauvre en glucides, il est très fibreux, peu salé, mais relativement bien minéralisé.

Préparation

Pour qu'il perde sa consistance fibreuse et réduire son goût prononcé, le rutabaga doit être cuit longtemps, comme dans le pot-au-feu où il remplace le navet, ou être mixé dans les potages ou les soupes d'hiver.

S

Saccharine
(▶ Édulcorants)

Safran
Plante herbacée dont les précieuses étamines de la fleur, seules utilisées, composent l'épice la plus chère du monde.

Origine
Le safran est une plante à bulbe d'origine orientale (Iran et Arabie), implantée dans tout le Bassin méditerranéen et nécessitant un ensoleillement régulier et un drainage suffisant.

Production
Le safran est une épice précieuse et très coûteuse, car elle est délicate et subit mal les sautes de température qui raréfient les récoltes. De plus, de cette belle plante nécessitant une surveillance attentive, seules les fleurs sont cueillies, et de ces fleurs, seules les étamines, prélevées à la main et séchées, donnent les précieux filaments de safran.

Achat
• Le safran de qualité se présente sous sa forme naturelle de filaments d'une belle couleur orange soutenu et vendus en flacon de verre.
• On le trouve aussi en poudre très odorante, mais, sous cette forme, il est souvent trafiqué et mêlé à du curcuma, ce qui réduit son prix mais surtout sa qualité.

Utilisation
Le safran est une épice très parfumée, au goût légèrement âcre et relevé et au très fort pouvoir colorant.
• On l'utilise à des doses quasi homéopathiques dans des préparations reconnaissables à leur couleur safranée, et dont les plus classiques sont la paella, le riz au safran, la bouillabaisse et l'osso-buco. Il faut savoir que le safran livre son odeur, sa couleur et sa saveur à retardement, au cours de la cuisson.
• Enfin, la pointe d'amertume et la saveur piquante du safran se marient de manière très originale à quelques préparations sucrées, dans des recettes de gâteaux légèrement aigres-doux et certaines liqueurs.

Saindoux
Graisse de porc fondue.

Fabrication
Il existe un saindoux « pur panne », mais, le plus souvent, le saindoux est obtenu en fondant pêle-mêle le lard, la couenne sous-cutanée et la panne, graisse profonde qui entoure les organes et remplit l'abdomen.
Jadis artisanales, sa production et sa mise en pot sont aujourd'hui industrielles. Peu utilisé en cuisine familiale, le saindoux est très largement employé pour la fabrication des charcuteries. Corps gras à point de fusion élevé, le saindoux supporte très facilement les cuissons soutenues des fritures auxquelles il peut donner un goût original.

Composition pour 100 g

Calories 850	Glucides 0
Lipides 94 g	Eau 5 g
Protides 0	

Intérêt nutritionnel
• Le saindoux est un corps gras pratiquement pur, extrêmement riche et

calorique, et donc à exclure de l'alimentation des candidats à la minceur.

• Il n'est guère conseillé aux sujets à risque cardiovasculaire, mais il n'est pas aussi menaçant qu'il y paraît. Il est constitué à parts égales d'acides gras saturés et insaturés, et son taux de cholestérol ne dépasse pas celui de la viande ordinaire (100 mg/100 g). Toutefois, il est nettement moins riche en vitamines A et D que le beurre et manque d'acides gras essentiels.

Saint-nectaire

Fromage au lait de vache cru et entier, à pâte demi-ferme, pressée, le saint-nectaire est l'un des 33 prestigieux fromages à appellation d'origine contrôlée (AOC). À point, il est recouvert d'une belle croûte rouge lavée et naturellement clairsemée d'un voile blanc.

• Il se présente comme un gros disque aplati de 21 cm de diamètre et de 5 cm d'épaisseur, pour un poids moyen de 1,7 kg. Le petit saint-nectaire est un format réduit de 13 cm de diamètre pour seulement 3,5 cm d'épaisseur et un poids variant de 580 à 620 g. À la différence du reblochon présenté sur sa feuille d'épicéa, il est commercialisé nu.

• Son terroir, très restreint, occupe 72 petites communes réparties sur la partie sud-ouest du Puy-de-Dôme et la partie nord du Cantal.

Histoire

Issu d'une tradition régionale qui se perd dans la nuit des temps, le saint-nectaire a été rendu célèbre par le maréchal de France, Henri de la Ferté-Senneterre, qui, séduit, l'a introduit à Versailles à la table du Roi-Soleil. Fabriqué sur les sols volcaniques des monts Dore, terres peu élevées, bien arrosées, et dont la richesse en plantes aromatiques donne au lait d'extraction sa flaveur particulière.

Fabrication

Après emprésurage à chaud (31-33 °C), le lait est mis à cailler dans de grands récipients (bacs ou gerles), la tomme est alors découpée en très fines parcelles, mise en moules et pressée après salage. L'affinage se fait dans des caves naturelles fraîches (10 °C), creusées dans le tuf volcanique, sur de la paille de seigle et dure entre 21 jours minimum et deux mois. Pendant les 15 premiers jours, sa croûte, régulièrement lavée à l'eau salée, fleurit d'un voile blanc sur fond de croûte jaune et rouge.

Composition pour 100 g

Calories 332	Glucides 2 g
Protides 27 g	Cholestérol 51 mg
Lipides 24 g	Calcium 730 mg

Intérêt nutritionnel

• Aliment de plaisir, véritable œuvre d'art gustative issue d'une longue tradition de terroir, et fixée par son appellation contrôlée, le saint-nectaire, comme tous les grands fromages, est un aliment de plaisir et de gratification qui doit rester occasionnel.

• Aliment très riche et très énergétique, il est à écarter de tout régime minceur.

• Très gras (45 % MG de la partie sèche), à forte teneur en acides gras saturés, et bien que pauvre en cholestérol, il est déconseillé au sujet à risque cardiovasculaire.

• Très riche en calcium (730 mg/100 g), il peut être utile à l'enfant en croissance, à l'adolescent, à la femme enceinte, allaitante ou ménopausée, tous quatre de poids équilibré.

Choix et dégustation

• Un saint-nectaire se choisit avec une croûte aux couleurs bien affirmées et un voile discontinu et fleurant le champignon. Sa pâte doit être souple mais tendue sous le doigt, et avoir un fond de goût de noisette voisin du reblochon.

• Recommandé en été et en automne, il se déguste en fin de repas, mais une vieille tradition locale l'incorpore à la soupe de Noël. Il s'allie parfaitement à des vins rouges légers et fruités comme le beaujolais.

Saint-paulin

Fromage au lait de vache cru et entier, à pâte demi-ferme, le saint-paulin, très proche du port-salut, appartient à la grande famille des tommes et du saint-nectaire.

Composition pour 100 g

Calories 331	Glucides 3 g
Protides 29 g	Cholestérol 90 mg
Lipides 25 g	Calcium 780 mg

Intérêt nutritionnel

• Aliment très riche et très énergétique, il doit rester occasionnel en alimentation courante et être écarté des régimes minceur.

• Très gras (45 % MG en majorité insaturées), il est déconseillé au sujet à risque cardiovasculaire.

• Particulièrement riche en protéines et davantage encore en calcium, il peut être utile à l'enfant en croissance, à l'adolescent, à la femme enceinte et à la femme ménopausée, tous quatre de poids équilibré.

Il faut savoir que le calcium et les sels minéraux sont souvent concentrés à la périphérie du fromage, près de la croûte. Aussi, s'il est nécessaire de retirer cette croûte avant consommation, il convient de ne pas la trancher trop largement.

Fabrication

Après légère acidification, le lait pasteurisé est coagulé à la présure. Le caillé est morcelé, lavé, mis en moules et pressé mécaniquement. Il est alors affiné dans d'immenses caves fraîches (12 °C), où il est lavé à l'eau très salée et retourné régulièrement. On recouvre souvent sa croûte d'un apprêt protecteur contenant de la pimaricine, qui freine les moisissures.

Saint-pierre

Poisson de mer classé maigre, aux diverses dénominations (*Zeus faber*) vivant sur toutes les côtes et préférant les fonds rocheux plutôt profonds. De 20 à 50 cm de long, le saint-pierre est reconnaissable à sa grosse tête disgracieuse, son corps plat et sa célèbre tache noire sur le flanc. Compte tenu de la grande taille de la tête, des nageoires et des arêtes, il ne fournit que 30 à 40 % de chair consommable, correspondant à quatre portions moyennes.

Composition pour 100 g

Calories 76	Eau 78 g
Protides 17 g	Sodium 60 mg
Lipides 0,89 g	Iode traces
Glucides 0,10 g	

Intérêt nutritionnel

• Le saint-pierre est un poisson très maigre et très peu calorique, à la chair pourtant fine et recherchée, ce qui en fait un mets savoureux mais coûteux, à introduire dans tous les régimes minceur.

• Le saint-pierre convient tout autant aux sujets à risque cardiovasculaire si souvent diabétiques et obèses et en mal de variété.

• De plus, le saint-pierre est un bon fournisseur de protéines d'excellente qualité, et sa belle chair blanche, préparée en filets, est très digeste et contient peu d'arêtes. Ce qui le recommande aux personnes âgées souvent déficitaires en protéines et aux dents abîmées, ainsi qu'aux enfants en croissance, en leur évitant la vue du poisson entier, dont la laideur est source d'aversion.

Achat

• Le saint-pierre est vendu le plus souvent entier et vidé, mais on peut le demander en filets.

• Sa chair blanche, fine et ferme, se détache facilement et sa belle saveur iodée est très appréciée. Rechercher systématiquement les signes de fraîcheur : l'œil saillant et clair, l'aspect vif et brillant de la peau, l'absence d'odeur.

• Les méplats situés à l'avant de sa tache latérale sont naturels et ne traduisent pas, comme chez le turbotin, le carrelet et la limande, un vieillissement sur étal.

Préparation

Le saint-pierre se prépare braisé, poêlé, en papillote, grillé, au four ou poché.

Il entre aussi dans la composition de la bouillabaisse marseillaise, non pas broyé dans le bouillon comme la rascasse, la vive et la murène, mais avec les morceaux nobles dégustés en morceaux avec la lotte et le loup.

Salades

Très grande famille de légumes-feuilles regroupés sous cette appellation car consommés « en salade », crus et assaisonnés d'une sauce vinaigrette.

Variétés

• Les laitues tirent leur nom de l'aspect laiteux de leur sève.

– La classique laitue pommée ou « beurre », au cœur arrondi et aux feuilles lisses ou cloquées d'un vert de plus en plus soutenu vers la périphérie.

– La batavia : pomme volumineuse et dense à grandes feuilles croquantes et fragiles.

– La romaine aux feuilles étroites et croquantes.

Les salades sont fragiles et doivent être choisies sans flétrissures et humides, mais non mouillées car trop lourdes en poids et en prix et pourrissant plus vite.

• Les salades frisées sont reconnaissables à leur cœur blanchissime recouvert d'un manteau vert bourgeonnant et à leurs frises de plus en plus croquantes vers le cœur. Se méfier de la découpe particulièrement tourmentée de ses frises qui piègent l'huile des sauces et peut parfois décupler leur facture calorique.

• Les pissenlits, ainsi nommés car ils sont diurétiques. Vivaces, oblongs et dentés, ils poussent partout, dans les lieux les plus arides. Leur goût légèrement amer est très apprécié des amateurs, accompagné de lardons. La racine, torréfiée, est vendue sous le nom de chicorée.

• La scarole est très appréciée pour ses feuilles vert tendre de belle taille, croquantes et naturellement relevées d'une pointe d'âcreté qui épouse parfaitement la vinaigrette.

• Le cresson, plante aquatique originale, appartient à la famille célèbre des crucifères dont on a prouvé les vertus préventives sur le cancer.

Le cresson sauvage, qui pousse près des ruisseaux, était jadis souvent infesté par la douve du foie, un parasite transmis par les déjections des ruminants, très toxique pour l'homme. Aujourd'hui, une réglementation sévère et la suppression de la vente du cresson sauvage ont fait disparaître cette menace. On peut donc consommer sans risque ce végétal exceptionnellement riche en calcium et en vitamine C, en savourant ses feuilles à la chair dense et juteuse, à la saveur piquante, soit en salade, soit en potage velouté.

• La trévise est une petite chicorée en forme de grenade compacte, violine à nervures blanches, aux feuilles consistantes, denses, et à la saveur légèrement âcre, qui colore et anime les salades composées.

• La mâche, belle salade aux feuilles très foncées, était jadis nommée doucette pour sa saveur suave, qui s'accorde parfaitement à la betterave douce dans la classique salade Lorette. La variété à feuilles courtes est plus savoureuse et plus consistante que celle à feuilles oblongues.

• La feuille de chêne est rarement consommée seule ; elle donne beaucoup d'allure aux salades composées et peut orner de sa découpe naturelle et de la rousseur de ses feuilles les plats de présentation.

• Blancheur, simplicité des lignes, facilité d'emploi et richesse en calcium exceptionnelle ont permis à l'endive de conquérir le monde, et plus méritoire encore, d'être appréciée des enfants. Mais cette belle apparence a un prix et une cause, l'importance des traitements subis (pesticides), qui impose le retrait des trois premières feuilles externes et le lavage du reste à grande eau.

Intérêt nutritionnel

• L'apport calorique des salades est extrêmement bas et fourni par des glucides complexes, ce qui en fait l'aliment fétiche de tous les candidats à la minceur, des diabétiques et des gros mangeurs qui disposent là d'excellents matériaux de remplissage.

Il existe pourtant, au sein de cette austérité calorique, d'importantes variations opposant ainsi la laitue, la moins énergétique des salades (18 cal/100 g), au pissenlit, la plus riche (48 cal/100 g).

Un danger majeur toutefois : l'huile d'assaisonnement. Ainsi, 100 g d'endives découpées fournissent à peine 15 calories, mais assaisonnées d'une seule cuillère à soupe d'huile, en voilà 110 dans l'assiette.

• Très riches en eau (plus de 90 % de leur poids), les salades représentent une source de fraîcheur et d'hydratation particulièrement recherchée en saison chaude.

• Très bonne teneur en vitamines et en sels minéraux, mais variable selon les espèces.

– Les vitamines les plus présentes sont la provitamine A ou carotène, dont le pissenlit frais en est le végétal le mieux pourvu, dépassant même la carotte, qui lui a pourtant donné son nom.

– Les salades sont aussi très riches en vitamines du groupe B : B_2, B_5, B_6, et tout particulièrement de vitamine B_9 ou acide folique, qui tire son nom de *folia*, la feuille, symbole même de la salade. Rappelons que l'acide folique est particulièrement nécessaire à la femme enceinte, hélas assez souvent carencée.

– Certaines salades regorgent aussi de vitamine C, la palme revenant sans conteste au cresson, avec ses 170 mg/100 g, étrangement associés à une teneur exceptionnelle en calcium (157 mg/100 g). Mais la mâche (50 mg/100 g) et le pissenlit (30 mg) sont aussi d'excellents fournisseurs.

Important : il faut savoir que pour bon nombre de salades et tout particulièrement les laitues, le carotène, les vitamines B et C sont bien plus présents dans le vert de la feuille que dans le blanc et, même si les cœurs sont plus croquants et savoureux, ce serait une erreur nutritionnelle que de les écarter. Il est donc judicieux d'acheter des salades très fraîches, exemptes de flétrissures et de moisissures obligeant à un élagage externe dommageable. Enfin, il faut savoir que si la cuisson améliore la digestibilité de la salade, elle détruit une très grande partie de ses vitamines.

• Les salades représentent une très bonne source de fibres utiles à la régulation du transit intestinal, à l'absorption étalée des sucres rapides et des graisses, et à la prévention du cancer, notamment le cancer du côlon.

Certains intestins, dits irritables, ne supportent pourtant pas la cellulose de ces salades qui devront être cuites.

Enfin, la plupart des salades, cultivées intensivement et sous serres pour accélérer leur développement, sont soumises à un surcroît d'engrais riches en nitrates et en agents protecteurs externes. Il faut donc toujours laver à très grande eau tout type de salades, y compris celles vendues en sachets, mais éviter de les laisser tremper, surtout après les avoir coupées, ce qui laisserait fuir par diffusion sels minéraux et vitamines. Les salades se conservent mal et peu longtemps. Penser à les essorer et à les emballer dans une serviette avant de les placer au réfrigérateur dans le bac à légumes (à 6-8 °C).

Salage – Salaison – Saumure

Le salage est la plus ancienne technique de conservation utilisée par l'homme.

Aliments de salaison

Longtemps artisanale ou familiale, la salaison est aujourd'hui surtout industrielle et intéresse deux grandes familles d'aliments conservés :

- la charcuterie : les jambons, le petit salé, etc., en salage pur ou associé au fumage ;
- les poissons : soit en salage pur pour l'anchois, le hareng, la sardine, le maquereau et le thon, soit en salage-séchage, surtout pour la morue, mais aussi le lieu noir et la julienne.

Mécanisme d'action du sel

Le sel conserve les aliments en absorbant, par contact, l'eau contenue dans leurs tissus, puis en pénétrant à l'intérieur même des cellules. Cette forte concentration en sel détruit les germes présents, notamment ceux du botulisme, extrêmement dangereux, tuant encore chaque année un certain nombre d'imprudents. Elle empêche aussi tout développement microbien ultérieur et freine celui des moisissures.

Technique du salage

• Le salage s'effectue de deux manières :

- soit à sec, en introduisant les pièces à conserver dans des saloirs, où elles sont régulièrement retournées et frottées ;
- soit en saumure, une solution concentrée de sel, contenant aussi des nitrates et des nitrites, conservateurs et modificateurs du goût qui donnent au jambon sa saveur caractéristique.

Aujourd'hui, et tout particulièrement pour certains jambons de grande consommation, la saumure est injectée à la seringue, ce qui rend l'opération bien plus rapide.

• La saumure est souvent additionnée de salpêtre, du nitrate de potassium dont l'usage remonte à des temps très reculés, où on le trouvait naturellement associé au sel des régions désertiques. Le salpêtre, bien que libérant lentement des nitrites réputés dangereux, reste aujourd'hui encore indispensable à la fabrication des produits à forte maturation, comme les jambons et les saucissons secs. Le salpêtre, en se fixant à l'hémoglobine, donne aux viandes de charcuterie la couleur caractéristique rouge des produits saumurés.

Modifications nutritionnelles

Parallèlement à son action de conservation, le salage modifie aussi la composition et la valeur nutritionnelle des aliments traités.

• Globalement, en déshydratant les viandes et les poissons, le sel élève par simple « effet de concentration » leur teneur en nutriments. Mais, en pompant l'eau de ces produits, le sel draine aussi de nombreux constituants qui leur sont propres. Ainsi, charcuteries et poissons en saumure s'appauvrissent en protéines, en matières grasses, en sels minéraux (iode) et en vitamines hydrosolubles comme la vitamine B_1.

• De plus, les nitrites associés au salage des charcuteries sont aujourd'hui suspectés d'être cancérigènes. Les défenseurs de la charcuterie affirment que les nitrites ne deviennent cancérigènes qu'en se transformant en nitrosamines, et que cette transformation ne peut s'opérer qu'en cas de putréfaction avancée.

Quelle que soit l'issue de la controverse sur les nitrites, tenants et opposants s'accordent à reconnaître que les salaisons mal ou trop longtemps conservées présentent toutes le risque d'être cancérigènes. Il est donc particulièrement recommandé de conserver ces produits au réfrigérateur, de respecter scrupuleusement les dates limites de consommation lorsqu'elles sont indiquées, et, pour les autres, de ne pas attendre les signes de putréfaction avancée pour s'en débarrasser.

Salami

Appellation italienne imposée par l'usage et désignant des saucissons secs traditionnels issus de nombreuses autres cultures, comme le salami alsacien, hongrois, danois et polonais.

Fabrication

Le salami est un saucisson sec constitué de viandes et de gras de porc hachés fin. Sa belle couleur rouge est obtenue par adjonction de vin rouge pour le salami milanais, de paprika pour le hongrois et de rouge cochenille (E 124) pour le danois et l'alsacien. Dans certains pays de l'Est, on trouve des salamis enrichis en fromage. De nos jours, il n'existe plus que des salamis industriels, calibrés dans leur enveloppe plastique luisante.

Composition pour 100 g

Calories 425	Glucides 1,1 g
Protides 18 g	Sel 3,5 g
Lipides 39 g	Eau 30 g

Intérêt nutritionnel

Le salami présente certaines qualités et tous les défauts des charcuteries.

• Aliment appétissant, facile et rapide d'emploi, se conservant bien, le salami fournit une quantité non négligeable de protéines de qualité et de fer.

• Toutefois, le salami est, avec les rillettes et le chorizo, l'une des charcuteries les plus caloriques et les plus grasses qui soient, avec 40 % d'acides gras saturés. De plus, sa teneur en sel et en purines est élevée.

• Enfin et surtout, le salami est une charcuterie essentiellement industrielle ayant perdu le raffinement et le savoir-faire artisanaux, et apportant plus de graisses et de calories que de vibrations gustatives.

• Il est donc à exclure sans états d'âme de tous les régimes minceur (pour sa richesse calorique), à déconseiller aux sujets à risque cardiovasculaire (pour sa teneur en graisses saturées), à limiter chez l'hypertendu (pour son sel) et aux goutteux (pour ses purines).

Salsifis

Le salsifis est un légume de potager récolté l'hiver et dont seule la racine blanche oblongue et tourmentée se consomme.

Classiquement, on réserve le nom de salsifis à la variété dont la racine est blanche et celui de scorsonère pour la racine noire. Le nom étrange de cette dernière viendrait du mot « escorso », signifiant vipère, rappelant l'action traditionnellement protectrice du salsifis noir sur les morsures de serpent.

Composition pour 100 g

Calories 70	Fibres 2,27 g
Protides 3,6 g	Calcium 40 mg
Lipides 0,9 g	Magnésium 24 mg
Glucides 12,5 g	Fer 1,2 mg
Eau 80 g	Phosphore 48 mg

Intérêt nutritionnel

• Le salsifis, par sa haute teneur en glucides et en calories, doit être considéré comme un féculent dont la composition est assez proche de celle de la pomme de terre. À ce titre, il est souvent exclu des régimes minceur ou amaigrissants. Cette exclusion doit être nuancée par le fait que le salsifis est près de deux fois plus riche en protéines et contient plus de fibres que la pomme de terre.

• L'association de protéines et de fibres assure un bon remplissage et une distension de l'estomac responsable d'un rassasiement précoce et d'une réduction prolongée de l'envie de grignoter.

• Toutefois, cette même richesse en fibres est souvent mal supportée par les dyspeptiques aux digestions interminables et à tous les intestins sensibles.

• Enfin, mis à part sa richesse en phosphore, le salsifis a une faible valeur biologique, il est pauvre en vitamines (C et carotène) et en sels minéraux.

Préparation

• Le salsifis nécessite une très longue cuisson (1 heure), seule capable d'attendrir son armature de fibres dures et d'obtenir son moelleux caractéristique. Pour cette raison, il est souvent consommé très cuit, en conserve.

• Bouilli, sa saveur légèrement amère s'accorde bien au goût discret et peu prononcé des viandes blanches (veau et volaille), mais il est possible d'éliminer cette pointe d'amertume par une cuisson poêlée ou frite.

Sandwich

Repas froid rapide portant le nom de John Montagu, 4e comte de Sandwich, joueur de cartes invétéré, qui inventa ce mariage réussi du pain et de la viande pour dîner sans quitter la table de jeu. Bien qu'anglais d'origine, le sandwich est devenu le prototype du repas rapide à la française.

Histoire et évolution

Longtemps préparé avec des charcuteries extrêmement riches et grasses, rillettes et pâté, ou des fromages tout aussi nourrissants comme le camembert et le roquefort, le sandwich a été abandonné dans les années 1960 sous la pression des impératifs de minceur. Aujourd'hui, le retour en faveur du pain, la généralisation du travail féminin et la contraction des horaires de repas ont remis le sandwich à l'honneur.

Composition et intérêt nutritionnel

• *Variétés :*

Sur le plan nutritionnel, le sandwich est à l'image des auberges espagnoles : on y trouve ce que l'on y apporte.

– Le sandwich au pain de mie avec une pellicule de beurre et une mini-tranche de jambon dépasse rarement 200 calories, mais il suffit que la pellicule de beurre se transforme en couche pour passer à 300 calories.

– Le sandwich au jambon passe là encore de 300 calories pour la pellicule à 400 pour la couche de beurre et parfois plus depuis l'adoption de la mayonnaise qui s'imprègne dans le pain.

– Le sandwich aux rillettes ou au roquefort beurre peut même atteindre 500 calories, si on le fait soi-même avec amour.

• *Une formule déséquilibrée :*

– trop de pain, et blanc de surcroît (mie ou baguette), et donc trop de calories et trop de sucres à index glycémique élevé ;

– trop de matières grasses : beurre ou mayonnaise, très énergétique et parfois indigeste ;

– pas assez de protéines : 20 à 30 g par sandwich, ce qui est insuffisant pour un adulte ;

– pas du tout de fibres.

• *Le sandwich idéal :*

– Un tel sandwich doit éviter les pains trop blancs, et surtout le pain de mie, naturellement enrichi en sucre. Le pain complet, moins calorique, de pénétration plus lente, plus rassasiant et riche en fibres leur sera préféré.

– Ce sandwich doit impérativement réduire les graisses de tartinage ou même les supprimer et les remplacer par des tomates, de la laitue et de la moutarde.

– Enfin, il doit augmenter notablement l'apport en protéines, en doublant la ration de jambon, ou en y ajoutant du blanc de volaille, du saumon fumé ou du thon en boîte, de préférence au naturel ou à l'huile mais préalablement pressé.

– Ce sandwich, accompagné d'un laitage demi-écrémé et d'un fruit, compose un repas agréable, nutritionnellement équilibré et peu coûteux.

Sanglier

Gibier à poil de grande taille, version sauvage du porc domestique.

Âges et consommation

• Jusqu'à six mois, le sanglier porte le nom de marcassin. Sa chair est tendre et peut être consommée rôtie. Jusqu'à douze mois, elle est toujours très savoureuse mais nécessite une cuisson plus soutenue.

• Au-delà, le sanglier est très musclé, sa chair est maigre, rouge foncé, ferme et sèche. Pour être consommable, elle doit être patiemment attendrie par marinade. Il demeure encore aujourd'hui quelques rares fidèles du faisandage que les nutritionnistes, pour des raisons de sécurité, ont banni depuis longtemps.

Composition pour 100 g

Calories 104	Glucides 0,4 g
Protides 21 g	Eau 75 g
Lipides 2 g	

Intérêt nutritionnel

• Le sanglier est une viande très maigre, peu calorique et très riche en protéines, similaire en tous points à la viande de cheval, mais sans ses glucides et leur goût sucré caractéristique. C'est donc une viande conseillée aux candidats à la minceur et aux sujets à risque cardiovasculaire, tous deux en perpétuelle recherche de variété, mais à la condition d'éviter les animaux âgés, dont la préparation nécessite des marinades et des sauces d'accompagnement grasses et caloriques.

• Comme tous les gibiers, la viande de sanglier est déconseillée aux dyspeptiques à digestion difficile et aux goutteux ou aux sujets ayant des taux d'acide urique élevés.

Sardine

Poisson « bleu » de mer à chair grasse, de très haute valeur biologique.

Pouvant mesurer jusqu'à 25 cm, la sardine abonde en Méditerranée et sur les zones de pêche côtière de la Manche et dans l'Atlantique. Elle hiverne par des fonds de 500 à 600 m, dans des eaux très froides dont elle s'isole thermiquement en s'enrobant d'une certaine qualité de graisse de haute protection pour le cœur et les vaisseaux humains. La saison de grande pêche couvre le printemps et l'été, lorsque, par bancs considérables, les sardines s'approchent des côtes pour frayer et lâcher leurs œufs.

Composition pour 100 g

	Fraîche	Conserve à l'huile
Calories	134	259
Protides	20 g	20,1 g
Lipides	5,19 g	16,8 g
Glucides	0	1,2 g
Eau	72 g	55 g
Fer	1,2 mg	3,5 mg
Calcium	35 mg	400 mg

Intérêt nutritionnel

La sardine fraîche est un poisson totalement méconnu, négligé pour sa forte odeur de cuisson et longtemps considéré comme « le poisson du pauvre » offert en prime pour le chat par le poissonnier. Or, sous les apparences anodines de ce petit poisson ordinaire et peu coûteux, se cache un véritable gisement nutritionnel.

• La sardine est riche en protéines de haute valeur biologique fort utiles aux organismes en croissance (enfants, adolescents) ou en décroissance (personnes âgées), sportifs.

• Elle fournit aussi un cocktail de sels minéraux (fer, calcium, magnésium, phosphore).

• Poisson gras, la sardine est une abondante réserve de vitamine D indispensable à la fixation du calcium, ainsi que de vitamines A et E dont on ne cesse de prouver l'action antioxydante et le rôle de prévention avérés sur les maladies cardiovasculaires, le cancer et le vieillissement prématuré.

• Mais, surtout, la sardine est riche en acides gras insaturés et en ces fameuses graisses des poissons des mers froides, les acides gras omégas 3, si précieux pour la protection du cœur et des vaisseaux qu'ils ont acquis un statut de médicament et se vendent en capsules pharmaceutiques.

• Enfin, la sardine est un aliment peu calorique et très rassasiant. Une portion cuite moyenne de 150 g fournit 200 calories, et il suffit d'ajouter un légume et un fruit pour produire un rassasiement durable. C'est donc un aliment à recommander aussi aux candidats à la minceur.

Préparation

• La préparation idéale de la sardine fraîche est le gril, sans même l'écailler ni la vider. Pour éviter sa lourde odeur envahissante, on peut la frotter initialement avec des feuilles de laurier et arroser légèrement le feu avec du vinaigre parfumé au thym et au romarin.

• Espagnols et Provençaux cuisinent la sardine en escabèche, dans une sauce piquante et aillée à la tomate.

• La sardine peut aussi être dégustée crue. Écaillée, ses filets sont empilés par couches séparées par un lit de persil et d'ail, le tout inondé dans une marinade d'huile d'olive et de citron. Deux jours après, c'est du nectar de mer que l'on consomme écrasé sur du pain grillé, et dont les enfants récalcitrants aux poissons, eux-mêmes, finissent par redemander.

La sardine à l'huile

• Fabrication :

Les sardines vidées et étêtées sont salées en saumure pendant vingt minutes puis cuites. Elles sont alors mises en boîtes et recouvertes d'huile chaude pour éviter les bulles puis stérilisées. Il existe de nombreuses qualités de conserves, mais les meilleures sont les fabrications artisanales à l'huile d'olive première que l'on trouve encore en Bretagne ou au Portugal.

• Intérêt nutritionnel :

– La sardine à l'huile est presque deux fois plus calorique que la fraîche, car elle s'est imbibée de son huile de bain, mais son action de satiété s'est encore accentuée, et il est fort difficile de finir un repas commencé avec deux belles sardines à l'huile.

– D'autre part, l'action cardio-protectrice des acides omégas 3 de la sardine est ici doublée par celle, tout aussi reconnue, de l'huile d'olive. De nombreuses études prouvent que la longévité des populations méridionales (Grèce, Italie, Espagne, sud de la France) est liée au rôle protecteur de la fameuse « diète méditerranéenne », dans laquelle le poisson bleu et l'huile d'olive jouent un rôle majeur.

– De plus, la déshydratation par cuisson et la mise en boîte élèvent, par effet de concentration, la teneur en fer qui triple, passant de 1,2 mg à 3,5 mg/100 g. Celle du calcium décuple, passant de 35 à 400 mg/100 g, fortement accrue par l'effritement et la macération des arêtes qui laissent leur calcium diffuser dans la chair environnante.

– Pour bien conserver les boîtes de sardines et respecter la saveur et la valeur biologique du poisson, il est indispensable de les retourner une fois par mois pour s'assurer d'une bonne circulation de l'huile.

Sargue

Poisson de mer à chair maigre. Apparenté aux dorades, le sargue est un poisson de taille moyenne pêché surtout en Méditerranée et mesurant jusqu'à 50 cm pour un poids qui dépasse rarement 2 kg. Il en existe quatre variétés qui vivent toutes en petits groupes dans les zones proches du littoral et près des fonds sableux, et dont la plus recherchée est communément appelée « sargou » à Nice. Le sargue est principalement pêché au chalut ou à la ligne par quelques amateurs.

Achat

Moins fréquent sur les étals que la dorade, le sargue est d'un bon rapport qualité-prix. Il se présente généralement entier, vidé ou non. Compte tenu de la taille de sa tête, le pourcentage de déchets se situe entre 40 et 50 %. La qualité du sargue dépend beaucoup de sa fraîcheur, que l'on reconnaît à l'éclat de ses écailles et à ses yeux brillants et convexes.

Composition pour 100 g

Calories 79	Sodium 105 mg
Protides 17,5 g	Iode 0,002 mg
Lipides 1,1 g	Phosphore 340 mg
Glucides 0,1 g	Fer 0,9 mg
Eau 81 g	Calcium 48 mg

Intérêt nutritionnel

• Le sargue, avec 1,1 g de lipides/100 g, est un des poissons les plus maigres de la Méditerranée, et avec 79 cal/100 g, l'un des moins caloriques. Compte tenu de la finesse de sa belle chair blanche et ferme, il convient à tous les pléthoriques, à l'obèse comme au diabétique ou au sujet à risque cardiovasculaire.

• Il est une très bonne source de protéines complètes et d'excellente valeur biologique.

• De plus, il est très riche en phosphore (340 mg/100 g) et fournit un apport appréciable en fer (0,9 mg) et en calcium (48 mg).

• C'est donc un poisson bien adapté à l'enfant en croissance, à l'adolescent et au vieillard aux dents abîmées, mais pour éviter la présence d'arêtes, qui rebute ces trois catégories de consommateurs, il faut choisir des sargues de bonne dimension dont les filets se dégagent facilement.

Préparation

• Doré au feu de bois, le sargue est cuit avec ses écailles qui forment une carapace améliorant sa cuisson.

• Les plus gros sargues se cuisent au four comme les dorades, garnis d'herbes et reposant sur un tapis de rondelles de citron.

• On peut aussi le préparer à la niçoise, en croûte de sel de Guérande qui amuse les enfants et donne un air de fête au menu terne et restreint des candidats perpétuels à la minceur.

Sarrasin (ou Blé noir)

Céréale très résistante, non panifiable et d'emploi très restreint.

Culture

Le sarrasin, contrairement au blé, n'est pas une graminée, mais ses graines, petites et noires, fournissent une farine qui a pu le remplacer au cours des grandes famines, et de nos jours encore, dans certains de ses usages. Domestiqué très tôt en Chine, il est très résistant et pousse sur les terres les plus arides, tout particulièrement sur les sols granitiques et sableux de Bretagne, du Limousin et du Morvan. Il est cultivé et très utilisé dans les pays froids de l'est de l'Europe pour la préparation de bouillies et de soupes. En France, et tout particulièrement en Bretagne, il s'impose dans la confection des crêpes et des galettes salées.

Composition pour 100 g (farine)

Calories 360	Vitamine B_2 0,30 mg
Protides 10,5 g	Carotène 0,13 mg
Lipides 2,5 g	Phosphore 300 mg
Glucides 75 g	Potassium 680 mg
Eau 13,15 g	Sodium 1 mg
Fibres 2,6 g	Fer 2,2 mg
Vitamine B_1 0,50 mg	

Intérêt nutritionnel

• Les teneurs en glucides, lipides et protides du sarrasin sont sensiblement les mêmes que celles du blé.

• Il en diffère par une très grande richesse en fibres surpassant même celle du blé complet.

• Il est aussi mieux pourvu en sels minéraux, et tout particulièrement en phosphore (3 fois plus que le blé) et en potassium, ainsi qu'en vitamines du groupe B et en carotène.

• Hélas, étant peu panifiable, le sarrasin ne trouve pas d'emploi à la hauteur de ses atouts nutritionnels et reste confiné dans la fabrication des crêpes et galettes. Ces dernières feront le bonheur des enfants, et garnies d'un œuf et de fromage râpé, pourront constituer la base d'un repas rapide et ludique.

• On proposera aussi utilement ces crêpes aux diabétiques pour remplacer les crêpes Suzette, dans des compositions salées, où protéines d'ajout et fibres réduisent notablement l'index glycémique et donc la vitesse de pénétration de cet aliment farineux.

• Enfin, très pauvre en sodium, il enrichira la gamme des aliments autorisés dans les régimes sans sel, et, dépourvu de gliadine, sera recommandé aux intolérants au gluten.

Sarriette

Plante aromatique annuelle d'origine méditerranéenne poussant à l'état spontané sur les coteaux secs, ou apprivoisée dans les jardins.

Variétés

• Il en existe de nombreuses variétés aux noms multiples, mais la plus recherchée, la plus fine et la plus parfumée est la sarriette dite des jardins et plus particulièrement la pousse d'hiver, ressemblant au thym, en plus doux.

• La sarriette de montagne, très aromatique mais légèrement amère, et dénommée pour cette raison « pébré d'aï » (poivre d'âne) par les Provençaux, sert principalement à envelopper et parfumer les fromages de brebis.

Achat

En saison, on trouve la sarriette sur les marchés ou dans les jardins. Mais cet aromate a la particularité de sécher sans perdre son bel arôme mi-amer mi-mentholé, et peut donc être acheté et utilisé sous forme de rameaux secs toute l'année.

Utilisation

• Hachée menu, elle se marie avec la sauge dans les salades.

• En rameaux entiers, elle se marie très bien aux fèves, aux haricots et aux lentilles, dont elle corrige la « ventosité ».

• Elle parfume et permet d'alléger en graisse, et donc en calories, la préparation des ragoûts, des daubes et des sauces.

• Aujourd'hui, on l'utilise beaucoup pour parfumer des grillades, soit directement, soit en la dispersant dans les braises.

• La sarriette peut aussi parfumer d'une touche originale les vinaigres du commerce.

• La sarriette entre aussi dans la préparation de liqueurs dont la fameuse Chartreuse qu'elle parfume, couplée à de la mélisse.

Sauces

Compositions culinaires innombrables utilisées pour accompagner viandes, poissons, légumes et pâtisseries. Elles permettent de varier les présentations, de renouveler les plats, et même de donner un air de fête à des régimes restrictifs.

Les sauces liées : le roux et les sauces blanches

Lier une sauce, c'est lui donner de l'onctuosité et de la consistance.

• *Le roux :*

La base des sauces blanches liées est le « roux », c'est-à-dire de la farine intimement mêlée à chaud à un corps gras puis mise à épaissir dans un liquide. En cuisine, le roux n'est jamais roux, il est blanc, blond ou brun :

- blanc, lorsque la mise sous feu est douce et suffisamment rapide pour éviter la prise de couleur ;
- blond, lorsqu'on atteint un début de caramélisation ;
- brun, lorsque la farine caramélise et le gras devient noisette, l'ensemble étant réputé indigeste.

• *Les sauces blanches :*
- La sauce blanche pour six personnes intègre 40 g de beurre, 40 g de farine, 1/2 litre d'eau, sel et poivre. Elle fournit 60 cal/personne.
- La béchamel est une sauce blanche dans laquelle l'eau est remplacée par du lait, ce qui double la facture calorique : 115 cal/personne, la muscade en prime.
- La mornay est une béchamel enrichie en gruyère râpé : 120 cal/personne, avec muscade et poivre.
- La sauce poulette accompagne la poule bouillie au riz nature : 130 cal/personne, bien plus riche en beurre mais sans lait et aux petits oignons. Le bouillon de poule peut avantageusement remplacer l'eau.
- La sauce à l'estragon : encore plus de beurre et de farine, et du lard fondu, complément du veau rôti ou de pommes vapeur : 190 cal/personne.

• *Aménagements diététiques :*
- Recette allégée pour régime minceur : remplacer le lait par un liquide maigre (eau, bouillon, lait écrémé) et remplacer la farine par de la fécule de pomme de terre qui gonfle trois fois plus et que l'on réduit d'autant. La fécule est délayée en trois secondes sans grumeaux. On ajoutera alors de la crème fraîche allégée, et l'on veillera à parfumer et relever le tout.
- Recette pour sujets à risque cardiovasculaire : remplacer le beurre par une margarine au tournesol ou au maïs.

Les sauces émulsions

• *La vinaigrette :* une émulsion instable.

On peut tirer de cette sauce élémentaire une large palette de saveurs en faisant varier ses éléments de base : le vinaigre (de vin, de cidre, d'alcool), l'huile (d'arachide, d'olive, de noix), la moutarde (douce, forte, en grains).
- La sauce gribiche est une vinaigrette avec œufs durs et cornichons hachés.
- La sauce ravigote est une vinaigrette aux câpres et aux herbes.

La ration de vinaigrette pour une salade est rarement inférieure à 100 calories, et double pour la gribiche et la ravigote, car plus consistantes et adhérentes aux viandes qu'elles accompagnent.
- Vinaigrette minceur : au yaourt maigre monté à la moutarde et assortie d'un filet de vinaigre ayant préalablement frémi en casserole avec des échalotes.

• *La mayonnaise* (▶ Mayonnaise) : une émulsion stable.

Huile, œufs et moutarde dont la valeur calorique totale dépend essentiellement de la teneur en huile (en moyenne, 200 cal/personne). Elle peut être allégée à l'eau bouillante ou au vinaigre.

Variantes :
- La mousseline est une mayonnaise enrichie en blancs d'œufs battus.
- La sauce verte est une mayonnaise épaissie et colorée avec une purée de cresson.
- La maltaise est une vinaigrette allégée au jus d'orange.
- La tartare est épaissie aux fines herbes hachées.
- L'aïoli est relevé de gousses d'ail finement pilées et mêlées au jaune d'œuf.

• *Hollandaise et béarnaise* : deux émulsions chaudes.

Pour ce type de sauce, ce n'est plus le battage qui lie le beurre au jaune d'œuf, mais la chaleur douce et progressive du bain-marie.

– La hollandaise ajoute du jus de citron au jaune et réalise un mariage heureux avec les asperges, les œufs pochés et le poisson en court-bouillon. Extrêmement riche : 250 cal/personne.

– La béarnaise. Ici le jus de citron est remplacé par une réduction d'échalote et d'estragon dans du vinaigre. C'est la sauce idéale d'accompagnement des viandes rouges ou grillées, tournedos notamment.

Toutes ces sauces peuvent s'acheter toutes prêtes. Elles sont un peu moins grasses que les sauces maison, et les restes se conservent une à deux semaines au réfrigérateur dans le récipient bien refermé.

Les sauces à base de tomate

• Le *coulis de tomate* préparé maison, l'été, avec des tomates fraîches. L'hiver, lorsque les tomates sont chères et moins savoureuses, on trouve du coulis en brique et surtout en minibrique (pour 4 personnes).

• Les *purées de tomate*, plus concentrées, sont parfumées aux aromates et épices, et renferment en outre de la fécule, du sucre et parfois des morceaux de viande. Elles colorent et parfument liaisons et émulsions, et peuvent rehausser instantanément un plat de pâtes pour une mère de famille pressée.

• Les *ketchups* (▶ Ketchup). Sauce anglo-saxonne à base de concentré de tomates, 62 g/100 g, de vinaigre, 17 g, mais très fortement enrichie en sucre, 14 g, et en sel, 3 g. Les enfants raffolent de cette habile combinaison des trois saveurs universelles, sucré, salé et aigre, et en arrosent tous leurs aliments : steaks hachés mais aussi nouilles, œufs au plat. Les parents s'en servent pour leur faire accepter le poisson et les légumes. Les adultes sont plus réticents sur l'aigre-doux et préfèrent les hot ketchups très relevés et des ketchups aménagés, moins sucrés et plus piquants, tels les « provençaux », les « barbecues » et les « à la viande » du commerce.

Saucisse

Grande famille de charcuteries régionales désignées par leur ville d'origine.

Fabrication

Une saucisse est un boyau rempli de viande crue, hachée et assaisonnée, appelée chair à saucisse. Le hachis, plus ou moins fin selon les variétés, est composé de viande maigre, généralement de porc, mais aussi de bœuf, de mouton ou de veau et de gras de porc. Le tout est salé, aromatisé et épicé, embossé en série dans des boyaux de différentes couleurs. La plupart des saucisses sont vendues crues, mais certaines se vendent précuites (Morteau, Montbéliard).

Composition pour 100 g

	Cal.	Prot.	Lip.	Gluc.	Sel
Strasbourg	296	13	27	1,2	2
Francfort	287	13	26	1,2	1,7
Toulouse	254	15	24	0,6	1,9
Chipolata, merguez	247	16	20	0,8	1,8
Fumée à cuire (Montbéliard, Morteau)	318	16	28	0,8	2,2

Intérêt nutritionnel

(▶ Charcuterie)

• Au sein des charcuteries, les saucisses constituent une famille de produits modérément caloriques (285 cal/100 g) et modérément gras (24 g de lipides/100 g).

• Ce sont des aliments appétissants, faciles d'emploi, procurant un choix étendu de saveurs régionales, et fournissant un apport intéressant en protéines et en fer.

• Toutefois, la saucisse reste suffisamment calorique pour être incompatible avec un régime minceur, suffisamment riche en graisses saturées pour être déconseillée aux sujets à risque cardiovasculaire, et bien trop salée pour être tolérée dans les régimes sans sel, tant le strict que le modéré.

• À noter qu'il existe aujourd'hui de nombreuses saucisses allégées, à base de porc, de veau ou de volaille. Ne pas se fier à la mention « allégée » qui n'est pas suffisamment réglementée. Pour s'assurer de la réalité de cet allégement, se reporter à la composition étiquetée dans laquelle la teneur en lipides doit être inférieure ou au pire égale à celle des protides.

Variétés

On peut globalement les classer selon la finesse du hachis :

• Saucisses au hachis fin et régulier :

– Saucisse de Strasbourg, reconnaissable à sa peau rouge ou orange, et dans laquelle le maigre est composé à parts égales de porc et de bœuf.

– Saucisse de Francfort, de couleur jaune (mi-porc, mi-veau).

– Saucisses-cocktail qui sont de mini-saucisses de Francfort.

• Saucisses au hachis grossier et large, responsable après cuisson de la consistance morcelée des saucisses de Toulouse, des chipolatas et des merguez (▶ Merguez).

• Saucisses fumées à cuire, telles la saucisse de Montbéliard ou celle de Morteau.

Saucisson sec

Grande famille de charcuteries régionales, de qualité très variable, allant du saucisson artisanal de pur porc, en boyau naturel, au saucisson industriel, à chair mixte et boyau synthétique.

Fabrication

• *Le mélange :* la chair de saucisson sec est composée de maigre de porc cru, soit pur, soit mêlé à du bœuf, et de lard cru haché gros. Le tout, salé et nitraté, devient de la « mêlée », une salaison que l'on épice et aromatise, puis que l'en embosse dans du boyau.

• *Le séchage :* la dessiccation commence par un étuvage d'une semaine, pendant lequel la viande mûrit. Cette maturation se poursuit au cours d'un séchage qui dure bien plus longtemps. Le saucisson perd alors une partie de son eau, et surtout subit une fermentation lactique qui en fera l'équivalent d'un « fromage de viande » et lui conférera son goût si particulier.

• *La fleur :* au cours du séchage, le saucisson durcit et la surface du boyau se recouvre de moisissures claires, joliment nommées « fleur », qui témoignent d'une bonne maturation. Un saucisson de qualité doit être vendu avec sa fleur naturelle. Se méfier d'un saucisson maquillé à la farine ou à la cendre pour camoufler ses insuffisances.

Composition pour 100 g

	Cal.	Prot.	Lip.	Gluc.	Sel
Saucisson sec	424	26	35	1,1	5,2
Rosette, jésus, fuseau	384	26	31	0,7	4,8
Saucisse sèche	442	27	37	1,2	5,1
Chorizo	465	21	42	1,8	5
Salami	425	18	39	1,1	3,5

Intérêt nutritionnel

(▶ Charcuterie)

• Les saucissons secs de terroir et de qualité artisanale sont de véritables œuvres d'art de terroir, vieux travail créatif, poli au fil du temps et jalousement gardé par la tradition. Ce sont donc essentiellement des aliments de plaisir à consommer en rondelles et en petites quantités.

• Toutefois, ce plaisir a un prix qu'il faut connaître ; les saucissons secs détiennent un triple record : ce sont les charcuteries les plus caloriques, les plus grasses et les plus salées. L'oscar revenant au chorizo : 465 calories, 42 % de lipides et 5 g de sel/100 g.

• Malgré leur richesse particulière en protéines d'excellente valeur biologique, en fer de très bonne disponibilité et en vitamines du groupe B, les saucissons secs sont à exclure de tout régime minceur, à déconseiller formellement aux sujets à risque cardiovasculaire, et à écarter de tout régime sans sel, tant le strict que le modéré.

• Allégés : il existe aujourd'hui sur le marché un certain nombre de saucissons secs dits allégés, dégraissés et enrichis en maigre de porc ou de bœuf. Ne pas se fier à la seule mention « allégé » qui n'est pas suffisamment réglementée et souvent trompeuse. Pour s'en assurer, se reporter à la composition étiquetée dans laquelle la teneur en lipides doit être inférieure ou égale à celle des protides.

Cet allégement, aussi intéressant soit-il sur le plan nutritionnel, allège aussi en proportion les qualités gustatives du produit traité. Au-delà d'un certain allégement, saveur, onctuosité et consistance s'éteignent et laissent en place un produit bien trop mutilé pour être encore tenu pour de la charcuterie traditionnelle. Autant consommer un bon steak aux échalotes, encore moins gras, plus protéiné et autrement plus naturel.

Variétés

Selon les régions et les traditions, les saucissons secs sont composés de viandes diverses et de hachis plus ou moins larges.

• Le saucisson de Lyon est principalement composé de chair de jambon et de lard hachés très fin. Traditionnellement, aussitôt confectionné, on le frottait de lie de vin, et on l'exposait à l'air pendant deux mois.

• Le saucisson chasseur est un autre type de saucisson sec à hachage fin.

• Le saucisson d'Arles a la particularité de contenir, outre le bœuf et le porc, de la viande d'âne ou de cheval qui lui donne une saveur originale, le tout étant haché moyen.

• La rosette, le jésus et le saucisson de montagne sont des saucissons pur porc, à hachage grossier, qui augmente leur résistance onctueuse à la mastication.

Saucissons cuits

• Certains saucissons, après une préparation, un embossage et un étuvage assez comparables au saucisson sec, ne sont pas soumis à fermentation mais passent en cuisson. Ils sont confectionnés avec de la viande maigre de porc, mais peuvent être additionnés de bœuf, de veau ou de volaille, puis mêlés à du gras de porc. Les deux grands classiques sont le saucisson à l'ail et le saucisson de Paris, tous deux fortement aromatisés à l'ail, hachés très large et se consommant froids.

• Sur le plan nutritionnel, ils sont nettement moins caloriques (289 cal/100 g), moins gras (25 g de lipides/100 g) et beaucoup moins salés (1,9 g/100 g). Ce sont néanmoins des charcuteries encore suffisamment riches, grasses et salées pour être astreintes aux mêmes contre-indications.

Sauge

« Celle qui sauve » : cette désignation latine explique l'excellente réputation de la sauge depuis l'Antiquité.

La sauge est une plante aromatique à feuilles lancéolées, blanchâtres et duveteuses, qui possèdent un parfum camphré extrêmement pénétrant.

Il en existe plus de cinq cents espèces. L'une des plus appréciées est la sauge tricolore ou « prostatus ».

Utilisations culinaires

- Les jeunes pousses de sauge se mélangent avantageusement à de nombreuses salades. En Scandinavie, on compose même des salades de sauge.
- On utilise les feuilles de sauge pour aromatiser un ragoût de mouton ou un rôti de porc que l'on pique d'un mélange d'ail et de sauge, ou que l'on frotte avant cuisson pour éviter un ajout d'huile.
- En Allemagne, en Autriche et en Angleterre, la bière est aromatisée à la sauge. Les Chinois en parfument leur thé.
- Enfin, on relève le bouquet d'un vin rouge avec un peu de sauge, de romarin et quelques grains de genièvre.

Utilisation médicinale

La sauge facilite la digestibilité des plats gras et lourds. Certains dyspeptiques sont des inconditionnels de la sauge qu'ils ajoutent à tous leurs plats pour éviter flatulences, ballonnements et inconforts digestifs. Dans le Midi, on ne consomme jamais de fèves ni de lentilles sans les avoir neutralisées avec de la sauge.

Saumon

Poisson gras de mer ou de rivière à la chair rose très appréciée, surtout fumée.

Mode de vie

- Poisson sauvage : poisson de mer froide, le saumon est pondu en rivière. Les alevins y séjournent deux ans puis gagnent la mer au printemps. Après un séjour de un à trois ans, lors d'une période de frai, le saumon revient pondre dans la rivière où il est né. En remontant sa rivière à contre-courant, il réalise un exploit unique que seules autorisent une énergie et une résistance peu communes. Après la ponte, une majorité de ses reproducteurs, vidés de leurs réserves et épuisés, meurent dans ces rivières. Les rares survivants retournent en mer refaire de nouvelles réserves, mais l'instinct les rappelle toujours pour mourir où ils sont nés.
- Poisson d'élevage : aujourd'hui, une grande majorité des beaux saumons du commerce sont des saumons d'élevage qui ne suivent plus l'appel du large, et que les pisciculteurs parquent dans de grands espaces où leur vie moins aventureuse les rend bien plus gras et parfois même plus savoureux que leurs ancêtres sauvages.

Composition pour 100 g

Calories 151	Sodium 48 mg
Protides 17 g	Iode 0,013 mg
Lipides 9 g	Potassium 391 mg
Glucides 0,1 g	Calcium 24 mg
Eau 65 g	Purines 47 mg
Cholestérol 60 mg	

Intérêt nutritionnel

- Le saumon, longtemps considéré comme un aliment riche et très énergétique, n'est en fait guère plus calorique qu'une viande maigre ordinaire (steak). Fournissant des protéines d'une très bonne valeur biologique et une chair dense bien plus rassasiante que la plupart des autres poissons, le saumon doit figurer dans tous les régimes minceur auxquels il fournit diversité, couleur, et ce petit air de fête et de luxe dont ils manquent souvent.

• Poisson gras, le saumon était encore, il y a à peine quinze ans, considéré comme une source de lipides et de cholestérol à éviter chez le sujet à risque cardiovasculaire. Depuis, la tendance s'est radicalement inversée. Ainsi, s'il a bien été confirmé que les graisses saturées des viandes grasses facilitaient l'encrassement des artères, les graisses de poisson, très riches en acides gras poly-insaturés se sont vu décerner un brevet de protection cardiovasculaire.

Cette protection, partagée avec le thon, le maquereau, le hareng et la sardine, est liée à la présence d'acides gras omégas 3 et omégas 6 qui fluidifient le sang et freinent la formation des caillots, expliquant le faible taux d'infarctus des Japonais et des Esquimaux, grands consommateurs de poisson.

Ces acides gras sont si précieux que certains laboratoires ont mis sur le marché des gélules d'omégas 3, intéressantes certes, mais qu'il est bien plus simple et probablement plus efficace de trouver sous leur forme naturelle, à meilleur prix et en abondance, en consommant régulièrement du saumon.

• Vitamines et minéraux :

– Vitamines : le saumon, comme tous les poissons gras, possède une teneur élevée en vitamine A. De plus, il constitue une source relativement rare de vitamine B_{12}, principe antianémique de grand intérêt. Enfin, le saumon regorge de vitamine B_6, 0,98 mg/100 g, et de vitamine PP, 7,5 mg/100 g.

– Minéraux : peu salé, 48 mg/100 g, pauvre en calcium, le saumon est très riche en potassium et richement doté en phosphore, 300 mg/100 g. Rappelons à cette occasion que le phosphore a été longtemps tenu pour un « aliment du cerveau » stimulant la mémoire et le travail intellectuel. Aujourd'hui, on sait qu'il n'en est rien, mais cette légende a la vie dure, et de nombreux étudiants continuent de « phosphorer » à l'approche des examens.

Achat

• Il est aujourd'hui accessible à tous. Le saumon, et tout particulièrement le saumon fumé, longtemps considéré comme un aliment de fête, précieux et coloré, est devenu l'un des poissons les plus consommés et les plus abordables.

Cet engouement explosif est en partie lié à une progressive désaffection pour les viandes, orchestrée par les écologistes et les campagnes anticholestérol. Mais il est surtout dû à l'exceptionnel succès de l'élevage intensif du saumon dans les grands fjords norvégiens, tant sur le plan des quantités produites que des qualités, les experts gastronomes lui accordant régulièrement leurs faveurs, le préférant, à chaque concours, au saumon sauvage.

Il n'est plus rare aujourd'hui de trouver, dans des promotions de grandes surfaces, des grands saumons norvégiens entiers à 10 € le kg.

Enfin, le saumon, de par sa texture et la qualité de ses graisses, est le poisson dont le goût et la consistance sont les moins affectés par la congélation.

• Deux précautions essentielles à respecter pour consommer sans risque saumon cru et saumon fumé :

– Saumon cru et parasites. Depuis quelques années, de nombreux poissons, dont le saumon, sont parasités par des larves toxiques d'anisakiase (▶ Parasites alimentaires), de diagnostic et de traitement difficiles, et qui rendent dangereuse la consommation de leur chair crue. Cette parasitose, très fréquente au Japon, commence à être régulièrement recensée en Allemagne et gagne le reste de l'Europe.

Les amateurs de saumon cru ou fumé doivent savoir que la congélation détruit systématiquement ces larves. Aujourd'hui, la plupart des saumons fumés passent par une congélation expresse préalable. En usage familial, pour une préparation marinée ou cuite à l'unilatéral, seule cette précaution permet une consommation sans risque.

- Saumon fumé et cancer. La relation entre fumaison et cancer n'est plus à démontrer. Il est donc indispensable de consommer le saumon fumé après l'avoir débarrassé de toutes les parties exposées à la fumaison. En pratique, la tranche de saumon étalée dans l'assiette présente à sa périphérie une fine bordure de couleur plus soutenue qu'il convient de découper en débordant d'un ou deux millimètres dans la chair. Pour les amateurs de saumon fumé qui en consomment abondamment, cette précaution simple suffit à éliminer tout risque cancérigène.

Préparation

L'une des raisons du succès du saumon est la multiplicité de ses modes de préparation qui permet d'exploiter toutes ses saveurs potentielles :

- fumé sur toast, relevé de citron, ou sur blinis avec crème fraîche ;
- cru, mariné à l'aneth, ou cru seul en sushi japonais ;
- grillé à l'unilatéral (façon scandinave), soit au four, côté peau face au gril, soit grillé en poêle sur un lit de gros sel ;
- en papillote sur un lit de poireaux parfumé à la coriandre ;
- au court-bouillon, accompagné d'une sauce verte ;
- en tartare de mer ;
- en conserve, en boîte au naturel.

Le saumon fumé

Déshydraté en cours de fumaison, le saumon fumé voit la teneur en ses principaux nutriments s'élever par simple effet de concentration. Il est ainsi nettement plus riche en protéines (24 g/100 g), pour 17 g au saumon frais, légèrement plus gras (11 g/100 g), pour 9 g en présentation fraîche, mais sa teneur en sel (700 mg/100 g) est 14 fois plus élevée que celle du saumon frais (50 mg). Il est enfin bien plus calorique (200 cal/100 g) que le saumon frais (151 calories), sans compter les toasts beurrés ou les blinis à la crème sans lesquels il perd une grande part de son charme.

Scarole (▶ Salades)

Seiche (▶ Calamar)

Mollusque marin classé avec le calamar, l'encornet et les poulpes dans la famille des céphalopodes.

Son corps ovale, d'un blanc nacré, se termine par une bouche entourée de huit tentacules bien plus courts que ceux du calamar et du poulpe. La seiche présente sous la peau du dos le célèbre os de seiche, son unique squelette, et, dans ses entrailles, une poche pleine d'un liquide épais et noir : l'encre. La seiche attaquée en éjecte un nuage pour camoufler sa fuite. Dans le Midi, on utilise cette encre pour la mêler à la sauce de préparation de la fameuse « sépia au noir ».

Composition pour 100 g

Calories 78	Eau 78 g
Protides 16 g	Sodium 250 mg
Lipides 1,5 g	Iode 0,04 mg
Glucides 2,4 g	

Intérêt nutritionnel

• Aliment très peu calorique et relativement riche en protéines et en tissu conjonctif à fort pouvoir rassasiant, la seiche est à introduire dans tous les régimes minceur, surtout lorsqu'elle est préparée « a la plancha », sur poêle avec une goutte d'huile d'olive.

• La seiche possède une chair extrêmement maigre (1,5 g de lipides/100 g, dont 60 % d'acides gras polyinsaturés), deux raisons supplémentaires de la préconiser aux sujets à risque cardiovasculaire pléthoriques.

• La seiche, comme la plupart des mollusques, est riche en sels minéraux, tout particulièrement en calcium et en fer, et fournit, de plus, un apport non négligeable en iode et en vitamine B_{12}. C'est donc un aliment à tenter d'introduire dans l'alimentation des enfants et des adolescents.

• Deux restrictions toutefois :

– sa très forte teneur en sodium (250 mg/100 g) contre-indique la seiche dans les régimes sans sel ;

– sa richesse en tissu conjonctif rend sa chair longue et difficile à digérer aux dyspeptiques qui l'écartent spontanément de leur alimentation.

Préparation

La chair de la seiche, surtout lorsque l'animal est jeune, est très fine. Toutefois, une cuisson trop forte ou mal conduite peut la brutaliser et la rendre caoutchouteuse et indigeste. La seiche se prépare de bien des façons, de la plus simple, grillée à même la fonte, jusqu'aux plus complexes, assez souvent en sauce et relevée.

Seigle

Céréale panifiable assez voisine du blé et bien adaptée aux sols difficiles.

Histoire

La culture du seigle, bien plus tardive que celle du blé, n'apparaît qu'au début de l'ère chrétienne. Longtemps considérée comme une mauvaise herbe, elle fut cultivée par les Romains qui l'adoucissaient en la mélangeant à de la farine de froment. Au Moyen Âge, on semait un mélange de grains de blé, de seigle et d'orge, et l'on récoltait l'ensemble sous le nom de méteil.

Composition pour 100 g de farine bise

Calories 335	Sodium 2 mg
Protides 11 g	Potassium 412 mg
Lipides 1,8 g	Calcium 54 mg
Glucides 69 g	Magnésium 92 mg
Eau 13 g	Fer 4,5 mg
Fibres 2 g	

Intérêt nutritionnel

• Le seigle, comme toutes les céréales, est un bon fournisseur de protéines (11 g/100 g), de médiocre qualité et incomplètes, car manquant de lysine, un acide aminé indispensable.

• De plus, le seigle, moins riche en gluten que le blé, panifie nettement moins bien et nécessite l'adjonction de froment pour lever.

• Le seigle est à la fois riche en son et en substances mucilagineuses qui lui confèrent un léger effet laxatif intéressant le constipé mais pouvant irriter les côlons sensibles.

• Contrairement au blé, le seigle est riche en phytase, une enzyme qui détruit l'acide phytique et empêche ce dernier de piéger le calcium et le fer.

• Enfin, le seigle est, de toutes les céréales, la plus riche en calcium, sodium et potassium. Il est également intéressant pour sa teneur en fer, en quelques oligoéléments précieux, tels le fluor, l'iode, le zinc, le cuivre et le manganèse, et en vitamines du groupe B.

Le pain de seigle

• *Caractéristiques :*

- Le pain de seigle est un pain très répandu dans les pays scandinaves et les pays de l'Est, où sa légère amertume est appréciée.
- Pour pallier sa mauvaise panification, on lui ajoute un tiers de farine de froment. Malgré cela, il lève moins bien que du pain blanc, mais présente sur lui l'avantage de sécher moins vite et de mieux se conserver.
- Sur le plan réglementaire, il ne faut pas confondre le pain de seigle, comportant au moins 65 % de seigle, et le pain au seigle, qui n'est tenu d'en contenir que 10 %.
- La couleur brune du pain de seigle n'est pas due, comme on l'imagine souvent, à une teneur plus importante en fibres ou en sels minéraux, mais à la couleur sombre naturelle de sa farine.

• *Utilisation :*

- En France, on réserve traditionnellement le pain de seigle aux fruits de mer, surtout aux huîtres avec lesquelles il s'harmonise parfaitement, préparé en fines tranches beurrées, accompagnées d'un vin blanc sec.
- La couque, un pain d'épice originaire des Flandres, très épicé et ferme, contient 5 % de farine de seigle.
- Enfin, le seigle fermenté sert à la fabrication d'alcool et d'une bière spéciale russe.

Sel (▶ Régime sans sel)

Le sel, sans autres précisions, désigne le sel de table ou chlorure de sodium (37 % de sodium). Le sel est soit extrait de mines de sel gemme, soit de salines, par évaporation d'eau de mer emprisonnée.

Sur le plan physiologique

À l'état pur, le sel est toxique pour l'organisme qui se défend en le dissolvant dans l'eau pour le tolérer. Manger salé déclenche, par l'intermédiaire de la soif, un appel d'eau qui augmente le volume du sang et élève mécaniquement la pression artérielle. Une alimentation trop régulièrement salée peut donc révéler et aggraver une tendance latente à l'hypertension artérielle chez les sujets prédisposés. Aussi, et tout spécialement dans les familles à risque, est-il important d'inculquer aux enfants très jeunes l'habitude de manger modérément salé.

Consommation

Dans la plupart des pays occidentaux, la consommation de sel est excessive et dépasse très largement les besoins (2 g de sel de table maximum par jour, soit 800 mg de sodium). Cet excès de consommation est en partie lié au salage individuel des aliments, mais davantage à la consommation d'aliments enrichis industriellement en sodium, comme les fromages affinés (gruyère, 710 mg/100 g, camembert, 340 mg), les charcuteries (jambon fumé, 2 100 mg/100 g, saucisson, 1 000 mg), les conserves (sardines à l'huile, 760 mg, thon, 360 mg), la choucroute, 650 mg, le pain blanc, 500 mg, la margarine, 280 mg, les biscuits, 400 mg et pain d'épice, 300 mg, les condiments, les potages industriels et, enfin, l'eau de Vichy, 1 744 mg/ litre. On trouve du citrate de sodium dans de nombreux comprimés effervescents (aspirine, vitamine C, etc.).

Sur le plan nutritionnel

Il est toujours préférable de choisir du sel de mer qui bénéficie d'un apport précieux en oligoéléments (iode, cuivre, lithium, zinc, etc.), dont on découvre chaque jour les multiples rôles.

Restriction en sel

• Dans un certain nombre de maladies, comme l'hypertension artérielle, l'insuffisance rénale chronique, l'insuffisance cardiaque et certains déséquilibres hormonaux de la femme (syndrome prémenstruel et préménopause), une alimentation salée est un facteur de risque parfois vital.

• Selon l'intensité de l'affection, il sera prescrit un régime sans sel très strict et très contraignant, ou, bien plus fréquemment depuis l'apparition des diurétiques, un régime pauvre en sel bien plus facile à suivre.

• Les régimes sans sel stricts sont souvent mal suivis, parfois mal tolérés, aggravant par exemple une perte d'appétit non souhaitable du sujet âgé. Il existe, aujourd'hui, des substituts de sel ou faux sels, de goût très voisin, dans lesquels le sodium est remplacé par du potassium et du chlorure d'ammonium, tous deux renforcés par de l'acide glutamique. Il faut aussi savoir que certains prétendus faux sels ne sont que de simples sels partiellement allégés procurant une fausse sécurité, pouvant conduire à des consommations excessives et à des résultats inverses de ceux escomptés, d'autant plus dangereux que méconnus.

Sélénium

Précieux oligoélément agissant en synergie avec la vitamine E, dont l'action antioxydante, récemment démontrée, lui confère un rôle de protection sur de nombreuses affections liées au vieillissement et à la dégénérescence de l'organisme.

Sources

Les meilleurs fournisseurs de sélénium sont les aliments riches en protéines, soit végétales, comme les légumes secs (lentilles, pois, flageolets) et les céréales, soit animales, comme les viandes, le foie, les poissons, les coquillages (huîtres notamment) et les œufs. Mais la teneur en sélénium de ces aliments varie beaucoup avec les sols et les régions. Ainsi, au Japon et aux USA, les sols en sont très riches, alors que les sols chinois et scandinaves en sont dépourvus. De grandes mesures nationales de traitement des sols ont réduit la fréquence de ces carences.

Rôle

Le sélénium est indispensable au fonctionnement d'une enzyme (glutathion peroxydase) qui neutralise les fameux radicaux libres, poisons de la cellule. En collaboration étroite avec la vitamine E, un autre antioxydant majeur, le sélénium exerce une action reconnue de prévention de certains cancers, du risque cardiovasculaire, tout particulièrement de l'infarctus, et s'oppose au vieillissement de nombreux tissus et organes.

Besoins et déficits

Les besoins en sélénium sont infimes (0,25 mg/jour pour l'adulte) et sont en général couverts par une alimentation ordinaire. Une carence peut survenir sur des individus très dénutris, vieillard mal alimenté ou malade chronique (alcoolique). La mode des régimes végétaliens, insuffisamment expliqués et mal conduits, excluant toute protéine animale, sans une parfaite compensation végétale, a pu ainsi conduire à de telles déficiences.

Une carence prolongée est responsable d'un grand nombre de symptômes divers, dont une atteinte sévère du muscle cardiaque.

Complémentation externe

On trouve aujourd'hui le sélénium dans un grand nombre de compléments nutritionnels pharmaceutiques proposés au grand public. Bien qu'il soit préférable de couvrir les besoins par une alimentation naturelle, et que la recherche n'ait pas encore apporté la preuve absolue des bienfaits d'une supplémentation externe, les sujets à risque cardiovasculaire ou à prédisposition familiale au cancer, peuvent bénéficier d'une couverture d'appoint.

Dans ces cas, et pour tous ceux qui ont coutume de s'automédiquer, la prudence s'impose, ainsi que la lecture attentive des étiquettes, car l'excès de sélénium est tout aussi toxique que sa carence. De nombreux compléments alimentaires mal identifiés peuvent ainsi conduire à des cumuls d'apports responsables de surdosage.

Semoule

Produit de la fragmentation fine du grain de blé dur.

Le blé dur

Le blé dur a une amande ligneuse bien plus résistante et dense que celle du blé tendre utilisée pour la fabrication de la farine et du pain. Le blé dur, allongé, pointu, de couleur jaune, est originaire d'Afrique du Nord, d'où il a envahi toute la Méditerranée.

Fabrication

Après avoir été sélectionnés, épierrés, triés, brossés et débarrassés de leurs germes, les grains de blé dur passent entre des cylindres cannelés tournant à différentes vitesses afin d'être fragmentés en particules de plus en plus fines constituant la semoule. Transitant au long de kilomètres de tuyaux, les semoules sont séparées selon leur grosseur.

Composition pour 100 g

Calories 345	Vitamine B_1 0,12 mg
Protides 13 g	Vitamine B_2 0,04 mg
Lipides 1 g	Calcium 362 mg
Glucides 72 g	Sodium 1 mg
Eau 12,8 g	

Intérêt nutritionnel

Blé dur et blé tendre n'ont pas la même valeur nutritionnelle. Leur différence tient à ce que la semoule de blé dur possède un amidon enserré dans un réseau protéique résistant qui lui donne un statut de sucre lent.

• *Semoule et minceur :*

Bien que calorique, la semoule, à la condition d'éviter les graisses d'ajout, peut être conseillée dans certains régimes minceur. En effet, la semoule cuite a une faible densité calorique, se gorge d'eau (3 fois son poids), et il est difficile d'en consommer plus de 50 g crue, soit 150 g cuite.

De plus, la semoule exerce un précieux effet « anti-fringales ». Traversant lentement l'estomac, son absorption lente et progressive maintient une présence en sucre durable qui réduit les envies de grignoter.

Enfin, son index glycémique moins élevé que celui du blé tendre lui évite les réponses brutales d'insuline favorables au stockage des graisses et à la prise de poids.

• *Semoule et diabète :*

Pour les mêmes raisons, la semoule doit être conseillée aux diabétiques qui se privent trop souvent de sucres lents et ont tendance à compenser involontairement dans des aliments protéinés et gras, très dommageables pour leur système cardiovasculaire hautement menacé.

• *Semoule et sport :*
Comme les pâtes, la semoule est un des aliments fétiches du sportif, qui lui permet de restaurer ses réserves de glycogène indispensable à la poursuite d'efforts longs et soutenus. L'effet de perfusion progressive permet de nourrir le muscle sans risque de tomber dans un « trou énergétique ». Enfin, si l'on évite les graisses, la semoule est légère et très digeste.
• *Semoule et enfants :*
Les enfants raffolent des semoules auxquelles les mères pensent insuffisamment. Préparée en beignets, en bouillie, sous forme de gnocchis, de polenta, de couscous ou d'entremets, elle réduit l'envie de sucreries, fournit des protéines utiles à la croissance et facilite l'effort intellectuel sans les pannes de fin de matinée ou de milieu d'après-midi.
• *Semoule et troisième âge :*
Enfin, la semoule, attrayante, relançant le plaisir de manger, facilitant le contrôle du poids et du cholestérol, et épargnant les efforts de mastication si pénibles aux dents abîmées, est à conseiller vivement aux personnes âgées.

Variétés

• *Trois tailles :*
En fonction de la taille des fragments d'amande, on distingue :
- la semoule de mouture grossière qui donne de la consistance aux potages et avec laquelle on prépare le couscous, la polenta, les gnocchis et le taboulé ;
- la semoule intermédiaire est utilisée pour la préparation des entremets et certains couscous sucrés ;
- la semoule fine sert à la confection des bouillies infantiles et à la fabrication des pâtes.

• *Deux qualités :*
- une qualité supérieure extraite du cœur central de l'amande, peu minéralisée, réservée à la fabrication des pâtes de qualité ;
- une qualité inférieure, extraite de la périphérie de l'amande bien plus minéralisée, et réservée à la fabrication des pâtes ordinaires.

Serpolet (▶ Thym)

Plante aromatique extrêmement proche du thym avec lequel elle est souvent confondue. Tous deux ont des fleurs roses, mais les feuilles du serpolet sont nettement plus larges. C'est, avec le thym, l'un des rois de la flore sauvage des garrigues provençales qu'il embaume de son parfum particulier, rappelant celui du citron ou de la verveine. Sa culture nécessite peu de soins, poussant tout aussi bien sur terre légère que pierreuse. Frais ou sec, conservé dans une boîte métallique, il gardera son parfum pendant des années.

Utilisations

• Avec le laurier, le thym, le persil, l'oignon et la carotte, le serpolet est l'un des principaux acteurs du « bouquet garni », à l'œuvre dans de nombreuses sauces et farces.
• On le retrouve aussi dans les soupes, le pot-au-feu, les viandes rôties, grillées ou marinées, les daubes, les terrines et les blanquettes.
• On peut aussi en glisser dans l'huile d'olive, en parfumer certains fromages de chèvre et en saupoudrer les figues séchées au soleil.
• Sur le plan médicinal, il contient, comme le thym, du thymol, dont les propriétés antiseptiques sont utilisées en infusion dans les affections respiratoires de l'hiver.

Sésame

Graines utilisées comme épice ou servant à la fabrication d'une huile raffinée et précieuse, très appréciée des végétariens.

Histoire

Immortalisé par le légendaire « Sésame, ouvre-toi » des contes des *Mille et Une Nuits*, le sésame est originaire d'Inde, où il fut très tôt cultivé pour son huile.

Culture et conservation

C'est une belle plante très touffue, garnie de fleurs roses qui, en disparaissant, laissent une myriade de graines beige nacré très décoratives et faciles à recueillir. Fraîches, ces graines sont brillantes et grasses au toucher. Il faut toujours les conserver à l'abri de la lumière pour éviter leur rancissement.

Utilisation

• En épice, les graines de sésame ont une forte présence aromatique ; grillées, elles acquièrent un petit goût de noisette.

– Elles sont très utilisées en cuisine chinoise dans des salades de soja ou dans les shop-suey.

– Les Thaïlandais préparent une sauce au sésame et au soja dont ils arrosent les crustacés (crevettes, crabes et langoustes).

– Au Vietnam et aux Philippines, on confectionne un nougat aux graines de sésame grillées entières au goût puissant et très peu sucré.

– En Autriche, on parsème le gibier de graines de sésame grillées ainsi que les viandes blanches.

– Enfin, les Suédois en parsèment leurs galettes et les Américains, le pain de leurs hamburgers.

• L'huile de sésame est obtenue par pressage et raffinage d'un jus de graines de sésame grillées. Vendue en magasins spécialisés, elle est indispensable à la réalisation de nombreuses recettes indiennes et orientales.

• Spécial végétarien : mélangées à du sel marin non raffiné, les graines de sésame moulues produisent un condiment savoureux : le gomasio. Il existe aussi une gamme de purées de sésame nature ou aromatisées, baptisées « thain » et utilisables pour préparer les sauces, les pâtés végétaux ou les pâtes à tartiner.

Intérêt nutritionnel

Les graines de sésame sont riches en acides gras essentiels, en protéines, en lécithines, en phosphore et en vitamines liposolubles. Il peut être utile en hiver d'en faire consommer aux enfants et aux adolescents une cuillère à café, à répartir dans les salades ou à croquer lentement.

Sirop

Boisson à base de sucre dissous dans de l'eau ou du jus de fruit.

Variétés

• Le sirop de sucre est une simple eau sucrée très concentrée dans laquelle on est parvenu à dissoudre 300 g de sucre dans 100 g d'eau pour lui conférer sa consistance sirupeuse.

• Les sirops de fruits sont des sirops dans lesquels l'eau est remplacée par un concentré de jus de fruits. Leur teneur minimale est de 800 g de sucre/l. À l'utilisation, ce sirop est « coupé » de huit à neuf fois son volume d'eau, ce qui donne une boisson contenant 100 g de sucre par litre, soit 80 à 90 cal/ verre, fournies essentiellement par un sucre d'assimilation extrêmement rapide.

• Les sirops les plus utilisés sont à la menthe, au citron et à l'orange.

Le sirop de grenadine est en fait un sirop de sucre acidulé à l'acide citrique et tartrique, et aromatisé avec des essences de fruit. Le sirop d'orgeat est lui aussi un sirop de sucre épaissi et aromatisé au lait d'amande.

Intérêt nutritionnel

L'intérêt des sirops est de faciliter l'ingestion d'eau en laissant à chacun la possibilité de choisir l'intensité de la saveur sucrée qui lui convient.

• Toutefois, les sirops de sucre sont essentiellement composés de saccharose, l'un des sucres les plus rapides qui soit. À l'heure des boissons light, cet apport calorique est parfaitement injustifié et doit être systématiquement exclu de tout régime minceur.

• Il en va de même des diabétiques pour lesquels ces « calories vides » de pénétration trop rapide déclenchent des sécrétions d'insuline brutales qui précipitent le déclin de leur pancréas et intensifie leur tendance à l'engraissement.

• Enfin, malgré l'aspect ludique des sirops et leurs belles couleurs attractives, il ne faut pas habituer les enfants à colorer et à sucrer systématiquement leur eau de boisson. Boire sans soif, pour la seule saveur sucrée, peut faire oublier le plaisir simple de se désaltérer et surtout peut ouvrir la voie à des comportements de dépendance ultérieurs.

Soda

Boisson gazeuse très sucrée et très parfumée.

Variétés

• Colas : ce sont des boissons très sucrées (110 g/l), dont l'extrême douceur est camouflée par le pétillement (gaz carbonique) et un mélange d'arômes secrets légendaire. Ils sont colorés au caramel.

À l'origine, les colas étaient des préparations médicinales vendues en pharmacie comme « anti-gueule de bois ». C'est la raison pour laquelle ils sont riches en caféine, en théobromine et en acide orthophosphorique, un mélange stimulant restaurant très vite la vigilance.

• *Tonics* : incolores, un peu moins sucrés (90 g de saccharose/l), ils sont rendus amers par un apport d'écorce de citron et de quinine. Les *ginger tonics* sont, en plus, épicés au gingembre.

• Bitters : ce sont à la fois les plus amers (la quinine est ici renforcée d'extraits de citron vert) et les plus sucrés des sodas (130 g/l).

Intérêt nutritionnel

• *Soda, minceur et diabète :*

– Tous les sodas, en dépit de l'énorme environnement de publicité et de marketing qui façonne leur image, ne sont en fait que des eaux très sucrées, pétillantes, parfumées, colorées et bourrées d'arômes. L'apport en sucre est important et tout aussi difficile à évaluer que les quantités de liquide absorbées tout au long de la journée. Calories vides par excellence, sans valeur nutritionnelle, les sodas sont à écarter de tout régime minceur et bien davantage encore de celui du diabétique.

– Il existe aujourd'hui une gamme très étendue de sodas light édulcorés à l'aspartame ou à d'autres édulcorants intenses. Ces boissons réalisent l'exploit technique de fournir une calorie par verre tout en conservant la structure aromatique, le goût sucré et les bulles qui les caractérisent.

On a beaucoup débattu sur l'effet de « leurre sensoriel » exercé par les boissons light. Le seul défaut allégué par leurs détracteurs serait d'entretenir le goût et le besoin du sucré. Mais l'expérience prouve quotidiennement que, chez l'adulte, la restriction, aussi prolongée soit-elle, n'éteint ni même ne réduit jamais cette pulsion. Il n'y a donc aucune raison d'interdire ces sodas providentiels aux obèses et aux diabétiques, dont le combat commun contre le sucre est sans retour.

• *Enfants et dépendance :*

D'autre part, les sodas qui existent en modèles familiaux de 2 litres ne doivent pas être laissés sans contrôle à portée de main de l'enfant jeune. L'intensité des arômes, la haute teneur en sucre et la sensation de pétillement en bouche poussent l'enfant à boire sans soif, pour la seule saveur et le plaisir, et peuvent ouvrir la voie à des comportements de dépendance ultérieurs.

Les sodas light eux-mêmes, bien que dépourvus de sucre, n'échappent pas à cette objection. Deux ou trois canettes light par semaine restent parfaitement acceptables, mais pas l'accès libre aux grandes bouteilles familiales.

• *Caractéristiques particulières :*

– Les colas sont des boissons excitantes. Riches en caféine, en théobromine, elles sont déconseillées aux enfants, aux nerveux, aux insomniaques et en cas de palpitations et autres troubles du rythme cardiaque. En réponse à ces contre-indications, de nouveaux colas « sans caféine » sont apparus sur le marché qui lèvent totalement cette objection.

– Les *tonics*, à un degré moindre, possèdent aussi une certaine action stimulante liée à la présence de quinine. Il est donc raisonnable de ne pas en abuser, et tout spécialement en fin de journée.

– Les bitters, à teneur encore plus réduite en quinine, ont un effet stimulant négligeable. En revanche, ce sont, de loin, les plus sucrés des sodas, et leur consommation, bien que limitée par leur amertume, doit rester occasionnelle.

Sodium (▶ Sel, Régime sans sel, Hypertension)

Soja

Légumineuse d'origine et de tradition asiatiques, ayant acquis une importance mondiale sous l'impulsion des USA, qui en sont devenus les premiers producteurs mondiaux. Depuis vingt-cinq ans, la biotechnologie, s'intéressant aux exceptionnelles qualités nutritionnelles du soja, a développé une large gamme de nouveaux produits agro-alimentaires qui en sont issus.

Histoire

On ne sait pas toujours exactement qui, des Chinois ou des Japonais, ont les premiers cultivé le soja. La première référence historique date de 2838 avant Jésus-Christ, dans laquelle le soja est classé avec le riz, le froment, l'orge et le millet parmi les cinq plantes sacrées.

Une légende chinoise immémoriale raconte qu'une tribu nomade perdue aurait survécu pendant des mois en se nourrissant d'une fève inconnue, dont la description correspond à celle du soja, et éclairait déjà empiriquement la valeur de ses protéines complètes.

Pendant 5 000 ans, en Asie, la culture et la tradition culinaire du soja n'ont pratiquement pas changé. Mais depuis vingt-cinq ans, c'est l'aliment qui a le plus évolué et bourgeonné dans les directions les plus diverses.

Culture

• Le soja est une plante grimpante qui ressemble au pois ou au genêt, avec des fleurs rouges, blanches et mauves qui font de sa floraison une fête de couleurs. Peu après, elle développe des gousses duveteuses contenant deux à trois graines brunes. Au moment de la récolte, les immenses champs de soja effeuillés ne comportent plus que tiges et fèves, et prennent une couleur brune uniforme.

• D'origine subtropicale, le soja a été adapté par la recherche agronomique à d'autres types de climat et est aujourd'hui cultivé jusqu'à 52° de latitude nord.

La fève de soja présente divers avantages qui facilitent sa production et son économie. Sa période de végétation très courte (3-4 mois) permet ainsi des rotations rapides et une garantie d'approvisionnement régulier. De plus, le soja permet une récolte intégralement mécanisée et se prête très facilement à un stockage et à un transport prolongés.

Composition pour 100 g

	Grain sec	Farine	Soja germé
Calories	422	333	53
Protides	40 g	45 g	6 g
Lipides	20 g	11 g	1,4 g
Glucides	35 g	40 g	4,5 g
Cellulose	4,5 g		0,8 g
Fer	8,4 mg	9 mg	1 mg
Sodium	5 mg	5 mg	5 mg
Iode	0,1 mg	0,1 mg	0,1 mg

Intérêt nutritionnel

• L'atout majeur du soja est sa teneur en protéines de bonne qualité. Les graines en fournissent jusqu'à 40 g/100 g. C'est de très loin la légumineuse qui en contient le plus. De plus, ce sont les seules protéines végétales à pouvoir rivaliser en qualité avec les protéines animales. Complètes, elles peuvent couvrir intégralement les besoins quantitatifs et qualitatifs en protéines de l'enfant et même du nourrisson. Par ailleurs, une consommation supérieure à 20 g/jour abaisse le taux sanguin de cholestérol et réduit d'autant le risque cardiovasculaire.

• Les graines de soja sont riches en matières grasses (20 %) essentiellement composées d'acides gras polyinsaturés favorables au cœur. Mais ces graisses fournissent surtout un précieux apport en deux acides gras essentiels que l'homme ne sait pas synthétiser : l'acide linolénique (7,5 %) et l'acide linoléique (55 %).

Le soja fournit également de la lécithine qui facilite le développement du système nerveux au cours de la croissance, et favorise l'élimination par le foie du cholestérol.

La lécithine est largement utilisée dans l'industrie alimentaire comme émulsifiant de divers produits, dont le chocolat et la mayonnaise. On trouve aujourd'hui en grande surface des sprays à la lécithine de soja permettant de vaporiser un voile de graisse sur les poêles pour une cuisson réduite en matières grasses (cuisifine).

• Les graines de soja fournissent aussi 35 g de sucres lents à absorption très étalée, représentant un apport énergétique dense mais peu agressif.

• Le soja a aussi une très bonne teneur en vitamines et en sels minéraux de première importance :

– une bonne concentration en vitamines du groupe B et tout particulièrement en vitamine B_1, dont la teneur est supérieure à celle de la viande ;

– le soja est aussi un gisement de phosphore (580 mg/100 g), bien supérieur au poisson qui est réputé en contenir beaucoup ;

– sa teneur en calcium est très élevée

(280 mg), supérieure à celle de certains fromages affinés ou du yaourt ;
- sa teneur en fer (8,4 mg) est deux fois supérieure à celle des épinards, un classique du genre ;
- enfin, le soja est très riche en potassium (1,8 g) et contient de nombreux oligoéléments rares, comme le zinc (3 mg), le cuivre (0,9 mg), le manganèse (2,3 mg) et même de l'iode.

• Le soja fournit encore une quantité notable de fibres solubles qui freinent l'absorption des lipides et des glucides, régulent le transit intestinal et développent une bonne action de satiété.

• Le soja est le végétal de référence de la femme préménopausée. De récentes enquêtes épidémiologiques internationales ont montré qu'une alimentation enrichie en soja (30 à 40 g/jour) réduisait la fréquence et l'intensité de l'ostéoporose, affection très fréquente de la femme ménopausée. Un tel régime s'accompagne d'une augmentation significative de la masse osseuse. Cette observation est confirmée par la moindre incidence de l'ostéoporose chez la femme chinoise.

De plus, une étude prospective réalisée en Asie (Singapour, Japon) a montré qu'une consommation régulière de soja semblait protéger la population des femmes ménopausées de certains cancers hormonodépendants. Le risque de cancer du sein étant moitié moindre que celui des femmes n'utilisant le soja que de manière occasionnelle. Le cancer de l'utérus semble aussi être couvert par cette protection.

Ces mêmes observations, corroborées par cinq études australiennes, ont révélé que le régime asiatique, riche en soja, réduisait le nombre et l'intensité des bouffées de chaleur, si fréquentes dans les débuts de la ménopause.

Cette triple protection est liée à la présence dans le soja de quantité notable de composants rares, les isoflavones, dont la configuration chimique, très voisine de celle des hormones féminines, leur confère un effet « oestrogen like ».

Enfin, la femme ménopausée, privée de la protection de ses hormones, voit son risque cardiovasculaire rejoindre celui de l'homme. Une méta-analyse récemment publiée en Nouvelle-Angleterre vient d'établir qu'un régime comportant 25 g de protéines de soja réduisait de manière significative le taux du mauvais cholestérol (LDL). Cette réduction peut atteindre 24 % chez les sujets à taux très élevés.

Présentation et produits dérivés

• Les haricots frais ou congelés de soja. Les Chinois les consomment bouillis dans leur cosse et les servent en garniture de viandes, de poissons ou de crustacés.

• Les grains de soja secs. Très caloriques (422 cal/100 g) et bourrés de protéines, ils se préparent comme les lentilles, trempés puis bouillis dans des soupes ou servis froids pour parsemer des salades.

• Les germes de soja sont issus d'une espèce différente, le soja vert ou mungo. Très peu caloriques, maigres, leur teneur en protéines est élevée pour un légume vert. Servis crus, c'est la classique salade des restaurants chinois, garnie de crevettes ou de crabe ou de poulet. Servis cuits, c'est le légume de base du shop-suey.

• Lait de soja et dérivés :
- Le lait de soja, ou plutôt le jus de soja (tonyu), est obtenu en broyant les grains de soja jaune. Il apporte

autant de protéines que le lait de vache (3,6 g/100 g). Ce jus de soja laiteux peut être utilisé en remplacement du lait de vache chez les personnes intolérantes au lactose.
Il peut être consommé nature, comme un lait, ou rentrer dans la composition de yaourts, de crèmes, de desserts soyeux.
– D'autres produits sont issus du soja fermenté et voient leurs qualités nutritionnelles dopées par les effets de la lactofermentation, mais leur goût est généralement assez prononcé. Ce sont le miso, le tamari, le shoyu et le tempeh bien connus des végétariens et des adeptes de la macrobiotique.
• Le tofu est un caillé de lait de soja formé et pressé. Il s'intègre dans différentes préparations comme les galettes ou steaks du végétarien, les quenelles, les saucisses ou sojanelles ou tofinelles. Le tofu peut aussi s'intégrer à des spécialités traditionnelles comme les quiches, les pâtisseries, par exemple remplacer la viande dans les légumes farcis et enfin enrichir toutes sortes de salades.
• La farine de soja, deux fois plus riche en protéines que la farine de blé, peut servir à confectionner des gâteaux, lier des sauces ou entrer à divers titres dans de nombreuses préparations de l'industrie agro-alimentaire.

Huile de soja

• L'huile de soja est l'une des huiles fluides alimentaires les plus consommées dans le monde. Elle est produite essentiellement aux USA, en Amérique du Sud et en Chine.
Elle est obtenue par trituration dans d'énormes concasseurs aplatisseurs, et extraite avec un solvant volatil éliminé par distillation.
• Sur le plan nutritionnel, c'est l'huile la plus pauvre en acides gras saturés. Elle contient 54 % d'acide linoléique, 23 % d'acide oléique et 8 % d'acide alpha-linolénique. C'est la présence de ce dernier qui réduit sa bonne conservation (oxydation) et génère des odeurs gênantes en friture.
• L'huile de soja doit donc être conservée à l'abri de la lumière et de la chaleur dans un endroit frais et sombre. De plus, elle ne résiste pas aux fritures profondes répétées qui entraînent la formation de produits de thermo-oxydation nocifs.
• L'huile de soja est rarement désignée et vendue comme « huile de table » ou simplement « huile végétale » ou « de régime ». Elle est sans couleur et neutre de goût. Dans l'industrie, elle sert de base à la fabrication de margarines et de mayonnaises.

Sole

Poisson de mer plat très recherché, classé parmi les poissons maigres.
La sole se reconnaît à son corps plat et ovale, doté d'un flanc aveugle et blanc, les deux yeux se trouvant sur le même flanc à peau brune. Sa taille varie de 24 à 35 cm, pouvant, exceptionnellement, atteindre 70 cm.
La sole se pêche la nuit. Elle s'enterre le jour et sort la nuit pour chasser. Les meilleures pêches ont lieu à l'époque du frai, en début d'année, avec des filets de 6 à 8 km. La sole est la première espèce en valeur des pêcheries françaises. Malgré un prix élevé au kilo, la sole reste un plat traditionnel connu et reconnu.
C'est le poisson idéal des jeunes générations, en raison de sa faible teneur en arêtes, de son absence d'odeur et de sa chair fine, ferme et blanche.

Composition pour 100 g

Calories 65	Sodium 120 mg
Protides 15 g	Fer 0,8 mg
Lipides 0,5 g	Phosphore 195 mg
Glucides traces	Vitamine B_1 0,22 mg
Eau 82 g	Vitamine B_2 0,20 mg

Intérêt nutritionnel

• La sole est, avec ses 0,5 g de lipides, l'un des poissons les plus maigres de la Création, et avec ses 65 cal/100 g l'un des moins caloriques. Une austérité qui contraste avec la finesse d'une chair goûteuse et fort savoureuse. Cette configuration fait de la sole un poisson exceptionnel qui a, hélas, un prix conséquent, mais qui convient à tous les pléthoriques, tant obèses que diabétiques ou sujets à risque cardiovasculaire, contraints à des alimentations très censurées et rarement festives.

• De plus, la sole est une excellente source de protéines de très bonne valeur biologique. C'est aussi un honorable fournisseur de fer (0,8 mg/100 g) et de phosphore (195 mg) et un véritable gisement de vitamine B_1 (0,22 mg) et de vitamine B_2 (0,20 mg). C'est donc un poisson bien adapté à l'enfant en croissance, qui l'accepte volontiers, et au vieillard aux dents abîmées, dont la ration de protéines est souvent insuffisante.

Préparation

Bien que la grande saison de la sole soit centrée sur le premier trimestre, on la trouve pratiquement toute l'année à l'étal du poissonnier.

• Une sole se pare après en avoir tranché la tête. Il suffit de retrousser quelques centimètres de peau noire pour pouvoir la tenir, puis de l'arracher en tirant d'un coup sec vers la queue.

• Aussi étonnant que cela puisse paraître, une sole ne doit pas se consommer trop fraîche, car sa peau est difficile à ôter et, surtout, sa chair est quelque peu coriace. La sole a besoin de se reposer au moins 24 heures pour devenir tendre et plus facile à éplucher. La sole se présente en filets, mais la plupart des cuisiniers préfèrent la cuire entière pour éviter son dessèchement et lui conserver saveur et onctuosité.

• Le mode de cuisson est lié à la taille du poisson. Les plus petits peuvent être frits, les moyens grillés ou au court-bouillon, mais la cuisson idéale se pratique à la poêle ou à la vapeur, qui met le mieux en valeur la délicatesse de sa saveur.

• La sole meunière demeure la référence culinaire. Elle nécessite un farinage et un feu moyen. Certains chefs préfèrent l'huile (de pépins de raisins, la plus neutre), parce qu'elle ne masque pas le goût, d'autres choisissent le beurre, parce qu'il « arrondit » la saveur du poisson.

• Les filets de sole ont aussi des adeptes. La préparation la plus raffinée consiste à les pocher dans un fumet de poisson au vin blanc.

Sommeil et alimentation

Le sommeil, ses excès, ses insuffisances, tant au niveau de l'endormissement que des réveils nocturnes, peuvent, dans une certaine mesure, être influencés par l'alimentation.

Protéines et sommeil

• En grande quantité, les protéines consommées le soir (viande, poisson) élèvent la température centrale du corps et peuvent retarder l'apparition du sommeil.

• En quantité modérée, les protéines d'un dîner produisent un effet inverse en fournissant un acide aminé particulier, le tryptophane, précurseur de la sérotonine, molécule de l'apaisement et du sommeil.

Les sucres agissent sur le sommeil de deux manières

• La saveur d'un aliment sucré produit une sensation gratifiante, responsable d'une sécrétion cérébrale de sérotonine réduisant la tension intérieure et l'anxiété, et facilitant le sommeil. Les mères savent qu'un bébé qui pleure s'endormira plus facilement avec un peu d'eau sucrée. De même, une tasse de lait sucré ou une boisson maltée ont un effet sédatif traditionnellement reconnu.

• De plus, le sucre élève la sécrétion d'insuline qui utilise et fixe un certain nombre d'acides aminés concurrents du tryptophane. Libéré de ses compétiteurs, le tryptophane passera plus facilement dans le cerveau et y exercera mieux son action sédative.

L'alcool

• Là encore, tout est question de dose :

– À petite dose, un verre de vin au dîner produit un effet relaxant et une détente qui facilitent l'endormissement. Le verre de vin chaud sucré a fait longtemps ses preuves.

– À dose élevée, l'alcool provoque l'ivresse et un endormissement brutal et profond, mais de mauvaise qualité, qui modifie l'architecture générale du sommeil et perturbe le rêve (cauchemars et réveil en sueur).

• Enfin, le café, le thé et le Coca-Cola même light perturbent très profondément le sommeil. Non seulement le café du soir, mais même celui du matin retentissent sur l'endormissement et entraînent un sommeil haché, de mauvaise qualité et non récupérateur. Chez les sujets sensibles, il est conseillé de cesser de boire du café après 10 heures du matin.

En revanche, verveine et camomille, légèrement sucrées, ont une action sédative reconnue.

Son de blé

Enveloppe externe du grain de blé.

Définitions

Dans la grande famille des fibres alimentaires, on distingue :

• Les fibres insolubles (cellulose et hémicellulose), qui servent d'enveloppe aux végétaux et sont représentées par le son de blé. Leur action principale s'exerce sur le transit intestinal.

• Les fibres solubles, comme la pectine de pomme, les gommes, les alginates des algues, les mucilages. Leur action principale s'exerce sur l'absorption des aliments.

L'alimentation occidentale s'est considérablement appauvrie en fibres, au moment où leurs effets bénéfiques sur les pathologies les plus préoccupantes sont régulièrement démontrés.

Action intestinale

• *Sur la constipation* (▶ Constipation) :

Le son de blé est de loin la fibre qui régule le mieux le transit intestinal. Augmentant le volume et l'hydratation des selles, il accélère le transit des constipés chroniques. Cette accélération s'accompagne souvent de flatulences liées à la fermentation bactérienne de ces fibres. Aussi convient-il de les introduire progressivement et de les éviter au côlon trop sensible des colitiques.

• *Prévention du cancer du côlon :*

Au départ, certains chercheurs, ayant constaté une fréquence excessivement basse de ce type de cancer dans les populations africaines, avaient émis l'hypothèse que cette protection était liée à une forte consommation d'aliments riches en fibres. Depuis, cette hypothèse a été confirmée et la protection corrélée au niveau de consommation, expliquant ainsi l'extrême fréquence de ce cancer aux USA, premier consommateur d'aliments artificiellement raffinés et pauvres en fibres.

Les fibres agiraient en formant un gel visqueux qui piège certaines substances alimentaires cancérigènes et les empêche de stagner trop longtemps au contact de la paroi de l'intestin.

Effets sur les métabolismes

• *Action de régulation du poids :*

À l'heure où l'obésité, malgré les pressions conjuguées de la mode et de la médecine, continue de progresser, et où les médications amaigrissantes révèlent leur inefficacité ou leur toxicité, il est surprenant que l'action des fibres soit si peu connue et utilisée. Cette action sur le contrôle du poids s'exerce de plusieurs manières :

– Le son, en quantité suffisante (20 g par jour), piège dans ses mailles une certaine quantité de protéines et de lipides qu'il entraîne avec lui dans les selles. Cette déperdition énergétique est modeste et inférieure à celle induite par la pectine, mais elle est régulière et surtout indolore.

– À cette action de « gaspillage calorique », le son ajoute un effet modérateur net sur l'appétit. En effet, un aliment riche en son (pain ou riz complets) est, à poids égal, moins calorique que sous sa forme raffinée, ce qui permet d'en consommer davantage.

– De plus, les aliments riches en fibres se mastiquent davantage et, gorgés de salive et épongeant l'eau de boisson, ils prennent du volume et exercent un effet de réplétion sur l'estomac dont la vidange est retardée.

– Enfin, le son, par sa viscosité et son occupation de l'espace digestif, réduit ou plutôt étale la pénétration des sucres dans l'organisme. Par sa seule présence, il transforme des sucres rapides en sucres lents, ce qui émousse les réponses brutales d'insuline génératrices de fringales et d'une facilité accrue à stocker les graisses.

Le tout conjugué est non seulement responsable d'un rassasiement anticipé, mais réduit même la consommation calorique lors du repas suivant.

• *Action favorable sur le taux de cholestérol :*

Cette action de prévention portant sur l'une des causes principales de mortalité humaine a donné lieu à de nombreux travaux convergents.

Le son, toujours pour les mêmes raisons, piège dans ses mailles le cholestérol intestinal et réduit son absorption. Cet effet a été prouvé sur des hypercholestérolémies modérées, et permettrait d'éviter ou de réduire des traitements chimiques dont on sait qu'ils sont instaurés pour le reste de la vie.

Dans ce rôle, les fibres solubles (pectines) semblent cependant plus efficaces que la cellulose insoluble du son, ce qui, pour une protection comparable, oblige à ingérer des quantités parfois décourageantes. La pomme, mieux adaptée à cet usage, impose cependant son lot de calories sucrées souvent indésirables.

• *Action favorable sur le diabète :*

Les fibres, en retardant l'absorption des sucres, évitent les décharges réactionnelles brutales d'insuline qui surmènent le pancréas exténué du diabétique. Là encore, cette action est bien plus marquée avec la pectine soluble qu'avec la cellulose du son. Mais, même modérée, cette action est de toute première importance.

Important : ainsi, un obèse gros mangeur, chargé en cholestérol, et diabétique, association relativement fréquente et très menaçante, a trois raisons majeures de consommer des fibres parmi lesquelles le son de blé est la variété la plus simple d'emploi, la plus facile d'approvisionnement et la moins coûteuse.

Effets indésirables

• La dégradation intestinale du son produit des gaz responsables de flatulences et de ballonnements parfois douloureux. Aussi, la prise de son doit-elle être instaurée progressivement, en démarrant avec une simple cuillère à café, pour passer à la cuillère à soupe la semaine suivante et en ajoutant une cuillère à soupe supplémentaire par semaine jusqu'à obtention de la dose efficace. De plus, pour obtenir la viscosité et le volume suffisants, il est indispensable d'augmenter parallèlement la consommation de liquides.

• Le son, enveloppe externe du blé, reçoit et s'imprègne des pesticides utilisés pour le traitement des récoltes. Il est donc impératif, pour ceux qui désirent l'utiliser à dose utile, de choisir un son provenant de blé cultivé selon des normes de culture biologique, c'est-à-dire sans engrais chimiques ni pesticides de synthèse (logo AB du ministère de l'Agriculture et garanti officiel).

• Enfin, si le son piège avantageusement le sucre, le cholestérol et les calories, cette action a son revers, car le son peut aussi piéger certains sels minéraux ou oligoéléments de première nécessité, tels le calcium ou le zinc. Cette déperdition légère est cependant compensée par la propre teneur de ces fibres en sels minéraux. Il est cependant prudent de les éviter chez le jeune enfant en pleine croissance.

Utilisation

• Depuis la dernière guerre mondiale, on assiste, dans la plupart des pays occidentaux, à un appauvrissement régulier en son de l'alimentation, lié à la réduction de la consommation de pain et à l'utilisation de céréales de plus en plus raffinées.

• On trouve du son dans le pain complet et davantage encore dans le pain de son et dans divers céréales et biscuits de régime enrichis en fibres. Toutefois, pour un usage régulier et bien quantifié, il est préférable d'utiliser du son pur acheté en paquet, non pas sous forme de poudre fine qui réduit notablement ses effets, mais sous forme de paillettes.

• L'utilisation du son et le bénéfice de ses nombreux atouts sont souvent compromis par sa présentation et son mode d'ingestion. Pour éviter le désagrément de sa viscosité en bouche ou sa prise en masse dans un liquide, il est conseillé de le mêler à un yaourt ou d'en épaissir les potages. L'idéal, lorsque l'on dispose de quelques minutes au petit déjeuner, est d'en confectionner des galettes. Deux cuillères à soupe de son de blé mêlées à une cuillère à soupe de son d'avoine, épaissies avec un blanc d'œuf et une cuillère à soupe de fromage blanc, composent une pâte que l'on poêle à la manière d'une galette ou d'une crêpe. On dispose alors d'une présentation plus attractive et, si l'on prend soin de boire en la consommant, d'un coupe-faim efficace et peu calorique.

Sorbet

Le sorbet illustre parfaitement l'intérêt diététique d'une modification de consistance induite par le froid. Un liquide sucré et acidulé, au goût douceâtre, devient, frappé et glacé, un sorbet dont se régalent toujours petits et grands. En France, la consommation de sorbets a quadruplé en dix ans. Malgré cette envolée, la France figure encore parmi les plus faibles consommateurs d'Europe et très loin des Américains qui battent tous les records.

Définitions

• Un sorbet est une préparation fouettée-congelée composée d'eau, de sucre, de fruits, d'arômes naturels ou artificiels, et occasionnellement de vin ou d'alcool.

• Les sorbets aux fruits doivent réglementairement contenir une proportion minimale de 35 % de fruits, et 15 % seulement pour les fruits très acides (citron, cassis).

• Les sorbets à l'alcool ou au vin. Les fruits sont ici remplacés par des vins ou des spiritueux pour corser la saveur, réduite par le froid, des sorbets.

Composition pour 100 g

	Glace vanille	Sorbet fruit
Calories	173	112
Protides	3,7 g	0,5 g
Lipides	6,6 g	0,5 g
Glucides	24,8 g	26,5 g
Calcium	140 mg	15 mg

Comme pour tous les produits préemballés, la liste et la teneur des composants et adjuvants doivent figurer sur l'étiquette par ordre décroissant.

Intérêt nutritionnel

• Un sorbet, lorsqu'il est fondu, n'est en fait rien de plus qu'un simple jus de fruits sucré. Mais s'il est, à la différence des crèmes glacées, dépourvu de graisses, de protéines et de calcium, le sorbet est, contrairement à l'opinion répandue, plus sucré qu'une glace.

Comparé aux sodas de composition très voisine, et grâce au froid qui modifie sa consistance, le sorbet ne se boit pas, mais se mange, ce qui augmente notablement le plaisir pris et réduit d'autant le volume ingéré. Ce d'autant qu'il existe aujourd'hui des sorbets enrichis en pulpe de fruits, introduisant des fibres, du potassium et le carotène des fruits.

Les enfants n'ont donc aucune raison d'être privés de ces desserts qu'ils affectionnent particulièrement, d'autant que deux boules de sorbet apportent 66 calories, l'équivalent d'une petite pomme.

• Les obèses ne peuvent disposer d'une telle liberté car thermiquement isolés par leur revêtement adipeux et supportant mal la chaleur, ils deviendraient de formidables consommateurs de sorbets, dont la facture calorique pourrait s'élever vertigineusement.

• Chez le diabétique, une ingestion de sucres aussi rapides, surtout consommés en dehors des repas, déclenche des sécrétions réflexes d'insuline nocives. Occasionnellement et à la fin d'un repas complet, mêlé aux autres nutriments, le sorbet peut fournir une récompense festive à des efforts de régime soutenus.

• Des sorbets allégés sont désormais disponibles sur le marché dont la teneur en sucre a été réduite et remplacée par de l'aspartame (édulcorant intense). Cet allégement notable, qui ne réduit ni la saveur ni la consistance du sorbet, lève donc la censure imposée aux obèses ou aux diabétiques, et fera le bonheur des enfants qui pourront en redemander, tout particulièrement ceux ayant une tendance à l'embonpoint.

Les sorbets maison

• Contrairement aux produits industriels, les sorbets maison peuvent être réalisés avec de purs jus de fruits. Ce qui modifie complètement le profil nutritionnel de ce dessert et lui confère l'exacte valeur du fruit utilisé.

Pour cela, les fruits ne doivent pas être pressés mais mixés. Placés au congélateur, il suffit de les fouetter deux fois, à une heure d'intervalle, pour obtenir un granité homogène.

• Le trou normand est un sorbet de pommes au calvados que l'on sert en milieu d'un repas de fête particulièrement copieux pour établir une pause, faciliter la digestion et être à même de couvrir la dernière partie de ces marathons gastronomiques.

Sorbitol (▶ Édulcorants)

Le sorbitol est un sucre-alcool naturel présent dans de nombreux fruits, mais produit industriellement par synthèse à partir du maïs.

Intérêt nutritionnel

• *Économie calorique :*

Si le sorbitol est deux fois moins sucrant que le saccharose, tous deux ont strictement la même valeur calorique, soit 4 cal/g. Toutefois, la mauvaise absorption intestinale du sorbitol réduit fortement sa valeur calorique et lui permet de jouer un rôle d'édulcorant hypocalorique, hâtivement qualifié de faux sucre.

• *Un édulcorant pour diabétiques :*

Contrairement au vrai sucre (saccharose), le sorbitol suit une filière métabolique qui n'élève ni la glycémie ni la sécrétion d'insuline et préserve ainsi le pancréas épuisé du diabétique. Ce faisant, il évite les habituelles fringales insuliniques qui succèdent aux excès de sucre ordinaire.

• Le sorbitol présente chez l'enfant l'avantage de ne pas favoriser la plaque dentaire, de respecter l'émail et d'éviter ainsi les caries si fréquentes des petits grignoteurs peu soucieux de brossages méticuleux.

• *Effets indésirables sur l'intestin :*

Le sorbitol, peu digéré, parvient au côlon où il est attaqué par la flore intestinale. Il fermente alors et peut, sur des intestins sensibles et pour des quantités difficilement prévisibles, occasionner des flatulences, des ballonnements parfois très douloureux, ainsi que des diarrhées.

Utilisations

• Le sorbitol est principalement utilisé en confiserie pour tous types de bonbons allégés, de chewing-gums « sans sucre », en chocolaterie et pour la fabrication de glaces allégées et de biscuits de régime.

• Compte tenu de ses effets intestinaux, sa consommation doit être surveillée chez l'enfant qui risque d'être entraîné par sa gourmandise et d'avoir à le regretter.

• D'autre part, comme l'indique obligatoirement l'étiquetage, le sorbitol doit être évité chez l'enfant de moins de trois ans et chez la femme enceinte ou allaitante.

Soufre

Le soufre est un minéral essentiel qui entre dans la composition de deux acides aminés : la cystine et la méthionine, indispensables à la synthèse de nombreuses protéines humaines.

Rôle

Le soufre est présent dans toutes les cellules du corps où il participe à l'édification générale de l'organisme. Toutefois, il est particulièrement concentré dans la peau et la kératine des cheveux, ainsi que dans le cartilage. Il entre, de plus, dans la composition de deux vitamines essentielles : la thiamine, ou vitamine B_1, et la biotine, ou vitamine H.

Besoins et apports

Les besoins en soufre sont mal connus, mais l'on estime qu'une alimentation équilibrée est suffisante pour éviter le risque de carence.

On trouve du soufre dans toutes les protéines animales : viandes, poissons, volailles, œufs, et certains végétaux, tels le cresson, l'ail et les fruits secs.

Utilisations

• Cystine et méthionine ainsi que la vitamine H (biotine) sont fréquemment utilisées comme traitement d'appoint de la séborrhée du cuir chevelu et les chutes de cheveux, notamment chez la femme.

• On l'utilise aussi traditionnellement chez l'arthrosique, dont le cartilage usé et vulnérable peut être protégé et renforcé par une alimentation riche en soufre.

• Dans ces deux indications, il est important d'éviter toute carence en protéines, si fréquente chez les végétaliens purs et durs et les personnes âgées aux dents usées, ainsi que de penser à mettre de l'ail partout et de s'abonner à la soupe de cresson.

Soupe – Potage – Bouillon

La soupe est un plat universel, immémorial, qui traverse toutes les cultures et traditions. Aujourd'hui, neuf Français sur dix consomment du potage et une personne sur quatre commence son repas du soir par de la soupe. Cela représente 4 milliards d'assiettes de soupe par an en France, dont 30 % sont des préparations industrielles.

On a longtemps pensé que la soupe était un aliment démodé et rejeté par les enfants. Une large enquête (Knorr, 1994) prouve le contraire et établit que :

- 93 % des enfants aiment la soupe parmi lesquels 33 % l'aiment beaucoup ;
- 90 % des personnes interrogées estiment que la soupe est un « bon truc » pour manger des légumes ;
- 85 % pensent qu'elle est idéale pour un repas léger le soir ;
- et 76 % la perçoivent comme une occasion de convivialité.

Définitions

• Le mot *soupe* serait une contraction de deux mots sanscrits, « su » (bien) et « pô » (nourrir), formant « suppa », signifiant chose bonne et nourrissante.

• Le mot *potage* vient du latin « potus », nom du récipient servant à sa fabrication. Il désigne un plat de légumes consommé avec son eau de cuisson, pouvant être enrichi de pâtes ou épaissi au tapioca.

• Le *bouillon* maigre est une eau de cuisson de légumes, le bouillon gras, une eau de cuisson de viande, et le pot-au-feu, une association des deux.

• Le *consommé* est un bouillon réduit à petit feu pour concentrer nutriments et saveur.

Histoire

• Pour les primitifs du néolithique, il suffisait d'un trou dans le sol rempli d'eau et d'aliments, et de quelques pierres chauffées à blanc pour nourrir et réchauffer une famille.

• Au Moyen Âge, la soupe représentait la tranche de pain bien épaisse sur laquelle on versait le bouillon. Jeanne d'Arc aimait les soupes au vin. La reine Margot rendit célèbre une crème de volaille qu'elle consommait tous les jeudis et qu'on appelait le « potage à la reine ».

• Mais c'est à la cour de Louis XIV que se créa la mode du potager, des légumes primeurs qui s'implantèrent dans chaque jardin. Potage et pain composaient la soupe, un repas presque complet.

• En Corse, on fait depuis toujours une soupe de châtaignes au lait de chèvre épaissie de macaronis courts, si compacte que la cuillère y tient droit plantée.

Soupes maison et soupes industrielles

• *Soupes maison :*

– La gamme des potages maison est très large. Les légumes le plus souvent utilisés sont les courgettes, les carottes, les pommes de terre, le potiron et les poireaux. Mais oignons, navets, tomates et cresson ont aussi leurs passionnés.

Le tout est salé, amélioré d'une cuillère à dessert d'huile d'olive ou d'une noisette de beurre ou de crème. De nombreuses ménagères aromatisent leur potage avec un concentré de pot-au-feu ou de volaille. Pour les enfants et les gourmands, les croûtons dorés sur poêle agrémentent et illuminent ce plat modeste.

– Ne jamais faire prétremper les légumes et ne les éplucher qu'au dernier moment pour éviter la fuite des vitamines et des sels minéraux.

Pour les mêmes raisons, éviter de laver les légumes. Ne pas faire cuire la soupe trop longtemps, ce qui détruit les vitamines.

Consommer la soupe dans les vingt-quatre heures ou la congeler immédiatement.

• *Préparations industrielles :*

Elles ont le grand mérite d'avoir réintroduit dans les menus un plat en passe de se démoder et souvent trop long à préparer par les mères au travail. Il en existe une infinie variété que l'on trouve sous trois présentations correspondant à des besoins particuliers.

– Les potages déshydratés (à cuire) sont des sachets aux composants divers, utilisant les légumes traditionnels, mais aussi des légumes secs, des viandes, des produits céréaliers, pâtes alimentaires, matières grasses, épices et aromates dans des proportions diverses.

Le contenu d'un sachet se compose d'un mélange d'ingrédients (épices, herbes aromatiques) pulvérisés en flocons et d'une garniture en morceaux (légumes, viande ou pâtes). Ces potages déshydratés ne sont pas cuits. Un sachet dissous dans un litre d'eau est cuit en trois ou quatre minutes et fournit quatre assiettes. Ils sont donc adaptés aux besoins d'une famille.

– Les potages instantanés (précuits), en sachets individuels et précuits, ont été conçus pour les célibataires pressés ou allergiques à toute préparation, mais intéressent de plus en plus de familles où coexistent des goûts distincts. Précuits, ils sont réellement instantanés et s'obtiennent par simple mélange à de l'eau bouillante.

– Les potages en brique (à réchauffer) sont fabriqués avec des légumes surgelés ou frais (pommes de terre) puis moulinés ou mixés et stérilisés par UHT, leur assurant une consommation de dix-huit mois à température ambiante. Ils existent en brique d'un litre pour quatre assiettes ou en brique de deux assiettes de 250 ml. Les potages en brique se présentent comme des soupes familiales qu'il suffit de réchauffer. Elles sont perçues comme plus « naturelles », et conviennent parfaitement aux femmes actives, soucieuses de conserver une entrée conviviale à leur famille dès leur retour à la maison.

Composition pour 100 g

Chaque potage a sa propre composition liée à la nature de ses ingrédients, toujours inscrite sur son étiquetage.

POTAGES DÉSHYDRATÉS

	Julienne de légumes	Poule au riz	Suprême de volaille aux amandes effilées
Calories	13	27	59
Protides	0,4 g	0,5 g	1,5 g
Glucides	2,5	4,7 g	4,1 g
Lipides	0,2 g	0,7 g	4,2 g
Sodium	0,39 g	0,36 g	0,34 g
Potassium	38 mg	6 mg	51 mg

POTAGES INSTANTANÉS

	Poireaux Pommes de terre	Soupe poisson croûtons	Velouté crustacés
Calories	28	36	54
Protides	0,5 g	2,7 g	0,8 g
Glucides	4,2 g	3,6 g	5,3 g
Lipides	1 g	1,2 g	3,3 g
Sodium	0,33 g	0,54 g	0,33 g
Potassium	54 mg	90 mg	36 mg

POTAGES EN BRIQUE

	Soupe chinoise	Velouté de poireaux	Mouliné de légumes
Calories	21	33	43
Protides	0,5 g	0,8 g	0,9 g
Glucides	4 g	5 g	7,5 g
Lipides	0,3 g	1,2 g	1 g
Sodium	0,38 g	0,37 g	0,34 g
Potassium	59 mg	92 mg	210 mg

• *Apports moyens :*

Tous ces potages reconstitués, prêts à être consommés dans une assiette creuse de 250 ml, ont une composition de base dont la moyenne se définit ainsi :

– l'apport calorique moyen d'une assiette de 250 g de potage se situe aux environs de 60 calories, allant de 32 pour une julienne de légumes déshydratée à 148 pour le suprême de volaille aux amandes effilées ;

– la teneur moyenne en protéines est de 2,5 g par assiette, passant de 1 g pour la julienne de légumes à 5,5 g pour la soupe de poisson ;

– la teneur en glucides est encore plus variable, car certaines soupes industrielles sont épaissies à l'amidon. En moyenne, cette teneur est de 10 g de glucides par assiette, passant de 2,5 g pour une julienne de légumes à 19 g pour un goulasch ;

– l'apport en lipides est de 2,5 g en moyenne pour une assiette, allant de 0,2 g pour une julienne aux 4,2 g du suprême de volaille aux amandes.

• *Le problème des vitamines :*

Les légumes sont de grands fournisseurs de vitamines, hélas très fragiles. Leur dégradation commence dès la cueillette, s'accélère pendant le stockage et continue au cours de l'épluchage, du découpage et de la cuisson.

La soupe maison, préparée sans délais, en respectant certaines règles d'épluchage et consommée sans conservation prolongée, préserve une part notable de l'apport vitaminique. La préparation industrielle, complexe et technique, détruit la quasi-totalité des vitamines. Pour parer à cet inconvénient, les grandes marques de potage restaurent la teneur vitaminique par un apport extérieur et peuvent ainsi proposer au consommateur « une teneur garantie en vitamines » reconstituées.

• *Le sel :*

Dans la soupe maison, chacun salera en fonction de ses goûts et besoins. On fait souvent aux potages industriels le reproche d'être trop salés, surtout pour les spécialités, qui peuvent apporter 2 g de sel ou plus par assiette. Les grandes marques ont réduit cette teneur, qu'elles ont obligation de mentionner sur l'emballage. Certaines spécialités contiennent aussi du glutamate de potassium, un renforçateur du goût parfois très mal toléré par certains sujets (syndrome du restaurant chinois).

• *Les fibres :*

La soupe maison moulinée plutôt que mixée dénature peu les fibres végétales.

La préparation industrielle réduit leur proportion et leur qualité, mais propose des soupes enrichies en céréales pouvant contenir jusqu'à 3 ou 4 g de fibres par assiette.

La soupe : premier aliment amaigrissant avéré

• *Qualités générales.*

La soupe est un aliment qui cumule de nombreux atouts :

– elle favorise la consommation de légumes dont l'intérêt dans la lutte contre le risque cardiovasculaire et le cancer est unanimement reconnu ;

– elle favorise l'hydratation du corps trop souvent négligée ;

– chaude, conviviale, partagée, elle renforce la structure traditionnelle du repas du soir ;

– mais ces atouts, pour intéressants qu'ils soient, ne sont pas spécifiques et peuvent être procurés par d'autres aliments. L'atout majeur et original de la soupe, scientifiquement avéré par de nombreuses études internationales, est d'être un authentique aliment amaigrissant. Non pas seulement à la manière d'un aliment minceur pauvre en calories, mais comme une substance disposant d'une texture et d'une consistance physiques telles que son utilisation régulière soit responsable d'une perte de poids.

• *Mécanisme de l'action amaigrissante*

Les travaux conjoints de Spigel (New Jersey), de Kissileu (New York) et surtout de Louis Sylvestre (Paris) sont parvenus à analyser et mettre en lumière le mode d'action amaigrissant de la soupe. Ils ont ainsi prouvé que la soupe avec morceaux (type soupe au pistou) avait, en premier lieu, la faculté de remplir l'estomac en se moulant sur son fond, ce qui distend sa paroi et déclenche la sécrétion d'une hormone, la cholécystokine, facilitant le rassasiement. Cette action, commune à d'autres aliments, serait majorée pour la soupe par sa vitesse de remplissage.

Mais, plus original, on a découvert l'existence d'un stimulus bien plus actif sur la satiété que la distension de l'estomac : la vitesse d'arrivée des nutriments dans l'intestin, activant des récepteurs disposés sur sa paroi et déclenchant une réponse hormonale « coupe-faim ». Dans la structure particulière de la soupe à morceaux, le jus liquide riche en substances nutritives peut, en raison de sa fluidité, quitter très vite l'estomac pour inonder l'intestin et déclencher la satiété, alors que la partie solide sera piégée dans l'estomac et ne le quittera que bien plus tard, après mixtion par un broyage extrême.

• *Résultats*

La structure unique de la soupe à morceaux permet donc une double action simultanée de satiété, la distension de l'estomac, immédiate et durable, et l'action de contact sur l'intestin, légèrement retardée mais puissante et décisive.

Ce duo original permet à la soupe à morceaux d'obtenir, avec un minimum de calories, un maximum de satiété. Et cet effet, pour des raisons non encore expliquées, est encore plus marqué chez le gros que chez le maigre.

• *Réduction calorique chiffrée*

Ainsi, les enquêtes ont prouvé qu'un sujet en surpoids, commençant son déjeuner par une soupe, finissait son repas en ayant ingéré 162 calories de moins qu'avec un repas sans premier plat. De plus, cet effet, constaté sur un déjeuner, persiste jusqu'au dîner. Ce dernier sera spontanément moins copieux et permettra une économie supplémentaire de 106 calories. L'économie totale moyenne sur la journée peut donc atteindre 268 calories, ce qui, poursuivi sur un trimestre, génère une perte de poids spontanée, inconsciente et sans aucun effort, de près de 3 kilos.

• *Conclusion*

En plus de ses multiples atouts nutritionnels, la soupe fait donc maigrir. Cette action amaigrissante, toutefois, n'a été prouvée que pour une soupe contenant une proportion suffisante de morceaux (inférieurs à 8 mm) et n'a pas été retrouvée pour les soupes mixées ni pour les soupes passées.

Spaghettis (▶ Pâtes)

Spasmophilie
(▶ Magnésium)

Le débat est toujours ouvert pour savoir si la spasmophilie est une maladie organique liée à un trouble de l'utilisation du magnésium et du calcium ou un ensemble de manifestations lié à la réponse d'un terrain anxieux à un surcroît de stress.

Description

• Les manifestations de spasmophilie se déploient toujours sur un terrain neurotonique chronique. On y retrouve de manière systématique un excès d'émotivité et ses traductions somatiques. Les deux premiers signes, les plus fins et les plus évocateurs, sont le tressautement des petits muscles des paupières (myoclonie) et l'engourdissement nocturne des mains (paresthésies). Ces deux signes sont vite rejoints par les célèbres « boules à la gorge », les rougeurs du visage et du décolleté, des diarrhées de réaction, des douleurs de poitrine et des palpitations pouvant simuler une affection cardiaque, des bouffées de chaleur et des crampes. Anxieux, insomniaques ou « crispés », les spasmophiles se plaignent toujours de fatigue accablante.

• Sur ce fond chronique peuvent survenir des « crises de tétanie » s'exprimant par des engourdissements de membres et des contractures douloureuses fréquemment associés à une perte de connaissance sans gravité mais impressionnante.

Responsabilité du magnésium

• *Position du corps médical français :*

Une grande majorité du corps médical français (et l'ensemble des journalistes et du grand public) estime que cette tendance générale à la spasmophilie est liée à un déficit ou à une mauvaise utilisation du magnésium. Des travaux récents ont renforcé cette position en prouvant que les stress répétés occasionnaient des fuites de magnésium.

Cette unanimité nationale a conduit à une mode du magnésium qui conforte les passionnés de chocolat et d'oléagineux (cacahuètes, pistaches) et surtout conduit à une automédication coûteuse et souvent inutile. Elle peut même parfois être dangereuse pour les sujets aux reins insuffisants chez qui l'accumulation inconsidérée de magnésium peut provoquer des troubles cardiaques sévères.

• *Position anglo-saxonne :*

– Une minorité de médecins français, pour la plupart psychiatres et psychothérapeutes, réfutent cette piste magnésienne et l'existence même de la spasmophilie. Ils ne voient dans cette cohorte de symptômes disparates que les nombreuses manifestations somatiques de l'anxiété névrotique.

Cette position rejoint la conception anglo-saxonne qui préfère traiter tous ces symptômes à grand renfort de tranquillisants et de psychothérapie.

– Dans cette perspective, la crise de tétanie s'expliquerait par une augmentation anxieuse du rythme respiratoire, une hyperventilation totalement inconsciente et un excès d'oxygénation du cerveau pouvant expliquer les spasmes diffus et la perte de conscience.

Pour affronter ces crises, les spasmophiles américains ont toujours sur eux un sac en papier dans lequel ils respirent un air confiné pour se désoxygéner.

– Pour l'instant, il n'y a pas de vérité officielle, mais sac en papier et magnésium semblent, de part et d'autre de l'Atlantique, satisfaire leurs utilisateurs. Ce qui ne prouve rien : le sac en papier pourrait avoir une forte charge placebo, et les sels de magnésium pourraient n'être que de simples sédatifs.

Réponse nutritionnelle et diététique

• *Sources alimentaires :*

– Les meilleurs fournisseurs de magnésium sont représentés par un trio d'aliments qui distancent largement les autres : le champion absolu est le cacao (410 mg/100 g) mais pas le chocolat et encore moins le chocolat au lait. Le soja est lui aussi une mine de magnésium (310 mg/100 g) ainsi que les amandes (254 mg).

– Suivent les cacahuètes (180 mg), les haricots blancs, les noix et noisettes et certaines viandes qui peuvent en être très chargées (de 20 à 330 mg).

– On trouve aussi du magnésium dans les céréales complètes (avoine, maïs, pain complet), les fruits secs (figues, dattes), les épinards, avocats, bananes.

• *Facteurs limitant l'apport :*

– Il faut cependant remarquer que, à l'exception de certaines présentations de soja et des viandes, la plupart des sources alimentaires de magnésium sont très caloriques, et donc régulièrement exclues des régimes amaigrissants latents suivis par un grand nombre d'adolescents et de jeunes femmes.

– De plus, la baisse régulière de la consommation de légumes secs et le raffinage excessif des céréales sont responsables de subcarences en magnésium aggravées par les fuites liées au stress, et peuvent expliquer la progression actuelle des manifestations spasmophiles.

Spiritueux

Les spiritueux sont des « alcools forts » obtenus par fermentation d'un aliment glucidique (fruits, céréales, pommes de terre) qui varie selon la géographie et la culture des populations qui les produisent.

• Les moûts sucrés sont soumis à fermentation jusqu'à obtention d'un degré alcoolique de 16°, au-delà duquel l'alcool, devenant antiseptique, détruit les levures de fermentation. La distillation concentre alors ces alcools pour atteindre des teneurs qui varient de 40 à 60 % selon les variétés.

Composition générale

Les différentes eaux-de-vie sont composées d'eau, d'alcool à titre élevé et d'une partie beaucoup plus mystérieuse que l'on nomme le « non-alcool ». Ce dernier est un mélange de composés volatils très complexes issus des aléas de la fermentation et de la distillation, et dont l'intrication compose la magie du bouquet d'un armagnac ou d'un rhum. Une eau-de-vie de qualité doit en contenir un minimum de 2,8 g/litre, sinon c'est un simple alcool ou une eau-de-vie sans appellation.

Dénominations

• *Eaux-de-vie de vin* (cognacs et armagnacs) :

- Ils constituent la noblesse des eaux-de-vie françaises issues de vins blancs et donc, comme eux, pauvres en méthanol.

  - L'armagnac est obtenu avec une seule distillation en alambic complexe.

  - Le cognac nécessite deux distillations successives en alambic classique de cuivre.

- La couleur brune de ces eaux-de-vie est due à la formation de tanins au cours du vieillissement en fûts de chêne. On peut l'accentuer avec du caramel de sucre.

- Lors du vieillissement de ces eaux-de-vie, les substances qui constituent l'arôme des raisins, des vins et des moûts fermentés, se combinent avec les quelque 88 substances libérées par le bois de chêne et composent la saveur indéfinissable des grands cognacs et armagnacs.

• *Eaux-de-vie de marc de raisin :*

Le marc de raisin, placé dans de grandes citernes, est lavé sous pression à l'eau ou à la vapeur, et le jus de filtration est distillé en alambic.

Ces eaux-de-vie sont très riches en non-alcool, pouvant atteindre 10 g/litre, et en méthanol, une substance dont le métabolisme particulier intensifie les effets de l'alcool (ivresse), et qui, à dose élevée, dans des alcools trafiqués, peut développer une redoutable toxicité (cécité).

• *Calvados* (eau-de-vie de cidre et de poire) :

Alcools blancs dont l'arôme spécifique est issu des 37 constituants volatils de la pomme à cidre. Certains calvados ont une teneur en méthanol extrêmement élevée, expliquant la sévérité des atteintes neurologiques de l'alcoolisme chronique à ces produits parfois artisanaux et mal contrôlés (cécité, coma).

• *Eaux-de-vie de fruits à noyau* ; ce sont les innombrables alcools de terroir :

- Le kirsch est obtenu à partir de cerises et de merises fermentées et distillées. Riche en méthanol, le kirsch contient aussi de l'acide cyanhydrique qui lui confère son odeur et sa saveur caractéristiques.

- Les eaux-de-vie de quetsches ou mirabelles sont parmi les plus fruitées, l'alcool de framboise est le plus sucré.

• *Genièvre et gin* sont préparés par distillation d'un mélange de genièvre et d'un moût de céréales (blé, seigle, orge ou avoine).

• *Whisky :*

- Cette eau-de-vie est obtenue à partir de la plupart des céréales utilisées pour la fabrication de la bière (avoine, orge, seigle) ainsi que du maïs, et dont chaque pays anglo-saxon a sa recette de composition. L'absence de fruit réduit notablement leur saveur et leur arôme, ce que confirme leur teneur réduite en non-alcool.

- À noter que les whiskies de grande qualité, objets de tous les soins, et vieillis en fûts, sont soumis, lors de leur préparation, à diverses fumées produisant du benzopyrène, reconnu cancérigène. Ce dernier provient du brûlage à la flamme de l'intérieur des fûts de chêne générateurs d'arômes, des fumées de tourbes utilisées pour sécher l'orge germé et, pour les bourbons d'origine américaine, des filtres à charbon utilisés par les distillateurs.

– Une étude hollandaise a comparé la teneur de ces composés cancérigènes de dix-huit whiskies de différentes marques. Sa conclusion est étonnante : plus un whisky est soigné et cher, plus il contient de benzopyrène. Mais il convient de préciser que la fumée du tabac en renferme bien davantage, une raison de plus pour ne pas abuser des deux en même temps.

• *La vodka* est souvent obtenue avec un moût de pommes de terre et parfois de céréales. Dépourvue de saveur et d'odeur, c'est un alcool blanc, au goût chaud, à usage de pays froids et de mets gras.

• *La tequila* est une eau-de-vie qui tire son nom de la ville du Mexique où elle est fabriquée. Elle est issue de la fermentation de la fève d'agave ou aloès dans des jattes de terre. Le pulque ainsi obtenu est réduit en tequila, une eau-de-vie à teneur très élevée en alcool (50°).

• *Rhum* (▶ Rhum) :

– Les grands rhums agricoles proviennent de moûts de canne à sucre, soit blancs, soit bruns (colorés au caramel), et vieillis en fûts de chêne passés à la flamme.

– Les tafias sont des rhums de catégorie moyenne, non vieillis, jadis préparés par les esclaves des plantations sucrières pour leur usage.

– Les rhums les plus fruités, aromatiques, et les plus riches en non-alcool sont les rhums des Caraïbes (Jamaïque et Martinique).

– Les rhums industriels sont préparés avec des mélasses, sous-produits résiduels de fabrication du sucre de canne.

– Le rhum titre entre 40 et 45° d'alcool et fournit 230 cal/100 g.

• *Pastis* et alcools anisés (▶ Pastis).

• *Le porto* est un distillat de vin qui élève sa teneur alcoolique à 20° ainsi que sa teneur en sucres.

• *Les liqueurs* sont des eaux-de-vie édulcorées au miel ou au saccharose dans lesquelles ont macéré des fruits rouges et des aromates ou épices. Leur teneur en alcool est réduite (15° minimum), mais leur teneur en sucre est très élevée.

Effets nutritionnels et physiologiques

• *Métabolisme de l'alcool :*

L'alcool, molécule de très faible taille, passe très vite dans le sang, expliquant ses effets dopants quasi immédiats, surtout si l'organisme est à jeun. La valeur énergétique réelle de l'alcool divise aujourd'hui les écoles de nutrition.

– À faible dose (inférieure à 5 g/h), un consensus règne, l'alcool est, en dehors des corps gras purs, l'aliment le plus énergétique de la création, fournissant 7 cal/g, bien plus que toutes les sucreries réunies.

– Au-delà de 5 g/h, l'alcool déborde les possibilités métaboliques habituelles et doit emprunter d'autres circuits bien moins performants qui réduisent son assimilation. De nombreuses enquêtes ont ainsi prouvé que les grands buveurs d'alcool, et plus encore les alcooliques, ne profitent pas des énormes quantités de calories ingérées.

Pour expliquer ce paradoxe apparent, on invoque aujourd'hui le passage de l'alcool en excès dans des

« circuits de gaspillage » si peu adaptés que l'extraction de l'alcool semble coûter plus de calories qu'elle n'en procure.

• *Effets physiologiques*

– L'alcool agit déjà en bouche sur les récepteurs du goût qui déclenchent très vite l'appétit. C'est pour cette raison que de nombreux alcools méritent leur titre d'« apéritif ».

– L'alcool déclenche aussi la sécrétion des sucs gastriques, et élève le niveau d'acidité, ce qui peut conduire à des gastrites très douloureuses et des réveils d'ulcères, surtout si les spiritueux sont consommés à jeun.

– L'alcool et certains constituants du non-alcool ont une action diurétique.

– L'alcool dilate les vaisseaux sanguins (vasodilatation). C'est le fondement d'une vieille légende qui veut que l'alcool réchauffe. En fait, après un bref coup de chaud immédiat, c'est l'inverse qui se produit, le sang quittant les profondeurs pour venir se refroidir à la surface du corps.

– Enfin, l'alcool exerce d'importants effets sur le système nerveux central. À dose modérée, c'est le meilleur tranquillisant connu ; c'est même le seul euphorisant efficace réduisant à la fois anxiété, tension, appréhension et trac. Mais cet effet est fugace et, avec l'élévation des doses, s'estompent progressivement la maîtrise de soi, la coordination motrice, l'équilibre et le sens critique. C'est la raison pour laquelle conduire après avoir bu amoindrit les réflexes, la coordination et même la vision nocturne, augmentant les risques d'éblouissement.

– Un point positif toutefois : à dose modérée, l'alcool exerce un effet de protection sur le cœur et les vaisseaux, en élevant la teneur du sang en bon cholestérol (HDL) et en réduisant la tendance aux caillots.

L'alcoolisme

La Faculté recommande de ne pas dépasser 50 g d'alcool/jour, ce qui correspond à un demi-litre de vin. Cependant, les grandes enquêtes épidémiologiques signalent que 65 % des hommes et 30 % des femmes déclarent en consommer régulièrement davantage. Pour les médecins, bien que la consommation globale d'alcool diminue régulièrement en France, un patient sur cinq présenterait encore des troubles en relation avec l'alcool. L'alcoolisme demeure la toxicomanie élective des Français et leur troisième cause de mortalité.

• *Abus d'alcool ou usage excessif simple :*

Ce sont souvent des alcoolisations de convivialité, assez contrôlées mais régulières, s'effectuant sans culpabilité et rarement accompagnées d'ivresse. Le danger réel est le passage insidieux et progressif à la dépendance. Cet abus d'alcool est souvent accompagné de signes de fréquentation alcoolique, tels la couperose, l'œdème du visage ainsi que le larmoiement, parfois aggravés par les premiers signes de dépendance corporelle (tremblements, sueurs, irritation ou malnutrition).

• *La dépendance alcoolique :*

Elle signe le passage à un alcoolisme chronique qui peut être :

– soit épisodique avec des ivresses majeures, voire des comas, entrecoupés d'abstinences plus ou moins durables ;

– soit l'alcoolisme psychiatrique associé à des anxiétés majeures, à un état dépressif ou même à des troubles de la personnalité.

– Chez la femme, l'alcoolisme est moins convivial et surtout solitaire, honteux et à visée euphorisante et anxiolytique. Il touche des femmes jeunes en désinsertion, sans emploi ni famille, ou des femmes de la quarantaine, divorcées, sans emploi ou sans enfants.

– Chez le vieillard, la fréquence de l'alcoolisation peut atteindre 20 % dans les maisons de retraite et révèle, dans 70 % des cas, un alcoolisme ancien. Le sujet âgé alcoolique se désintéresse progressivement de son entourage et développe des complications en général sévères (cirrhose, cancer, troubles cardiovasculaires). L'alcoolisme est la troisième cause de démence du sujet âgé.

Sportif (Alimentation du)

Le sport est une innovation contemporaine en réaction à la réduction progressive du labeur et des dépenses physiques naturelles liées aux nécessités de l'existence.

Définition du sportif

• C'est un homme qui pratique volontairement l'effort et apprécie la compétition. Il peut être occasionnel, c'est le sportif du week-end, ou régulier, et professionnel ou amateur.

• L'activité sportive se manifeste de diverses manières, répondant à des aptitudes particulières mais souvent intriquées :

– une qualité d'effort énergétique, soit ponctuel (sprint), soit prolongé (endurance) ;

– une qualité de stratégie liée à un pouvoir de concentration, et à la vivacité et l'entretien des réflexes (arts martiaux) ;

– une qualité d'habileté psychique et gestuelle : tir, escrime, voile.

Nutrition du sportif de bon niveau (1 h d'entraînement par jour minimum)

Ses performances sont hautement corrélées à la qualité de son alimentation et de son entraînement.

• *Alimentation en période d'entraînement :*

– LES GLUCIDES : CARBURANTS IRREMPLAÇABLES DU SPORTIF

– L'aliment de base du sportif est le sucre complexe d'absorption lente et progressive, seul capable de recharger en profondeur les réserves de glycogène du foie et du muscle. Le sportif qui néglige cette règle élémentaire s'effondre en plein effort. C'est le classique mur du 33e kilomètre du marathonien. De plus, toute baisse rapide de la glycémie (sucre sanguin) occasionne des fringales, malaises et contre-performances.

– Les glucides, en général, doivent représenter 60 % de la ration quotidienne, mais peuvent atteindre 65 et même 70 %. Pour l'essentiel (80 %), ils doivent provenir de sucres lents, principalement les pâtes et la semoule, mais aussi le riz, les pommes de terre et le pain.

– Lorsque le sportif réduit ou cesse de pratiquer son sport, il doit impérativement alléger aussitôt sa ration calorique et adapter l'apport en sucres complexes à ses nouvelles dépenses pour éviter les inexorables prises de poids.

– LES PROTÉINES : MATÉRIAU D'ENTRETIEN DU MUSCLE

– Le système musculaire du sportif, soumis à rude épreuve par de multiples microtraumatismes, doit être restauré en permanence, ce qui accroît son besoin en protéines. Si 1 g de protéines/kg est nécessaire et suffisant aux sédentaires, le sportif en nécessite bien davantage : de 1,5 à 1,7 g/kg. Mais comme sa ration est bien supérieure à celle du sédentaire, la proportion des protéines nécessaires reste sensiblement la même, variant entre 12 et 15 % selon la discipline (voire davantage pour les coureurs de fond et les joueurs de tennis).

– Ce besoin accru de protéines est largement satisfait par la confortable ration de pâtes et de légumes secs, qui en contient beaucoup et évite ainsi de recourir à un apport supplémentaire de viande et de protéines animales.

– De nombreux sportifs cherchant à « faire du muscle » abusent des protéines. Ils utilisent souvent des compléments du commerce, onéreux et parfaitement inutiles, et qui peuvent même encrasser leurs reins chargés d'éliminer le trop-plein.

– LES LIPIDES : CARBURANTS DU DEUXIÈME SOUFFLE

– Pour le sportif, le gras est un aliment ambigu, tout aussi indispensable qu'encombrant, et dont l'apport doit être rigoureusement géré.

– Certains, comme les culturistes, ne recherchent que l'effet esthétique et traquent la moindre présence de graisse sous-cutanée en « séchant » le muscle avec des moyens souvent excessifs et dangereux (extraits thyroïdiens, diurétiques).

– Le sportif d'endurance cherche surtout à éviter les réserves qu'il doit transporter sur lui dans sa course. De plus, les repas gras sont longs à digérer et réduisent ses performances.

– Cependant, lors d'efforts prolongés, et après avoir épuisé son glycogène, l'organisme fait appel à ses réserves de graisses, principalement les gouttelettes de lipides stockées dans les cellules musculaires fabriquées avec des sucres lents trois jours avant l'épreuve. De plus, un apport insuffisant en graisses mènerait à des carences en vitamines A et D, et en acides gras essentiels.

– L'apport en lipides doit donc observer la même proportion conseillée que pour le sédentaire, entre 20 et 25 % de la ration énergétique, la proportion maximale étant destinée aux sports de force, haltérophilie et lutte, où le poids et l'assise sont indispensables.

– En général, l'huile d'assaisonnement des salades, le beurre et le fromage râpé des pâtes suffisent à maintenir cet apport.

– L'ALCOOL. L'alcool est interdit pendant les périodes de compétition. En cours d'effort, après un coup de fouet euphorisant immédiat, l'alcool entraîne un affaiblissement et une déshydratation dévastatrice. En dehors des épreuves, un sportif peut boire sans inconvénient deux à trois verres de vin par jour. Davantage encrasserait ses muscles.

– LES VITAMINES. Le sportif, surtout en période d'entraînement, a des besoins accrus en vitamines B_1, B_5, B_6 et C. Il est toujours préférable d'utiliser des vitamines provenant d'aliments naturels plutôt que de compléments artificiels recomposés du commerce. Légumes, céréales, viandes et fruits suffisent toujours.
Deux exceptions : certains sportifs peu attirés par les légumes et pratiquant des efforts intenses risquent des carences en folates (vitamine B_9) et peuvent nécessiter une supplémentation. D'autre part, la vitamine C, seule vitamine à avoir une action immédiate, peut parfois être nécessaire en cours même d'épreuve.

– LE FER. Le sportif a en général des besoins accrus en fer. Les carences restent cependant rares, sauf chez la sportive aux règles abondantes. La marathonienne en est tout particulièrement menacée, car elle subit, de surcroît, de lourdes pertes sudorales et un écrasement régulier et interminable de la voûte plantaire responsable de micro-lésions et de destruction de globules rouges.

La sportive trouvera du fer dans les aliments d'origine animale et dans certains végétaux (soja, épinard).

– LE CALCIUM. Le stress et la minceur excessive des sportives d'endurance sont parfois responsables d'« arrêt de règles ». Cette privation d'hormones, lorsqu'elle se prolonge, représente un authentique facteur de risque de déminéralisation et d'ostéoporose ultérieures à ne pas négliger.

Ces sportives menacées doivent consommer davantage de laitages, boire des eaux riches en calcium et, dans les cas rares où cela ne suffit pas, complémenter avec un apport extérieur en vitamine D (surtout l'hiver).

• *Alimentation pendant la compétition :*

– Trois commandements nutritionnels :

La finalité d'un entraînement bien conduit est de parvenir dans les meilleures conditions à son aboutissement : l'épreuve de compétition. Au cours de cette épreuve, l'obtention d'une performance optimale impose le respect des trois règles de nutrition et de physiologie digestive suivantes :

– la première est de ne commencer l'effort qu'après la digestion (estomac vide) et de respecter un délai de trois heures entre la dernière prise alimentaire et l'épreuve, pour éviter deux activités concurrentes simultanées : digestion et effort ;

– la deuxième est d'avoir fait le plein de ses réserves de glycogène au cours des trois jours qui précèdent la compétition ;

– la troisième est d'être suffisamment hydraté, salé et sucré au moment où commence l'épreuve (jus de fruits).

– Les cinq repas de la compétition :

Le déroulement des repas autour de la compétition est aujourd'hui intégré à tous les protocoles d'entraînement professionnel.

– La veille : le dernier vrai repas doit fournir 70 % de sucres lents, pâtes surtout, mais riz et pommes de terre au four. Éviter les légumes secs qui peuvent occasionner des flatulences gênantes. Les 30 % restants sont fournis par le fromage râpé, un peu de viande peu grasse et quelques légumes verts peu huilés.

– Trois heures avant l'épreuve : c'est la ration d'attente. La pomme de terre sera préférée aux pâtes, car composée de sucres à pénétration moins lente. Ces sucres doivent compenser les combustions liées au stress de l'attente anxieuse du sportif. On y ajoute un peu de jambon et de laitages semi-gras.

– Une heure avant l'épreuve. C'est la touche finale qui ne doit apporter que de l'eau et un sucre rapide (biscuit ou jus de fruits). Cette prise doit être limitée pour éviter une hypoglycémie réactionnelle.

– Pendant la compétition : l'essentiel est de s'hydrater en évitant les prises trop importantes qui pèsent sur l'estomac et réduisent l'amplitude respiratoire. Si l'épreuve se prolonge, il faudra réinjecter du carburant immédiatement disponible : miel, jus de fruits ou biscuit ou barre de céréales sucrée par prises légères et répétées.

– Après la compétition, les réserves sont épuisées. La demande hépatique et musculaire est très forte. Le stock de glycogène effondré doit être restauré avec des sucres rapides et du repos. Jus de fruits, biscuits ou barres toutes les deux heures. Une réhydratation importante sera associée pour éliminer les déchets azotés accumulés dans le muscle. Au dîner, on réintroduit les sucres lents (pâtes) et très peu de protéines pour ne pas ajouter les effets du catabolisme digestif à ceux du catabolisme musculaire, qui se prolongent jusqu'au lendemain.

Nutrition du sportif occasionnel du week-end

Sur le plan nutritionnel, le sportif occasionnel ne se distingue pas du reste de la population. Cependant, en prévision d'un week-end sportif chargé ou d'une épreuve soutenue, il devra :

– la veille au soir, composer son dîner en y incluant des sucres lents : une assiette de pâtes ou de semoule, en évitant les excès d'alcool et le manque de sommeil ;

– le matin, prendre un petit déjeuner avec pain, jus de fruits et beaucoup d'eau, et penser à boire régulièrement pendant toute l'épreuve, surtout pour les moins de 15 ans et les plus de 40 ans. Pour les tournois ou les randonnées qui peuvent durer, prévoir des barres de céréales ou des fruits secs.

Poids, nutrition et exercice physique

• *Arguments théoriques :*

– L'extraordinaire importance des problèmes liés au poids et à l'image corporelle ramène régulièrement la question de l'utilité de l'exercice physique ainsi formulée : le sport, ou l'exercice, fait-il maigrir ? À cette question, les réponses apportées sont trop souvent floues ou contradictoires.

D'importants travaux et études récents semblent enfin apporter aujourd'hui une réponse globale et non ambiguë : la tendance naturelle à prendre régulièrement du poids au cours de la vie serait régulée par la pratique conjointe du sport et d'une alimentation équilibrée.

– En effet, depuis longtemps, les compagnies d'assurances constatent que la répartition entre masse grasse et masse maigre varie de manière importante avec le sexe. Chez la femme, la masse grasse représente 23 % du poids du corps, chez l'homme elle n'est que de 15 %. À poids égal, la femme est donc plus grasse que l'homme. Pour expliquer cette inégalité, on a invoqué la nécessité de constituer des réserves en vue de grossesses, et le rôle joué par l'infiltration grasse sous-cutanée dans l'adoucissement des traits du visage et l'arrondi de la féminité morphologique.

– De plus, il est aujourd'hui établi que cette proportion de gras évolue spontanément au cours de la vie : « Quel que soit le sexe, la masse grasse augmente de 1 g/jour, soit 1 kg tous les trois ans, mais, dans le même temps, la masse maigre (musculaire) diminue au même rythme. » Cela en l'absence d'activité physique régulière.

• *Informations et conseils pratiques :*

– Le sport, pratiqué régulièrement et modérément, est capable d'interrompre et même d'inverser ces modifications du corps liées à l'âge. Au fil des ans, il peut, dans le même temps, freiner l'engraissement et réduire la fonte progressive des muscles. Ce qui

ne fait pas maigrir sur la bascule, mais offre un corps plus compact, plus tonique, moins gras, plus musclé, et gomme en partie les effets du vieillissement morphologique.
– De plus, si le sport ne fait pas maigrir, il lève la résistance à l'amaigrissement. En effet, après quelques semaines de restrictions alimentaires, l'organisme s'adapte à la pénurie en réduisant ses dépenses. C'est le fameux plateau, où, à régime égal, le poids ne descend plus. Ce qui désespère et oblige à un nouveau durcissement du régime, au moment où la motivation commence à faiblir. L'exercice physique oblige le corps à maintenir ses dépenses, voire à les augmenter, évite ces plateaux désespérants et rend l'amaigrissement plus efficace.
– Enfin, et plus important encore, les études récentes ont montré que l'activité physique facilite la stabilisation du poids perdu après un régime restrictif réussi. Les effets métaboliques de l'exercice sont ici doublés par des effets psychologiques. En effet, la perte de poids libère le corps d'une charge qui le handicapait et permet de retrouver un corps plus tonique et des performances difficilement imaginables auparavant. Tous ces effets ressemblent fort à un rajeunissement et procurent une forme et un épanouissement qui donnent de vraies raisons de conserver cet acquit.

Sprat

Nom vulgaire de la melette ou anchois de Norvège mariné, un petit poisson de 15 cm vivant en Atlantique ou en mer du Nord. Voisin du hareng, de l'anchois ou de la sardine, il est classé comme eux avec les poissons gras et se consomme souvent fumé ou mariné.

Composition pour 100 g

Calories 166	Glucides 0
Protides 21 g	Eau 69,88 g
Lipides 9,12 g	

Intérêt nutritionnel

• Comme la plupart des poissons gras, le sprat est un bon fournisseur de protéines de qualité, de sels minéraux (fer, calcium, magnésium) et de vitamines essentielles à fort pouvoir antioxydant comme les vitamines A et E ainsi que la vitamine D.
• De plus, poisson des mers froides, il est riche en acides gras omégas 3, très précieux pour la protection du cœur et des vaisseaux.
• Consommé fumé ou mariné, c'est un poisson savoureux et moyennement calorique qui développe une très bonne action de satiété et qui peut être conseillé aux candidats à la minceur comme entrée ou comme aliment de grignotage salé.

Steak (▶ Viandes et Bœuf)

Substituts de repas

• Un substitut de repas est une préparation à visée amaigrissante, destinée à fournir un apport contrôlé en nutriments et en calories pour remplacer la totalité d'un ou de plusieurs repas de la journée.
• Le plus souvent, ils se présentent sous la forme de poudre que l'on mélange à de l'eau ou du lait écrémé. On les propose en boisson, en crème, en biscuit ou en barre.
• La majorité des substituts de repas sont de goût sucré, parfumés à la vanille, au chocolat, au café ou aux fruits. Certains sont salés, et leur goût se rapproche alors de celui d'un potage.

Composition

Elle varie selon l'emploi. Un substitut de repas de qualité doit être, à la fois, suffisamment pauvre en calories pour être amaigrissant et suffisamment riche en protéines, en minéraux et en vitamines pour éviter les carences.

C'est la teneur en protéines et leur qualité qui font le bon substitut. L'apport optimum se situe entre 20 et 30 g de protéines par repas. Lipides et glucides ont beaucoup moins d'intérêt et doivent être réduits au minimum, voire même être supprimés dans le cas de diète protéique pure, obligatoirement initiée et suivie par un médecin.

Intérêt

• *Utilisation occasionnelle :*

Un substitut de repas est préférable à un repas sauté ou à un sandwich-soda pris sur un coin de bureau. Il peut servir aussi à compenser un repas précédent trop riche. Cette utilisation occasionnelle, quel que soit son intérêt pratique, n'a pas d'effet sur le poids, car le repas suivant sera inconsciemment compensé et donc plus copieux.

• *Utilisation mixte :*

C'est l'usage le plus fréquent. Il permet de remplacer un ou deux des trois repas quotidiens. Il est toutefois impératif de conserver au moins l'un des repas principaux sous sa forme traditionnelle avec de vrais aliments.

Il faut rappeler que l'homme n'est pas naturellement un mangeur de poudre, et que cette alimentation de cosmonaute peut lui être imposée temporairement, mais risque, si elle persiste, de déclencher des réactions boulimiques aboutissant à l'inverse du but recherché. Associés à un ou deux repas normaux, les substituts de repas à composition étudiée ne nécessitent aucune complémentation en vitamines ou en sels minéraux, qui pourrait conduire à un surdosage.

• *Utilisation continue, diète protéique :*

Dans ce cas, il s'agit d'un régime sévère où les substituts couvrent la pleine journée et remplacent les trois repas. Ce type d'alimentation doit absolument être instauré et suivi par un médecin, car il peut présenter des dangers chez certains sujets. Lui seul jugera de l'opportunité et de la compatibilité d'une diète aussi agressive. Il veillera à la complémenter en vitamines et en sels minéraux, en évitant tout autant les excès que les carences.

Enfin, et surtout, la diète protéique continue, par la violence de son efficacité, déclenche des réactions de défense de l'organisme qui peuvent conduire, dès son interruption, à des reprises de poids très rapides. Plus que toute autre, cette diète devra être suivie d'un palier de stabilisation, dont la durée minimale est de 10 jours par kilo perdu.

Choix du substitut de repas

Depuis dix ans, on assiste à une multiplication de ces produits d'inégale valeur.

• L'apport en protéines doit être le critère principal du choix. Il ne doit pas être inférieur à 30 g, quantité suffisante pour éviter à l'organisme de les prélever sur ses propres réserves musculaires. Cet apport sera vérifié sur l'étiquette et ne devra pas être confondu avec la teneur en protéines pour 100 g de produit. Une garantie supplémentaire sera fournie par la mention légale : « hypocalorique, hyperprotidique ».

Si le substitut est pauvre en protéines, on l'intégrera dans un laitage allégé. Il suffit de 100 g de fromage blanc, de deux yaourts ou d'un quart de litre de lait à 0 % MG pour procurer 8 g de protéines supplémentaires.

• Privilégier les substituts qui contiennent des fibres et présentent le double intérêt de retarder la sensation de faim et de lutter contre la constipation.

• Le coût est un autre critère de choix. En général, ces produits sont coûteux et leur prix supérieur à celui d'un repas ordinaire. Ce coût est souvent lié aux budgets publicitaires qui soutiennent leur commercialisation. Ainsi, pour une quantité équivalente de protéines, le substitut de repas revient cinq à dix fois plus cher que l'œuf ou le lait. Toutefois, il convient de ne pas trop privilégier le facteur économique, car le prix et la notoriété de la marque d'un produit peuvent être une garantie de qualité et de la bonne origine de ses protéines.

• Quant à leur goût, un consensus semble s'être établi sur une saveur fortement édulcorée et aromatisée à la vanille ou au chocolat. On peut améliorer leur qualité gustative en les renforçant avec du cacao ou du café. Certains préfèrent les gammes salées, tels certains potages que l'on pourra poivrer, aromatiser ou épicer selon son goût.

Sucre

Le mot sucre recouvre deux sens :

– un sens général qui désigne la grande famille des glucides ou hydrates de carbone, regroupant les sucres simples et rapides comme le saccharose ou le glucose circulant du sang, et les sucres lents dépourvus de saveur sucrée tel l'amidon des féculents ;

– un sens plus restreint, utilisé par le consommateur pour désigner le saccharose ou sucre blanc à saveur sucrée qui seul compose cette rubrique.

Histoire

Si la canne à sucre est connue dans tout l'Orient depuis des millénaires, les premières traces de son utilisation pour fabriquer du sucre se retrouvent au ve siècle, sur les bords de l'Indus.

Au cours de leurs conquêtes, les Arabes s'en approprient le monopole et en inondent le Bassin méditerranéen. C'est Venise, fenêtre sur le Levant, qui l'introduit en Europe, et les navigateurs espagnols et portugais qui débarquent la canne à sucre sur le sol américain.

En deux générations, le Brésil portugais en devient le premier producteur mondial. Un siècle plus tard, il cède la place aux Anglais et aux Français qui implantent la canne à sucre dans leurs Antilles respectives, en confiant sa culture à des milliers d'esclaves transplantés.

Depuis, Français et Anglais se sont livrés à une âpre guerre du sucre dans laquelle le Français, grâce à la betterave, s'est souvent révélé le meilleur producteur, et l'Anglais le plus gros consommateur.

La saveur sucrée

• Il est aujourd'hui prouvé que l'attirance pour le sucre est innée, retrouvée dans toutes les cultures et chez le nouveau-né avant tout apprentissage gustatif. Ainsi, on aimait déjà le sucré avant l'apparition du sucre, et le miel et les fruits secs remplissaient les chroniques culinaires des Romains.

• Toutefois, l'intensité de cette attirance varie avec les époques et les cultures. Ainsi, l'attirance des Français pour le sucré a toujours été moins marquée que celle des Anglo-Saxons. À la fin du Moyen Âge, pour le Français, le sucre n'était rien d'autre qu'une médecine dont on saupoudrait le plat des asthéniques et des convalescents, alors que, déjà, en Angleterre, il était incorporé à de nombreuses sauces d'accompagnement du gibier et aux soupes. Et si la consommation du sucre, de part et d'autre de la Manche, n'a cessé d'augmenter depuis, l'écart entre ces deux cultures ne s'est jamais comblé.

• Ainsi, les Français, premiers producteurs européens, après avoir atteint une consommation de 36 kilos/an et par personne en 1970, sont revenus, pour des impératifs de minceur, à une consommation stable de 33 kilos/an, ce qui les relègue au 7e rang européen, loin derrière les Danois, qui en consomment 42 kilos, et les Anglais, 40 kilos.

Fabrication

La majeure partie du sucre consommé dans le monde provient de la betterave. Le reste est fourni par la canne à sucre.

• La racine de betterave est traitée par infusion dans de l'eau chaude circulant dans de vastes circuits de raffinage. Le jus obtenu est concentré par étapes successives, nettoyé, purifié, et l'évaporation ultime livre des cristaux blancs. La mélasse est la boue sucrée et sombre qui demeure à la fin de l'extraction.

• Le traitement de la canne à sucre est nettement moins technique. Le jus de canne broyé ou « vessu » est concentré par chauffage jusqu'à cristallisation. La mélasse résiduelle, qui a perdu tout emploi culinaire, sert encore à fabriquer des rhums de troisième ordre ou des alcools industriels, et a trouvé de meilleurs débouchés dans l'industrie du plastique et des détergents.

• Le sucre roux ainsi que la gervoise, nettement plus foncés, sont des sucres incomplètement raffinés qui ont gardé quelques scories et une couleur de caramel brûlé qu'une dernière épuration transformerait en sucre blanc. Il est souvent dit que les sucres bruns, moins raffinés, seraient plus naturels et auraient une meilleure valeur nutritionnelle. En fait, les différences sont très marginales et négligeables au regard des quantités consommées. Leur vraie supériorité est d'ordre sensoriel et tient à leur beau grainage ocre et irrégulier, et à leurs arômes résiduels de canne, de caramel et de rhum qui enchantent tout autant l'œil que le goût.

Sucre et nutrition

• *Atouts et intérêts du sucre :*

– Un carburant immédiat

– Assimilation : le sucre de ménage est, sur le plan chimique, essentiellement composé de saccharose, un glucide pur fournissant 4 calories au gramme. Sa digestion, l'une des plus rapides qui soient, le décompose en deux sucres simples, glucose et fructose, aussitôt absorbés et aptes en l'état à être utilisés par l'organisme. Pour le cerveau, les globules et surtout les muscles, le glucose est le seul carburant utilisable.

Ces caractéristiques confèrent au sucre un rôle de carburant puissant et immédiatement disponible, rôle jadis essentiel pour la survie, mais aujourd'hui rendu caduc par la profusion alimentaire et la toute-puissance du discours sur la minceur.

– Besoins : le sucre rapide, aujourd'hui diabolisé, reste donc indispensable à tous ceux qui veulent continuer à penser et à marcher. Un consensus nutritionnel établit qu'une alimentation saine et équilibrée doit fournir un peu plus de la moitié de la ration énergétique quotidienne sous forme de glucides, et estime que 5 à 10 % de ces glucides doivent provenir de sucres simples (dont le saccharose). Ainsi, pour un apport calorique standard de 2 000 calories, les glucides représenteront 1 000 calories, dont 100 de sucres simples, soit 25 g de sucre de ménage ou 5 carrés n° 4, ou 5 cuillères à café par jour.

En réalité, le sucre de table ne représente qu'une très faible partie du sucre blanc ingéré. L'essentiel est caché dans des aliments composites. Ainsi, par exemple :

- un bol de corn-flakes sucrés : 10 g ;
- une barre chocolatée : 20 g ;
- un verre de soda pétillant sucré : 20 g ;
- une boule de sorbet : 10 g ;
- une cuillère à soupe de ketchup : 4,3 g ;
- un chewing-gum (bande) : 5,4 g.

Il est donc évident que dans une alimentation non censurée, les 25 g quotidiens conseillés sont très vite atteints et, dans la plupart des cas, débordés.

– UN GRATIFIANT NATUREL

Tout aliment, quel qu'il soit, fournit un mélange variable d'éléments nutritifs et de plaisir. Le premier est quantifiable et s'exprime en nutriments, calories, vitamines, etc. Le deuxième est immatériel, infiniment subjectif et très attractif.

Le sucré, pour des raisons génétiques, est l'un des composants essentiels du plaisir de bouche. L'homme a vécu un nombre considérable de siècles avec pour seul sucre accessible celui des fruits que les singes et les oiseaux voulaient bien lui laisser, et du miel dérobé aux abeilles au risque de sa vie.

Le sucre, sous sa forme la plus concentrée, fournit une récolte sensorielle si intense qu'elle peut déséquilibrer la délicate régulation de la faim, peu adaptée à des signaux aussi violents. La sensation sucrée fournit aujourd'hui un plaisir et une gratification à la portée de chacun, disponibles à tout moment, d'effet immédiat et opposables de manière algébrique à tout déplaisir.

Ainsi se crée et se renforce régulièrement un besoin de substituer aux difficultés de l'existence et aux multiples stress du quotidien une compensation sucrée. Aux traditionnelles confiseries, douceurs et gâteries classiques est venue s'ajouter la gamme des nouveaux produits de grignotage concoctés par les professionnels très créatifs de la séduction alimentaire. Jusqu'à un certain point, ce pouvoir gratifiant du sucre peut être classé dans la rubrique des avantages, à la condition toutefois de ne pas tomber dans la dépendance, ne pas en surcharger la récolte calorique et ne pas déstabiliser des diabètes latents.

• *Inconvénients et dangers du sucre :*

– SUCRE ET POIDS : UN APPORT CALORIQUE DIFFICILEMENT MAÎTRISABLE

L'appétence pour le sucré est diversement partagée. Mais pour ceux qui vivent sous l'emprise du sucre, les recettes caloriques débordent très vite les dépenses de l'organisme et conduisent à la prise de poids.

De plus, l'absorption rapide et massive de ces sucres simples provoque des décharges réactionnelles d'insuline responsables de fringales (le sucre attire le sucre) et d'une facilité particulière à fabriquer et stocker les graisses. Et si, en théorie, les calories en provenance du sucre ne sont pas plus caloriques que celles provenant des deux autres nutriments (protéines et graisses), il est admis aujourd'hui que l'excès d'insuline sécrétée facilite la prise de poids.

– SUCRE ET DIABÈTE

Le sucre n'est jamais, en lui-même, responsable du diabète, mais son excès peut révéler une tendance au diabète et aggraver singulièrement un diabète établi. Le pancréas du diabétique est génétiquement vulnérable et déficient. Ayant la charge, grâce à l'insuline qu'il sécrète, de réduire au plus vite l'excès du sucre dans le sang circulant, tout excès alimentaire l'oblige à une réponse brutale qui le fatigue et l'érode progressivement.

Longtemps, le sucre a été banni de l'alimentation du diabétique. Aujourd'hui, les diabétologues sont beaucoup plus nuancés et privilégient la notion d'index glycémique, une mesure de la vitesse de pénétration des sucres, et une classification nouvelle de ces aliments qui a bouleversé la vie des diabétiques.

Un diabétique doit désormais savoir qu'il peut, et même doit, consommer des sucres à index glycémique bas, et surtout qu'il est possible d'abaisser l'index glycémique d'un aliment en l'associant à un aliment à index bas. Ainsi, si trois boules de sorbet en milieu d'après-midi sont toxiques pour un diabétique, elles sont parfaitement acceptables à la fin du repas du soir, si ce dernier est complet, centré, par exemple, sur une viande et des légumes.

– SUCRE ET CŒUR ET VAISSEAUX

Le sujet à risque cardiovasculaire (terrain familial prédisposant ou taux de cholestérol élevé ou fumeur) peut aussi fréquemment être diabétique et obèse. Il a alors de multiples raisons de se méfier du sucre. Cette méfiance doit s'accentuer encore si son taux sanguin de triglycérides est élevé, car la consommation de sucre l'accroît encore et facilite d'autant l'encrassement à bas bruit de ses artères.

– SUCRE ET CARIES

Les bactéries de la bouche ont besoin de sucre pour se développer et coloniser la plaque dentaire dans laquelle elles s'incrustent et attaquent l'émail. De plus, ces bactéries transforment le sucre en composés acides responsables de la carie. Les aliments sucrés les plus dangereux sont ceux qui « collent aux dents », la palme revenant aux caramels, et aux chewing-gums riches en produits acides (vitamine C).

Il est donc recommandé de se laver les dents après avoir consommé du sucre et tout particulièrement avant le coucher pour ne pas laisser le terrain libre aux bactéries pendant huit heures.

Variétés

• *Le sucre blanc courant*, le tout saccharose, se présente soit en morceaux : domino de 7 g ou dé de 5 g, soit en poudre semoule pour sucrer les fraises, soit en sucre glace pour décorer ou glacer des pâtisseries.

• *Le sucre candi* blanc ou brun se présente en gros cristaux pouvant faire office de bonbons et facile à réaliser en famille par évaporation d'un sirop.

• *Le sucre roux :* cassonades et vergeoises. Ce sont des sucres non raffinés, fleurant le caramel et le rhum brûlé. La vergeoise est un sucre roux de betterave et la cassonade, de canne à sucre.

• *La mélasse :* c'est le résidu visqueux

terminal de la fabrication du sucre de canne ou de betterave. Longtemps considéré comme le miel du pauvre, il reprend aujourd'hui du service dans l'industrie.

• *Le sucre vanillé*, enrichi à l'extrait de vanille, qui ne sert qu'en pâtisserie.

• *Le pain de Venise*, le célèbre pain de sucre, jadis utilisé en décoration, comme signe extérieur de richesse, et les lingots moulés de sucres blancs ou bruns.

Suif (▶ Graisses)

Surimi

Le surimi, invention japonaise adoptée par l'Occident, est une pâte de protéines extraite de poissons de mer et servant de matériau de base à la préparation de nouveaux produits dont la présentation et l'aromatisation imitent la belle chair blanche du poisson ou la consistance et la saveur des crustacés.

Préparation

• *Le surimi, une pâte de protéines :*

Sa fabrication commence en haute mer sur des navires-usines qui pêchent des grands poissons de base comme le lieu ou le cabillaud, ainsi qu'une foule d'autres espèces abondantes mais non exploitées en raison de leur aspect, de leur petite taille et de leur faible saveur (chinchard, tacaud).

Dépecés, étêtés, désarêtés, lavés, dégraissés puis broyés, tous ces poissons mêlés composent une pâte de protéines que l'on congèle en plaques.

• *Produits dérivés :*

Le surimi n'est pas commercialisable en l'état, il n'a ni goût ni odeur, c'est une simple matière première à partir de laquelle sont composés une foule de dérivés contrefaisant avec habileté des produits appréciés du consommateur.

– Le plus connu est le bâtonnet de miettes de poisson agglomérées et aromatisées au crabe (kamaboko).

– Le médaillon imite la forme, la couleur et la saveur de la coquille Saint-Jacques.

– La queue de langouste, mise en forme, colorée et aromatisée, est une contrefaçon souvent très réussie.

– Il existe aussi de fausses pattes de crabe, des saucisses de mer et même des desserts.

Composition pour 100 g

Calories 65	Glucides 4,5 g
Protides 10,9 g	Sodium 500 mg
Lipides 0,3 g	

Intérêts nutritionnel et diététique

• Le surimi fournit des protéines d'aussi bonne qualité que n'importe quel poisson de haute lignée. Très maigre et peu calorique, c'est un aliment à conseiller à l'enfant qui n'aime pas le poisson et qui appréciera cette chair aromatisée sans arêtes ni peau.

• Le candidat à la minceur, le sujet à risque cardiovasculaire doivent l'adopter sans arrière-pensée. Le surimi est enrichi en amidon, un glucide complexe que le diabétique n'a nul besoin d'éviter.

• Sa teneur en sel est cependant suffisamment élevée pour devoir l'utiliser avec parcimonie dans les régimes pauvres en sodium.

• Enfin, il contient de nombreux arômes qui devraient être naturels (crabe, langouste), mais il arrive que, pour des raisons économiques, des arômes de synthèse les remplacent. La législation française exige que cette substitution soit affichée sur l'étiquette. Quant aux additifs, il n'y en a guère plus que dans le jambon de Paris.

• Bon marché, très facile d'usage, il se prépare instantanément, car sans nécessité de cuisson, et convient tout autant aux mères qui travaillent qu'aux célibataires et aux grignoteurs.

Le surimi se conserve très bien au congélateur et ne se désagrège pas.

T

Tamarin

C'est le fruit d'un grand arbre, le tamarinier indien, pouvant atteindre 20 à 25 mètres, poussant à l'état sauvage sur le continent indien et qui s'est répandu dans de nombreuses régions chaudes.

Composition pour 100 g

Calories 107	Magnésium 21 mg
Protides 3,4 g	Soufre 9 mg
Lipides 0,9 g	Manganèse 2,4 mg
Glucides 21 g	Vitamine C 12 mg
Eau 75 g	

Utilisations

• La pulpe de ses gousses, dépouillée de ses graines, est mise en décoction pour extraire un jus dense et sombre au goût aigre et acide responsable de l'âpreté du curry. Il est donc associé à de nombreux plats indiens et indonésiens, et épice les viandes blanches, la volaille et de nombreux légumes pectinés comme la courgette et les aubergines.

• Les fruits du tamarinier sont utilisés en pharmacie pour leur propriété laxative. Ils servent aussi à la préparation de confitures et de boissons. Les feuilles en infusion sont encore parfois utilisées comme vermifuge, les fleurs, dans certaines affections hépatiques, et l'écorce, très astringente, dans les diarrhées chroniques.

Tanche

Poisson d'eau douce classé parmi les poissons maigres, la tanche est un poisson rare que l'on trouve dans les fonds vaseux et calmes des étangs. Trapue, recouverte de fines écailles, on la reconnaît à un petit barbillon du coin des lèvres et à sa couleur habituellement vert bronze qui se constelle parfois d'une superbe teinte dorée.

La tanche a une chair très ferme et excellente, à condition de l'avoir, dès sa prise, laissée dégorger pendant quelques heures pour lui ôter son goût de vase. C'est un poisson qui se digère très bien, hormis sa laitance très indigeste et non comestible.

Composition pour 100 g

Calories 75	Magnésium 24 mg
Protides 18 g	Calcium 20 mg
Lipides 0,4 g	Vit. B_1 0,2 mg
Glucides 2 g	Sodium 67 mg
Eau 78 g	Fer 1 mg
Phosphore 200 mg	

Intérêt nutritionnel

• Comme tous les poissons maigres, c'est un bon fournisseur de protéines de qualité, et un aliment peu calorique. C'est donc un aliment à intégrer dans tous les régimes minceur et celui du sujet à risque cardiovasculaire.

• On notera son apport intéressant en vitamine B_1, sa teneur relativement élevée en sodium pour un poisson d'eau douce, ainsi que son appréciable milligramme de fer.

Tanins

Les tanins sont des substances contenues dans de nombreux végétaux comme la noix de galle, l'écorce de chêne, de marron d'Inde, l'enveloppe de certains fruits charnus comme le raisin, et le thé.

Origine
Les tanins alimentaires les plus fréquemment consommés sont fournis par le thé, le raisin et le vin.
• Le thé est très riche en tanins, mais on en trouve bien plus dans le thé vert que dans le thé fermenté. Dans l'estomac, en présence d'acide chlorhydrique, les tanins précipitent en emprisonnant et en éliminant une partie de la caféine présente dans le thé. Ce qui explique qu'à concentration égale, le thé vert soit plus fort que le thé fermenté, et que le café, totalement dépourvu de tanins, soit encore plus fort que le thé vert.
• Dans le raisin, les tanins sont surtout concentrés dans les rafles et les pépins, expliquant la teneur élevée en tanins des vins de presse et la pauvreté des vins de goutte, surtout ceux dont les raisins d'origine ont été égrappés. Les vins rouges, et tout particulièrement certains vins astringents, possèdent les teneurs les plus élevées en tanins. Les vins blancs en contiennent beaucoup moins, et il est même parfois nécessaire d'en injecter au champagne, dont l'insuffisance le rend « sujet à la graisse ».
Propriétés
• Les tanins ont longtemps été utilisés pour leurs propriétés astringentes et leur action antidiarrhéique.
• Polyphénols et cœur. Depuis peu, et tout spécialement depuis les controverses sur les effets protecteurs du vin (paradoxe français et régime méditerranéen), les polyphénols des tanins ont fait l'objet de très nombreuses études internationales. Ces études ont largement confirmé ce rôle de protection cardiovasculaire qui semble porté par une substance découverte en forte concentration dans les pépins de raisin : les pyocianides. Leurs effets antioxydants pourraient même être encore supérieurs à ceux de la vitamine E, et retarder comme elle l'encrassement du cœur.
• Polyphénols et cancer. Ces études ont aussi démontré que les polyphénols des tanins présentaient l'une des plus puissantes actions de prévention du cancer de tout le registre végétal, et là encore, il semble que la peau et les pépins de raisin soient les principaux fournisseurs de ces précieuses substances protectrices.

Tapioca (▶ Manioc)

Tequila (▶ Spiritueux)

Thé

Après l'eau, le thé, d'origine asiatique, est, aujourd'hui encore, la boisson la plus universelle et la plus bue dans le monde.
Le théier *Camellia, sinensis* ou *japonica*, est un arbre qui, sauvage, et avec le temps, peut atteindre 20 m. Pour des raisons d'agronomie, de qualité de feuillage et de facilité de récolte, le théier est systématiquement élagué et maintenu sous la forme d'un buisson compatible avec une cueillette à la main.
Histoire
La légende veut qu'un empereur de Chine, près de 3 000 ans avant Jésus-Christ, se reposant à l'ombre d'un grand théier feuillu, ait bu de l'eau chaude dans laquelle quelques feuilles étaient tombées par hasard. Il en apprécia le goût et les effets, et l'offrit à ses sujets.
Pendant des siècles, le thé fut utilisé comme une médecine pour ses effets stimulants et pour son action astringente sur les intestins.
Ce sont les Kalmouks et les Mongols

qui l'ont utilisé les premiers comme simple boisson d'agrément. Les feuilles mâchurées et agrégées servaient à confectionner des briques de thé que l'on épuisait lentement par infusion dans des soupes ou des desserts lactés.

Le thé a pénétré au Japon avec le bouddhisme où la cérémonie du thé a longtemps consacré une fonction religieuse.

Ce sont les marchands hollandais qui ont introduit au XVIIe siècle le thé en Europe, puis très vite les Anglais l'ont monopolisé et en sont devenus les plus gros consommateurs.

Récolte

Le thé exige un climat beaucoup plus régulièrement humide que chaud, et les grands pays producteurs sont l'Inde et le Sri Lanka, la Chine, Java et le Pakistan.

La cueillette se fait à la fin de la troisième année par prélèvement des jeunes feuilles.

Le thé de la première récolte, dit thé impérial, est très recherché.

Le thé obtenu avec les bourgeons terminaux des rameaux est un thé extrêmement précieux et très cher.

Fabrication

• Le thé noir. Sa fabrication est complexe et exige cinq interventions :

– un flétrissage au soleil, qui assouplit et déshydrate la feuille ;

– un roulage répété, qui brise la trame végétale et évacue les enzymes ;

– une fermentation en milieu humide, qui libère les tanins et réduit leur âcreté ;

– une torréfaction, qui exalte l'arôme, débute la dessiccation et interrompt la fermentation ;

– enfin, le triage, qui permet de sélectionner des qualités de thé.

• Le thé vert. Il est beaucoup moins travaillé et subit la torréfaction dès la récolte terminée. Privé de fermentation, le thé vert conserve ses tanins et est plus fort, plus âcre et plus astringent.

Variétés commerciales

• Thé de Ceylan : c'est à la fois le plus fort des thés et le plus répandu. Son goût est très marqué et manque parfois de nuances. On le trouve très souvent en sachet, hélas un peu trop riche en déchets.

• Thé Darjeeling : c'est le plus parfumé et le plus nuancé, mais il est nettement moins fort que le thé de Ceylan. C'est le thé de la femme anglaise, dont l'arôme miellé rappelle le pain d'épice.

• Thé de Chine : il en existe de très nombreuses catégories. Son goût et son parfum particuliers proviennent de son fumage au feu de bois.

• Thé vert : c'est un thé fort, sans nuance, âcre et brutal. C'est un thé apprécié en Afrique du Nord, où on le sucre énormément, en présence de menthe fraîche et parfois de pignons.

• Thés parfumés : les Chinois ont les premiers parfumé leur thé au contact de plantes aromatiques tels le jasmin, la fleur d'oranger, la menthe et le gardénia.

Principaux constituants

• Le thé est totalement acalorique, contrairement au café qui fournit 50 cal/l.

• Les tanins du thé sont des polyphénols voisins de ceux que l'on trouve dans le raisin et le vin, et qui, comme eux, ont un goût âcre et une action astringente sur les intestins. La fermentation réduit notablement la teneur en tanins, et le thé noir fermenté en contient beaucoup moins que le vert.

• La caféine : sa teneur varie avec les qualités et le vieillissement du thé.

Bien que souvent dénommée théine, c'est le même principe actif, la caféine, que l'on retrouve dans le thé et le café à des concentrations curieusement assez voisines. Ainsi, si une tasse de café en contient 100 à 120 mg, une tasse de thé en fournit 80 mg.

Le muselage des effets excitants de la caféine du thé est lié à la présence des tanins. Dans l'estomac, en présence d'acide chlorhydrique, les tanins précipitent en emprisonnant et en neutralisant une partie de la caféine présente. Ce qui explique que le thé est bien mieux toléré que le café, et aussi que le thé fermenté riche en tanins est moins fort que le thé vert.

• Théobromine et théophylline sont deux autres substances stimulantes, ayant de surcroît une action diurétique et antiasthmatique (théophylline).

• Le thé est riche en vitamines B, tout spécialement la B_2, en vitamines PP et K. La teneur très élevée en vitamine C de la plante fraîche disparaît totalement sous l'action des divers traitements subis au cours de sa fabrication.

• Le thé est riche en acide oxalique (300 mg/100 g) favorisant la constitution de calculs rénaux chez les sujets prédisposés.

Préparation d'une infusion

La caféine du thé diffuse bien plus vite dans l'eau que les tanins. En trois minutes, dans de l'eau chaude, 75 % de la caféine sont libérés pour seulement 52 % des tanins. Si l'on veut un thé léger en caféine mais qui a du goût, il ne faut pas réduire le temps d'infusion mais l'augmenter pour donner aux tanins le temps de diffuser avec leurs arômes et l'âpreté de leur saveur. Dans un deuxième temps seulement, le mélange pourra être coupé d'eau chaude pour réduire la teneur en caféine et avoir un thé léger mais parfumé et savoureux.

Effets physiologiques

• *Action psychostimulante et excitante de la caféine :*

– Aux doses habituelles, le thé, certes bien moins que le café, maintient en éveil, facilite le travail mental et la vigilance, et dissipe somnolence et fatigue.

– À doses plus élevées, le thé peut occasionner de l'agitation, des tremblements, de l'insomnie, voire de la confusion.

• *Action musculaire :*

Sous l'action de la caféine du thé, le muscle devient très excitable, avec des tressautements musculaires (paupières) et des crampes pouvant aller jusqu'à la contracture. En revanche, si le thé peut entraîner des palpitations et des troubles du rythme cardiaque, il présente l'avantage de dilater les artères coronaires.

• Le thé, pour sa richesse en tanins et en polyphénols, est l'objet de multiples études internationales. Ces études, qui ont déjà mis en évidence les effets protecteurs des tanins du raisin et du vin sur le cœur et les vaisseaux, ont récemment prouvé que ces mêmes polyphénols présentaient aussi l'une des plus puissantes actions de prévention du cancer du registre végétal. On attend une confirmation vraisemblable des effets similaires des tanins du thé.

• La richesse en fluor du thé (0,3 mg pour une tasse) lui confère une bonne action de prévention de la carie dentaire.

• Grâce à sa caféine, le thé améliore les céphalées (maux de tête) d'origine circulatoire fréquentes chez les femmes au moment des règles. Pour les mêmes raisons, il élève les tensions artérielles trop basses et accélère les cœurs trop lents.

• Le thé a une action diurétique reconnue.

Contre-indications et effets indésirables

La consommation de thé doit être limitée en cas d'hypertension artérielle sévère.

L'irritabilité, l'insomnie et l'anxiété sont aggravées par une consommation excessive de thé.

Enfin, le thé est contre-indiqué dans les troubles du rythme cardiaque, les palpitations, ainsi que dans l'ulcère, les gastrites et le reflux gastro-œsophagien qu'il aggrave.

Thon

Poisson de mer classé parmi les poissons gras.

Les thons sont de grands et puissants poissons musclés à fuselage aérodynamique, recouverts d'une peau bleu acier, aux flancs grisâtres et au ventre blanc. Poissons migrateurs, ils pénètrent en Méditerranée par le détroit de Gibraltar, mais dépassent rarement le golfe de Gascogne.

Le thon vit en grande profondeur et ne s'approche du rivage que pour frayer au printemps.

Variétés

Il existe de nombreuses espèces de thons que l'on distingue par la couleur de la chair.

• Le thon blanc est représenté par le germon et l'albacore, deux grands poissons vivant en Atlantique et pouvant atteindre 1,50 m et 80 kg. Le germon est le plus apprécié de tous les thons pour la finesse et la saveur de sa chair.

• Le thon rouge est encore plus gros, 2 m et 150 kg en moyenne, avec des spécimens exceptionnels de 800 kg capturés en Méditerranée sur les côtes tunisiennes.

• Il existe de petits thons rouges très musclés et plus maigres dénommés bonites en Méditerranée, ou listaos par les pêcheurs portugais.

Composition pour 100 g

Calories 225	Fer 1,5 mg
Protides 27 g	Iode 0,008 mg
Lipides 13 g	Vitamine A 100 U.I.
Glucides 0	Vitamine D 400 U.I.
Eau 59 g	Vitamine B_2 0,11 mg
Sodium 44 mg	Vitamine B_6 0,45 mg

Intérêt nutritionnel

• La richesse en protéines du thon figure parmi ses nombreux records nutritionnels. Protéines d'excellente valeur biologique, elles font du thon un aliment à proposer à l'enfant et à l'adolescent qui l'accepteront d'autant plus facilement que sa chair contient peu d'arêtes. Présenter de préférence le thon blanc modérément cuit qu'ils préfèrent au thon rouge.

De tous les poissons charnus (mérou, espadon, lotte), le thon est celui dont la texture, la consistance, la teneur en matières grasses et en protéines rappellent le plus la viande, ce qui peut aussi être mis à profit pour amadouer l'enfant.

• Poissons les plus gras et les plus caloriques (avec l'anguille), le thon rouge et le germon sont à consommer avec modération dans les régimes hypocaloriques ou restrictifs. Mais cette teneur en lipides varie beaucoup avec le lieu de pêche. Le thon tropical (albacore ou listao) est, lui, très maigre.

D'autre part, sa richesse en acides gras poly-insaturés et en ces fameuses graisses de poisson des mers froides (omégas 3) doivent inciter à le conseiller activement aux sujets à risque cardiovasculaire chargés en cholestérol et surtout en triglycérides.

• La chair du thon est très riche en vitamine A (100 U.I./100 g) et en vitamine D (400 U.I./100 g), deux vitamines liposolubles. La première ayant une très bonne action antioxydante renforçant la protection cardiovasculaire.

Le thon est aussi un très bon fournisseur de vitamines B et tout particulièrement la vitamine B_2, B_6 et la vitamine PP.

• Un dernier record : le thon est le poisson le plus riche en fer.

• *Teneur en mercure :*

Une étude récente vient de prouver que si la consommation d'un plat de poisson gras deux fois par semaine réduisait de 50 % le risque de « mort cardiaque », cette protection disparaissait, et dans certains cas pouvait même s'inverser, si le poisson consommé était pollué par le mercure. Or on sait que ce grand voyageur se déplace beaucoup dans des eaux où l'on trouve du mercure. Dans l'état de nos connaissances, il est peut-être préférable de ne pas abuser des thons tropicaux.

• *Effets indésirables :*

– La consommation du thon cru (marinades ou tartares) est déconseillée en raison de nombreux cas de parasitoses régulièrement signalés. Pour les inconditionnels du carpaccio, un passage préalable rapide en congélation profonde suffit à lever cet obstacle.

– Enfin, la chair de thon vieillit mal, se gorge très vite d'histamine et peut déclencher chez les sujets à profil allergique une intoxication histaminique parfois sévère (œdème de Quincke, urticaire géante, malaise, voire choc). Les sujets déjà sensibilisés devront s'en abstenir ou choisir du thon de toute première fraîcheur.

Le thon en conserve

Le thon est, avec la sardine, le poisson le plus fréquemment utilisé en conserve.

• *Le thon au naturel :*

Il a une composition très voisine du thon frais. Il est obtenu par marinade dans un bain de saumure.

On note une perte modérée en protéines liée à la précuisson et à l'exsudation dans le jus de bain. Mais ces traitements n'altèrent pas les qualités des protéines restantes. Les vitamines hydrosolubles (B_1, PP) passent pour un tiers dans le bain ambiant. La seule différence notable est la teneur élevée en sodium qui contre-indique l'emploi de cette conserve au naturel lors des régimes sans sel.

• *Le thon à l'huile :*

– Préparation. Après éviscération et retrait des arêtes, le thon est cuit à la vapeur, puis découpé et mis en boîte. Les thons de qualité sont tranchés d'un seul tenant. Après salage et immersion dans une huile végétale, d'olive pour les conserves haut de gamme, la boîte est sertie et stérilisée à 120 °C. La parfaite imprégnation de l'huile et du sel nécessite un mois de macération au cours duquel les boîtes doivent être régulièrement retournées.

– Valeur nutritionnelle. Le bain d'huile et la déshydratation doublent la valeur calorique et font du thon à l'huile un produit hypercalorique exclu de tout régime minceur. De plus, le thon à l'huile est aussi très salé, 9 fois plus que le thon frais, 360 mg/100 g, ce qui l'exclut des régimes sans sel.

Enfin, la teneur en vitamines liposolubles n'est pas affectée par la conservation. La teneur en vitamine A reste inchangée, celle de la vitamine D s'élève même notablement par concentration.

Thym

Aromate très odorant des garrigues méditerranéennes, utilisé en cuisine, en herboristerie et même en parfumerie.

- Originaire du sud de l'Europe, son nom lui vient du grec (*thumos*), en hommage à son parfum pénétrant. Les Provençaux préfèrent l'appeler « farigoule », car il règne avec la lavande sur les garrigues provençales qu'il imprègne de ses effluves rappelant citron et verveine.

Le thym se cultive en jardin et accepte tout autant les terres légères que les rocailles pierreuses, mais le sauvage qui aime surtout le soleil et les garrigues est le préféré des connaisseurs.

Variétés

Le thym commun est une plante-buisson verte de 20 à 30 cm de hauteur parsemée de petits épis de fleurs roses. Dans les garrigues sauvages, on trouve du thym laineux, duveteux et rampant, du thym blanc moins parfumé, du thym germandré à l'action stimulante.

Utilisations

• *Usage culinaire :*

- On cueille et on utilise surtout les feuilles et les épis fleuris du thym que l'on peut consommer frais ou laisser sécher et conserver presque indéfiniment dans une boîte métallique.
- Utilisé frais, il compose avec le laurier, le persil, l'oignon et la carotte le classique « bouquet garni » indispensable à la préparation des sauces, tout particulièrement la sauce tomate ou les coulis qu'il dynamise, des farces, des bouillons, des soupes et du pot-au-feu.
- Sec, il parfume et relève la saveur des plats très cuisinés, comme les daubes, les ragoûts et les potées de terroir, mais s'utilise tout autant en cuisine plus légère pour donner de la profondeur aux viandes rôties, grillées ou marinées.
- Dans le Midi, on en glisse souvent un brin dans l'huile d'olive, on en parfume les fromages (crottins de chèvre) et on fait sécher les figues en les saupoudrant d'un mélange de thym et de poivre.

• *Substitut sensoriel des graisses :*

- Une des propriétés majeures du thym est de conférer à tout ce qu'il touche (sauces, accommodements) une telle dimension sensorielle (saveur plus odeur) qu'il devient possible de réduire la part d'onctuosité en bouche apportée par les graisses et d'alléger ainsi considérablement la facture calorique.

Un brin de thym dans une sauce se substitue de manière acceptable à une cuillère à soupe d'huile et réalise une économie pouvant atteindre 100 calories.

- Ce type de manipulation sensorielle intéresse en premier lieu tous les candidats à la minceur, les diabétiques, les sujets à risque cardiovasculaire pour lesquels arômes, aromates et épices prennent des dimensions quasi thérapeutiques.

Cette recommandation présente un intérêt supplémentaire chez les pléthoriques fumeurs ou en cours de sevrage tabagique, dont de nombreuses études ont montré que leur odorat amoindri par la fumée les conduisait à intensifier leur consommation de viandes grasses saisies au feu, très riches en substances aromatiques.

• *En phytothérapie :*

- Le thymol et le carvacrol qu'il contient lui ont longtemps permis de servir d'antiseptique familial dans les affections respiratoires pour prévenir un rhume ou les poétiques « refroidissements » (20 g de thym dans une théière bien chaude).

– Sur le plan digestif, directement incorporé au plat ou en décoction, le thym facilite la digestion, réduit les flatulences, ballonnements et spasmes liés à une alimentation déséquilibrée ou à un environnement stressant.

Tisanes

Les tisanes sont des boissons chaudes, sucrées ou non, obtenues par infusion ou décoction à partir de plantes séchées aux propriétés médicinales traditionnelles. Outre leurs effets aromatiques et médicinaux, les tisanes offrent une occasion supplémentaire de boire. On trouve les plus courantes en sachets d'utilisation pratique, ou en vrac, hélas souvent défraîchies et poudreuses.

Variétés les plus courantes

• La verveine est connue pour ses effets relaxants et son action sur les dystonies neurovégétatives (palpitations), mais aussi pour ses effets bénéfiques sur les digestions difficiles.

• Le tilleul est aussi utilisé le soir pour ses vertus sédatives et induit une détente propice au sommeil.

• La menthe est surtout consommée pour son goût et la fraîcheur qu'elle confère à l'haleine, mais ses effets sur la digestion sont fort utiles, tout spécialement sur l'aérophagie, les flatulences et dans les cas d'indigestions (repas lourds et gras). La menthe est toutefois un stimulant qu'il est préférable de ne pas consommer avant le coucher.

• La camomille. L'infusion se prépare et se savoure le soir, peu avant le coucher, pour ses vertus sédatives qui facilitent le sommeil. Ne pas oublier de sucrer légèrement pour majorer cet effet. Les enfants nerveux et les femmes ménopausées aux bouffées de chaleur nocturnes font partie des bonnes indications de la camomille.

• Le thym permet des infusions très parfumées aux effluves de garrigues provençales. Le thymol qu'il contient lui fournit une action antiseptique traditionnellement utilisée pour prévenir un rhume.

• La lavande possède une action comparable d'antiseptique pulmonaire calmant la toux et fournissant de surcroît l'une des plus belles et des plus apaisantes odeurs qui soient.

• L'anis vert. Son infusion fait merveille après un repas de légumineuses. C'est l'infusion de la flatulence par excellence, l'antigaz traditionnellement associé à la consommation des flageolets, surtout chez les migraineux qui supportent mal leur interminable digestion.

• La queue de cerise et le genièvre. Leur vertu diurétique est très appréciée lors de régimes amaigrissants, tout particulièrement chez la femme en deuxième partie de cycle, sujette à la rétention d'eau. Drainants et toniques, ils doivent être consommés tout au long de la journée, sans dépasser 17 heures pour ne pas perturber le sommeil.

Précautions d'emploi

• La tisane bénéficie d'une image rassurante qu'elle mérite souvent. Il faut pourtant se méfier des tisanes vendues pour leurs effets strictement médicinaux, et tout particulièrement celles qui sont proposées pour la constipation ou pour les effets diurétiques.

• En dehors des classiques tilleulmenthe ou verveine-camomille, il est préférable d'éviter les mélanges qui fournissent des occasions de double emploi et de concentration des effets.

Tofu (▶ Soja)

Tomate

Légume-fruit de très grande consommation, très pigmenté, riche en vitamine C, en carotène et en lycopène dont l'intérêt en prévention des cancers est aujourd'hui reconnu.

Histoire

Originaire du Mexique et empruntée par les Espagnols aux Aztèques en lui conservant son nom d'origine : « tomatl ». Pomme d'or pour les Italiens ou pomme d'amour pour les Provençaux, qui l'ont très vite cultivée et aimée. Les Anglais, beaucoup plus craintifs, s'en sont méfiés jusqu'au début du XXe siècle, recommandant même de la faire bouillir trois heures avant de la mettre en bouche pour éviter sa toxicité.

Variétés

La vraie tomate de pleine terre et de pleine saison est un légume d'été qui confine à l'excellence sur les terres de Vaucluse et du Gard, et que l'on produit avec autant de bonheur en Provence, en Bretagne et dans le Val de Loire.

• Dans les variétés de plein champ, on trouve :

– des tomates rondes comme la ferline, très juteuse et de bonne conservation, c'est la tomate de salade, et l'apla, bien plus grosse, moins ferme et moins sucrée, à réserver à la cuisson et surtout aux tomates farcies ;

– des tomates allongées comme la rio grande pour les salades, l'olivette, petite, oblongue et ferme, appréciée en salade, et fort utilisée pelée en conserve ou en jus.

• Dans les variétés de serres : citons la capello, la prisca, la rondello ou la trésor.

• Notons que la tomate gustative, curiosité de laboratoire, trouve lentement sa place, et que les tomates transgéniques modifiées sont déjà produites à grande échelle dans de nombreux pays occidentaux.

Composition pour 100 g

Calories 15	Sodium 3 mg
Glucides 2,8 g	Fer 0,4 mg
Protides 0,9 g	Zinc 0,2 mg
Lipides traces	Vitamine C 10-30 mg
Eau 93 g	Carotène 0,2-0,8 mg
Potassium 290 mg	Vitamine E 0,5-1,2 mg
Magnésium 10 mg	Acide folique
Calcium 9 mg	(B_9) 0,02-0,04 mg

Intérêt nutritionnel

• Extrêmement peu énergétique, riche en eau, aliment gai, coloré, « ensoleillé », à la fois sucré, acidulé, de texture croquante pour les salades et suffisamment goûteux pour être consommé nature ou à la croque-au-sel, la tomate est un aliment dont on ne se lasse pas et auquel nous décernons la palme de l'aliment minceur.

• *Haute densité minérale :*

La richesse en eau de la tomate peut, en les diluant, camoufler sa richesse en sels minéraux. Mais si l'on change d'échelle de valeur, et si l'on se réfère au seul apport calorique, on constate alors que 100 calories de tomate procurent 60 mg de calcium, 67 mg de magnésium, 2,7 mg de fer, 1,3 mg de zinc, ce qui est considérable et transforme une citrouille en carrosse. Voilà donc un aliment que l'enfant, le spasmophile et la femme enceinte ou ménopausée ne devraient pas négliger.

• *Un aliment de haute protection :*
- Depuis quelques années, les travaux s'accumulent sur la valeur des aliments riches en antioxydants et leur rôle de protection sur les affections cardiovasculaires et tout particulièrement l'infarctus. Dans le registre végétal, il semble que la tomate soit l'un des légumes les plus protecteurs, et l'on attribue cette protection à un mélange heureux et une bonne teneur en trois des meilleurs antioxydants connus (vitamine C, carotène, vitamine E).
- Plus récemment, d'autres enquêtes parallèles ont aussi montré qu'une consommation régulière et suffisante de tomate (comme de chou, de carotte, d'ail et d'oignon) était corrélée à un moindre taux d'apparition de cancers. Dans le cas particulier de la tomate, en plus des antioxydants classiques, on pense que le lycopène, un pigment présent en grande quantité dans ce légume-fruit, serait responsable de ce redoublement d'action protectrice sur le cancer.

• Les fibres de la tomate sont surtout concentrées dans la peau et les graines. Les personnes aux intestins sensibles peuvent les trouver irritantes. Consommée sans graines et pelée, la tomate est alors parfaitement tolérée. Pour peler une tomate, il suffit de la plonger une minute dans l'eau bouillante, la peau se retire alors sans peine.

Préparation

• Pour les salades, préférer des tomates rouges, fermes et de pleine terre, à teneur vitaminique et minérale très dense.

• Les tomates plus mûres sont à réserver à la cuisson ou à la préparation de sauces tomate maison (pelées, sans pépins), utilisables pour les pâtes ou pour recouvrir une pizza.

• Les tomates à la provençale, recouvertes d'ail, de persil, de chapelure et d'une larme d'huile d'olive ajoutée après cuisson, composent un aliment savoureux et très protecteur.

• Pour les gourmands au régime, la tomate farcie est une recette originale et complète qui permet de renouveler les menus en fournissant une tentative de recherche et une offre de variété qui manquent souvent à ces éternels brimés de la table.

Les tomates en conserve

• Les tomates pelées en conserve familiale. Des tomates entières, bien mûres, sans flétrissures, de forme allongée (olivette), pelées, blanchies, mises en boîte et stérilisées sont utilisables l'hiver en multiples garnitures lorsque les tomates sont coûteuses et de peu de goût.

• Purée et concentré de tomates. Après tamisage, on déshydrate en cuisant la purée obtenue. Selon la teneur en extraits secs, on distingue :
- le concentré : mi-réduit, 15 %, ou concentré, 22 % ;
- le double concentré : 28 %, le triple concentré : 36 % et la purée : 45 %.

Tomme

Les tommes sont des fromages de montagne au lait de vache, fabriqués dans de nombreuses vallées, au pied des Alpes. Les plus connues sont les tommes demi-dures de Savoie.

• La tomme se présente comme un gros disque cylindrique plat de 22 à 25 cm de diamètre et 7 cm d'épaisseur pour un poids habituel de 1,5 kg. Sa croûte est grise, sans gerçures, marquée de taches rouges et jaunes. Sa pâte est souple, homogène et de couleur jaunâtre.

• La tomme au marc, qui est une variété tout aussi savoyarde, se reconnaît aux fermentations visibles sur la croûte mais sans suintement. En posant délicatement le doigt, on perçoit une pâte plus ferme mais qui ne doit pas être dure.

Fabrication

Le lait à demi acidifié est mis à cailler en baste. Le caillé est alors brisé en éclats de la taille du grain de riz, puis regroupé, mis en moules et pressé. Le fromage est ensuite salé par immersion dans une saumure saturée, remis en moules et pressé une dernière fois mécaniquement. Il est alors affiné en cave.

Composition pour 100 g (tomme à 40 %)

Calories 316	Glucides 3 g
Protides 26 g	Cholestérol 90 mg
Lipides 22 g	

Intérêt nutritionnel

• *Un fromage riche et gras :*

– La tomme traditionnelle était jadis fabriquée avec du lait demi-écrémé, l'équivalent actuel d'une tomme à 20 % MG. Depuis la dernière guerre, l'évolution des goûts et de la demande a conduit les producteurs à élever régulièrement sa teneur en matières grasses pour l'amener à 40 %. Comme tous les fromages gras, la tomme est un aliment calorique peu compatible avec un régime minceur.

– Riche en acides gras saturés et bien que peu chargée en cholestérol, elle est aussi déconseillée aux sujets à risque cardiovasculaire.

• *Les tommes allégées :*

– Parallèlement à l'enrichissement de la tomme traditionnelle, une gamme de tommes allégées a été conçue pour un autre public, sensible à la minceur et au risque cardiovasculaire. Il existe aujourd'hui des tommes à 30 %, à 20 %, à 15 % et même à 10 % MG. Cette dernière est une réussite exceptionnelle. Consommée assez fraîche, elle est très savoureuse, moelleuse et, sur le plan nutritif, très proche de la protéine pure. Hormis sa teneur en sel relativement élevée, elle concurrence avantageusement la plupart des substituts de repas hyperprotéinés du marché, le plaisir, la consistance et le naturel en prime.

• Très bien pourvue en calcium, la tomme doit être conseillée à l'enfant en croissance, à l'adolescent, à la femme enceinte ou allaitante, et à la femme ménopausée, tous cinq de poids équilibré. Il faut savoir que le calcium et les sels minéraux du fromage sont souvent concentrés à la périphérie, près de la croûte, et, s'il est nécessaire de la retirer avant consommation, il convient de ne pas trancher trop large.

• Enfin, comme la plupart des fromages affinés, la tomme a une teneur en sodium qui doit l'exclure des régimes sans sel ou même pauvres en sel.

Tonic (▶ Soda)

Topinambour

Tubercule peu consommé mais de goût et de composition glucidique originaux. Connu sous divers noms poétiques tels l'artichaut de Jérusalem ou celui du Canada.

Histoire

Originaire d'Amérique du Nord, il porterait le nom d'une tribu d'origine amazonienne : les Topinambus. Son goût très fin de cœur d'artichaut lui a assuré un rapide et franc succès. Mais les restrictions de la dernière guerre en ont fait le plat de résistance des Français pour lesquels ces souvenirs pénibles interdisent encore aujourd'hui un total retour en sa faveur.

Composition pour 100 g

Calories 78	Fibres 1 g
Protides 1,9 g	Phosphore 78 mg
Lipides 0,2 g	Potassium 480 mg
Glucides 17 g	Magnésium 20 mg
Eau 78 g	Fer 0,6 mg

Intérêt nutritionnel

• Sa teneur calorique le rapproche davantage du fond d'artichaut et du salsifis que des légumes verts.

• Son taux de glucides est élevé mais, à la différence de la pomme de terre, il ne contient pas d'amidon mais un glucide rare, l'inuline, de pénétration plus lente et qui convient mieux aux diabétiques.

• Le topinambour est pauvre en vitamine C, en carotène et en calcium, mais bien pourvu en phosphore et en potassium. Ses fibres, en quantité modérée, sont bien tolérées.

Préparation

• Le topinambour est un légume injustement méconnu dont la consistance est agréable et la chair fine et originale. Il apparaît sur les étals en hiver et disparaît avec le printemps.

• Cru, il présente l'inconvénient d'être particulièrement pénible à éplucher, mais s'il est très jeune et croquant, on peut l'incorporer dans tous types de salades composées.

• Cuit, il se prépare comme la pomme de terre, bouillie ou en gratin ou même en purée, mais pas en frites, qui s'imbibent trop d'huile. La cuisson évite l'inconvénient de l'épluchage, qui se fait sans difficulté aussitôt après.

Tournesol (▶ Graisses)

Graine d'oléagineux encore utilisée comme aliment de grignotage salé dans certains pays du Moyen-Orient, mais principalement destinée à l'extraction industrielle d'une huile de grande consommation.

La graine de tournesol

• Petit fruit oléagineux dont l'amande minuscule et aplatie est protégée par une coquille fibreuse, striée et friable, qui s'ouvre aisément sous la pression des doigts.

• La graine de tournesol consommée en l'état n'a qu'un seul usage alimentaire. Séchée en four, salée, elle est servie en accompagnement d'apéritif. C'est la « pipasse » bien connue des grignoteurs.

Composition pour 100 g

Calories 560	Eau 5 g
Protides 24 g	Sodium 30 mg
Lipides 47 g	Potassium 920 mg
Glucides 19 g	Vit. B_1 1,96 mg

Intérêt nutritionnel

Sa composition en nutriments est très voisine de celle de la cacahuète.

• Agent de grignotage salé : grasse, extrêmement calorique et salée, consommée de manière automatique sans réelle évaluation des quantités ingérées, et en association à une boisson alcoolisée, c'est, comme la plupart des oléagineux d'apéritif, le pire ennemi des candidats à la minceur et de l'hypertendu. Cependant, la graine de tournesol est bien moins pratique à ouvrir que la plupart des autres oléagineux d'apéritif. Cet inconvénient réalise pourtant souvent un bien involontaire avantage nutritionnel. L'amande, difficile à extraire, résiste mal aux manipulations, se brise, colle à sa gangue et se retrouve avec elle en bouche. Ce qui met un frein salutaire à la gestuelle de mise en bouche automatique responsable d'amoncellement calorique.

• En revanche, riche en acides gras poly-insaturés réputés favorables au cœur, et détentrice du record de l'aliment le mieux pourvu en vitamine E, agent majeur de la prévention de l'infarctus, la graine de tournesol est vivement conseillée aux sujets à risque cardiovasculaire, à la condition toutefois qu'ils ne soient ni obèses ni hypertendus.

Tourteau (▶ Crabe)

Trichinose
(▶ Parasites alimentaires)

Maladie parasitaire causée par l'ingestion et l'infestation musculaire de larves de trichine (*Trichina spiralis*) présentes chez de nombreux animaux, en particulier le porc.

La trichine : un parasite de la viande

La trichine est un petit ver filiforme aussi étroit qu'un cheveu, de 5 à 6 mm de longueur. Les œufs pondus par la femelle donnent jour à des larves qui migrent aussitôt vers les muscles pour lesquels ils ont un tropisme particulier. Là, devenus des vers adultes, ils s'enroulent sur eux-mêmes dans des kystes qui durcissent et à partir desquels ils sécrètent leur toxine.

La trichinose humaine

• L'homme se contamine en consommant de la viande de porc crue ou mal cuite ou parfois du cheval. Les animaux s'infestent par cannibalisme en dévorant les restes d'animaux morts de trichinose.

• La trichinose, traquée par les services vétérinaires, n'existe plus en France, et les rares cas relevés proviennent de viandes de porc ou de cheval importées en fraude ou ayant échappé à la vigilance des contrôles réglementaires.

L'infestation se manifeste par des troubles digestifs, des accès de fièvre, d'intenses douleurs musculaires aux allures de rhumatismes aigus et des hémorragies.

Prévention

• Le moyen simple et radical d'éviter une parasitose aussi sévère est de bien cuire la viande.

• Cette recommandation communément admise pour le porc, en raison des dangers notoires du ténia, est bien moins appliquée pour la viande de cheval, traditionnellement consommée hachée et crue pour ses vertus vivifiantes.

• Depuis 1985, la viande de cheval est régulièrement contrôlée par prélèvements sur carcasse avant commercialisation.

Tripes

Mélange cuit d'estomac (gras-double) et d'intestin de divers ruminants (bœuf, veau, mouton) parfois enrichi de pied désossé (gélatine).

Dans le gras-double, on trouve un découpage des quatre estomacs du ruminant (panse, bonnet, feuillet et caillette).

Achat

La texture conjonctive des tripes nécessitant un temps de cuisson à la daubière à feu doux pendant 7 à 8 heures, il est préférable de les acheter cuites et, préalablement, parfaitement nettoyées.

Depuis le début des années 1990 et le développement de la crise de la vache folle, des mesures de précaution ont été prises qui limitent la consommation de l'intestin (iléon). Il est vraisemblable que ces mesures de bon sens sont provisoires et seront infirmées ou confirmées dans les quatre ans à venir, temps nécessaire au renouvellement du cheptel suspecté et à l'observation de l'épidémie animale.

Composition pour 100 g

Calories 100	Eau 78 g
Protides 18 g	Phosphore 130 mg
Lipides 2 g	Sodium 46 mg
Glucides 1 g	Fer 1,6 mg

Intérêt nutritionnel

• Les tripes sont des aliments peu coûteux, riches en protéines de qualité, peu caloriques et très maigres. De plus, leur consistance fibreuse, dense et résistante, en fait, avec le foie de volaille et la gélatine, l'un des aliments les plus rassasiants. Toutes qualités qui en font un aliment de choix du candidat à la minceur, de l'obèse et de tous les pléthoriques.

• Mis à part l'interdit de conjoncture qui les frappe aujourd'hui, les tripes présentent le redoutable inconvénient d'avoir une dénomination qui trahit leur origine et leur fonction particulière, rebutant les natures sensibles et responsables chez l'enfant et la femme, de répulsion précoce et durable.

• Riches en tissu conjonctif, elles se digèrent mal et très lentement, et sont habituellement évitées par les dyspeptiques.

• Enfin, les tripes, aliment de consistance mais de faible goût, sont fréquemment accommodées avec des sauces relevées et riches qui peuvent élever notablement leur facture calorique (tripes à la mode de Caen, à la lyonnaise, à la provençale).

Truffe

Champignon souterrain dont la fructification fournit une belle masse globuleuse et bourgeonnante. Rare, précieux produit de luxe et de fête, d'un arôme à la fois subtil et puissant, la truffe a été consacrée par les plus grands gastronomes sous des noms aussi prestigieux que « diamant noir » (Brillat-Savarin), « princesse noire », « perle périgourdine », « dame blanche du Piémont ».

Histoire

• Dans l'Antiquité, Pline la célébrait déjà, mais les gastronomes et les historiens estiment qu'il s'agissait alors de la truffe des sables, la « terfez », encore répandue de nos jours en Afrique du Nord, mais bien moins précieuse.

• La truffe de Bourgogne, moins célèbre aujourd'hui que la périgourdine, a conquis, la première, la table des ducs de Bourgogne, puis des rois de France dès le XIVe siècle. Sa vaniteuse sœur noire du Périgord dut attendre François Ier, qui s'en enticha.

• À la fin du siècle dernier, elle était encore très consommée. Sa production a pu atteindre en France 2 000 tonnes certaines années fertiles. Mais les dévastations de la guerre 1914-1918 et le saccage des truffières entamèrent un déclin régulier qui a conduit la production actuelle entre 10 et 50 tonnes. Aujourd'hui, la recherche et la production scientifiques amorcent une renaissance et relancent le rêve truffier français.

Variétés

La plus renommée est la truffe noire du Périgord, qui existe aussi en Provence et en Dauphiné.

La truffe de Bourgogne, moins onéreuse mais plus précoce, se trouve aussi en Lorraine ou en Champagne.

La truffe blanche du Piémont, encore plus prestigieuse, peut coûter jusqu'à 2 200 € le kilo (4 à 5 fois plus que la noire).

Culture

• La truffe sauvage vit et se développe à 10 cm sous terre en symbiose avec certains arbres, de préférence le chêne blanc, mais aussi le peuplier ou le noisetier. Chacun y trouve son compte : la truffe, sous terre, offrant la finesse et l'efficacité de ses filaments de pompage, et le chêne, des substances que seule la lumière peut synthétiser.

À l'époque des truffières naturelles, les truffes poussaient de préférence dans des terrains calcaires, dans un sol meuble et pas trop ombragé.

• La trufficulture artisanale est née d'un hasard heureux, un jour de 1810, où un agriculteur de Saint-Saturnin-les-Apt, dans le Vaucluse, planta des glands qui, devenus des chênes, brûlèrent lors d'un orage et révélèrent une intense fructification souterraine de belles truffes. Ces truffes s'éteignirent tout aussi hasardeusement par méconnaissance du besoin de lumière de ce champignon des ténèbres et du tort causé par l'entassement des arbres à truffes.

• La trufficulture moderne est née en 1970 des recherches de l'INRA et de la mise au point savante d'« arbustes inséminés » qui libèrent la culture du hasard de la rencontre entre le chêne et la truffe.

Depuis 1973, la France a vendu plus d'un million de ces bébés arbres en Espagne et aux États-Unis. La Nouvelle-Zélande, appartenant à l'hémisphère Sud, a un hiver inversé et pourrait bien un jour récolter de la truffe noire en plein mois d'août.

Récolte

Jadis, la récolte était pratiquée avec l'aide de porcs truffiers. Il suffisait de les suivre et de prélever leurs trouvailles. Aujourd'hui, ce sont les chiens truffiers, au flair bien plus puissant, qui les « cavent ». Chaque année, le quatrième week-end de novembre, a lieu le concours national des chiens truffiers, spectacle fascinant de la complicité de l'animal et de son maître, où les chiens dressés s'affrontent pour déterrer en premier les six truffes camouflées sur le carré imparti.

Composition pour 100 g

Calories 92	Glucides 13 g
Protides 9 g	Fibres 6 g
Lipides 0,5 g	Eau 74 g

Intérêt nutritionnel

La formule nutritionnelle de la truffe serait extrêmement intéressante pour un végétal. Une bonne teneur en protéines, pas de lipides, une présence modérée en glucides et une forte teneur en fibres, mais son prix et sa rareté en font plutôt un condiment royal qu'un légume de consommation courante.

Utilisations

• Brossée et lavée, la truffe découvre une écorce noire et grumeleuse. Ouverte, sa chair de couleur chocolat parfois veinée, développe un arôme puissant et chaud.

• Les truffes peuvent se consommer crues, en fines lamelles, mais les gastronomes leur imposent une préparation d'une heure à feu doux avec du lard, du thym, du laurier, du sel et du poivre qui en exaltent l'arôme et le goût.

• En rondelles, elles parfument classiquement le foie gras, donnent de la majesté aux plus simples omelettes et illuminent sauces et farces.

Truite

Poisson d'eau douce classé parmi les poissons maigres ou semi-gras, dont l'élevage a généralisé la consommation.

La truite est un sous-genre de saumon, de moindre taille mais de mœurs semblables. Anatomiquement, la seule différence est une légère modification du vomer, un petit os de la cloison nasale.

La truite, en général, et tout particulièrement celle de rivière, est un poisson très vif et vorace. C'est aussi le plus propre des poissons qui, contrairement au mulet à l'aise dans l'eau trouble des ports, ne se plaît que dans des eaux rapides, claires et parfaitement oxygénées, et qui détecte et fuit la moindre trace de pollution.

Sa livrée aux reflets mi-verts mi-gris le rend presque invisible et en fait un prédateur furtif et efficace.

Variétés

• La truite de rivière, dite sauvage, est très recherchée et poursuivie par les pêcheurs passionnés qui suivent ses déplacements. Depuis 1961, sa vente est interdite, et toutes les truites de restaurants ou de poissonneries sont obligatoirement des poissons d'élevage.

• La truite de lac, qui vit une vie tranquille dans les lacs des Alpes, d'Écosse et de Suède, est un véritable saumon, dont le poids peut atteindre 15 kg et dont la chair prend les mêmes tons saumonés.

• La truite arc-en-ciel ou de Californie est le poisson d'élevage par excellence. C'est elle qui, par centaines de milliers d'alevins, avait repeuplé la Seine au début du siècle. Par bonheur pour le consommateur, ce poisson rebelle vit à son rythme, n'accepte aucun gavage ni contrainte polluante, et la qualité de sa chair s'en ressent, qui reste tonique et savoureuse, mais se gâte très vite en vivier de conservation.

• La truite saumonée ou océanique ; c'est la truite arc-en-ciel que l'on a réussi à acclimater à maturité à la vie en eau de mer, et que l'on élève dans de grands parcs où elle gagne en liberté, en vigueur et fermeté, et se dégraisse. Elle trouve là un plancton qu'elle affectionne et qui lui donne sa couleur rose caractéristique et son goût iodé.

Composition pour 100 g

	Truite sauvage	Truite d'élevage (arc-en-ciel)
Calories	110	152
Protides	20 g	22 g
Lipides	2,47 g	7 g
Glucides	0,1 g	0 g
Eau	75 g	70 g
Iode	0,003 mg	-
Sodium	70 mg	-
Phosphore	250 mg	-
Calcium	20 mg	-

Intérêt nutritionnel

• La truite, comme beaucoup d'autres poissons, est un très bon fournisseur de protéines d'excellente qualité. C'est donc un poisson à proposer à l'enfant et à l'adolescent qui sont toujours attirés par la couleur rose et l'onctuosité de la truite océanique.

• Poisson maigre en rivière (2,47 g lipides/100 g) et semi-gras en élevage d'eau douce (7 g/100 g), la truite s'allège en élevage marin (3 g/100 g). C'est, en moyenne, un poisson peu calorique qui trouve une place de choix, même fumé, dans les régimes minceur.

• Les graisses de la truite, riches en acides gras poly-insaturés, fournissent aussi, en quantité moindre que les poissons des mers froides, le nectar des huiles de poisson et la fine fleur de la protection cardiovasculaire, les omégas 3, si utiles aux sujets à risque.

• Enfin, la truite possède une teneur appréciable en vitamines du groupe B (B_1, B_2, B_6 et vitamine PP) et en vitamine D, pour la truite d'élevage arc-en-ciel.

Préparation

• On trouve des truites-portions de 150 à 300 g, de grosses truites atteignant le kilo, des filets de truite et des truites surgelées.

• En gastronomie, on la prépare classiquement meunière, étuvée au beurre et parfumée aux amandes effilées, ce qui élève singulièrement sa valeur calorique, sa teneur en graisses saturées et en cholestérol.

• Les traiteurs la proposent en gelée avec une sauce d'accompagnement, ou farcie.

• Les candidats à la minceur choisiront avantageusement la préparation dite « au bleu », pochée huit à dix minutes selon la taille dans un court-bouillon garni d'aromates et d'une pointe de vinaigre, qui lui conserve son goût et ses atouts nutritionnels.

La truite fumée

• Certains la considèrent comme une pâle imitation du saumon fumé, mais d'autres la préfèrent, la trouvant moins grasse, moins salée, plus iodée et nettement moins coûteuse.

• Comme le saumon, on la trouve en grande surface, en sachets, prétranchée, avec un choix de fumaisons légères ou soutenues (au bois de hêtre principalement).

• Comme le saumon, elle est servie sur toasts beurrés avec un jus de citron ou sur blinis avec un dos de cuillère de crème, allégée ou non selon les priorités.

Turbot

Poisson de mer semi-gras de grande réputation et de prix élevé.

• Grands poissons plats et ovales dont sept espèces vivent en Atlantique et en Méditerranée, les turbots se reconnaissent à leurs deux yeux saillant de la face supérieure et à leur mâchoire inférieure débordante.

• Le turbot commun, de grande taille (plus d'un mètre), brun jaunâtre taché de noir au-dessus et brun au-dessous, a une forme de losange et une chair succulente très recherchée. Il vit le long des côtes sur les fonds sableux qu'il fouille de sa mâchoire inférieure.

– Le turbot lisse, roussâtre taché de brun et recouvert de petites écailles, est de loin le plus répandu. C'est le barbu d'Atlantique.

– Le turbotin est un turbot de petite taille bien moins coûteux mais moins recherché.

• Depuis peu, les pisciculteurs se sont intéressés à l'élevage du turbot, facilité en théorie par une extrême fertilité de la femelle. Cependant, pour l'instant, et en pratique, ils se heurtent à une grande vulnérabilité de ses œufs qui, pondus par millions, sont décimés par la faune environnante, et dont seuls quelques rares survivants achèvent leur développement.

Composition pour 100 g

Calories 118	Sodium 80 mg
Protides 16 g	Phosphore 210 mg
Lipides 6 g	Calcium 14 mg
Glucides 0,1 g	Vitamine B_1 0,80 mg
Eau 77 g	Vitamine B_2 0,14 mg

Intérêt nutritionnel

• Le turbot est un bon fournisseur de protéines de qualité qui convient particulièrement, si ce n'était son coût très élevé, aux enfants et aux vieillards, qui apprécient sa chair blanche, ferme, savoureuse et sans arêtes.

• Le turbot, bien que semi-gras, reste un poisson relativement peu calorique qui peut apporter une récompense festive et originale aux candidats à la minceur aisés.

• Les lipides du turbot sont de bonnes graisses, riches en acides gras poly-insaturés favorables au cœur, et contenant en moindre quantité que les poissons bleus des mers froides, les célèbres acides gras omégas 3, précieux agents de protection cardiovasculaire.

• Le turbot possède une teneur élevée en vitamines du groupe B (B_1, B_2) et, comme les poissons semi-gras, fournit un appoint non négligeable en vitamine D.

Préparation

• De nos jours, il est très rare de trouver en poissonnerie le grand turbot commun, dont les tronçons peuvent atteindre jusqu'à 10 cm d'épaisseur. Ces poissons sont réservés aux restaurants spécialisés de très grande réputation, qui savent l'accommoder de sauces artistiques.

• Les turbots lisses (barbu, carrelet) sont en revanche très répandus, accessibles à toutes les bourses, mais nettement moins savoureux, à la chair plus relâchée et nettement plus iodée.

• Le turbotin est bien plus proche du grand turbot, et s'il lui manque son épaisseur, il est aussi blanc, ferme et savoureux.

Turbot lisse et turbotin se préparent entiers au four ou en filets.

U

Ulcère d'estomac

La maladie

Affection douloureuse, l'ulcère est une érosion de la muqueuse de l'estomac ou du duodénum, portion d'intestin qui lui fait suite. C'est le classique « trou à l'estomac » longtemps attribué à l'excès de sécrétion acide.

L'ulcère est la plus représentative des maladies dites psychosomatiques, fruit de la rencontre d'une facilité particulière à somatiser sur cet organe et d'un terrain anxieux et émotif soumis à pression et stress réguliers.

L'ulcère évolue par poussées aiguës, avec passage progressif à la chronicité en l'absence de traitement radical.

Les traitements modernes

Deux découvertes récentes ont bouleversé le traitement de l'ulcère et réduit l'importance du régime et des mesures d'hygiène.

• De très puissants inhibiteurs de l'acidité gastrique ont une efficacité spectaculaire sur la crise aiguë.

• Il vient d'être prouvé, après une longue course-poursuite, que la cause déclenchante ainsi que le passage à la chronicité de la maladie étaient, dans bien des cas, liés à l'action infectieuse d'un microbe (*Helicobacter pylori*), qu'un traitement antibiotique banal sous couvert d'un traitement antiacide pouvait éradiquer.

Intérêt actuel du régime de l'ulcère

Les traitements modernes et l'espoir d'éradication qu'ils ont fait naître n'éliminent cependant pas la susceptibilité de l'estomac et la facilité de sa réponse acide aux agressions du stress, qui imposent toujours un lot restreint de mesures simples mais indispensables :

- Essayer de manger au calme, à l'abri du stress et de la tension.
- Fractionner les repas en évitant les prises massives du soir.
- Ne jamais fumer à jeun.
- Éviter l'alcool à jeun, surtout le vin blanc.
- Mastiquer et manger aussi lentement que possible.
- Boire peu aux repas, surtout au dîner, et éviter les boissons gazeuses.
- Réduire tous les irritants : piments, vinaigre, poivre, épices, paprika.
- Éviter fritures et graisses cuites.
- Supprimer l'aspirine et les anti-inflammatoires.
- Soigner ses dents.

Urticaire

L'urticaire est une affection bénigne mais désagréable. Elle apparaît de manière brusque sous forme de papules soufflées par l'œdème et accompagnées de démangeaisons cuisantes. Fugace, elle disparaît en général presque aussi vite qu'elle apparaît.

Fréquence

L'urticaire affecte 15 à 20 % de la population, mais serait dix fois plus fréquente chez l'enfant. Elle survient souvent dans un contexte allergique (asthme, dermite concomitante) souvent familial.

Déclencheurs
La cause alimentaire est de loin la plus fréquente (64 % des cas). On note, dans la littérature récente, que l'aliment le plus fréquemment incriminé est l'œuf (33 cas), la cacahuète (24 cas), la moutarde (14 cas), le poisson (13 cas), les crustacés (5 cas). On classe avec les allergies alimentaires l'excès d'aliments trop riches en histamine, 16 cas (produits de la mer, ou déclenchant une libération d'histamine (chocolat, fraises, bananes) et 12 intolérances aux benzoates (colorants de soda, des crevettes, betteraves).

V

Vache folle
(Maladie de la)

En 1986, une nouvelle maladie, l'encéphalopathie bovine, a été identifiée pour la première fois au Royaume-Uni. Les 136 cas d'animaux atteints recensés entre 1986 et 1987 entamaient le début d'une grande épidémie qui, au cours des 10 premières années, toucha 163 279 bovins, dont 99,7 % au Royaume-Uni. Le 20 mars 1996, en marge de l'épidémie bovine, le gouvernement britannique signalait l'apparition très rapprochée, et sur des sujets jeunes, d'une douzaine de cas de maladie de Creutzfeld-Jacob, encéphalopathie humaine habituellement décrite comme une maladie rarissime et touchant des sujets âgés.

Cette coïncidence d'apparition fit très vite évoquer l'hypothèse d'une contamination de l'homme par l'animal, créant une panique chez le consommateur de viande. Bien que non formellement démontrée, les nombreux travaux scientifiques en cours ont confirmé l'hypothèse de cette contamination.

La maladie animale : la vache folle

La maladie de la vache folle, comme la tremblante du mouton, est une maladie du système nerveux, très longue à se déclarer, mais évoluant alors d'un seul tenant et inéluctablement jusqu'à la mort. Il n'existe aucun traitement curatif et aucun test de dépistage.

La maladie se transmet par consommation de tissus infectés. Les bovins n'étant pas carnivores, l'épidémie fut propagée par l'utilisation de farines provenant de carcasses d'animaux contaminés. Cette pratique très répandue en Angleterre expliqua l'extrême localisation de l'épidémie : 160 000 cas britanniques, 200 cas suisses, 40 portugais et 20 cas français.

Les examens pratiqués sur les organes d'animaux malades ou en incubation montrèrent que seuls le cerveau, la moelle et l'intestin sont infectés et ne révélèrent pas de trace d'infection ni d'agent infectant dans le muscle (viande rouge), le lait et le sang.

La maladie humaine : Creutzfeld-Jacob

• *La forme classique de la maladie :* Décrite depuis très longtemps et préexistant à l'épidémie de la vache folle, cette affection très rare du cerveau, un cas nouveau par an et par million d'habitants, touche exclusivement des sujets âgés (moyenne d'âge 65 ans). Elle se présente comme une démence associée à des troubles neurologiques (équilibre, contractures), dont on ne connaît aucun traitement et qui évolue en six mois vers la mort.

• *Une forme nouvelle de la maladie :* Les douze premiers cas déclarés en Grande-Bretagne éveillèrent très vite l'attention des autorités sanitaires. De fréquence inhabituellement élevée, ils touchaient des sujets anormalement jeunes et, surtout, présentant quelques signes jamais observés auparavant.

• *Hypothèse d'une contamination par l'animal :* L'apparition d'une maladie humaine nouvelle, dans un pays en proie à une épidémie bovine exceptionnelle, conduisit à l'hypothèse de la contamination de l'homme par la vache folle, et ce, par le seul canal alimentaire, aucun cas de contamination directe (éleveurs, vétérinaires) n'ayant été recensé.

Cette hypothèse est confirmée depuis septembre 1997 et la cause identifiée : la consommation de farines animales hors normes.

Les mesures de précaution européennes

Bien que la contamination humaine soit pour l'instant extrêmement limitée, une incertitude demeure sur l'étendue de la contamination, sur le moment où elle a débuté et, surtout, sur le nombre des éventuels porteurs sains et le temps de latence qui les sépare de la maladie.

La prudence a donc conduit à des mesures de protection. Ainsi :

- En 1989, l'importation de farines suspectées de contamination fut interdite.
- En 1990, l'alimentation animale à partir de farines de carcasses d'abattoir, suspectes ou non, fut interdite.
- En 1992, les médicaments, les produits utilisés en chirurgie, les aliments infantiles d'origine bovine, les cosmétiques et même les produits d'hygiène corporels contenant des tissus bovins ou ovins sensibles ont été interdits.
- À partir de 1994, tous les cas de vache folle déclarés conduisirent à l'abattage systématique de tout le troupeau (1 028 bêtes en France).
- Depuis 1996, toutes les carcasses d'animaux suspects sont incinérées. De plus, la cervelle, les yeux et la moelle (amourette) provenant de bovins de plus de 6 mois et d'ovins de plus de 12 mois sont considérés comme impropres à la consommation et doivent être incinérés.
- En 1997, on découvrit l'existence d'un trafic de viande britannique malgré l'embargo.
- En janvier 2001, un dépistage systématique des vaches avant abattage fut instauré.

Conclusions nutritionnelles pratiques pour le consommateur

• *Y aura-t-il une épidémie ?*

La contamination de l'homme par l'animal est aujourd'hui quasiment démontrée, et une épidémie est pressentie pour les années à venir, mais tout porte à penser qu'elle devrait être limitée.

En effet, sur les 100 cas découverts en Grande-Bretagne, on compte 3 personnes décédées en 1995, 10 en 1996 et 1997, 18 en 1998, 15 en 1999, 27 en 2000 et 15 en 2001. On est loin d'une expansion épidémique. En France, on n'a recensé que deux morts et en Irlande, un.

L'état actuel des connaissances et des précautions prises depuis 1994 tend à prouver que les patients contaminés ont dû l'être par ingestion régulière de cervelle ou d'amourette, pratique peu fréquente et qui restreint le nombre de personnes concernées. De plus, il semble qu'il existerait une résistance naturelle génétique à cette contamination, dont les sujets atteints auraient pu être démunis.

• *Précautions individuelles :*

Le consommateur doit savoir aujourd'hui que l'épidémie animale régresse, talonnée par des mesures d'encadrement et de surveillance quasi policières. Aujourd'hui, depuis l'exclusion des animaux suspects, le retrait des organes à risque (cervelle, amourette, œil), tous les experts s'accordent à penser que la viande proposée aux consommateurs ne présente plus de risque, et que le muscle rouge de bovin ou d'ovin n'est pas contaminant, la plupart d'entre eux estimant même qu'elle n'a jamais dû l'être.

Toutefois, en l'absence de certitude absolue, il n'est pas légitime de presser les anxieux à reprendre sans délai le chemin de la viande, en balayant toutes leurs réticences. La célérité et l'efficacité des recherches en cours laissent à penser que les années à venir lèveront bien des hypothèques.

Vanille

Épice douce et odorante très utilisée en pâtisserie. Une des cinq odeurs statistiquement les plus appréciées au monde.

Histoire

Le vanillier est une orchidée grimpante originaire du Mexique, importée par les Espagnols lors de la découverte de l'Amérique et disséminée dans de nombreux pays tropicaux.

La plante : naissance de l'arôme

Le vanillier est souvent cultivé en association avec le caféier qui lui sert de support. Ses fleurs sont très parfumées, mais le fruit, la célèbre gousse aromatique, est totalement inodore au moment de la cueillette. C'est en séchant que les soixante composants de son arôme se combinent pour créer cette œuvre d'art olfactive. C'est pendant le séchage qu'apparaît, sur la peau duveteuse des gousses, un voile de cristaux de vanilline naturelle qui signe sa qualité et son authenticité.

Origine et qualité

La lutte est chaude pour la palme de qualité entre la vanille du Mexique, l'ancêtre à la saveur subtile et raffinée, et la bourbon de Madagascar, plus dense et gustative.

La vanille d'Indonésie est moins coûteuse, mais dopée à la vanilline de synthèse. Quant aux vanilles des îles, la tahitienne ou l'antillaise, bien plus odorantes que savoureuses, elles sont destinées à la grande parfumerie.

Utilisations

• *Préparations sucrées :*

– Les experts en parfumerie, corroborés par de nombreux psychologues, estiment que l'odeur de la vanille est une odeur apaisante qui calme l'enfant. C'est probablement la raison de son succès en pâtisserie.

– Les entremets, les flans, la crème anglaise, les œufs à la neige, la glace à la vanille, le riz soufflé sont autant de recettes inconcevables sans la chaleureuse présence de cette épice ensoleillée.

– Il n'est pas de bon chocolat qui ne soit mâtiné de vanille, seule capable d'arrondir les angles durs et l'amertume de son cacao.

– La vanille donne aussi de la profondeur et de la subtilité aux cafés les plus corsés.

– Enfin, elle entre dans la composition de nombreuses liqueurs.

• *Préparations salées.* La nouvelle cuisine a lancé la mode du homard et des coquilles Saint-Jacques vanillés. Depuis, cette pratique s'étend, et l'on découvre avec plaisir la soupe de moules et la pintade à la vanille.

• Sur le plan diététique et nutritionnel, la vanille présente l'immense avantage de développer une sensorialité douce, sucrée et réconfortante, sans véhiculer la moindre calorie. La vanille peut donc être utile à tous les grignoteurs de sucre tourmentés par la gourmandise. Pour eux, l'introduction d'une vanille de qualité en pâtisserie facilite la réduction du sucre et de ses calories encombrantes.

Des études récentes, pratiquées sur des grignoteurs compulsifs, ont montré que les sensations olfactives déclenchées par certaines odeurs très pénétrantes pouvaient réduire la fréquence et l'intensité des envies de bouche. Une simple gousse de vanille et trois clous de girofle mêlés dans une boîte hermétique développent une odeur aussi puissante que chaleureuse, utilisable à longueur de journée pour réduire le besoin compulsif de sucré, et même faciliter le sevrage tabagique. C'est le principe des « leurres olfactifs » (▶ Leurres olfactifs).

• *Utilisations médicinales.* La vanille est traditionnellement utilisée pour calmer les toux sèches irritantes. On compose un sirop en laissant macérer 10 à 15 g de vanille dans 80 g de vin sucré au miel d'acacia (20 g) et renforcé d'un filet de citron. Une cuillère à dessert au moment des quintes réduit leur fréquence et l'irritation des voies respiratoires.

La vanilline

L'industrie agro-alimentaire a réussi à synthétiser cet arôme de base de la composition de la vanille naturelle. On l'obtient par manipulation chimique de l'eugénol extrait du clou de girofle, bien connu pour donner son odeur caractéristique aux cabinets dentaires.

Cet arôme de synthèse parfaitement inoffensif et de prix modique, mais de parfum et de saveur très inférieurs au naturel, peut être utilisé sans réserve dans l'alimentation. Pour cet usage, il convient de bien lire les étiquettes et de faire la différence entre le sucre vanillé et le sucre vanilliné, ce dernier étant bien moins fin et précieux.

Vapeur

Cuisine à la vapeur

La cuisson à la vapeur est une cuisson à l'eau présentant de nombreux avantages nutritionnels et gustatifs, et qui a connu un essor rapide depuis l'avènement de la Cocotte-Minute.

En effet, jadis, la cuisson à la vapeur, non hermétique, était désespérément longue. Pratiquée sous forte pression, elle atteint rapidement de très hautes températures et réduit considérablement les temps de cuisson. Elle présente aussi l'extrême avantage d'éviter la perte des minéraux, des vitamines et des saveurs par fuite dans le bain ambiant du bouillon. Ce mode de cuisson sain, dépourvu de matières grasses, et qui évite les carbonisations cancérigènes, convient très bien à la dorade, au rouget-barbet, aux coquilles Saint-Jacques et au bar.

La cuisson aux algues est une variante originale dans laquelle le poisson est cuit entre deux épaisseurs de varech qui lui communique son odeur de mer et le charge en sels minéraux.

Cuisson à l'étouffée

C'est une cuisson mixte qui mêle les avantages et les inconvénients du bouilli et de la vapeur. Elle se pratique en faitout ou en cocotte mais à faible pression et à température douce, dans très peu d'eau, de manière à réduire la diffusion des éléments nutritifs. En fin de cuisson, l'eau s'est transformée en jus qui regorge à la fois d'arômes, de vitamines et de sels minéraux.

Cuisson en papillote

• Connue depuis longtemps en Asie où le poisson est enveloppé dans un pliage de larges feuilles végétales et cuit dans un four de terre ou sous la cendre.

• L'apparition du papier aluminium a généralisé ce type de cuisson. Révélé par la célèbre « pomme de terre en papier d'argent », il s'est rapidement imposé comme le meilleur mode de préparation diététique du poisson.

La pomme de terre en papillote évite la corvée d'épluchage. Une noix de beurre ou de crème, du sel, du poivre et de la muscade suffisent à sa préparation. Sa chair reste moelleuse, conserve sa saveur et absorbe tous les parfums confiés.

• Digeste, saine, enrichie en saveurs et en éléments nutritifs, et économisant les vaisselles compliquées, la cuisson en papillote détient un avantage décisif : elle séquestre les odeurs de poisson. La sardine cuite au feu, malgré ses exceptionnelles qualités nutritionnelles et son prix modique, est bannie des cuisines qu'elle empeste. Enfermée dans sa prison argentée, elle cuit dans son suc et transforme ses odeurs en saveurs. Trois minutes avant la fin de la cuisson, il est même possible de retirer le papier pour un gratinage de surface, qui donne du goût sans laisser aux odeurs le temps de se répandre.

Veau (▶ Viandes)

Le veau est une spécialité française. Le Français est à la fois le premier consommateur au monde et le premier producteur européen. La viande de veau provient d'un animal non sevré, abattu en France à l'âge de 4 mois, et dont l'alimentation lui est fournie au pis, à la tétine ou au seau de lait naturel ou reconstitué.

Élevage

Il existe en France deux sortes d'élevage :

• Un veau fermier élevé sous la mère, dans des petites exploitations familiales ou artisanales du Sud-Ouest. Ce veau, de race charolaise ou limousine, est ainsi nourri au lait naturel, au pis de sa mère ou d'une « tante » adoptive. Il est abattu vers 4 mois. Sa chair est savoureuse mais coûteuse. Cette production avoisine les 250 000 têtes annuelles et concerne 30 000 éleveurs qui bénéficient d'un label rouge « veau sous la mère ».

• Un veau de boucherie. Les veaux de race normande ou pie noir sont nourris au lait reconstitué, dans des ateliers spécialisés dès l'âge de 2 semaines, et, après une croissance accélérée, sont abattus plus tôt, à deux ou trois mois. Ils fournissent 90 % de la production française, soit 2 millions de têtes.

Découpe et qualités

• Les cinq quartiers.

La demi-carcasse est démembrée en cinq parties :

- l'épaule, dans laquelle on découpe les rôtis ;
- la poitrine et le collet, qui fournissent les viandes à os plus grasses ainsi que les ragoûts ;
- le carré, qui donne les côtes secondes, premières et découvertes ;
- la longe, constituée des muscles des flancs pour rôtis et filets (grenadins, mignons, médaillons) ;
- le cuisseau, qui fournit le quasi (roi des rôtis) et les trois noix (noix, noix pâtissière et sous-noix) dans lesquelles on découpe escalopes, paupiettes et piccatas.

• Les trois catégories :

- Première catégorie : morceaux du quartier arrière, tendres et à cuisson

Valeur nutritionnelle pour 100 g

	Escalope	Côtes	Rôti épaule	Sauté bas carré	Blanquette collier	Osso-buco jarret
Protides	31 g	24 g	29 g	28 g	26 g	27 g
Lipides	2,5 g	15,4 g	14,2 g	6,6 g	11 g	5 g
Cholestérol	75 mg	71 mg	105 mg	94 mg	79 mg	84 mg
Fer	1,1 mg	2,3 mg	0,9 mg	0,8 mg	1,2 mg	1,3 mg
Zinc	2,8 mg	3,6 mg	5,4 mg	7,6 mg	6,1 mg	6,4 mg
Vitamine B_1	0,17 mg	0,05 mg	0,12 mg	0,12 mg	0,70 mg	0,35 mg
Vitamine PP	10 mg	5,4 mg	6,3 mg	3 mg	3,2 mg	3,5 mg
Vitamine B_{12}	2µg	1,7 µg	3,4 µg	1,7 µg	1,6 µg	2,7 µg
Calories	147	235	244	173	204	155

rapide. Ce sont les filets, les côtelettes et les trois noix (escalopes).

– Deuxième catégorie : morceaux un peu moins tendres et à cuisson douce. Ce sont les rôtis de l'épaule et les morceaux de la poitrine, à poêler ou braiser.

– Troisième catégorie : morceaux nécessitant une cuisson longue en ragoût ou en bouillon, tels le collet et le jarret, avec ou sans l'os à moelle.

Les deux cuisines : diététique et gastronomique

Le veau, animal jeune, anémique et nourri au lait, a une viande tendre mais fade et moyennement grasse. Sa valeur nutritionnelle dépend beaucoup de sa préparation, des ajouts et des sauces.

• *Cuisine diététique :*

Elle privilégie une viande naturellement peu grasse et peu calorique comme l'escalope et les rôtis.

L'escalope, le morceau le plus maigre, doit être saisie pour coaguler en surface et conserver son jus et son moelleux, et pouvoir réduire la graisse d'ajout (préférer l'huile au beurre).

Le rôti, cuit de préférence sans barde, doit être aromatisé et revenir sur un tapis d'oignons légèrement huilé. Les os doivent être joints pour parfumer le jus.

• *Cuisine gastronomique :*

– Le veau et la gastronomie sont deux spécialités françaises qui se sont conjuguées dans des préparations traditionnelles si nombreuses que le veau a pu y gagner le surnom de « caméléon de la cuisine ».

Cette créativité s'est servie de crème, de chapelure, de beurre, de lardons et de farces pour réaliser les classiques escalopes à la crème, les côtes normandes, les rôtis mitonnés aux lardons et les blanquettes en sauce farine.

– Le veau a également connu les honneurs des tables princières et impériales avec le potage Bagration, le veau Orloff, les côtelettes Pojarski et le veau Marengo, français lui, dont Dunand aurait inauguré la préparation pour Bonaparte le soir de la victoire de Marengo : la viande blanche est découpée en morceaux, cuite dans de l'huile d'olive avec ail et tomate, puis servie accompagnée d'œufs frits, d'écrevisses et de croûtons dorés.

Intérêt nutritionnel

• *Protéines :* le veau est un des meilleurs fournisseurs de protéines d'excellente qualité. Ayant un goût moins prononcé que celui du bœuf, il est accepté par tous les enfants, petits et grands. D'autant que sa pauvreté en tissu conjonctif en fait une viande extrêmement digeste.

• *Graisses :*

– Tous les morceaux crus du veau sont peu gras : moins de 10 %. Certains sont même moins gras, inférieurs à 5 % pour la noix, le bas de carré et le jarret.

– Cependant, viande jeune et donc riche en eau, le veau se déshydrate à la cuisson, ce qui, par effet de concentration, élève sa teneur en graisses. En revanche, le mode de cuisson et l'apport de graisse n'élèvent pas la teneur en lipides. Un morceau maigre (escalope, jarret en osso-buco), même poêlé au gras reste maigre, et les morceaux plus gras (côte filet, épaule rôtie ou collier bouilli) préparés sans ajouts restent gras.

– Le point fort du veau tient à la répartition de ses acides gras. C'est l'une des viandes les moins riches en acides gras saturés aux effets encrassants et néfastes à long terme sur le cœur et les vaisseaux.

• *Fer :* le veau est une viande anémiée relativement pauvre en fer dont la teneur moyenne se situe autour de 1 mg. Une seule exception : la côte filet qui atteint 2,3 mg, alors que le collier de bœuf dépasse 4,5 mg et que la côte première d'agneau culmine à 5,3 mg/100 g.

• *Vitamines :* la viande de veau diffère des autres viandes par sa richesse en deux vitamines :

– vitamine B_{12}, vitamine antianémique essentielle à la croissance. Elle en contient même davantage que le bœuf, et tout spécialement dans le rôti (épaule), 3,4 µg/100 g ;

– vitamine PP, dont les besoins augmentent pendant la grossesse, la lactation et la prise de la pilule contraceptive.

Végétalisme – Végétarisme

Définitions

• La base commune de ces deux doctrines diététiques est le refus de la viande, et tout particulièrement celle de mammifères (bœuf, agneau, porc).

• Le végétarisme accepte certains sous-produits animaux dits de deuxième génération sécrétés ou produits par l'animal, tels le lait, les œufs ou le miel. Chaque végétarien compose son propre paysage alimentaire en tenant compte du courant doctrinal ambiant et de ses préférences ou répulsions personnelles. Ainsi, il existe des végétariens qui refusent l'œuf, d'autres le lait. Il existe même des végétariens qui acceptent les poissons et les fruits de mer, et d'autres la volaille.

• Le végétalisme, bien plus incisif et doctrinal, refuse tout ce qui ne provient pas du règne végétal. Et pour compliquer la classification, on trouve de purs granivores, qui n'acceptent que les céréales, des crudivores, qui refusent même l'assistance de la cuisson, et des frugivores, qui ne tolèrent que les fruits.

Motivations

Elles sont puissantes, souvent pertinentes, mais parfois liées à l'air du temps et renforcées par le soutien de modèles médiatiques (Brigitte Bardot, Michael Jackson, etc.).

• *Arguments médicaux et d'hygiène :*

La consommation excessive de viande, phénomène récent, déborderait les limites de notre physiologie. Riche en pesticides, polluants, antibiotiques, et truffée d'acides gras saturés, la viande porterait une part notable du risque cardiovasculaire et de celui de nombreux cancers.

• *Références morales :*
Le végétarisme prône une éthique de non-violence et de respect de la vie animale qui refuse la cruauté de la captivité et de la mise à mort dans « l'enfer des abattoirs ».

• *Argument religieux :*
Il est fondé sur ce précepte judéo-chrétien : « Tu ne tueras point », mais bien davantage imprégné d'influences orientales et extrême-orientales (hindouisme, bouddhisme, zen) à travers lesquelles s'expriment des phénomènes de mode et de rejet de la société de consommation.

• *Argument économique et tiers-mondiste :*
La viande fournit des protéines coûteuses, et l'élevage occupe 25 % des terres cultivées et absorbe 38 % de la production mondiale de céréales, voire 48 % au Japon et 70 % aux USA. Un hectare de terre fournit 26 kg de protéines de bœuf et 20 fois plus de protéines de soja, alors que, à quantité égale, le kilo de protéines de bœuf nécessite 125 fois plus d'eau que celui du soja.

Réalisation pratique

• *Couverture des besoins en protéines :*
Le besoin en protéines étant absolu et incompressible, le refus de la viande oblige à une compensation en protéines végétales. Mais ces dernières ont une valeur biologique nettement inférieure à celles des protéines animales, car incomplètes et déficitaires en certains acides aminés essentiels. Les céréales manquent ainsi de lysine et les légumes secs de méthionine. En l'absence de compensation, ces « trous » dans leur composition suffisent à bloquer la synthèse générale des protéines.
Un végétarien doit donc savoir manier habilement céréales et légumineuses de manière à façonner des protéines complètes de valeur biologique comparable à celles de l'animal. Pour cela, il doit chaque jour composer un ménage à trois où les céréales, pauvres en lysine, sont complémentées par des légumes secs qui en sont riches, mais dépourvus de méthionine que leur fournissent les fruits secs oléagineux.
Ces associations complémentaires apparemment savantes sont pratiquées dans de nombreuses traditions culinaires de pays pauvres où la viande a été et reste souvent encore un luxe. En Afrique du Nord, le blé et le pois chiche se complètent parfaitement dans le couscous berbère sans viande. En Inde, c'est le « riz aux lentilles », tout comme le riz et les haricots rouges de la feijoa brésilienne. En Chine, on trouve le riz couplé au soja. L'Afrique est le continent des combinaisons les plus originales, dont le célèbre millet aux arachides. Quant à l'Europe, plus riche, le blé a été très tôt associé aux produits du lait dans les galettes, les pâtes au fromage et la pizza.
Lorsqu'elle est acceptée par les végétariens modérés, l'addition de lait, de fromage ou d'œufs riches en protéines animales facilite grandement cette récolte de protéines et les libère d'une attention pluriquotidienne.

• *Habitudes, préférences, profil écologique :*
Le végétarien se nourrit d'aliments frais, refuse les conserves, se méfie des surgelés et des plats cuisinés.
Il évite les colorants, fuit les additifs, peste contre les pesticides, les

nitrates et, par extension, contre toute adjonction chimique.
Il se méfie aussi des aliments raffinés et des produits industriels. Il choisit ses farines complètes, son sel de mer et son sucre brun. Ce qui le conduit à se fournir en produits provenant de l'agriculture biologique.
Enfin, le végétarisme est une école de la maîtrise de soi et de la tempérance. Statistiquement, il y a moins de fumeurs, d'alcooliques et d'obèses parmi les végétariens que dans la population générale.

Avantages et inconvénients du végétarisme

• *Avantages :*
Il y a aujourd'hui 3 millions de végétariens en France, soit près de 5 % de la population. Cette proportion atteint 7 % en Grande-Bretagne.
Le végétarien prend en charge sa santé physique et morale. On peut imaginer qu'il coûte moins cher à la société. Son mode de vie particulier réduit les facteurs de risque : alimentation, stress, tabac, alcool.
– Cœur et artères : de nombreuses études ont montré que l'alimentation couplée au mode de vie des végétariens diminuait la tension artérielle, le cholestérol et le risque de survenue d'un infarctus ou d'un accident cérébral vasculaire.
– Cancer : d'autres études ont montré que la réduction de l'apport en graisse, la stabilité du poids, l'importance de la ration de fibres protégeaient du cancer du sein, que la tempérance tabagique et l'importance de l'apport de carotène et de vitamines réduisaient la fréquence du cancer du poumon. Enfin et surtout, que la richesse de l'alimentation en fibres abaissait fortement la fréquence des polypes et du cancer du côlon.
– Digestif : le végétarien, peu chargé en cholestérol, est aussi moins sujet aux calculs de la vésicule biliaire. Sa faible consommation de purines réduit la fréquence de la goutte et de ses calculs urinaires. Enfin, le végétarien est très rarement constipé et il est protégé de la diverticulose.

• *Limites et inconvénients :*
– Le risque de carences en protéines est toujours présent chez le végétarien, dont la vigilance alimentaire et le respect des complémentations peuvent être momentanément pris en défaut.
– Risque de carences en fer. L'exclusion de la viande prive d'une source majeure de fer héminique de haute disponibilité. Le fer végétal est abondant mais mal absorbé, surtout en présence d'un excès de fibres fréquent chez les végétariens. Ce risque est d'autant plus préoccupant que, dans les pays industrialisés, 15 % des adolescents et 10 % des femmes réglées présentent un déficit en fer. Une parade fréquemment utilisée par les végétariens consiste à augmenter la consommation de vitamine C connue pour améliorer l'absorption du fer (agrumes, kiwi, etc.).
– Carences en calcium. Ce risque concerne surtout les végétariens qui excluent le lait et consomment trop de fibres. Il devient préoccupant lorsqu'il s'agit d'une femme enceinte ou allaitante, dont les besoins en calcium sont très élevés. Toutefois, les protéines du soja, pauvres en acides aminés soufrés et en phosphore et abondamment utilisées par les végétariens, ont la faculté d'élever l'absorption du calcium.
– Carences en vitamines : B_6, B_{12}, D. La vitamine B_6 des végétaux est moins bien assimilée que celle d'origine animale. Il en va de même de la vitamine D. Le risque est surtout

menaçant chez la femme qui allaite son nourrisson. La vitamine B_{12} n'existe pratiquement pas dans le règne végétal, et, bien que les besoins soient très faibles et les réserves considérables, une carence est inéluctable en l'absence de compensation. En général, les végétariens sont conscients de ces risques et ont recours à des compléments alimentaires.

Le végétalisme

C'est une caricature du végétarisme, sa forme la plus radicale, « un non-sens nutritionnel ».

Quelle que soit la maîtrise des données nutritionnelles, le végétalisme conduit au déséquilibre. Chez le frugivore ou le crudivore, le déficit en protéines est majeur, les carences en fer, en calcium et surtout en vitamine B_{12} sont inévitables, et la fatigue, l'anémie, la fonte musculaire et la dénutrition systématiques. Ce risque pris par des adultes en connaissance de cause doit être évité à des enfants jeunes encore en croissance, et plus encore à des femmes enceintes ou allaitantes, car il menace alors le développement d'un embryon ou d'un nourrisson particulièrement vulnérables.

Viandes (▶ Bœuf, Cheval, Veau, Abats, Charcuterie)

Histoire — Symbolique

• Pour de nombreux anthropologues, l'homme est né en abandonnant les arbres nourriciers et rassurants pour former de petits groupes de chasse de plus en plus solidaires et efficaces dans l'art de se procurer de la viande. Les biologistes confirment qu'il existe un goût inné pour la viande, dépassant même celui du sucré.

Ce qui explique, tant chez l'homme préhistorique que le primitif, l'acharnement à pratiquer une chasse dangereuse, difficile et hasardeuse plutôt que de se servir du végétal beaucoup plus énergétique, aisément disponible et relégué à la cueillette féminine.

• La viande en a gardé les attributs symboliques de l'aliment viril, chaud et vitalisant. Consommer de la viande a longtemps été le privilège du chef, puis de l'aristocrate chassant pour son plaisir, puis des classes fortunées et du bourgeois. Sa consommation a progressé régulièrement, passant de 20 kg par an et par personne à 110 kg au début des années 1990.

• Un déclin de sa consommation est constaté depuis dix ans, en relation avec un discours médical traquant le gras et le cholestérol, et la montée en puissance d'une mode végétarienne d'origine anglo-saxonne et solidement argumentée.

Avantages et inconvénients nutritionnels

La viande, dans l'assiette du civilisé, garde encore de nos jours une extrême importance. Il est donc utile d'en connaître les avantages, parfois majeurs, voire même irremplaçables, comme ses inconvénients ou même ses dangers.

• *Avantages :*

– Richesse en protéines d'excellente qualité. La viande fournit en moyenne 20 % de protéines, alors que le poisson n'en procure que 14 % et le pain 9 %. De plus, contrairement aux protéines végétales, ses protéines sont complètes et particulièrement riches en lysine, un acide aminé dont manquent les céréales.

– Apport majeur en fer héminique. La viande et davantage encore le foie et les abats sont la meilleure source de fer, 2 à 3 mg en moyenne et 8 à 18 mg pour les abats. De plus,

cette forte teneur est doublée d'une bien meilleure disponibilité que celle du fer végétal. 25 % du fer fourni par la viande est assimilé contre seulement 5 % du fer légendaire de l'épinard. À noter que le fer végétal est mieux absorbé en présence de viande ou de vitamine C, d'où l'intérêt de coupler viande et céréales et de finir son repas avec un agrume ou un kiwi.
Cet atout prend toute son importance lorsque l'on sait que 10 % des femmes réglées, 15 % des adolescents, et 30 % des tout-petits présentent un déficit en fer générant d'importantes réductions des performances intellectuelles et physiques.
- La viande est riche en vitamines B, mais tout particulièrement en vitamine B_{12} qui ne se trouve que dans les produits d'origine végétale. Les végétaliens, qui en manquent toujours, sont fréquemment sujets à des anémies d'autant plus sévères qu'elles sont associées à des carences en fer.
- La viande procure trois oligoéléments rares et indispensables : le cuivre, le zinc et le sélénium.
  - Le cuivre, qui renforce l'action antianémique du fer et de la vitamine B_{12}.
  - Le zinc, dont on découvre l'intérêt et le mode d'action voisin de celui des vitamines. Des apports insuffisants ont été décrits chez la femme enceinte, les sujets âgés, les malnutris, les végétaliens et surtout les alcooliques, responsables en tout premier lieu d'une baisse des défenses immunitaires et d'une vulnérabilité aux affections grippales récidivantes.
  - Le sélénium, qui développe, en duo avec la vitamine E, une action antioxydante de première importance dans la prévention de maladies aussi préoccupantes que les affections cardiovasculaires, le cancer, et dans le vieillissement prématuré.
- La viande rassasie et se digère bien. Sa texture et sa densité, la forte teneur de ses graisses en arômes, sa richesse en protéines et en tissu conjonctif, ainsi que la nécessité d'être mastiquée induisent une sensation de plénitude et de rassasiement durable bien supérieure à celle du poisson et de la plupart des aliments. De plus, la viande se digère facilement et s'assimile bien.

• *Inconvénients et dangers :*
- Richesse en graisses saturées et en cholestérol.
  - La teneur en graisses varie beaucoup avec l'animal, le morceau, mais aussi avec la préparation et le mode de cuisson.

TENEUR EN MATIÈRES GRASSES DES VIANDES (pour 100 g)

Cheval	2 g
Gibier	3 g
Noix de veau	4 g
Escalope de dinde	5 g
Cuisse de lapin	5 g
Foie	5 g
Rognon	6 g
Steak de bœuf	6,40 g
Faux-filet de bœuf	8 g
Jarret et collier de bœuf	8 g
Gigot d'agneau	9 g
Jambon cuit	9 g
Cuisse de poulet	9 g
Entrecôte	12 g
Épaule d'agneau	12 g
Épaule de bœuf	16 g
Mouton à braiser	17 g
Jarret, collet de bœuf	25 %
Côte découverte d'agneau	17,6 g
Côtelette et rôti de porc	25,1 g
Travers de porc	30,3 g
Saucisse sèche	40 g
Chorizo	45 g

– La teneur en cholestérol varie elle aussi beaucoup, restant modérée pour la viande maigre, tolérable pour les viandes grasses, mais s'élevant vertigineusement avec les abats et tout particulièrement la cervelle.
– Viande et risque cardiovasculaire : les graisses de viandes, à la différence de celles du poisson, sont riches en acides gras saturés et en cholestérol, dont les effets conjugués peuvent favoriser l'encrassement artériel. Il faut pourtant savoir que ce risque ne concerne que des sujets prédisposés et ne doit pas servir d'argument à une attitude restrictive et à une méfiance généralisée.
Chez le sujet normal, il existe une balance entre le cholestérol provenant de l'alimentation et le cholestérol fabriqué par le foie, et une restriction d'ordre alimentaire est souvent inutile car compensée par une fabrication accrue du foie.
Chez le sujet à risque cardiovasculaire, en revanche, la consommation de viande peut s'avérer dangereuse. Aussi convient-il d'en limiter les quantités, de choisir l'animal et les morceaux les plus maigres, de privilégier la cuisson au gril ou, sinon, d'éviter de cuisiner au beurre ou à la crème d'origine animale au profit d'une huile végétale dépourvue de cholestérol.

TENEUR EN CHOLESTÉROL DES VIANDES DE BOUCHERIE ET ABATS (pour 100 g)

Bœuf	
Faux-filet	33 mg
Entrecôte	45 mg
Rosbif	50 mg
Jarret	50 mg
Onglet	56 mg
Bourguignon	59 mg
Plat de côte	66 mg
Paleron	75 mg
Macreuse braisée	76 mg
Veau	
Côtes grillées	71 mg
Escalope poêlée	75 mg
Blanquette	79 mg
Sauté	94 mg
Rôti	105 mg
Agneau	
Gigot	70 mg
Épaule	74 mg
Côtes grillées	86 mg
Selle	91 mg
Navarin	93 mg
Abats	
Cervelle d'agneau	2 633 mg
Rognons de bœuf	436 mg
Rognons de veau	396 mg
Ris de veau	275 mg
Foie d'agneau	235 mg
Foie de veau	220 mg
Foie de bœuf poêlé	204 mg
Langue de veau	162 mg
Langue de bœuf	145 mg
Tripes	139 mg
Tête de veau	102 mg
Queue de bœuf	82 mg

– La viande grasse est un aliment très calorique. Au-delà de 15 % de matières grasses, la viande devient un aliment hypercalorique, difficilement compatible avec un régime minceur. Le cheval et le bœuf maigre, rassasiants et hypocaloriques, y sont autorisés sans réserve, ainsi que les charcuteries maigres (jambon dégraissé, rôti de porc dans le filet), le gigot d'agneau et la volaille sans peau. Mais le porc et l'agneau, ainsi que la charcuterie, bien trop riches, doivent en être écartés.

– La viande est pauvre en de nombreuses vitamines. Si les viandes sont très riches en vitamines B, elles sont pratiquement dépourvues de vitamine D, très pauvres en vitamine E, et leur modeste teneur en vitamine C et en vitamine A s'effondre au moment de la cuisson.

Achat

• *Qualité de la viande :*

Elle dépend de sa texture, de sa consistance et de son goût.

– La couleur : elle répond à une attente du consommateur. Le candidat à la minceur sera rassuré par un bœuf très rouge, et le gastronome par un bœuf persillé. De même, le consommateur attend du veau une blancheur rose nacré qui signe son anémie et son alimentation lactée.

– La tendreté : elle dépend du morceau, de sa richesse en tissu conjonctif et de son temps de maturation. Une viande trop fraîchement abattue est résistante, elle doit mûrir pour être consommée à point. Le filet est, quel que soit l'animal, l'un des morceaux les plus tendres, mais rarement le plus savoureux. La tendreté dépend aussi grandement du mode de cuisson. Un morceau réputé tendre durcira s'il est cuit trop vite ou trop longtemps et un vieux jarret bien mitonné acquerra du moelleux.

– La flaveur : c'est un mélange de sensations fournies à la fois par le goût et l'odorat, qui dépend surtout des conditions d'élevage de l'animal et de son alimentation. Elle est bien plus terne sur les animaux d'élevage intensif, quelle qu'en soit l'espèce (bovin, ovin et même volaille).

– Jutosité et succulence : une viande est succulente lorsque la mastication en exprime un jus gras et onctueux qui tapisse les papilles. On peut pressentir cette succulence aux marbrures claires qui strient les viandes persillées. Une viande est juteuse lorsque la pression des dents en exprime un jus abondant, sapide et riche en arômes.

Il faut savoir que la plupart de ces arômes, liposolubles, sont concentrés dans le gras (« La viande a le goût de son gras », a dit fort justement J.-M. Bourre) ; c'est la raison pour laquelle les fumeurs, qui ont un odorat amoindri par la fumée, recherchent les viandes grasses et une cuisson au gril qui, par ses effets de caramélisation, exalte leur pouvoir aromatique.

– Valeur psychosensorielle : la viande est un aliment unanimement apprécié, quels que soient l'âge et le sexe. C'est un aliment chaud et dynamisant, développant une forte charge émotionnelle favorable à « l'environnement physique, intellectuel et sexuel » (M. Perrault).

• *Labels et qualité :*

– Les labels sont des estampilles de qualification instaurées et garanties par les pouvoirs publics. Ils fournissent au consommateur non professionnel des repères objectifs de qualité pour faciliter son choix. En France, il existe trois niveaux de qualité, dans lesquels sont pris en compte l'âge, la race, l'origine, le mode d'élevage et l'importance de la masse musculaire et de l'engraissement.

– Le label rouge couronne les viandes de très grande qualité. Il garantit une race de grand élevage, une alimentation au grain, un fourrage à l'air libre et des âges d'abattage codifiés.

– Identification et VBF : depuis 1978, tous les bovins nés en France sont identifiés par un numéro à 10 chiffres inscrits sur une boucle posée à l'oreille dès la naissance. En réponse aux incertitudes liées à la maladie de la vache folle, l'interprofession a instauré une signature VBF (Viande bovine française) qui garantit au consommateur que la viande achetée provient d'un gros bovin né, élevé et acheté en France, et nourri selon les conditions de la loi.

Cuissons et modifications nutritionnelles

• Cuisson idéale : en plus de son action sur la digestibilité, sur la saveur et la consistance d'une viande, le mode de cuisson idéal d'une viande serait celui qui éliminerait le plus possible de graisse, sans modifier la teneur en protéines, en sels minéraux et en vitamines. Un tel mode de cuisson n'existe pas.

• Rôtie ou grillée, une viande perd un quart de son eau et de ses vitamines. Ce type de cuisson dégraisse surtout en surface, mais peu en profondeur. L'excès de cuisson de contact dénature ces graisses et libère un jus foncé, riche en acroléine indigeste et dangereux qu'il ne faut pas saucer. En revanche, la grillade préserve bien la valeur nutritionnelle des protéines ainsi que la teneur en sels mais réduit d'un quart celle des vitamines B.

• Bouillie, une viande libère tout autant de gras, mais bien davantage encore d'eau et de vitamines (50 %), les deux tiers de ses sels minéraux, ainsi que les protéines solubles qui migrent dans le bouillon. Pendant ce temps, surtout si la cuisson se prolonge, le tissu conjonctif, responsable de la dureté de la viande, se transforme en gélatine, donnant à la chair son moelleux et son velouté.

Pour réduire la déperdition en principes nutritifs et conserver à la viande sa saveur et sa richesse, il faut démarrer la cuisson avec une eau déjà bouillante, ce qui saisit et coagule la surface, et l'imperméabilise. Par contre, pour obtenir un bouillon riche, dense et savoureux, il faut privilégier une cuisson progressive en introduisant la viande dans une eau froide.

Animaux et morceaux

• *La viande de bœuf :*

– Les races bovines : la diversité des terroirs offre aux gastronomes français un large choix de races bovines.

– La holstein, qui regroupe près de la moitié du bœuf français, fournit en fait les vaches de réforme abattues après la naissance de leur deuxième ou troisième veau et destinées à la consommation courante.

– Les races plus prestigieuses de bœufs spécialement engraissés sont surtout représentées par la charolaise, à viande juteuse, tendre et sapide, la limousine, plus persillée et onctueuse, et le bœuf d'origine gasconne, à chair rouge très vif aux veines persillées. Ces bœufs de grande renommée sont des aliments de luxe, précieux mais coûteux.

– Le rumsteck. C'est le haut de la croupe, une viande à fibres courtes, goûteuse et tendre. Elle comprend l'aiguillette pour le rosbif, la boule pour le pavé, et le filet de rumsteck, aussi tendre et plus savoureux que le filet ordinaire. C'est un morceau maigre (4 % de MG) à intégrer dans tous les régimes minceur.

– L'entrecôte et la côte de bœuf. L'entrecôte est la côte désossée. Viandes persillées à fibres courtes, ce sont les deux meilleurs morceaux à griller. La vraie côte de bœuf est, dit-on, la septième, et la plus belle des entrecôtes est l'entrecôte première. Plus bas, c'est l'entrecôte découverte, plus ferme, plus persillée et moins présentable que la couverte. Entrecôte et côte sont des morceaux assez gras, mais une bonne partie de ces graisses sont visibles et faciles à éliminer.

– Les bavettes. Deux d'entre elles, celles d'aloyau et de flanchet, aux fibres longues, font de très bons steaks, un peu fermes mais juteux et goûteux. Ce sont deux morceaux maigres (4 % MG). Préparés poêlés ou grillés, quelques petits coups de couteau sur les bords évitent la rétraction et quelques stries sur le dessus améliorent la cuisson. Piquer une bavette à la fourchette la vide de son jus et la cuire plus de trois minutes lui fait perdre sa tendreté. La bavette de pot-au-feu, même dégraissée, reste encore « grassouillarde ». Penser à la cuire ficelée pour éviter qu'elle ne se défasse.

- L'aiguillette baronne. Morceau à fibres longues, persillé, tendre et savoureux. Autrefois réservée au braisage, l'aiguillette sert aujourd'hui à la confection des rôtis et des steaks.

La pointe de l'aiguillette est taillée en steaks, bien meilleurs grillés que poêlés. Son corps est une viande à rôtis, mais, à la différence des autres rosbifs, il ne doit être ni ficelé ni saisi pour s'épanouir. C'est l'un des morceaux du bœuf qui contient le plus de fer, de zinc et d'acide linoléique, un des deux acides gras essentiels.

- Le pot-au-feu, c'est la réunion d'au moins trois viandes de goût et de texture différents : une viande maigre (macreuse), une gélatineuse (jarret), une semi-grasse (plat de côte, seul morceau pouvant faire un bon pot-au-feu à lui seul). Prévoir toujours un os à moelle.

En jouant sur la proportion, on peut soit privilégier la gastronomie et accentuer la proportion de plat de côte (saveur, onctuosité mais graisses), soit préférer l'aspect diététique, et remplacer le plat de côte par du jarret moins savoureux mais très maigre.

• *La viande de veau :*

Le Français est le premier consommateur de veau au monde et son premier producteur européen.

Il existe en France deux types d'élevage : un veau fermier élevé sous la mère au pis, abattu à quatre mois, très savoureux mais coûteux, et un veau de boucherie, nourri au seau et en case, à croissance accélérée et abattage précoce.

- Intérêt nutritionnel.

– Tous les morceaux crus du veau sont maigres (moins de 10 % de MG, inférieur à 5 % pour la noix, le bas de carré et le jarret), mais comme toutes les viandes jeunes, le veau perd beaucoup d'eau en cuisson, ce qui, par simple effet de concentration, élève sa teneur en protéines et le rend plus gras (14 % de MG).

– Le point fort nutritionnel du veau est de fournir une viande dont les graisses sont parmi les moins saturées, ce qui intéressera les sujets à risque cardiovasculaire.

– Enfin, la viande de veau est particulièrement riche en vitamine B_{12} (antianémique) et en vitamine PP, toutes deux précieuses au cours de la grossesse et de l'allaitement.

- L'escalope.

– Comme les paupiettes, les grenadins et les piccatas, l'escalope provient des trois noix de veau (noix, sous-noix, et noix pâtissière). C'est l'un des morceaux les plus maigres de l'animal qui, même poêlé, ne dépasse pas 3 % de MG, et dont la teneur en vitamine B_{12} est particulièrement élevée.

– L'escalope se déguste à point, ni saignante ni rosée, et encore moins trop cuite. Elle se prépare à la poêle (saltimbocca italienne, à la hongroise ou au paprika), panée à la milanaise, en paupiette ou émincée.

- La côte de veau.

– La côte de veau est légèrement plus grasse et plus calorique que la moyenne de l'animal. C'est aussi le morceau le plus riche en fer et l'un des mieux dotés en protéines. C'est donc un morceau de haute densité nutritionnelle.

– La côte première, dite côtelette, est la plus belle, charnue, avec une belle noix tendre.

– La côte seconde est entrelardée et plus moelleuse, mais sa noix est moins pleine.

– La côte découverte, plus ferme, et la côte filet, plus large, conviennent aux gros appétits.

– À l'achat : la côte se choisit assez épaisse et plutôt persillée pour éviter les cuissons trop sèches et moins goûteuses.

– L'épaule de veau : rôti et blanquette.

– Morceau encore plus gras mais riche en acides gras non saturés et en acide arachidonique, particulièrement utile aux personnes âgées qui le synthétisent mal.

– Préparation : l'épaule est un morceau économique. Il se prépare rôti entier, ou désossé et roulé, farci ou non, ou en blanquette.

Pour le rôti : éviter les pièces trop petites qui sèchent. La barde est inutile, mais pour ses inconditionnels, préférer la barde de veau à celle de porc et la retirer en fin de cuisson pour dorer la surface.

Pour la blanquette, il faut associer, comme pour le pot-au-feu, au moins trois sortes de viande et raccourcir les temps de cuisson en cocotte.

• *La viande d'agneau :*

La viande d'agneau est classée parmi les viandes grasses mais certains de ses morceaux font exception. Le gigot, dégraissé en surface, et la noix de côte, sont deux morceaux maigres qui conviennent parfaitement à tous les régimes minceur. En revanche, la poitrine, l'épaule, le haut de côte sont des morceaux très gras, riches en acides gras saturés, à exclure tant des régimes minceur que de celui du sujet à risque cardiovasculaire.

– Le gigot d'agneau.

– Rare aliment à la fois maigre, festif et gastronomique, mais, hélas, coûteux, le gigot d'agneau se doit d'être consommé rôti au four, et peut, ainsi cuit, être conseillé au candidat à la minceur. Se méfier de l'entame et des premières tranches particulièrement grasses et soumises à des températures extrêmes qui en caramélisent la surface et génèrent des substances aromatiques fortement suspectées d'être cancérigènes.

– Aux allures d'une ancienne gigue, instrument de musique dont il tire son nom, le gigot se termine par un petit muscle ovale, la souris, gélatineuse et moelleuse, qui a beaucoup d'amateurs. Le baron englobe deux gigots séparés, et la selle anglaise est un rôti somptueux pour les grandes tablées.

– Un gigot globuleux, court et rond, est meilleur que fuselé, fin et long. Le gigot, naturellement enrobé de gras, se cuit sans apport de matières grasses. On ne pique plus le gigot d'ail, ce qui le vidait de son jus, on laisse une gousse dans le plat.

– Les côtes d'agneau.

– Les côtes d'agneau ont une noix très maigre, mais une bordure très grasse et infiniment sapide en bouche que peu de gens ont le courage d'écarter. L'ensemble reste donc à éviter par le candidat à la minceur et le sujet à risque cardiovasculaire.

– L'agneau compte treize côtes :

Les cinq premières, dites découvertes, sont les côtes de l'amateur. Elles sont aussi juteuses, onctueuses et sapides que l'entrecôte de bœuf.

Les côtes secondes (quatre suivantes) ont une bordure encore plus grasse. Les côtes premières (quatre suivantes), dont la noix séparée de l'os répond au joli nom de noisette, sont un véritable gisement de fer ; c'est le morceau de viande qui, tous animaux confondus, en fournit le plus (5,2 mg/100 g).

Toutes ces côtes, non découpées, forment un carré d'agneau complet.

- La meilleure cuisson des côtes séparées, la plus savoureuse et la plus diététique, est la grillade, qui doit être menée dans un premier temps à vive température pour bien saisir la viande et lui conserver son jus et ses sucs.

- L'épaule d'agneau.

- Réputée très grasse, l'épaule rôtie, avec une teneur en lipides de 12 g/100 g, est à classer parmi les viandes moyennement grasses.
- L'épaule peut être entière ou désossée et roulée pour être rôtie, ou coupée en morceaux pour les navarins et les brochettes.
- Cuite au four, elle est meilleure entière, car, lors de la cuisson, les os libèrent beaucoup de saveur. On la cuit sans aucun corps gras, car elle est naturellement couverte d'une robe de graisse qu'il faut quadriller pour la mieux fondre. On peut ainsi recueillir une bonne quantité de graisse libérée qui allège d'autant la préparation. L'épaule doit être servie rosée, ni trop saignante ni trop cuite.

Vichy (Eau de)

Située sur les contreforts de l'Auvergne, dans la plaine de la Limagne, Vichy a longtemps été la première station thermale française, à l'époque héroïque des grands éthyliques et des foies coloniaux.

Parmi les nombreuses sources qui y affleurent, deux, naturellement gazeuses et très fortement minéralisées, dominent la production du site : Vichy-Célestins et Vichy-Saint-Yorre.

Composition en mg/l

	Saint-Yorre	Célestins
Minéralisation totale	4 647 mg	3 486 mg
Calcium	78 mg	90 mg
Magnésium	9 mg	9 mg
Potassium	115 mg	71 mg
Sodium	1 744 mg	1 265 mg
Bicarbonates	4 263 mg	3 245 mg
Chlorures	329 mg	227 mg
Sulfates	182 mg	129 mg
Nitrates	0 mg	2 mg
Lithium	3,4 mg	0,8 mg
pH	6,79	6,80

Intérêt nutritionnel

Vichy-Célestins et plus encore Vichy-Saint-Yorre sont, de très loin, les eaux françaises les plus minéralisées qui, à ce titre, sont bien plus des eaux médicinales que des eaux de boisson courante.

Toutes deux sont naturellement gazeuses et de goût très personnalisé, tout particulièrement la Saint-Yorre, à laquelle sa lourde charge minérale confère une saveur originale.

- Classées bicarbonatées sodiques, ces deux eaux possèdent une teneur extrême en sodium qui les contre-indique dans les régimes pauvres en sel, notamment dans l'hypertension artérielle et l'insuffisance cardiaque ou rénale.
- Elles sont aussi à écarter des régimes amaigrissants, dans lesquels le drainage de l'organisme et son élimination urinaire doivent être protégés, tout particulièrement chez la femme au cours du syndrome prémenstruel, dans les cinq derniers jours précédant les règles où la

rétention d'eau est nettement plus marquée (préménopause et puberté).

• Les eaux de Vichy sont classiquement indiquées dans les troubles digestifs. Elles stimulent la fonction hépatique, améliorant les sensations de pesanteur et de ballonnement qui suivent les repas. Elles régularisent le fonctionnement vésiculaire, leur meilleure indication restant la tendance aux calculs vésiculaires. Enfin, elles facilitent la vidange de l'estomac et tamponnent son acidité lors des gastrites, ulcères et reflux gastro-œsophagiens.

• Les eaux de Vichy peuvent être aussi très utiles aux sportifs, avant, pendant et après l'effort où d'importantes quantités d'eau sont indispensables pour éviter crampes et chutes de tension. Lors de compétitions longues en climat chaud, ces eaux riches en sodium sont conseillées par les entraîneurs sportifs pour réduire la diurèse et compenser les pertes de sudation.

• Enfin, ces eaux bicarbonatées sont traditionnellement recommandées en cas de calculs urinaires à base d'urates, fréquents chez le goutteux.

Vin

Boisson obtenue par fermentation du raisin ou de son jus frais.

Histoire

• Le vin est la plus ancienne des boissons alcoolisées. On la retrouve très tôt dans le croissant fertile, berceau des grandes civilisations. Boisson enivrante, le vin suscite méfiance et mise en garde dans l'Ancien Testament, mais est utilisé comme vecteur d'ivresse religieuse chez les Grecs archaïques.

• Les Romains consommaient couramment un vin bien plus concentré, sucré et aromatisé, qu'ils coupaient d'eau pour se désaltérer. Lors de la guerre des Gaules, ils l'introduisirent avec la vigne en Narbonnais, d'où il s'étendit progressivement vers le nord.

• Au début du Moyen Âge, une guerre de prestige et d'intérêt opposait déjà les vignobles de Gaillac, de Vienne, de Côte-d'Or et du Rhin, de Seine, de Bourgogne et de Champagne.

• Les vins de cour et de prestige étaient des vins blancs ou des rouges très « clairets ». Les rouges « qui tachent » et les piquettes de deuxième pression étaient bien plus populaires. Tous ces vins étaient plus acides, mais beaucoup moins alcoolisés qu'aujourd'hui, et se buvaient coupés, usage qui s'est maintenu jusqu'à la fin de la Seconde Guerre mondiale. Lentement, au fil des siècles, et peut-être davantage encore depuis le début du XXe siècle, le vin de table ordinaire, léger et coupé, perdit sa traditionnelle fonction désaltérante au profit d'un engouement gastronomique pour des vins de prix plus alcoolisés, et qu'il est aujourd'hui considéré comme criminel de couper.

Fabrication

Les raisins, récoltés à parfaite maturité, sont d'abord foulés, égrappés et pressés jusqu'à obtention du moût.

• La couleur du vin est liée à la pureté du jus.

Les vins ne sont blancs que si la peau, les pépins et les rafles ont préalablement été retirés.

Dans les vins rouges, on trouve l'intégralité du grain, à l'exception des rafles que l'on retire pour réduire l'astringence en bouche.

Quant aux vins rosés, une macération préalable de douze à vingt-quatre heures dissout la peau et réduit la couleur, qui passe du rouge au rosé avant fermentation.

• La fermentation commence alors avec le développement et le travail des levures vivant sur la surface des grains, transformant le sucre du fruit en alcool et en gaz carbonique. Ce vin, partiellement fermenté et dégagé des lies, est mis à vieillir en cuves où il finit sa fermentation.

Les fermentations courtes fournissent les vins doux et légers.

Les cuvaisons longues donnent les vins secs et de garde.

Les grands crus finissent de vieillir en fûts de chêne où ils développent, au contact du bois, leur particularité aromatique.

Critères de qualité

La France, réputée pour l'excellence de ses grands vins, bénéficie d'un certain nombre d'atouts climatiques, telluriques, et d'un savoir-faire traditionnel, dont la combinaison savante enrichit son patrimoine.

• Le terroir. Étrangement, le terroir exerce une influence déterminante. Une même vendange peut donner des vins jugés différents par des experts, selon le versant du coteau où il a été récolté, par le même viticulteur, le même jour, et avec le même cépage. C'est la raison pour laquelle il y a des cépages inexportables. C'est le cas du pinot noir qui enorgueillit le terroir bourguignon, mais qu'aucune terre, à l'exception du sol toscan n'a pu, à ce jour, réussir à faire chanter de la même voix.

• Le climat. L'ensoleillement, mesuré par la somme annuelle des températures quotidiennes (optimum de 3 000°), l'hygrométrie, l'altitude (maximum de 300 m), la pollution de l'air, les vents sont moins déterminants que la qualité du sol mais interagissent avec lui.

• Le cépage n'intervient que par son adéquation savante aux nécessités du sol et du climat, ce qui est déjà une part du savoir-faire et de l'intuition profonde du viticulteur. Le cabernet-sauvignon, une race de cépage aux potentialités génétiques exceptionnelles, est présent sur tous les terroirs viticoles du monde, notamment en Californie et en Australie, sans jamais avoir atteint à l'excellence des vins du Médoc et des Graves.

• Le savoir-faire traditionnel et technologique du viticulteur, qui maîtrise et intègre les autres facteurs, reste cependant le critère dominant.

Les grands vins du patrimoine français

Ils sont désignés par leur origine territoriale.

• *Les grands crus bordelais :*

C'est le point d'orgue de la grande tradition viticole française qui, malgré l'immense travail des Américains, des Australiens, des Sud-Africains et la forte concurrence des vins latins (italiens), n'a jamais été approchée.

Chaque grand nom de terroir et même certaines appellations sont aujourd'hui devenus de simples noms communs. On parle d'un médoc ou d'un margaux à n'importe quelle grande table du monde. Les plus célèbres sont les vins du Médoc, les sauternais, les pomerols, les saint-émilion et les graves qui, comme tous les grands crus, bénéficient d'une appellation d'origine contrôlée et sont régulièrement inscrits à tous les classements en dominant la plupart des concours internationaux.

• *Les vins de Touraine et d'Anjou :*

Les plus réputés sont les chinons, les bourgueils, les saumur-champigny, les savenières, etc., dont les qualités reflètent la célèbre douceur angevine des régions de Loire.

• *Les vins de Bourgogne :*

– Ce sont les prestigieux blancs secs : les grands crus de Chablis extrêmement parfumés, et les côtes-de-beaune, aussi rares que précieux.

– Les grands crus bourguignons rouges sont dominés par les côtes-de-nuits et les côtes-de-beaune.

• *Les vins de la vallée du Rhône :*

– Ici c'est le cépage syrah qui domine la production et confère aux vins rouges du Viennois et d'Avignon leur puissante couleur pourpre.

– On trouve aussi dans cette région ensoleillée les rouges réputés de la Côte-Rôtie et les célèbres châteauneufs, puissants et richement colorés. Mais aussi les non moins célèbres blancs secs de Condrieu et d'Hermitage.

• *Les vins d'Alsace :*

– Ce sont surtout les blancs qui sont les plus réputés, comme le riesling et le gewurztraminer, deux cépages cultivés de part et d'autre du Rhin et qui ont très bien réussi à s'implanter sous d'autres cieux et climats.

– L'Alsace a tenté, comme beaucoup d'autres régions, de cultiver le pinot noir. Elle produit donc aussi du rouge qui n'a jamais pu atteindre à l'excellence de ses grands crus blancs.

• *Le champagne* (▶ Mousseux). Il occupe à lui seul un plein registre et a œuvré tout autant que les autres au prestige des vins français.

Relégué à son seul usage festif et aux cocktails mondains par les puristes du vin pour lesquels les bulles et les seaux à glace camouflent un vin laborieux, le champagne n'en reste pas moins un grand vin, et tout spécialement les grandes « cuvées spéciales » des prestigieuses maisons centenaires.

Aujourd'hui, le champagne est surtout jugé sur son aptitude au vieillissement qui révèle des potentialités méconnues, et sur l'adaptation réussie d'un vieux savoir-faire traditionnel aux technologies récentes de fermentation par levure.

Composition

• L'eau est le premier constituant du vin. Sa teneur varie entre 75 et 90 %.

• L'alcool éthylique. Sa concentration est mesurée en degrés. Ainsi, un litre de vin titrant 12° en contient 120 ml ou 100 g d'alcool, soit 700 calories (puisqu'1 g d'alcool = 7 calories). Il est impératif de limiter sa consommation régulière de vin à 3/4 de litre, soit une bouteille par jour, et de répartir cette quantité sur les deux principaux repas. Cette limite doit être abaissée à 1/2 litre chez la femme, dont les pouvoirs d'oxydation de l'alcool sont inférieurs. De plus, l'ingestion concomitante d'autres boissons alcoolisées doit être prise en compte, car elle est cumulative et, consciemment ou non, souvent oubliée.

• Les sels minéraux. La formule minérale du vin est dominée par le potassium, 1 g/litre, et une teneur non négligeable en magnésium et en calcium. On trouve aussi du fer dans le vin (10 mg/l) dont la teneur peut s'élever accidentellement et devenir polluante lors de conservation en cuve ou en vaisselle vinaire métallique.

• Les acides du vin. Le vin est la boisson qui détient le record d'acidité, son pH est compris entre 3 et 3,4. Cette acidité lui vient d'une teneur élevée en acides malique, citrique et lactique, et surtout en acide tartrique dont il est, avec le raisin, le seul vecteur alimentaire.

• Enfin, le vin est très pauvre en vitamines mais très riche en polyphénols, en flavonoïdes et en tanins dont l'importance récemment reconnue est en passe d'en faire un aliment thérapeutique (▶ Tanins).

• Composés nocifs du vin :

– Certains sont naturels : le méthanol, dont l'excès et le cumul peuvent être responsables d'accidents neurologiques, en particulier oculaires. De plus, le vin est riche en histamine provenant du métabolisme des levures de fermentation, parfois mal supporté par les sujets à terrain allergique (asthmatiques, eczémateux).

– D'autres sont des polluants externes comme les pesticides du traitement de la vigne, ou le plomb des gaz d'échappement des bords de route, ou certains métaux d'érosion des cuves ou de vaisselles vinaires.

– On recense toujours le classique anhydride sulfureux utilisé depuis les Romains, mais qui est toujours aussi mal supporté par la muqueuse de l'estomac.

– Enfin, on polémique régulièrement au sujet des robes de plomb qui cachettent les vins de prestige et qui pourraient traverser le bouchon pour « plomber » le vin.

Effets physiologiques

• *Action favorable :* la protection cardiovasculaire. C'est la grande surprise des années 90. Plusieurs études, portant sur des cohortes impressionnantes de sujets testés, ont montré que le vin, absorbé en quantité modérée (3 à 4 verres par jour), protégeait le cœur et les vaisseaux et réduisait la mortalité. La bière et les apéritifs ont des effets nettement moins favorables.

Trois mécanismes sont aujourd'hui invoqués qui paraissent intriqués :

– l'alcool, à faible dose, augmenterait le bon cholestérol HDL, décrassant artériel reconnu, et faciliterait la fibrinolyse (désagrégation d'un éventuel caillot en formation) ;

– l'action antioxydante cardioprotectrice des polyphénols, des flavonoïdes et des tanins fournis par le raisin expliquerait la protection sélective du vin par rapport aux autres boissons alcoolisées ;

– enfin, le vin réduirait la tendance aux caillots en inhibant l'agrégation des plaquettes. Des études récentes ont montré que la substance responsable de cette action, présente seulement dans le vin et à un moindre degré dans le raisin, pourrait bien être de l'acide acétylsalicylique, autrement dit de l'aspirine, expliquant que le seul fait de boire du vin une fois par mois pourrait se traduire par une baisse notable de la mortalité cardiovasculaire.

• *Action défavorable :*

– ACTION CARDIOVASCULAIRE. La protection du risque coronaire ne doit pas faire oublier que le vin consommé copieusement et régulièrement augmente la tension artérielle ainsi que le risque de trouble du rythme (palpitations).

La consommation du vin augmente aussi la fréquence du diabète et élève chez les sujets prédisposés le taux sanguin de triglycérides.

– PRISE DE POIDS. Le vin est une boisson très énergétique qui doit être réduite ou, mieux encore, interrompue lors des régimes restrictifs amaigrissants. Toutefois, il semble que lorsque la consommation excède 5 g d'alcool par heure pour un homme adulte, l'alcool ne soit plus utilisable et cesse de faire grossir. Tous les travaux et enquêtes tendent à prouver qu'au-delà de 250 calories de vin par jour, l'alcool en excès passerait dans des circuits de gaspillage si peu adaptés que son extraction coûterait plus de calories qu'elle n'en apporterait.

Il faut aussi savoir que lors de régimes amaigrissants stricts, la mise au repos des fonctions d'épuration du foie rend ce dernier bien plus vulnérable, lors de la reprise de la boisson, aux effets toxiques de l'alcool du vin.

– TROUBLES DIGESTIFS. La très forte acidité du vin le déconseille expressément dans toutes les affections hyperacides de l'estomac, tels l'ulcère, les gastrites et le reflux gastro-œsophagien, tout particulièrement lorsqu'il est consommé à jeun.

Le vin est contre-indiqué au cours des hépatites et bien sûr des cirrhoses, dont il est très souvent l'initiateur et le responsable.

– TROUBLES URINAIRES. Le vin est aussi à éviter dans toutes les infections inflammatoires de la vessie (cystite) et de la prostate (adénome et prostatite).

– TROUBLES CIRCULATOIRES VEINEUX. Bien que riche en polyphénols et en flavonoïdes connus pour leur action de protection veineuse, le vin est déconseillé en cas de varices, d'hémorroïdes, qu'il aggrave en raison de l'action irritante et dilatatrice de l'alcool.

Cette vasodilatation peut rendre l'abus de vin dangereux lors d'exposition au grand froid, qui attire le sang en périphérie sous la peau et occasionne des fuites thermiques, et un refroidissement parfois gravissime.

– ALCOOLISME. Le vin est, en France, le premier responsable de la dépendance alcoolique, une toxicomanie sévère, difficilement réversible et au coût social élevé (▶ Spiritueux).

Vinaigre

Liquide condimentaire acide obtenu traditionnellement en laissant fermenter du vin ou une autre boisson alcoolisée comme le cidre, la bière et divers alcools en solution. Le produit obtenu doit réglementairement contenir au moins 6 % d'acide acétique.

Fabrication

• L'alcool éthylique, contenu dans le vin ou tout autre support, est transformé sous l'action de bactéries (acétobacter) en acide acétique, qui confère au vinaigre sa forte acidité naturelle.

Cette transformation est accélérée par une bonne aération qui favorise la multiplication de la flore en surface sous la forme d'un voile microbien dense et velouté : « la mère du vinaigre ».

Les fabrications industrielles bas de gamme sont souvent des vinaigres d'alcool blanc colorés au caramel et aromatisés.

Les fabrications artisanales ont recours à des vins légers, du cidre ou de la bière, et nécessitent une préparation bien plus longue.

• On utilise encore la vieille méthode orléanaise qui consiste à remplir aux deux tiers un tonneau (mouture) percé d'un œil par lequel on introduit un fond de vinaigre, puis du vin par strates hebdomadaires. Après un repos de 8 à 15 jours, une partie du vinaigre obtenu est retirée et remplacée par des ajouts réguliers de vin.

• Les qualités artisanales supérieures, vinaigre à l'ancienne ou vinaigre de xérès, sont obtenues à partir de vin blanc ou rouge léger, de bonne qualité, qui bénéficient d'un vieillissement en fûts.

• Le plus réputé de tous les vinaigres

est le vinaigre balsamique traditionnel de Modane, provenant des célèbres moûts de raisins Trebbiano, concentrés à feu direct jusqu'aux deux tiers, puis mis en tonneaux de capacité décroissante et de bois alternant (chênes, fruitiers, etc.), pendant des durées allant de vingt à cent ans. Un litre d'un tel vinaigre peut coûter jusqu'à 1 500 €. Pour les instances réglementaires, ce n'est d'ailleurs plus un vinaigre mais un condiment précieux.

Composition

Le vinaigre est composé essentiellement d'eau et d'acide, principalement acétique, d'une fraction protéique, de sels minéraux et d'oligoéléments.

La fraction protéique regroupe un certain nombre d'acides aminés essentiels, la proline et l'acide glutamique, provenant des bactéries nécessaires aux deux fermentations (alcoolique et acétique).

TENEUR EN SELS MINÉRAUX ET OLIGOÉLÉMENTS (pour 100 g de vinaigre)

Potassium 80 mg	Magnésium 16 mg
Chlore 45 mg	Calcium 15 mg
Sodium 20 mg	Fer 0,40 mg
Phosphore 20 mg	Cuivre 0,04 mg
Soufre 18 mg	

Usage condimentaire

• Le goût de l'aigre. Le vinaigre est pratiquement le seul pourvoyeur de cette saveur de base du registre du goût humain.

• La marinade. Le vinaigre est souvent utilisé en cuisine pour son effet de cuisson à froid qui lui permet de dégrader les protéines. Cette action de mordançage réalise une prédigestion qui attendrit les viandes de gros gibiers et les poissons crus.

• Cuisson des crudités. Le vinaigre attendrit lentement la texture de la cellulose des végétaux. Dans une vinaigrette, il « fatigue » les salades et, en conserve, il précuit pickles et cornichons.

• Mordançage des graisses. La destruction de la trame conjonctive libère les graisses qui peuvent alors subir l'effet détergent du vinaigre.

Cet effet est souvent recherché pour réduire la saveur trop grasse des poissons crus (saumon, hareng, maquereau) et atténuer la saveur laiteuse des huîtres pleines.

Dans l'industrie, les chips et les cacahuètes sont parfois traitées au vinaigre pour réduire la perception gustative du gras et encourager leur consommation.

Usage médicinal

Cet emploi médicinal est aussi vieux que le vinaigre lui-même et remonte à l'Antiquité. Le vinaigre a beaucoup servi, notamment contre la fièvre, les putréfactions, de nombreuses maladies de peau, les morsures (serpents et méduses), etc. Il existe aujourd'hui un engouement sans précédent, surtout dans les pays anglo-saxons, pour le vinaigre de cidre, qui est utilisé jusqu'à la démesure pour ses vertus amaigrissantes. On retrouve cette utilisation traditionnelle dans de nombreuses cultures et jusqu'en Chine, où le vinaigre d'alcool de riz est toujours utilisé pour lutter contre les effets d'une consommation excessive de graisse et contre l'embonpoint.

Les médecins (Jarvis, USA) qui le préconisent dans cet usage invoquent l'effet de dénaturation des protéines et le décloisonnement des graisses, l'action rassasiante des pectines et des tanins, et enfin, l'action désinfiltrante du potassium, élément dominant de la formule minérale.

Effet indésirable : l'acidité

La forte acidité du vinaigre (plus de 6 %) limite et contre-indique même son utilisation en cas d'affections gastriques : dyspepsie, ulcère, gastrite et reflux gastro-œsophagien.

Vinaigrette (▶ Sauces)

Vitamine A

La vitamine A est l'une des quatre vitamines liposolubles fournies par les aliments riches en graisses. Comme la plupart des vitamines, la vitamine A a été identifiée en étudiant sa maladie de carence, la xérophtalmie, une affection grave de l'œil conduisant à la cécité et touchant encore de nos jours des millions d'enfants de pays sous-développés.

Formes et sources

La vitamine A se présente sous deux formes issues de sources différentes.

• Le rétinol, qui est la molécule active et achevée. Elle représente 70 % de l'apport alimentaire et provient exclusivement de produits d'origine animale. L'aliment qui en contient le plus est l'huile de foie de morue, suivie par le foie de bovin (veau ou bœuf), le jaune d'œuf, le lait entier, certains poissons gras comme la sardine, le flétan, et la viande en général.

• Le carotène est une provitamine, un précurseur de la vitamine A fourni par les végétaux les plus colorés, surtout en orange, jaune, rouge et vert. Les plus riches d'entre eux sont le pissenlit, la mangue et la carotte, qui lui a donné son nom, mais on trouve aussi beaucoup de carotène dans la pêche, l'abricot, le melon, le potiron, la mâche, le cresson et l'épinard.

Teneur en vitamine A des aliments (en U.I./100 g)

Huile de foie de morue	85 000
Foie de bœuf, porc	25 000
Foie de veau	22 500
Pissenlit	13 600
Carotte	12 000
Épinard	9 400
Persil	8 500
Gruyère – cresson	4 000
Melon	3 420
Beurre	3 300
Endive – abricot – jaune d'œuf	3 000
Anguille fraîche	2 000
Œuf entier cru	1 140
Camembert	1 020
Crème – tomate	1 000
Pêche	880
Haricot vert	800
Sardine	710
Germe de blé	650
Lait maternel	330
Orange – myrtille	200
Lait de vache – yaourt	140
Pomme de terre	20

Rôle

• La vitamine A joue un rôle important dans la vision, surtout crépusculaire, qui intéresse particulièrement ceux qui conduisent la nuit. Elle intervient dans la reproduction et la croissance, et est donc indispensable à l'enfant très jeune. Elle est enfin nécessaire au bon état de la peau et des muqueuses.

• Le bêta-carotène a d'abord été utilisé comme provitamine A avec l'avantage d'une absorption adaptée aux besoins, ce qui réduit les risques de surdosage. Aujourd'hui, après avoir été largement utilisé sans grand succès comme pilule bronzante, le bêta-carotène est reconnu comme l'un des trois meilleurs agents antioxydants, familles chargées de la protection de l'organisme contre l'agression des radicaux libres. Le bêta-carotène est donc impliqué dans la prévention des principaux fléaux médicaux actuels : maladies cardiovasculaires (infarctus, angine de poitrine), nombreux cancers et maladies dégénératives (Alzheimer).

Apports quotidiens conseillés

• Pour unifier les mesures du rétinol et du carotène, ces apports sont exprimés en équivalent rétinol (E.R.). 1 E.R. = 1 µg de rétinol = 6 µg de bêta-carotène = 3,3 U.I. de vitamine A.

Nourrisson et enfant jusqu'à 9 ans : de 400 à 600 E.R.
Grand enfant 10-12 ans : 800 E.R.
Adolescent et homme adulte : 1.000 E.R.
Adolescente et femme adulte : 800 E.R.
Femme enceinte : 1 200 E.R.
Femme allaitante : 1 400 E.R.

• À titre indicatif, les besoins d'un homme adulte (1 000 E.R.) peuvent être fournis par :
- 2 œufs (200 E.R.) + 30 g de beurre (200 E.R.) + 85 g de carotte (600 E.R.) ;
- ou 50 g de foie (1.000 E.R.) ;
- ou 1/2 l de lait demi-écrémé (100 E.R.) + 65 g de fromage à 45 % MG : camembert, emmenthal (200 E.R.) + 100 g d'abricot (100 E.R.) + 200 g d'épinard (500 E.R.) + 200 g de laitue ou de tomate (100 E.R.).

Carences

• Dans les pays occidentaux, les carences véritables ont disparu, mais des subcarences ou de simples déficiences passagères peuvent être responsables de fatigues inexpliquées, de troubles visuels, essentiellement nocturnes, avec mauvaise adaptation à l'obscurité et éblouissement en conduite de nuit, et des troubles cutanés (peau sèche, épaissie, squameuse, pellicules).

• La vraie carence est très fréquente dans les pays pauvres, touche des millions d'enfants très jeunes au moment du sevrage et conduit à des cécités totales qu'une simple carotte par semaine pourrait éviter.

Surdosage : hypervitaminose

En Occident, l'hypervitaminose A est devenue plus fréquente que les grandes carences classiques.

• L'excès de bêta-carotène, mis à part une coloration orangée de la peau et surtout de la paume des mains, ne présente aucun danger, car sa transformation en vitamine A s'opère en fonction des besoins de l'organisme.

• L'excès de vitamine A est plus préoccupant.

- Circonstances : on le rencontre chez les inconditionnels de suppléments vitaminiques et d'aliments naturellement riches ou artificiellement enrichis en vitamine A, et qui finissent tôt ou tard par atteindre des doses d'accumulation et une intoxication chronique. C'est le cas de nombreuses jeunes filles suivant des régimes au long cours, d'athlètes ou d'étudiants qui se prescrivent fréquemment de tels suppléments sans avis médical.

- Manifestations : l'excès de vitamine A s'exprime surtout par des troubles cutanés, une peau très colorée, sèche, qui « pèle » et démange, associée à des petites fissures au coin des lèvres, et une chute de cheveux inexpliquée sont les signes les plus évocateurs.

Une intoxication prolongée se complique de douleurs musculaires et d'atteintes du foie pouvant aller jusqu'à la cirrhose.

L'excès de vitamine A peut se révéler redoutable chez la femme enceinte, surtout au cours des deux premiers mois. Un simple excès prolongé de consommation de foie de bovin, surtout s'il est doublé d'une prise apparemment anodine de multivitamines, peut conduire à des malformations du fœtus.

Vitamine B_1 (ou Thiamine)

Comme de nombreuses vitamines, la vitamine B_1 a été identifiée et décrite pour la première fois en étudiant sa maladie de carence, le béribéri, sur des populations d'Extrême-Orient se nourrissant presque exclusivement de riz raffiné. Le blutage et la cuisson du riz conjuguent leurs effets pour éliminer la vitamine B_1 et générer une carence absolue responsable de troubles graves et souvent irréversibles.

Rôle

La vitamine B_1 est indispensable à l'assimilation du sucre et à son utilisation par les cellules. Les cellules nerveuses, qui se nourrissent exclusivement de glucose, sont les premières affectées par la carence. Le besoin en vitamine B_1 augmente donc avec la consommation d'aliments sucrés.

Sources alimentaires

TENEUR ALIMENTAIRE EN VITAMINE B_1 (en mg/100 g)

Levure de bière, germe de blé	10 à 20
Viande de porc, jambon, pois sec	3
Haricot blanc, abat	1
Foie, lentille, noix, noisette, amande	0,5
Pain complet, jaune d'œuf	0,3
Viande de bœuf, saumon	0,2
Chou, banane, carotte, champignon, langouste, œuf entier, prune	0,2
Volaille	0,1

La vitamine B_1 est présente en petites quantités dans la plupart des aliments animaux et végétaux. Elle est cependant particulièrement concentrée dans le germe et le son des céréales. Le blutage de la farine et du riz réduit de 90 % la teneur de ces aliments en vitamine B_1, expliquant à cet égard la supériorité du pain complet sur le pain blanc trop raffiné. La vitamine B_1 provient aussi des légumineuses (lentilles), aliments dont la consommation est hélas en constante régression. Mais on la trouve aussi bien représentée dans certains produits animaux comme le foie, l'œuf, la viande de porc et le lait.

Apports quotidiens conseillés

Les besoins en vitamine B_1 dépendent du niveau d'activité physique, de la consommation de sucre et de la taille. Les apports quotidiens recommandés (en mg) sont :

- nourrisson jusqu'à 1 an : 0,4 mg ;
- enfant jusqu'à 12 ans : 0,8-1,2 mg ;
- adolescent et adulte (selon l'activité physique) : 1,3-1,8 mg ;
- femme enceinte ou allaitante : 1,8 mg.

Carence

• La grande carence classique responsable du béribéri n'existe aujourd'hui que dans certains pays où l'alimentation, totalement déséquilibrée, est centrée sur une consommation quasi exclusive de riz totalement raffiné. Elle occasionne d'intenses névralgies et une insuffisance cardiaque sévère, que l'administration de vitamine B_1 fait très rapidement régresser.

Le nourrisson développe souvent une carence fulgurante lors du sevrage qui peut, si elle n'est pas détectée, occasionner la mort en quelques jours. En Occident, les vraies carences sont très rares et ne peuvent survenir que sur des vieillards profondément dénutris et, surtout, sur les alcooliques qui conjuguent une insuffisance d'apport et des besoins très augmentés par l'excès d'alcool.

• Des déficiences moins sévères peuvent aussi être observées dans certains régimes déséquilibrés ou trop restrictifs. Il convient encore de noter que la vitamine B_1 est très vulnérable à la chaleur, à l'oxydation, au lavage et à la cuisson qui peuvent réduire d'un tiers l'approvisionnement alimentaire et rendre critique un apport déjà insuffisant. Les déficiences sont responsables de fatigues physique et intellectuelle, avec troubles de l'attention et de la mémoire, et perte de l'appétit qui majore encore la déficience.

Surdosage

Il n'existe pas de risque de surdosage, et même de très importantes doses de thiamine ne provoquent aucun effet sur la glycémie et le métabolisme des sucres.

Vitamine B_2 (ou Riboflavine)

Rôle

La vitamine B_2 active de nombreuses enzymes qui interviennent dans le métabolisme des graisses, des protéines et des sucres, ainsi que dans leur transformation en énergie. Elle stimule la croissance et active le développement des organes. Elle facilite la fixation du fer et protège la vision. Enfin, elle participe à la maturation et la bonne utilisation de deux autres vitamines de premier plan : B_6 et B_9.

Sources alimentaires

TENEUR ALIMENTAIRE EN VITAMINE B_2 (en mg/100 g)

Aliment	mg/100 g
Levure sèche	5
Levure de boulangerie, germe de blé	3
Foie de veau	3
Rognon	2
Amande	0,70
Noisette, lait de brebis, jaune d'œuf, cacao	0,50
Champignon (cèpe)	0,40
Maquereau	0,35
Anguille	0,30
Lentille	0,25
Canard, hareng	0,24
Haricot sec	0,22
Endive, asperge	0,20
Betterave, chou de Bruxelles	0,16
Lait de vache, farine de blé	0,15
Steak, jambon	0,10

Les meilleures sources de vitamine B_2 sont les viandes et les abats, les œufs, les céréales complètes, les légumineuses, les oléagineux et certains poissons gras.

Chez l'enfant, c'est le lait qui en assure l'apport le plus régulier.

Toutefois, si la vitamine B_2 est très résistante à la chaleur, elle est très sensible à la lumière, et une exposition de quelques heures au soleil peut faire perdre au lait 85 % de sa teneur en vitamine B_2. Il est donc préférable, surtout chez le jeune enfant, de privilégier les emballages opaques.

Apports quotidiens conseillés

Ils dépendent du poids, de l'importance de la consommation de protéines et de l'activité physique. Un consensus international les fixe à 0,5 mg/1 000 cal, soit 1,5 mg par jour pour un adulte moyen, et 2 mg au cours de la grossesse et de la lactation.

Carences

• Les carences en vitamine B_2 sont responsables de lésions importantes de la peau, notamment de la peau du visage et des lèvres (perlèche), de la langue (rouge et lisse) et des yeux (conjonctivite). Ces troubles sont très rares en Occident et ne se rencontrent plus que chez l'alcoolique.

• Des subcarences ou déficiences légères peuvent occasionner de légères irritations chroniques de la peau et des yeux, et, chez l'enfant jeune, être responsables de retard de croissance.

Surdosage

La vitamine B_2 est très bien supportée et, à doses raisonnables, il n'existe pas de symptômes de surdosage connus. On utilise même la riboflavine à des doses élevées (10 à 20 mg par jour) dans le traitement des crampes musculaires et le syndrome des pieds brûlants sans effets secondaires particuliers.

Vitamine B_3 (ou Vitamine PP)

PP = Pellagra Preventing.

La vitamine PP a été découverte et isolée en étudiant la pellagre, sa maladie de carence. Autrefois répandue, cette affection touchait les populations se nourrissant presque exclusivement de maïs, sans lui faire subir le traitement préalable nécessaire à l'activation de cette vitamine. Les Indiens américains, qui étaient des consommateurs exclusifs de maïs quelques mois par an, et qui traitaient traditionnellement leur farine à la chaux, ont toujours été épargnés par la pellagre. Un apport de viande, même minime, suffit à éviter cette maladie.

Rôle

La vitamine PP intervient dans le métabolisme des trois nutriments : protéines, glucides et lipides. Elle facilite leur transformation en énergie.

Formes et sources

• Une moitié de la vitamine PP provient d'un précurseur, le tryptophane, un acide aminé essentiel qui se transforme en vitamine PP sous l'action de la vitamine B_6.

• La vitamine PP elle-même est présente dans de très nombreux aliments, à l'exception des matières grasses. L'aliment qui en fournit le plus est la levure, mais on en trouve aussi beaucoup dans le foie, les cacahuètes, le thon et le lapin.

TENEUR ALIMENTAIRE EN VITAMINE PP (en mg/100 g)

Aliment	mg/100 g
Levure fraîche (bière)	36,2
Levure fraîche (boulanger)	28,2
Foie de veau	17
Cacahuète	16
Lapin	12,6
Thon rouge (boîte)	10,8
Dinde	8
Saumon	7
Mouton	6
Bœuf, canard, cèpe	5
Germes de blé, riz entier, farine complète de blé, amande	4,6
Jambon, sardine	4
Datte, haricot sec, lentille, petit pois, soja, pâte	2

Stabilité

La vitamine PP est la vitamine la plus résistante aux agents extérieurs. Extrêmement stable, elle résiste à la chaleur, à la lumière, aux acides, aux bases, à l'humidité et aux oxydants.

Apports quotidiens conseillés

Les besoins en vitamine PP sont évalués à 6,6 mg/100 cal absorbées, soit 15 mg chez l'adulte et 20 mg chez la femme enceinte ou allaitante. Ces besoins sont réduits lors d'un apport parallèle de tryptophane.

Carences

• La carence profonde, d'origine alimentaire, n'existe plus en Occident, mais elle est encore fréquente dans les populations africaines ou asiatiques se nourrissant exclusivement de céréales (millet, sorgho).

La pellagre débute souvent par des signes cutanés. Les zones des mains, du décolleté et du visage, exposées à la lumière, rougissent, démangent et pèlent, et paraissent brûlées comme sous l'effet d'un coup de soleil. La maladie touche alors les muqueuses (bouche et langue). Non compensée, elle occasionne des troubles neurologiques graves, évolue vers la démence et parfois la mort.

• Dans les pays industrialisés, les vraies carences ne se rencontrent plus que chez l'alcoolique, mais des déficiences légères peuvent parfois s'observer sur des sujets âgés, abandonnés et très dénutris, ou bien plus fréquemment lors de régimes amaigrissants aberrants, et se manifestent par de fréquents signes cutanés : une irritation de la peau ou des dartres du visage, une insomnie, une irritabilité et des maux de tête.

Surdosage

• Aux doses vitaminiques (entre 20 et 100 mg), il n'a jamais été décrit de symptômes de surdosage.

• À très fortes doses (2 à 12 g par jour), soit cent fois l'apport quotidien conseillé, la vitamine PP a été utilisée dans le traitement des excès de cholestérol, et à doses encore plus fortes, dans le traitement de la schizophrénie et de certaines dépressions. De telles doses peuvent occasionner quelques manifestations digestives (nausées, vomissements et douleurs abdominales) et des irritations cutanées (urticaire).

Vitamine B_5 (ou Acide pantothénique)

Rôle

La vitamine B_5, constituant essentiel de la coenzyme A, joue un rôle majeur dans de nombreuses opérations vitales. Elle est indispensable à la transformation des graisses et des sucres en énergie, et participe à la synthèse des graisses. Elle est, de ce fait, indispensable à la croissance et à la lutte contre l'infection. Elle a, de plus, une action trophique sur la peau et les cheveux.

Sources

La vitamine B_5 est présente dans la plupart des aliments mais plus particulièrement dans la levure, les œufs, le foie, l'avocat et les cacahuètes.

TENEUR ALIMENTAIRE EN VITAMINE B_5
(en mg/100 g)

Levure	25
Jaune d'œuf	7
Foie	6
Abats	3
Germe de blé	1,5
Viande	1
Poisson, lait, huître	0,35

Stabilité

La vitamine B_5 est sensible à la chaleur qui réduit sa teneur d'un tiers lors de cuissons prolongées, mais les préparations simples l'altèrent peu, et elle résiste bien au stockage.

Apports quotidiens conseillés

Ils sont de 7 à 10 mg par jour et facilement réalisés.

Carences

Il n'existe pas de carence alimentaire connue en vitamine B_5. Quelques déficiences légères peuvent parfois survenir lors de malnutritions sévères et se manifester alors par une fatigue associée à une chute de cheveux, des troubles du sommeil, des crampes et des maux de tête.
Chez l'enfant en grande dénutrition, ces déficiences peuvent être responsables de retard de croissance.

Surdosage

L'acide pantothénique a été proposé à dose massive (100 fois la dose quotidienne conseillée) dans de nombreux traitements cutanés et tout particulièrement la chute des cheveux. Même à de telles doses, l'acide pantothénique reste parfaitement toléré, et aucun effet toxique ou de surdosage n'a jamais été décrit.

Vitamine B_6 (ou Pyridoxine)

Rôle

La pyridoxine joue un rôle majeur dans le métabolisme des protéines, activant la fabrication des globules rouges et la synthèse de la sérotonine, une substance agissant dans le cerveau sur le contrôle de la faim et la régulation de l'humeur. Il a été aussi prouvé que la vitamine B_6 facilitait l'absorption et l'utilisation du magnésium, une bonne nouvelle pour les spasmophiles.

Sources

La pyridoxine est présente dans de très nombreux aliments, mais plus particulièrement dans la levure, le germe de blé, les viandes, les poissons et certains légumes.

TENEUR ALIMENTAIRE EN VITAMINE B_6 (en mg/100 g)

Levure de bière	5
Levure de boulanger	1,2
Foie de veau	1,2
Noix, saumon	1
Langue (bœuf), maquereau, soja	0,70
Poulet, bœuf	0,50
Porc, veau, lentille, hareng	0,45
Crabe	0,35
Banane, cacahuète	0,32
Haricot blanc	0,28
Camembert	0,25
Riz poli	0,15
Carotte	0,12
Datte, ananas, raisin, bière	0,10

Apports quotidiens conseillés

Les besoins en vitamine B_6 augmentent avec la consommation de protéines. Ils sont de 1,5 mg pour le grand enfant, de 2 mg pour l'adulte et de 2,5 mg pour la femme enceinte ou allaitante.

Stabilité

La vitamine B_6 est relativement stable à la chaleur, et les pertes de cuisson sont modérées. Elle est un peu plus sensible à la lumière et à l'acidité.

Carences

- Uniformément répandue dans le monde animal et végétal, et résistante à la cuisson, la carence en vitamine B_6 est exceptionnelle et ne se rencontre que chez l'alcoolique ou dans les dénutritions sévères. Elle se manifeste alors par une grande fatigue psychique et physique, des troubles nerveux et cutanés.
- Des subcarences ou de simples déficiences peuvent se rencontrer chez la femme enceinte ou surtout chez la femme sous contraceptif oral (pilule), expliquant ainsi la plus grande fréquence de syndromes dépressifs constatés chez ces dernières.

Surdosage

- Aux doses vitaminiques et thérapeutiques usuelles (10 fois les doses recommandées), la vitamine B_6 ne présente aucune toxicité.
- Cependant, à doses massives (1 000 fois la dose recommandée), comme on a pu l'utiliser dans le traitement de la paralysie du nerf médian (canal carpien), ou dans le traitement des règles douloureuses, la vitamine B_6 serait neurotoxique et occasionnerait des atteintes sévères des nerfs sensitifs.

Vitamine B_8 (ou Biotine)

Rôle

La vitamine B_8, comme de nombreuses vitamines, agit en déclenchant l'action de certaines enzymes (carboxylase). Elle est aussi indispensable à la synthèse des acides gras et du glucose.

Sources

La vitamine B_8 est présente en très petites quantités dans la plupart des aliments, mais ses meilleures sources sont les abats, foies et rognons, le jaune d'œuf, les légumes et fruits secs.

Apports quotidiens conseillés

Ils vont de 100 µg chez l'enfant à 200 µg chez l'adulte, voire 300 µg chez la femme enceinte ou allaitante et les personnes âgées.

Stabilité

La biotine est stable à la chaleur, mais sensible à la lumière.

Carences

• D'approvisionnement facile et uniforme, la vitamine B_8 peut aussi être fabriquée par les bactéries de la flore intestinale, ce qui exclut tout risque de carence spontanée chez l'homme.

• Quelques rares cas insolites de carences artificielles ont pu être décrits chez des amateurs d'œufs gobés crus contenant une antivitamine (l'avidion). Ces carences se manifestent par des troubles dermatologiques et un état dépressif latent.

Surdosage

Il n'a jamais été décrit de symptômes d'hypervitaminose. Pas même lors d'utilisation à des doses massives et couplée à l'acide pantothénique dans le traitement de la calvitie.

Vitamine B_9 (ou Acide folique) – Folates

Rôle

Les folates jouent un rôle majeur dans la synthèse des protéines, dont les plus précieuses d'entre elles, les acides nucléiques, matériau de construction et d'entretien des chromosomes. À ce titre, ils sont indispensables à tous les tissus qui se renouvellent très vite (globules rouges et muqueuses), et leur bon approvisionnement est crucial pour l'embryon et le fœtus.

Sources

Comme son nom l'indique, l'acide folique est fortement représenté dans les feuilles végétales, tout spécialement les feuilles sombres des épinards et des salades (170 à 300 µg/100 g), et à une concentration moindre dans de nombreux autres légumes (chou, asperge, tomate). On en trouve aussi beaucoup dans le foie (200 à 300 µg), les poissons, surtout le thon, les œufs et certains fruits comme la banane et la châtaigne.

La biodisponibilité des folates varie selon les aliments (excellente pour la banane, faible pour le chou), selon la composition du repas (elle diminue lorsque le bol alimentaire est très acide). De plus, l'absorption de la vitamine B_9 est meilleure lorsque ses réserves s'épuisent.

Apports quotidiens conseillés

Nourrisson : 50 µg.
Enfant de 1 à 3 ans : 100 µg.
Enfant de 4 à 13 ans : 300 µg.
Adulte, adolescent : 400 µg.
Femme enceinte ou allaitante : 600 µg.

Stabilité

Les folates sont très sensibles à l'oxydation à l'air libre, supportant mal la lumière et l'acidité et subissant d'importantes pertes lors de cuissons dans l'eau. Ces pertes peuvent être réduites par une cuisson rapide, sans eau et en évitant le maintien au chaud ou le réchauffement trop fréquent des aliments.

Carences

• *Groupes à risque :*

– Les personnes âgées, dénutries ou à l'alimentation insuffisante, peuvent présenter des carences responsables d'une élévation de fréquence des accidents vasculaires cérébraux et des maladies coronariennes. Aux USA, la FDA vient récemment d'approuver une supplémentation systématique en acide folique de la farine (140 µg/100 g) pour réduire ce risque.

– Les alcooliques, dont l'assimilation intestinale est réduite, sont victimes de multiples déficiences, notamment en folates.

– La femme enceinte, surtout la multipare, et davantage encore en fin de grossesse ou au cours de l'allaitement, manque souvent de folates. Lorsque ces déficiences sont très prononcées, elles peuvent entraîner un avortement spontané ou des malformations fœtales. Préventivement, on supplémente aujourd'hui systématiquement en folates les femmes enceintes.

– Enfin, les enfants jeunes, entre 10 mois et 4 ans, les fumeurs, les femmes sous contraceptif oral, les sujets suivant des régimes amaigrissants trop stricts ou trop prolongés, les épileptiques traités au phénobarbital ou à la phénitoïne, sont des catégories à risque qu'il peut être nécessaire de supplémenter.

• La carence en acide folique est responsable d'une anémie chez l'adulte, accompagnée d'une fatigue physique et intellectuelle avec troubles de la concentration et de la mémoire. Un état dépressif et des troubles cutanés lui sont souvent associés.

Chez l'enfant se surajoute un retard de croissance.

Surdosage

À ce jour, il n'a jamais été décrit de syndrome d'hypervitaminose.

Vitamine B_{12} (ou Cobalamine)

Rôle

Comme les folates (vitamine B_9), la vitamine B_{12} joue un rôle majeur dans la synthèse des protéines et tout particulièrement des acides nucléiques, précieux matériaux de construction et d'entretien des chromosomes. Ce qui la rend indispensable aux tissus à renouvellement rapide, donc aux organismes en croissance. Avec la vitamine B_9, elle est indispensable à la formation des globules rouges et au bon fonctionnement du système nerveux.

Sources

La vitamine B_{12} n'est présente que dans les aliments d'origine animale. On la trouve surtout dans les viandes, et tout particulièrement le foie et les rognons, dans les poissons, les œufs, le lait et ses dérivés. On n'en trouve pas dans le règne végétal, ni dans les fruits, ni dans les céréales ou les légumes.

Apports quotidiens recommandés

Ils sont de 3 µg chez le grand enfant, l'adolescent et l'adulte, et de 5 µg chez la femme enceinte ou allaitante.

À titre indicatif, 1 µg de B_{12} est fourni par :

– 2 g de foie ;
– 5 g de rognon ;
– 25 g de langue, de maquereau, de thon ou de viande de lapin ;
– 100 g de viande, de volaille, de morue, de sole ou de crevette ;
– 1 œuf ;
– 1/3 de litre de lait ;

– 40 g de camembert ou d'emmenthal.

Stabilité

La vitamine B_{12} est la plus stable et la plus résistante de toutes les vitamines B, y compris à la cuisson dans l'eau.

Carences

À l'état normal, les réserves hépatiques de vitamine B_{12} sont imposantes et rendent les carences exceptionnelles.

• Les carences déclarées sont donc essentiellement dues à des maladies digestives qui interdisent l'absorption de la vitamine B_{12}, telles les affections chroniques de l'estomac, du pancréas ou de l'intestin.

C'était le cas de la maladie de Biermer, associant une anémie gravissime à des troubles neurologiques et psychiatriques, affection jadis mortelle, aujourd'hui aisément traitée par quelques injections de vitamine B_{12}.

Les alcooliques, dont l'assimilation intestinale est très perturbée, sont souvent carencés en vitamine B_{12}.

• Des déficiences modérées peuvent se rencontrer chez la femme enceinte dont les besoins, supérieurs à la normale, sont parfois insuffisamment comblés. Il en va de même de la femme sous contraceptif oral.

• Les seules vraies carences alimentaires peuvent s'observer chez le végétarien.

De nombreux végétariens, qui ne consomment pas de viande et qui compensent avec des œufs ou du lait ont un apport réduit (0,3 µg) ne couvrant qu'un dixième des apports conseillés.

Les végétaliens absolus, qui s'interdisent tout apport d'origine animale, ne peuvent éviter la carence qu'avec l'appoint d'une supplémentation médicamenteuse.

Cependant, de nombreux cas de végétalisme absolu, non supplémenté, n'évoluant pas vers l'anémie de Biermer, ont fait émettre l'hypothèse qu'un minimum vital de vitamine B_{12} pouvait leur être fourni par les moisissures qui polluent de nombreux végétaux. Sauvés par la pollution, une hypothèse antiécologique qui n'est pas du goût de tous les végétaliens !

Surdosage

On utilise régulièrement la vitamine B_{12} à doses massives dans le traitement de certaines névralgies très douloureuses, et en association à d'autres vitamines du groupe B dans les complications neurologiques de l'alcoolisme. Même à ces doses massives, on n'a jamais constaté de signe toxique d'hypervitaminose.

Vitamine C (ou Acide ascorbique)

Histoire

Le scorbut a, pendant des siècles, décimé les équipages de navires à voiles au long cours. L'existence de la vitamine C a été pressentie en constatant que les symptômes de la maladie apparaissaient en l'absence prolongée d'aliments frais. La preuve expérimentale de son statut de vitamine essentielle à la vie fut apportée en parvenant à prévenir le scorbut, sa maladie de carence, en embarquant avec les vivres quelques cageots de citrons.

Rôle

• Le rôle vitaminique de l'acide ascorbique est avant tout la prévention du scorbut, maladie aujourd'hui disparue en Occident. Mais la vitamine C possède de nombreuses autres fonctions :

- Elle est indispensable à la synthèse du collagène, facteur de résistance et d'élasticité de la peau, des veines et des capillaires.
- Elle renforce les défenses de l'organisme contre l'infection en stimulant l'immunité et améliore l'absorption intestinale du fer. Elle est, de ce fait, très souvent utilisée l'hiver en prévention de la grippe et pour ses effets antifatigue.
- C'est surtout pour son action antioxydante et son rôle de protection de l'organisme que la vitamine C intéresse et divise le plus la recherche médicale. De plus, en dehors de ses effets propres, la vitamine C a le pouvoir de régénérer la vitamine E oxydée comme de doper l'action du sélénium, deux autres antioxydants majeurs, et en prime de renforcer la résistance au tabac.

Arguant de ces multiples vertus, de nombreux auteurs la préconisent à doses élevées (1 g et plus) et prolongées dans la prévention des maladies cardiovasculaires et du cancer. D'autres auteurs estiment que les preuves cliniques décisives de ces actions n'ont pas encore été apportées et préfèrent attendre en faisant remarquer que l'emploi de doses aussi élevées pourrait ne pas être anodin.

Sources

La vitamine C est pratiquement absente de l'alimentation d'origine animale. Seuls les abats en contiennent en quantités notables (foie et cervelle). Les fruits en sont très riches, notamment le kiwi et la goyave qui se partagent la palme. Parmi les légumes, le chou et le poivron en sont le mieux pourvus, et pour les aromates, ce sont le persil et l'oseille.

TENEUR ALIMENTAIRE EN VITAMINE C (mg/100 g)

Aliment	mg/100 g
Kiwi, goyave	250
Persil	200
Cassis	200
Poivron, oseille	120
Chou rouge, chou-fleur, brocoli, épinard	50 à 80
Citron	52
Orange, fraise	50
Pamplemousse, pomme de terre nouvelle	40
Groseilles	35
Foie	30
Mandarine	30
Framboise	25
Ananas	25
Haricot vert, tomate	20
Asperge	14
Poire	5
Pomme	2 à 12
Viande, poisson	- de 10

Apports quotidiens recommandés

Nourrisson et jeune enfant (1 à 3 ans) : 35 mg.
Enfant (4 à 12 ans) : 50 mg.
Adolescent et adulte : 80 mg.
Femme enceinte ou allaitante : 100 mg.

Stabilité

• La vitamine C est la plus fragile des vitamines.
- Les légumes à feuilles peuvent perdre jusqu'à 90 % de leur teneur vingt-quatre heures après la récolte, à température ambiante. La surgélation, souvent réalisée sur les lieux mêmes de production, réduit sensiblement ces pertes de stockage.
- La vitamine C étant très concentrée sous la peau des fruits, l'épluchage des pommes et des poires appauvrit ces fruits de consommation courante, ces derniers étant aujourd'hui bien trop traités pour être croqués sans réticences.

– Les pertes les plus décisives ont cependant lieu au cours de la cuisson, du réchauffage et du maintien au feu avant consommation, et il est préférable de ne pas compter sur les aliments cuits comme sources de vitamine C.

• La restauration collective (entreprises ou cantines scolaires), fonctionnant sur un mode de distribution différée avec maintien prolongé des aliments au chaud, est responsable d'un appauvrissement en vitamine C proportionnel au temps de réchauffement. Des pommes de terre maintenues une heure à 60 °C peuvent perdre de 60 à 90 % de leur teneur.

Carences

• La carence avérée est responsable du scorbut, aujourd'hui historique, qui survenait après trois mois de privation aiguë de fruits ou de légumes frais. Le tout premier signe du scorbut est une gingivite sévère, vite accompagnée d'une fatigue intense et de douleurs osseuses. En l'absence de correction alimentaire, la carence évolue vers la mort par hémorragie interne ou infarctus du myocarde.

• Des subcarences ou de simples déficiences peuvent survenir lorsque les besoins sont mal couverts comme chez les personnes âgées ou lors de régimes amaigrissants aberrants, ou, plus fréquemment, lorsque les besoins sont majorés par une dépense ou des pertes excessives comme chez le fumeur, le stressé et le diabétique.

Surdosage

• À doses vitaminiques et thérapeutiques, il n'existe pas de signes de surdosage, en dehors d'une légère excitation et d'un sommeil perturbé, notamment chez le jeune enfant.

• À doses massives (plusieurs grammes) et prolongées, la vitamine C peut occasionner :
- une insomnie (prise tardive) ;
- des brûlures d'estomac ou une diarrhée liées à sa forte acidité ;
- la formation de calculs rénaux ;
- un excès de vitamine C lors de la grossesse peut élever les besoins du fœtus et conduire à des carences ultérieures du nourrisson.

Vitamine D (ou Calciférol)

Vitamine antirachitique.

Rôle

• La fonction principale de la vitamine D est de gérer l'utilisation du calcium et du phosphore par l'organisme. Ce qui lui vaut d'être la vitamine du tissu osseux et explique son rôle crucial chez l'enfant au cours de la croissance.

• Elle assure aussi la régulation de la contraction musculaire et, à ce titre, est souvent utilisée en traitement de fond de la spasmophilie.

• Enfin, en stimulant l'immunité, elle renforce les défenses anti-infectieuses, voire antitumorales, de l'organisme.

Formes

La vitamine D se présente sous deux formes :

• Une forme naturelle ou vitamine D_3. C'est l'ancienne huile de foie de morue extraite de nombreux autres poissons, et aujourd'hui pratiquement abandonnée.

• Une forme de synthèse ou vitamine D_2 obtenue en irradiant de l'ergostérol végétal (extrait de levures, champignons ou céréales) par les rayons ultraviolets. Sans goût ni odeur, elle est parfaitement acceptée par l'enfant.

Sources

• La source principale est l'irradiation solaire qui transforme, dans la peau, du cholestérol en vitamine D_3. Cette fabrication endogène culmine l'été et aux heures où le soleil est au zénith, au moment où, hélas, il est le plus cancérigène. Les peaux noires, naturellement protégées du soleil, en sécrètent moins que les blanches. La vie citadine confinée, les écrans vestimentaires, les crèmes solaires et l'évitement solaire (nouveau-né, vieillard) réduisent cette source.

• La source alimentaire fournit à la fois les précurseurs et les vitamines elles-mêmes.

– Les précurseurs, c'est principalement l'ergostérol fourni par les levures, le germe de blé et les champignons frais.

– Les vitamines D sont fournies principalement par les poissons gras, le foie, le jaune d'œuf et le beurre.

TENEUR ALIMENTAIRE EN VITAMINE D (en U.I./100 g)

Aliment	U.I./100 g
Huile de foie de morue	8 520
Saumon frais, anguille fumée	6 400
Sardine conserve	2 400
Œuf entier de poule	2 000
Sardine fraîche	1 440
Hareng frais	920
Champignon frais	152
Emmenthal, cacao	100
Beurre	100
Foie de volaille	52
Germe de blé	28
Foie de veau, de porc	20
Lait maternel, de vache cru	4

Apports quotidiens recommandés

Ils sont minimes lorsque l'exposition solaire est suffisante. Ils doivent être compensés l'hiver chez le nourrisson et l'enfant, dont les besoins sont majorés par la croissance, et chez les personnes âgées qui évitent le soleil et ont une alimentation restreinte.

Nourrisson, enfant jeune (1 à 3 ans) : 400 à 600 U.I.

Enfant, adolescent, adulte : 400 U.I.

Femme enceinte ou allaitante : 600 U.I.

Stabilité

La vitamine D est très sensible à la lumière et à l'oxydation et doit être conservée dans des flacons opaques et à l'abri de l'air. Toutefois, insoluble dans l'eau, elle résiste beaucoup mieux que les vitamines B et C à la cuisson et s'évade beaucoup moins qu'elles, dans les eaux de lavage et de bouillon.

Carence

La carence en vitamine D est essentiellement responsable de troubles de la minéralisation osseuse.

• Chez l'enfant, la carence avérée est responsable du rachitisme. Très tôt, la croissance osseuse et dentaire se ralentit, entraînant des déformations douloureuses et disgracieuses du squelette.

Les troubles de la contraction musculaire perturbent la marche et occasionnent des crises de tétanie. Jadis, en l'absence de traitement, le rachitisme évoluait vers des déformations lourdes et définitives.

• Chez l'adulte, la carence complète est responsable de l'ostéomalacie. Elle se manifeste par des douleurs osseuses persistantes, une faiblesse musculaire et une décalcification responsable de fractures spontanées. Cette affection survient encore parfois chez le vieillard dénutri et privé de soleil.

• Supplémentation :

– Aujourd'hui, le rachitisme historique a pratiquement disparu avec la supplémentation systématique des nourrissons et de l'enfant en croissance au cours de l'hiver. Toutefois, des cas restent encore recensés, notamment dans les populations défavorisées où la supplémentation est négligée.

- Cette supplémentation est aussi conseillée chez le vieillard à risque, et tout particulièrement la femme ayant eu de nombreuses grossesses et aucun traitement hormonal de substitution à la ménopause. Il a été récemment démontré qu'une supplémentation conjointe en vitamine D et en calcium pouvait prévenir l'ostéoporose et réduire de 30 % le nombre de fractures du col du fémur chez des femmes âgées vivant dans des maisons de retraite.
- Une supplémentation au troisième trimestre de la grossesse est souvent utile en hiver chez la femme enceinte à peau foncée, écran naturel à l'absorption solaire. Mesure qui protège tout autant le capital osseux de la mère que celui de son enfant, évitant à ce dernier les anomalies de l'émail de première dentition.
- En dehors des âges extrêmes de la vie et des catégories à risque, une exposition solaire modérée en été et au printemps suffit bien souvent à constituer les réserves nécessaires pour traverser l'hiver. Une alimentation suffisante en poissons gras, œufs et beurre permet alors d'écarter tout risque résiduel de carence.

Surdosage

• L'administration excessive de vitamine D est responsable de la plus grave des hypervitaminoses. Elle se manifeste très tôt par une perte de l'appétit, une soif intense, une fatigue injustifiée et des troubles digestifs (nausées, vomissements, diarrhées).

• Parallèlement, l'excès de calcium filtré par le rein peut faciliter le développement de calculs rénaux. On considère que le risque de surdosage survient à partir de 20 fois la dose conseillée (8 000 U.I.). Ces doses sont faciles à atteindre chez des sujets se supplémentant sans avis médical, surtout lorsque l'on sait que 100 g de saumon en fournissent 6 400 U.I. et qu'un seul œuf de poule en procure 2 000.

Vitamine E Alpha-tocophérol

Rôle

Au sein de l'organisme, la plupart des tissus nobles, agressés par l'oxygène, libèrent des radicaux libres. Ces poisons lents de l'organisme altèrent les acides gras circulant ainsi que certaines protéines extrêmement sensibles qui composent les chromosomes.

Ces altérations auraient une responsabilité dans la genèse des maladies cardiovasculaires, de certains cancers, et du vieillissement prématuré de nombreux organes essentiels (cataracte, Parkinson, Alzheimer). La vitamine E, antioxydant naturel, en synergie avec le sélénium qui renforce ses effets, piège les radicaux libres. Elle prévient ainsi leur action toxique sur les graisses du sang et les chromosomes, et plus généralement réduit la vitesse de détérioration de l'organisme.

Formes et sources

• Il existe de nombreux tocophérols dans le règne végétal et animal, mais c'est l'alpha-tocophérol qui détient l'essentiel de l'activité vitaminique E.

• Les meilleures sources de vitamine E sont les huiles végétales, tout particulièrement l'huile de germe de blé, mais aussi de nombreuses huiles de consommation courante comme l'huile de maïs, de soja, de pépins de raisin ou de tournesol, ainsi que les margarines qui en proviennent. En moindre proportion, on en trouve aussi dans le beurre, le foie, l'œuf et la viande.

TENEUR ALIMENTAIRE EN VITAMINE E (mg/100 g)

Aliment	Teneur
Huile de germe de blé	200
Huile de maïs, soja	100
Huile de colza, tournesol	70
Huile de noix, arachide	40
Huile d'olive	10
Cacao en poudre, noix de coco fraîche	3
Beurre	2
Légumes secs (lentille, pois)	2
Épinard	1,8
Œuf entier, foie	1
Viande, volaille, poisson	0,5-0,7
Banane	0,4
Salade, chou	0,3
Lait	0,06

Apports conseillés quotidiens

On considère aujourd'hui qu'un apport limité à 10 mg/jour est suffisant pour déployer l'activité vitaminique, dose aisément couverte par une alimentation ordinaire. Ces besoins sont même réduits lorsque l'alimentation est riche en sélénium et en vitamine C qui renforcent son action antioxydante.

Stabilité

La vitamine E est légèrement sensible à la lumière, à l'air et à la chaleur, mais non soluble dans l'eau, les pertes liées à la cuisson sont très inférieures à celles des vitamines B.

Carences

La vitamine E est suffisamment répandue pour exclure tout risque de carence spontanée chez l'homme adulte. Seuls, les nouveau-nés prématurés, dépourvus de réserves en vitamine E, peuvent développer de redoutables anémies hémorragiques que l'on prévient par une supplémentation systématique.

Surdosage et utilisation à doses pharmacologiques

• À doses vitaminiques et thérapeutiques, il n'a jamais été décrit de signe toxique de surdosage. Depuis quelques années, compte tenu des révélations sur la puissante action de prévention cardiovasculaire de la vitamine E, on utilise cette dernière à des doses très élevées. Certains auteurs estiment que ces hautes concentrations n'avaient pas totalement fait la preuve de leur efficacité et pouvaient, de surcroît, freiner l'absorption des autres vitamines liposolubles, tout particulièrement la vitamine A, elle-même impliquée dans la protection cardiovasculaire, et conduire à l'inverse de l'effet recherché.

• D'autres études, qui suggéraient l'intérêt de la vitamine E à de telles doses dans la maladie coronarienne, viennent de recevoir une brillante et décisive confirmation. L'étude KAOS, réalisée en 1996, à Cambridge, a prouvé, en levant les derniers doutes, que la vitamine E, à doses pharmacologiques (400 à 800 mg/jour), devait être considérée comme « un médicament majeur dans la prévention de l'infarctus du myocarde ».

Vitamine K

Rôle

La vitamine K est indispensable à la régulation de la coagulation du sang, fonction primordiale permettant la survie d'un organisme blessé. Son action s'exerce sur le foie, en activant la synthèse des facteurs de la coagulation à l'origine du caillot de fermeture d'une plaie hémorragique.

Sources

• L'originalité de la vitamine K est de

pouvoir être fabriquée par la flore intestinale, ce qui rend l'homme adulte, mais pas le nourrisson, pratiquement indépendant de l'apport alimentaire.

• L'apport extérieur complète cette source. Il est fourni, soit par les aliments végétaux riches en vitamine K_1 (épinard, tomate, chou, salade), soit par les aliments d'origine animale riches en vitamine K_2 (foie, jaune d'œuf, poisson).

TENEUR ALIMENTAIRE EN VITAMINE K (en mg/100 g)

Farine de poisson	15
Épinard	0,6
Foie de porc	0,3-0,8
Chou, chou-fleur	0,5
Viande	0,1
Pomme de terre	0,08
Lait maternel	0,02
Lait	0,002

Apports quotidiens recommandés

Compte tenu de la synthèse endogène, les besoins sont très faibles :
- nourrisson jusqu'à 1 an : 10 à 20 µg ;
- enfant jusqu'à 9 ans : 20 à 60 µg ;
- grand enfant, adolescent, adulte : 75 µg ;
- femme enceinte et allaitante : 100 à 140 µg.

Stabilité

La vitamine K est sensible à l'air et surtout à la lumière.

Carences

• Chez l'adulte, la carence n'est possible qu'au cours de maladies détruisant la flore intestinale ou perturbant gravement le fonctionnement du foie, telles la cirrhose alcoolique, les diarrhées au long cours ou l'hépatite chronique.

• Chez le nouveau-né, la carence est possible dans les tout premiers mois de la vie, car, à cet âge, l'intestin n'est pas encore colonisé par la flore de fermentation qui synthétise la vitamine K. La carence avérée se manifeste alors par des hémorragies diffuses pouvant affecter tous les organes et menacer la vie, lorsqu'elle intéresse le cerveau ou l'estomac.

Surdosage

• On n'a pas décrit de syndrome d'hypervitaminose toxique lié à une consommation excessive de vitamine K.

• Au cours de certaines maladies cardiaques ou vasculaires telles la phlébite ou les séquelles d'infarctus, on utilise des antivitamines K pour fluidifier le sang. La création de subcarence artificielle n'impose aucune autre mesure qu'une alimentation équilibrée. Seuls, les examens biologiques régulièrement pratiqués permettent de contrôler la coagulation et d'éviter le risque hémorragique.

Vitamines

Une vitamine est une substance organique indispensable en très petites quantités à la vie, et que l'homme, ne pouvant pas synthétiser, doit trouver dans ses aliments. Il existe treize vitamines. Quatre d'entre elles, les vitamines A, D, E, K, sont solubles dans les graisses (liposolubles), les autres sont solubles dans l'eau (hydrosolubles). L'absence totale et prolongée de chacune de ces vitamines provoque une maladie de carence caractéristique qui conduit, en l'absence de correction, à la mort. L'administration de la vitamine concernée corrige immédiatement ces désordres.

Déficiences vitaminiques actuelles

• *Évolution des carences.* De nombreuses études, désormais classiques, portant sur des états de dénutrition sévère sévissant encore dans certains pays en voie de développement, ont permis d'établir la notion de vitamine et de décrire les maladies liées à leur carence, comme le béribéri pour la vitamine B_1, le scorbut pour la vitamine C, le rachitisme pour la vitamine D ou la pellagre pour la vitamine PP.

En Occident, les carences majeures ont disparu, mais elles ont laissé la place à des déficiences modérées, sans traduction clinique apparente, responsables d'une toxicité latente et d'un retentissement sur la santé.

• *Mode de vie et besoins nouveaux.* La limitation progressive de l'activité physique a réduit d'autant les besoins caloriques. En 1974, l'apport énergétique quotidien moyen conseillé était de 3 000 calories pour un homme et de 2 400 pour la femme ; il n'est plus que de 2 500 calories pour l'homme et 2 000 pour la femme. De plus, le temps accordé aux repas a beaucoup diminué, et la part consacrée à l'alimentation dans le budget des ménages a reculé au profit des loisirs, des transports, de la communication et, surtout, des dépenses de santé.

• *Ration et aliments nouveaux.*

- L'alimentation actuelle se distingue par un apport de plus en plus important d'aliments riches en calories « vides » (confiseries, sodas, sorbets, aliments de grignotage), ne contenant que de l'énergie et dépourvus de micro-nutriments (vitamines et sels minéraux).
- Parallèlement, de nombreux aliments de base ont perdu l'importance et la place qu'ils occupaient traditionnellement. Ainsi, depuis le début du siècle, on consomme deux fois moins de pain et de pommes de terre, et sept fois moins de légumes secs qu'il y a cinquante ans, mais deux fois plus de sucre qu'au début du siècle.
- De plus, l'apparition de nouvelles technologies alimentaires provoque d'inévitables altérations vitaminiques. Le stockage, la reconstitution des produits, le réchauffage, le maintien au feu accroissent encore cette dégradation. Les vitamines B_1 et C, les plus fragiles, sont les plus touchées.

Groupes de population à risque accru de carence

De grandes enquêtes françaises, corroborées par des études internationales, montrent que 20 % des sujets observés présentent des déficiences en vitamines, dont les plus fréquemment retrouvées concernent la vitamine B_1, B_6, l'acide folique et, à un moindre degré, chez l'adulte, la vitamine B_2.

• *Les femmes à risque :*

- Les femmes qui surveillent exagérément leur ligne réduisent leur apport énergétique et manquent de protéines, de diversité alimentaire et, bien souvent, de micronutriments.
- La majorité des femmes enceintes ne couvrent pas la moitié de leurs besoins en folates, indispensables au développement harmonieux du fœtus.
- Les femmes sous contraceptif oral ont aussi des besoins accrus en acide folique ainsi qu'en vitamine B_6 qu'elles ne couvrent pas toujours.

• *L'enfant et l'adolescent.*

Une alimentation trop riche en boissons sucrées acidifiées et en aliments transformés, aggravée par une affection grippale ou infectieuse, peut occasionner une déficience portant sur la plupart des vitamines, à l'exception des vitamines B_{12} et C, qui se maintiennent pratiquement toujours.

• *Le sujet âgé.* L'alimentation du sujet âgé est souvent monotone, quantitativement insuffisante, perturbée par des troubles de la mastication et des dents abîmées, et associée à une consommation importante de médicaments. Le moindre événement déstabilisant (dents, solitude, maladie) peut objectiver une déficience camouflée. Les vitamines B sont les plus fréquemment concernées, notamment les folates, les B_{12}, B_1, B_6 et la vitamine C.
• *Le sportif adulte.* L'exercice physique et ses combustions produisent un excès de radicaux libres. Le sportif a donc un besoin accru en vitamines C et E qui n'est pas toujours comblé.
• *Le sujet polymédicamenté.* Les médicaments et les maladies qu'ils combattent conjuguent leurs effets pour modifier le métabolisme et élever les besoins en vitamines. Certains médicaments, pris au long cours, peuvent ainsi freiner l'absorption (pansements gastriques) ou augmenter l'élimination (diurétiques) des vitamines et induire des déficiences.
• *Le sujet au régime amaigrissant.* À la lumière d'évaluations qualitatives récentes, on estime qu'un régime amaigrissant qui fournit un apport énergétique inférieur à 1 600 calories est mécaniquement déficitaire en vitamines. Un tel régime, trop fréquemment pratiqué ou de manière trop prolongée, peut occasionner des carences parfois sévères. Les vitamines les plus souvent déficitaires sont les vitamines B_1, B_6, D, E et PP.
• *Le végétarien.* L'absence de viande et, chez le végétalien strict, la privation supplémentaire de laitages et d'œufs sont responsables d'une déficience inévitable en vitamine B_{12} qui doit impérativement être supplémentée.

Vittel Grande Source (Eau de)

Située dans les Vosges en bordure du plateau de Langres et du plateau lorrain, à quelques kilomètres de Contrexéville, la station thermale de Vittel Grande Source attire, depuis des générations, les lithiasiques souffrant de calculs urinaires, en particulier oxalocalciques.
La station de Vittel a deux sources : Vittel Grande Source, la seule ayant conservé dans sa marque le nom de la station, et Vittel Hépar commercialisée sous son seul nom de source « Hépar ». Toutes deux sont des eaux bien minéralisées, mais Hépar l'est trois fois plus que Vittel.

Composition en mg/l

Minéralisation totale : 841 mg
Calcium : 202 mg
Magnésium : 36 mg
Potassium : 2 mg
Sodium : 3,8 mg
Bicarbonates : 402 mg
Chlorures : 7,2 mg
Sulfates : 306 mg
Nitrates : 6 mg
pH : 7,2

Intérêt nutritionnel

• Vittel Grande Source est une eau sulfatée calcique riche en magnésium et en oligoéléments qui peut être utilisée comme eau de boisson par tous et à tout âge.
• Vittel s'avère utile au jeune enfant en cours de sa croissance dont la récolte alimentaire de calcium est souvent insuffisante pour faire face aux besoins d'une ossification accélérée et protéger de la carie dentaire, notamment chez l'enfant intolérant ou réfractaire au lait et aux laitages.
• Cette bonne teneur en calcium intéresse davantage encore la femme enceinte ou allaitante, dont les besoins sont démultipliés par le développement de son enfant, d'au-

tant que cette eau, bien minéralisée mais très peu salée, améliore aussi la diurèse et le drainage de l'organisme maternel.

• Vittel, pour les mêmes raisons, est fortement conseillée aux personnes âgées habituellement peu ou mal nourries et insuffisamment hydratées, et plus spécialement aux femmes ménopausées, qui voient leur perte osseuse physiologique tripler avec l'arrêt des règles. D'autant que le calcium des eaux minérales calciques possède une biodisponibilité comparable à celle du lait et n'est pas, comme cela a longtemps été cru, essentiellement éliminé par les urines.

• La composition minérale de Vittel en fait aussi une eau bien adaptée à la pratique des régimes amaigrissants. Dans ces régimes, la combustion recherchée des graisses de réserve et la consommation préférentielle de protéines accroissent la production de déchets uriques et cétoniques, dont l'élimination est facilitée par l'action de diurèse et de drainage de l'eau de Vittel.

• Enfin, par sa bonne teneur en magnésium, Vittel est une eau très utile aux spasmophiles et aux personnes anxieuses, dont l'hypersensibilité au stress est responsable de fuites magnésiennes. Cet apport redouble d'intérêt si le déficient magnésien suit dans le même temps un régime amaigrissant qui majore le stress et élimine les aliments riches en magnésium pour la plupart hypercaloriques.

Volvic (Eau de)

L'eau minérale de Volvic est puisée au flanc de la chaîne des Puys, au cœur de l'Auvergne volcanique, sur un site protégé de 4 000 ha à l'abri de la pollution des agglomérations, des industries ou des cultures intensives.

La vallée de Volvic, comblée de cendres volcaniques, constitue un immense filtre naturel à travers lequel l'eau s'écoule lentement et dont la masse des différentes couches traversées permet à l'eau de conserver un débit et une composition stables.

Composition en mg/l

Minéralisation totale : 109 mg	Bicarbonates : 65,3 mg
	Chlorures : 8,4 mg
Calcium : 9,9 mg	Sulfates : 6,9 mg
Magnésium : 6,1 mg	Nitrates : 6,3 mg
Potassium : 5,7 mg	pH : 7
Sodium : 9,4 mg	

Intérêt nutritionnel

• Eau très faiblement minéralisée mais bien pourvue en oligoéléments rares, l'eau de Volvic peut être consommée comme eau de boisson par tous et à tout âge.

• Sa légèreté, sa parfaite digestibilité et son pH neutre permettent de l'utiliser chez le nourrisson pour solubiliser et reconstituer les laits en poudre sans faire de grumeaux.

• Peu sodée et diurétique, l'eau de Volvic favorise l'élimination du sel et des déchets. Elle est donc très utile pendant la grossesse et la période d'allaitement pour améliorer le drainage général de l'organisme et prévenir la rétention d'eau habituelle en période de forte imbibition hormonale.

• L'eau de Volvic est aussi recommandée dans les affections rénales pour soulager le travail du rein et accroître l'élimination du sodium, de l'urée et de l'acide urique. Par son effet de drainage, elle est utile lors d'infections urinaires avec cystites récidivantes et conseillée aux lithiasiques pour prévenir la formation de calculs, générateurs de coliques néphrétiques.

• Pour les mêmes raisons, l'eau de Volvic est l'eau de référence des régimes pauvres en sel habituellement prescrits dans l'insuffisance cardiaque et rénale, et lors de traitements par les corticoïdes.

– L'eau de Volvic est aussi conseillée dans les régimes amaigrissants où la combustion des graisses et la consommation accrue d'aliments protéinés élèvent la production de déchets cétoniques et uriques. Elle est particulièrement adaptée aux cas de cellulites avec rétention d'eau, notamment en période prémenstruelle.

Y

Yaourt

Lait fermenté, d'appellation protégée, obtenu par fermentation lactique avec deux souches spécifiques.

Histoire

L'usage du lait fermenté a dû débuter trois ou quatre heures après la découverte du lait lui-même, le temps nécessaire à sa fermentation spontanée au cours d'une journée chaude.

La légende voudrait que la longévité miraculeuse et la virilité tardive d'Abraham soient liées à son statut de pasteur consommant assidûment le lait caillé de ses brebis.

C'est un microbiologiste russe, Metchnikoff, collaborateur de Pasteur, qui fit connaître le yaourt au début de ce siècle. Il milita pour son emploi en arguant de la santé et de la longévité des Bulgares, qui en ont fait une spécialité nationale.

Longtemps vendu dans les pharmacies, le yaourt a été popularisé et a acquis un statut d'aliment universel sous l'impulsion et les moyens de communication de la grande industrie agro-alimentaire.

Définition

• Le yaourt est un lait fermenté qui, pour avoir droit à cette dénomination légale, doit avoir été ensemencé avec deux bactéries bien spécifiques : *Lacto bacillus bulgaricus* et le *Streptococcus thermophilius*, toujours vivants dans le produit obtenu à une concentration de 10 millions de bactéries par gramme, à la date limite de conservation.

Le yaourt est donc un produit vivant, caractérisé tant en goût qu'en valeur nutritionnelle par ses ferments lactiques.

• Dans une proportion limitée à 30 %, la loi autorise l'adjonction au yaourt de poudre de lait écrémé, crème, sucre, fruits, céréales, miel, confiture, aspartame, arôme naturel, fer, magnésium et vitamines. La liste des ingrédients contenus doit être mentionnée en ordre décroissant sur l'étiquetage.

Fabrication

• La fabrication industrielle repose sur le même principe que la familiale. Du lait pasteurisé est ensemencé avec les deux ferments spécifiques. Le juste équilibre entre ces deux ferments confère au yaourt sa saveur particulière. Pendant trois à cinq heures à 45 °C, la fermentation lactique transforme le sucre du lait, le lactose, en acide lactique, et coagule les protéines. Il suffit alors de mettre en pot, de refroidir et de stocker en chambre froide entre 0 et 6 °C. Un yaourt, contenant des ferments vivants, doit être consommé dans un délai de 28 jours à compter du jour de fabrication.

• En fabrication familiale, il suffit d'un yaourt du commerce pour ensemencer un litre de lait dont on choisit la teneur en graisses, et que l'on peut même enrichir en protéines avec du lait écrémé en poudre.

Différents yaourts

Les yaourts se présentent sous 3 formes de consistance : ils peuvent être fermes (coagulés en pot), brassés (consistance plus liquide et onctueuse des « veloutés ») ou « à boire ». En fonction de leur composition, ils sont vendus en trois versions.

• *Nature :*

– Nature standard au lait demi-écrémé. C'est, de loin, le plus consommé des yaourts, car il convient à tous les âges et à tous les régimes. Il fournit 36 % de calories d'origine protidique, soit la proportion idéale, et n'apporte que 1,25 g de MG par pot, ce qui est négligeable, même pour un obèse, mais suffisant pour conserver une touche d'onctuosité et rester encore agréable à consommer sans sucre.

– Nature au lait entier : nettement plus calorique et plus onctueux. C'est le yaourt des enfants en croissance, peu étoffés.

– Maigre : au lait écrémé. Pauvre en calories, et pour 44 % d'origine protidique, c'est le yaourt patenté des candidats à la minceur, dont l'économie calorique est mineure mais dont le goût pauvre et acide oblige souvent à un ajout de sucre qui réduit à néant les avantages initiaux.

• *Sucré :*

– Naturel : il n'a d'autre avantage que d'être prêt à l'emploi. C'est le yaourt des distributeurs ou des cantines.

– Aromatisé : seuls les arômes de fruits et les colorants naturels y sont autorisés.

• *Fruité :*

soit à la pulpe de fruits, soit avec morceaux de fruits, tous deux existent en version light ou entière.

Composition pour 100 g

	Prot. (g)	Lip. (g)	Glu. (g)	Calc. (mg)	Cal. (Kcal)
Yaourt nature 0 % MG	4,5	0	4,4	148	38
Yaourt nature	4,4	1,2	5,3	170	49
Yaourt nature au lait entier	4,2	3,5	4,1	151	64
Yaourt aromatisé	5	1,1	14	170	85
Yaourt aux fruits	4,8	2,7	17,9	160	115
Yaourt 0 % Mg (fruité à l'aspartame)	4,2	0	8,2	160	50

Intérêt nutritionnel

La transformation du lait en yaourt améliore ses deux principaux atouts nutritionnels, la richesse en protéines et en calcium, et lui ajoute de nombreuses propriétés liées à la présence et à l'action des ferments lactiques.

• *Richesse en protéines :*

Un pot de yaourt fournit en moyenne 5 g de protéines, très précieuses en période de croissance, surtout chez l'enfant qui n'aime pas le lait ou chez la femme au cours de la grossesse ou de l'allaitement. Les protéines du yaourt ont une valeur biologique identique à celles de la viande ou du poisson, mais elles sont encore mieux assimilées car prédigérées par les ferments lactiques (hydrolyse et floculation).

• *Bonne source de calcium :*

Un pot de yaourt procure en moyenne 175 mg de calcium, aussi indispensables à l'enfant qu'à la femme enceinte, et peut-être davantage encore à la femme ménopausée, sujette à l'ostéoporose.

Contrairement à une étrange idée reçue, non seulement le yaourt n'a aucune action décalcifiante, mais son calcium, dopé par la présence d'acide lactique, est encore mieux assimilé que celui du lait.

• *Faible teneur en lipides :*

Un yaourt « nature », sans autre spécification, est demi-écrémé et n'apporte que 1,2 g de graisse par pot. Aussi, de nombreux nutritionnistes ne voient pas d'intérêt majeur à l'usage du yaourt totalement maigre, à peine moins calorique mais nettement moins savoureux. De plus, les yaourts, même au lait entier, ne contiennent que très peu de cholestérol (12 à 15 mg par pot).

• *Teneur variable en glucides :*
La teneur globale en glucides passe de 4 à 18 %, selon que le yaourt est nature (ou édulcoré à l'aspartame) ou sucré. Le yaourt comprend trois types de glucides d'inégal intérêt :
- du lactose, sucre naturel du lait, dont 1/5 s'est transformé en acide lactique, le reste étant lentement hydrolysé en glucose et galactose. Cette prédigestion du lactose explique que le yaourt est très digeste et surtout bien accepté par des personnes intolérantes au lait ;
- du saccharose ou sucre de table ajouté, utilisé pour présucrer le yaourt, et dont l'apport bouleverse le profil nutritionnel en transformant un aliment plutôt protéique en un aliment plutôt sucré ;
- du fructose apporté par la pulpe ou les morceaux de fruits.

• *Variabilité de l'apport calorique :*
La valeur calorique d'un yaourt peut varier du simple au triple selon le produit proposé, passant de 38 calories pour le yaourt nature maigre à 115 calories pour un yaourt au lait entier sucré et fruité. C'est dire que tous les yaourts ne sont pas des aliments frugaux à conseiller au candidat à la minceur.

Pour ce dernier, le meilleur des yaourts est le normal nature au lait demi-écrémé à teneur protéique optimale, et dont l'apport en matières grasses est presque négligeable, mais suffisant pour neutraliser l'arrière-goût d'acidité du yaourt à 0 % et éviter l'ajout de sucre. Le yaourt totalement écrémé n'est valable que pour ceux qui recherchent la saveur acide et surtout qui ont besoin de grignoter fréquemment et abondamment. On rencontre aujourd'hui de plus en plus d'adolescentes ou de femmes jeunes préoccupées par leur ligne qui consomment des quantités extravagantes de laitages maigres ; comportement acceptable sur le plan de la nutrition mais qui révèle souvent une dimension compulsive. Pour les autres, et à usage prolongé, ces yaourts maigres peuvent générer une impression punitive et une lassitude qui engendrent parfois le rejet du concept même de yaourt, ou de laitage.

• *Teneur variable en vitamines :*
En plus des vitamines fournies présentes initialement dans le lait et qui ont résisté à la pasteurisation, on trouve dans les yaourts des vitamines produites par les bactéries lactiques demeurées vivantes, notamment de la vitamine B_2 très utile à la transformation des sucres alimentaires. Les vitamines A et D, liposolubles, disparaissant à l'écrémage, sont totalement absentes des yaourts maigres. Enfin, les yaourts peuvent aussi être enrichis en d'autres vitamines et sels minéraux (vitamines du groupe B, fer, magnésium).

Place du yaourt dans l'alimentation

En une génération, le yaourt a acquis une place prépondérante dans l'alimentation. Un consensus nutritionnel recommande aujourd'hui la consommation de quatre produits laitiers par jour (un par repas). Selon l'âge et l'affinité, un ou deux yaourts peuvent figurer parmi ces produits.

• Pour les enfants et les adolescents en pleine croissance, aux besoins accrus en protéines, en calcium et souvent en calories, les yaourts au lait entier, plus riches en vitamines A et D, sont à recommander. Il est possible de consommer des yaourts dès l'âge de 6 à 8 mois.

• Pour les adultes et surtout les personnes âgées, le yaourt est un moyen simple de faire consommer du lait demi-écrémé (et donc des protéines et du calcium) à ceux qui n'aiment pas le lait, le digèrent mal, ou plus encore à ceux qui y sont intolérants.
• Dans les régimes minceur, les yaourts « nature », riches en protéines, facilitent la survenue de la satiété et, par leur onctuosité et leur saveur particulières, sont de très bons leurres alimentaires qui freinent les compulsions de grignotage.
• Enfin, pour les intestins fragiles, ou lors d'un traitement antibiotique, la flore bactérienne vivante du yaourt entre en concurrence avec la flore de putréfaction et exerce une action de désintoxication intestinale.

Des études récentes suggèrent que le yaourt pourrait renforcer l'immunité intestinale et jouer un rôle de prévention dans certaines infections ou même certains cancers.

Z

Zinc

Si le zinc a été utilisé empiriquement en médecine depuis l'Antiquité, il a fallu attendre la fin du xxe siècle (1963) pour découvrir et reconnaître son rôle d'élément essentiel au métabolisme humain.

Le zinc est un minéral présent en très faible quantité dans l'organisme. L'homme adulte en possède 2 g, dont 90 % sont répartis dans les muscles, le foie, la peau, la prostate. Dans le sang, ne circule que 1 % des réserves totales.

Rôle

Le zinc est un oligoélément essentiel, dont le mode d'action est comparable à celui d'une vitamine. Il est indispensable à plus de deux cents réactions enzymatiques et intervient dans le fonctionnement de certaines hormones (hormone de croissance, insuline). Ce qui explique son rôle dans des fonctions physiologiques aussi diverses que la formation des spermatozoïdes, les défenses immunitaires, la croissance, le goût, la vision nocturne, la sécrétion d'insuline.

Sources

TENEUR ALIMENTAIRE EN ZINC (mg/100 g)

Huîtres	70
Coquillages	15 à 70
Foie de canard	7
Viande de cheval	6
Lait, pain complet	5
Viande de veau, pois secs	3,5
Soja, homard	2,7
Viande de porc	2,6
Pain blanc	2
Viande de bœuf, œuf	1,5

Le zinc est essentiellement fourni par les aliments d'origine animale. La palme de la plus haute teneur revient aux coquillages et tout spécialement à l'huître qui le concentre par filtration de l'eau de mer. Parmi les aliments les plus courants, on en trouve surtout dans les viandes, plutôt rouges que blanches, les poissons et le lait. On trouve enfin du zinc dans les céréales complètes, mais il est peu disponible, car son absorption est freinée par la forte présence de phytates. L'alcool, l'excès de fer et de cuivre sont d'autres éléments qui peuvent réduire aussi son absorption.

Apports quotidiens recommandés

Nourrisson de 0 à 12 mois : 3 à 5 mg.
Enfant jusqu'à 10 ans : 10 mg.
Adolescent, adulte : 15 mg.
Femme enceinte ou allaitante : 20 mg.

Carence

• La carence profonde et avérée en zinc est rare en Occident et se manifeste par de nombreux symptômes, dont les plus sévères sont heureusement inconstants.

- Chez l'enfant, elle occasionne un retard de croissance et de maturation sexuelle très préoccupants.
- Chez l'adulte, elle est responsable d'une baisse d'immunité et d'une sensibilité particulière aux infections, troubles rapidement améliorés par une complémentation en zinc.

Une étude récente (1996) a ainsi prouvé qu'à doses élevées, le zinc facilitait le traitement des infections banales. Des prises répétées de pastilles de zinc (13,3 mg toutes les deux heures) abrègent ainsi de moitié la durée d'un rhume.

• Les subcarences ou simples déficiences, bien plus fréquentes, sont responsables de troubles légers et inconstants, telles une perte d'appétit, des lésions cutanées (autour de la bouche et des régions génitales), une mauvaise cicatrisation et une réduction des performances sensorielles (baisse de la vision nocturne, du goût et de l'odorat), la plupart de ces troubles cédant, là encore, de manière spectaculaire à l'administration de zinc.

Catégories à risque

• Les enfants prématurés ont des besoins très élevés en zinc, dont la déficience prolongée peut être responsable de troubles du développement.

• Chez la femme enceinte, une carence méconnue peut occasionner des malformations graves du fœtus.

• Les sujets âgés et les malnutris, par insuffisance d'apport, et la femme sous contraceptif oral, par insuffisance d'absorption, sont souvent carencés.

• La déficience en zinc est aussi très fréquente chez le végétalien trop strict, privé d'aliments d'origine animale, et dont l'insuffisance d'apport est aggravée par une consommation excessive de céréales (dont la richesse en phytates réduit l'absorption du zinc). Ce mécanisme et ses conséquences ont été retrouvés de manière endémique dans certaines populations d'Iran très carencées, se nourrissant presque exclusivement de céréales et de légumineuses, et chez lesquelles on note une fréquence élevée de nanisme.

Surdosage

• L'utilisation anarchique de compléments alimentaires à la mode, enrichis en oligoéléments, peut conduire à des cumuls d'apports méconnus en zinc, responsables de troubles digestifs (nausées, vomissements).

• L'excès de zinc peut aussi être accidentel et lié à une intoxication professionnelle. C'est le cas de la fièvre des fondeurs où l'intoxication se produit par inhalation d'oxyde de zinc dégagé lors de la découpe par chauffage de tôles galvanisées. Les symptômes sont alors bien plus bruyants et aggravés par de fortes fièvres, des diarrhées et un goût métallique en bouche désagréable et très long à disparaître.

Index

Composition réalisée par NORD COMPO

Achevé d'imprimer en juillet 2010, en France sur Presse Offset par
Maury-Imprimeur - 45330 Malesherbes
N° d'imprimeur : 156527
Dépôt légal 1re publication : février 2002
Édition 09 - juillet 2010
LIBRAIRIE GÉNÉRALE FRANÇAISE - 31, rue de Fleurus - 75278 Paris Cedex 06

31/6567/7